PATHOLOGIE DIAGNOSTIK UND THERAPIE DER LEBERKRANKHEITEN

VIERTES FREIBURGER SYMPOSION

AN DER MEDIZINISCHEN UNIVERSITÄTS-KLINIK
VOM 29. JUNI BIS 1. JULI 1956

SCHRIFTLEITUNG
HANS ADOLF KÜHN

MIT 143 ABBILDUNGEN

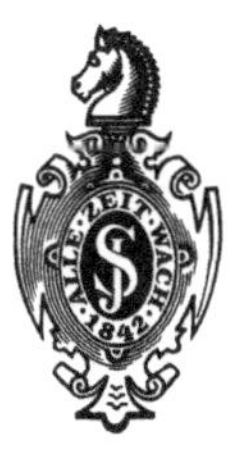

SPRINGER-VERLAG
BERLIN HEIDELBERG GMBH
1957

ISBN 978-3-540-02139-1   ISBN 978-3-642-94691-2 (eBook)
DOI 10.1007/978-3-642-94691-2

BRÜHLSCHE UNIVERSITÄTSDRUCKEREI GIESSEN

Vorwort

Dieses Symposion über Leberkrankheiten steht unter einem besonderen Stern. Es ist jetzt gerade 30 Jahre her, daß Professor HANS EPPINGER die Leitung dieser Klinik übernahm und vier Jahre in Freiburg gewirkt hat. Er hat die Pathophysiologie der Leberkrankheiten mit seiner ungeheuer weitschauenden und geistvollen Art durchleuchtet und ein Gebäude errichtet, auf dem wir heute weiterbauen. Sein Licht ist in den Sturmesnächten des Kriegsendes erloschen, von vielen unbemerkt, und es ist an der Zeit, daß wir seiner hier in unserem Arbeitskreis gedenken. Ich begrüße bei dieser Gelegenheit ganz besonders seine Tochter, Frau Professor RÜHL, sowie die Tochter von Frau RÜHL, die Enkelin EPPINGERS. Ich bin glücklich, daß sie uns die Freude gemacht haben, hier anwesend zu sein.

Herr Professor BEIGLBÖCK hat die Aufgabe übernommen, das Lebenswerk EPPINGERS zu würdigen. Ich darf ihm dafür ganz besonders danken.

Meine Damen und Herren! Ich darf Sie alle herzlich willkommen heißen und wünschen, daß Sie diese Tage mit Gewinn hier in Freiburg verleben, daß dabei nicht nur das Wissenschaftliche, sondern auch das Gesellige gedeihe, damit der Name „Symposion", den diese Arbeitstagung trägt, auch zu Recht bestehe.

Freiburg im Breisgau, 29. 6. 1956

LUDWIG HEILMEYER

Inhaltsverzeichnis

Hans Eppinger zum Gedächtnis

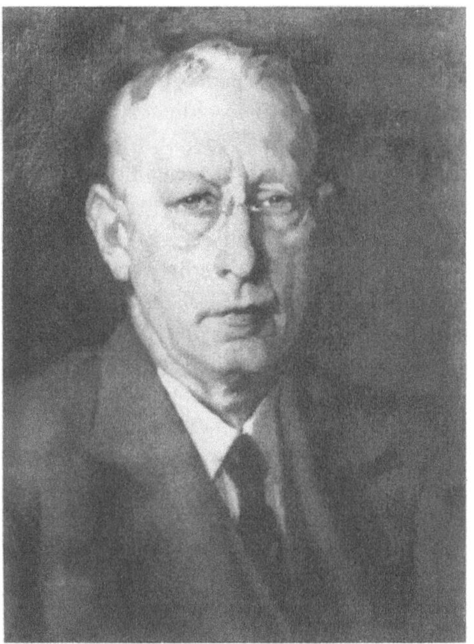

Herr Professor HEILMEYER hat dieses den Leberkrankheiten gewidmete Symposion verbunden mit einer Gedenkstunde für einen der größten Hepatologen der Welt. Dies werden ihm nicht nur die Schüler EPPINGERs danken, sondern die gesamte deutsche Medizin und darüber hinaus das deutsche Volk, wenn es sich seiner großen Söhne besinnt. Ich weiß, daß Professor HEILMEYER damit nicht so sehr eine Verpflichtung erfüllt, als es ihm eine Herzensangelegenheit ist; kenne ich doch seine Verehrung für EPPINGER — der ihn seinerseits so hoch geschätzt hat — und seine persönlichen Bindungen an ihn.

Daß diese Gedenkstunde in der Freiburger Klinik begangen wird, der EPPINGER in den Jahren 1926—1930 vorstand, ist besonders dankenswert, denn mit dieser Stadt verband ihn stets ein dankbares Erinnern. Hier erfüllte er zuerst seine Aufgabe als akademischer Lehrer, der er immer mit dem ganzen Herzen diente, hier erwuchsen ihm aus der Zusammenarbeit mit ASCHOFF und REHN, stets freudig anerkannt, Anregung und Gewinn; hier verlebte er auch menschlich sehr glückliche Jahre: kein Wunder, daß ihm die Trennung von dieser Stadt schwerfiel. Des öfteren hat er erzählt, wie ihm die hiesige Studentenschaft zum Abschied einen Fackelzug darbrachte und er sie anschließend in sein Haus zu einer improvisierten Feier einlud. Dabei kam ihm, dem im Grunde immer so Bescheidenen, zum

Bewußtsein, in wie ehrlicher Begeisterung die Jugend ihm anhing. Das rührte ihn so, daß er noch am selben Abend in Berlin beim Unterrichtsministerium telegraphisch nachfragte, ob er seine Zusage für Köln rückgängig machen und in Freiburg bleiben könne. Der abschlägige Bescheid — denn sein Nachfolger Thannhauser war bereits ernannt — hat ihn damals schwer getroffen. Aus diesem Grunde glaube ich, würde es ihn, wenn er es noch gewahr werden könnte, besonders freuen, daß an dieser Stätte heute seiner gedacht wird.

Wenn ich der für mich so ehrenvollen Aufforderung, das Wirken meines toten Lehrers zu würdigen, nachkomme, so darf ich Herrn Professor Heilmeyer für die Einladung dazu meinen ganz besonderen Dank sagen. Ich spreche diese Worte des Gedenkens aus tiefstem Herzen, in unauslöschlicher Dankbarkeit und verehrungsvoller Liebe. Habe ich doch das Glück gehabt, zwölf Jahre lang Eppingers Schüler zu sein und in ihm nicht nur den überragenden Lehrer, sondern auch den großen Menschen und, ich darf sagen, auch den väterlichen Freund zu finden. Als Eppinger am 26. September 1946 für immer von uns gegangen ist, hat eine wirre und aus allen Fugen geratene Zeit keine Möglichkeit gelassen, dem Schmerz und der Trauer um dieses Ereignis Ausdruck zu geben. Keine medizinische Zeitschrift hat ihm einen Nachruf gewidmet. Wenn wir uns heute dieser Pflicht der Dankbarkeit, fast zehn Jahre später, erinnern, so ist unsere Trauer nicht geringer, aber der zeitliche Abstand wird uns seine Größe nur noch klarer und ungetrübter erkennen lassen. Wir wollen nicht glauben, daß er vergessen ist und nicht das bittere Wort Ortega y Gassets uns zu eigen machen, der sagte: „Wir fühlen, wir Heutigen, auf einmal, daß wir allein auf der Welt sind, daß die Toten nicht im Scherz starben, sondern unwiderruflich, daß sie uns nicht mehr beistehen können. Der Geist der Tradition ist bis auf den letzten Rest entflohen." Wenn man auch bei Durchsicht unserer medizinischen Journale manchmal das Gefühl hat, als würde Eppingers Name zu selten genannt, — als wüßte man nicht mehr, wie viele Säulen, auf denen die heutige Medizin ruht, von *ihm* errichtet sind, — so wollen wir doch hoffen, ja, wir sind uns dessen gewiß, daß die Stunde kommt, wo man auch seines Wirkens sich häufiger erinnert und seine Krankheitslehre, die aus der Universalität eines großen Geistes geboren wurde, wieder einer sehr ernsten Diskussion würdig befinden wird.

Von Resewitz wurde das Genie einmal definiert als „anschauende Erkenntnis" und Goldschmit-Jentner sagt: „*Eine* Fähigkeit scheint für jeden Genius unabdingbar notwendig: die Gabe, *hinter* das Wesen der Dinge zu schauen, wo die anderen Menschen nur die äußere Form oder den Vorgang wahrnehmen." Daher, so meint Jacob Burckhardt, „erscheinen ihm die Dinge einfach, wo sie uns höchst kompliziert erscheinen . . ., wo wir konfus werden, da wird er erst recht klar". Daran muß ich immer denken, wenn ich mir Eppingers Arbeitsweise vergegenwärtige. Er war ein eminent visueller Typ. Mit Goethe hätte er sagen können: „Das *Auge* vor allem anderen ist das Organ, mit dem ich die Welt erfaßte." Es war irgendein sichtbares *Symptom* am Krankenbett, das immer am Anfang seines Denkens, seines Forschens stand. Das war der Funke, der seine Intuition — denn er war ungeheuer und wesentlich *intuitiv* — entzündete. Auch der optische Eindruck am Krankenbett, verglichen mit dem diskrepierenden optischen Eindruck des anatomischen Befundes — beides wieder visuell — gibt ihm das Problem auf: so in der Frage, warum versagt das „Herz", ohne daß es der pathologische Anatom erklären kann, oder, warum ist der Herztod so ganz anders als der Kollapstod. Steht einmal eine solche Frage vor ihm, dann beginnt das Suchen nach der gestörten *Funktion*, die Frage, wie die Läsion der Funktion mit der Läsion der Struktur in Einklang zu bringen ist und wie sich das eine in dem anderen spiegelt, oder warum dies unserem Auge verborgen bleibt. Wenn ihn aber das Problem ergriffen hat, dann verfolgt er es mit verbissener Konsequenz und holt alles an Hilfsmitteln herbei, was ihm zur Lösung helfen kann: das Studium am Krankenbett, das Mikroskop, die chemische Untersuchung, das Tierexperiment und nicht zuletzt, als Ziel zugleich und als Beweis, die Wirksamkeit der als zweckmäßig erkannten (neuen) Therapie. Und gerade diese letztere beglückte ihn am meisten und befriedigte ihn erst, ihn, den der Unverstand einen „experimentellen Pathologen und keinen Kliniker" gescholten hat. Er sagte mir einmal, als ich von CHVOSTEK zu ihm kam: „CHVOSTEK war der bessere Diagnostiker, aber wir sind, glaube ich, die besseren Therapeuten." Wieviel Bescheidenheit, aber auch wieviel heimlicher Stolz liegt in diesem kleinen Satz! *Der* verkennt EPPINGER von Grund auf, der übersieht, daß all sein oft umwegiges und mühsames Ringen nach Erkenntnis eine andere letzte Wurzel hatte als das Suchen nach einer wissenschaftlich fundierten und darum der richtigen *Therapie*. Es ist leicht, aus einem Lebenswerk von solchem Umfang einige Irrtümer herauszufinden und sich daran zu weiden. Nichts befriedigt bekanntlich Kleinere mehr als der Irrtum eines Größeren. Aber EPPINGER blieb immer, selbst noch im Irren, groß.

EPPINGER hat sich sein Leben und Forschen nicht leicht gemacht. Er hatte einen eisernen Fleiß. Aber es war wohl so, wie KLEIN sagte: „Das Talent *lernt* durch Fleiß, der Genius *entwickelt* sich durch Fleiß, aber er kann im Grunde nichts lernen, was nicht in ihm schlummert." So auch bei EPPINGER. Er war besessen von seiner Liebe zur Wissenschaft. Es konnte vorkommen, daß er, selbst wenn er Gäste hatte, plötzlich vom Tisch aufstand, ins Nebenzimmer lief, um sich eine Stunde an die Schreibmaschine zu setzen und an einem Buch weiterzuarbeiten. Er hätte Hunderte von Mitarbeitern beschäftigen können. Die Ideen strömten ihm nur so zu, strömten aus ihm heraus. Er war begeisternd und begeisterungsfähig in ungewöhnlichem Ausmaß und unermüdlich. Sein Leben war „gespanntes Leben, das immer in Bereitschaft ist, sich selbst zu übertreffen, fortschreitet zu dem, was es sich als Pflicht und Forderung vorgesetzt", und das ist, sagt ORTEGA Y GASSET, „gleichbedeutend mit Adel." Seine große Liebe gehörte Zeit seines Lebens der Histologie. Jeden Tag nach der Visite ging er in das histologische Labor der Klinik und sah die vielen anfallenden Präparate durch, sowohl von verstorbenen Patienten wie die aus den Tierexperimenten. Und es gab kaum etwas Gewinnbringenderes als diese Stunden am Mikroskop, wo er erst ganz aus sich herausging, ganz Lehrer und Seher wurde. Und immer wieder, ich wiederhole es, kam aus dem, was er hier *sah*, und aus dem, was er noch hinter dem Gesehenen erschaute, die neue Anregung, eine neue Idee. So entstand z. B. aus der von ihm entwickelten Methode zur Färbung der Gallencapillaren allmählich ein völlig neues Bild der Leberkrankheiten. Von diesem *Gesehenen* her verfolgte er die klinische Symptomatologie und die Störung der Funktion mit alten und mit neuen selbstersonnenen Methoden, bis sich ihm eine einheitliche Erklärung entschleiert hatte.

Seine Arbeitsweise ist bedingt und wird verständlich durch den Weg seiner Ausbildung.

Eppinger, am 5. 1. 1879 in Prag als Sohn eines bekannten pathologischen Anatomen geboren, erhielt von seinem Vater eine gründliche und festfundierte Ausbildung in der pathologischen Anatomie und Histologie. Die Begeisterung dafür ist ihm zeitlebens geblieben. Nach seiner Promotion 1903 wandte er sich sogleich der inneren Medizin zu und wurde Schüler des großen Friedrich Kraus in Graz, um, nach dessen Berufung an die Berliner Klinik, unter seinem Nachfolger Lorenz weiterzuarbeiten. 1905 ließ er sich zu Krehl und Hofmeister beurlauben, um bei letzterem seine bereits gut fundierten Kenntnisse in der physiologischen Chemie zu vervollkommnen. Aus dieser Zeit stammen seine ersten pathologisch-anatomischen und klinisch-chemischen Arbeiten. 1904 beschrieb er die „Hernia diaphragmatica para-oesophagea" klinisch (einschließlich der röntgenologischen Diagnostik) und pathologisch-anatomisch. Später erwuchsen daraus die monographischen Darstellungen über die Krankheiten des Zwerchfells (1910 und 1911). Im Jahre 1906 ging er nach Wien zu Paltauf. Paltauf war groß als Forscher, unvergessen als Begründer der experimentellen Pathologie, aber noch größer als Anreger und Lehrer. Was ihm die Wiener medizinische Schule verdankt, ist kaum zu überschätzen, wenn es vielleicht auch nicht genügend gewürdigt wird. Er hatte ein ungewöhnliches Talent, Schüler zu bilden und zu begeistern. Ich nenne von ihnen nur die Namen Sternberg, Pirquet, Eppinger. Pick, Rothberger, um das zu illustrieren. Ich glaube, daß Eppinger Paltauf sehr viel verdankte. 1908 wandte er sich, mit dieser ausgezeichneten Vorbindung ausgerüstet, wieder der inneren Medizin zu und wurde Assistent bei von Noorden. und, nach dessen Weggang von Wien, ab 1914 bei Wenckebach.

Nun beginnt seine fruchtbarste Zeit: Er beschäftigt sich mit der Endokrinologie, arbeitet über Basedow, Myxödem, über die Tetanie und deren Beziehungen zum Kalkstoffwechsel und schlägt bereits bei der Recklinghausenschen Erkrankung die Entfernung von Epithelkörperchen vor, was ihm die Chirurgen damals ablehnen. Gemeinsam mit Falta erkannte er die Wechselbeziehung der Drüsen innerer Sekretion, befaßt sich mit deren Beziehungen zum vegetativen Nervensystem, schließlich mit diesem selbst und entwickelt aus seinen Studien die Monographie über die Vagotonie (zusammen mit Hess). Dann studiert er das Reizleitungssystem des Herzens mit den Arbeiten über die Pathologie des Aschoff-Tawaraschen Knotens und die experimentelle Erzeugung des Schenkelblocks. dessen EKG er mit Rothberger zuerst gültig beschreibt. Er erkennt die Bedeutung des Zwerchfells als Hilfsmotor des Kreislaufs. In der Folgezeit beschäftigt er sich mit der Nierenpathologie, baut Funktionsproben (gemeinsam mit Barrenscheen) aus, erkennt ganz klar die Bedeutung eines vorangegangenen Infekts für die akute Nephritis und läßt bereits konsequent tonsillektomieren, wo eine Angina vorausging. Aus diesen Studien erwächst die Monographie über die „Nephritis-Frage". Seine Vorliebe gehört aber nunmehr den Leberkrankheiten. Mittels seiner Gallencapillardarstellung vermag er zwischen dem Verschlußikterus, dem hämolytischen Ikterus und dem Ikterus durch Leberdestruktion streng zu unterscheiden und erfaßt damit als erster das Wesen des sog. Icterus catarrhalis als eines *Parenchym*schadens. Wieder schreitet er von der Pathologie zur Funktionsdiagnostik vor, erkennt die Bedeutung des Urobilinogen- und Eisenstoffwechsels für die Deutung der Leberkrankheiten, des hämolytischen Ikterus und der hämolytischen Anämien, findet die hämolytische Komponente bei der sog. hypertrophischen Cirrhose und ihren Zusammenhang mit der akuten Hepatitis (was uns heute noch KALKs Arbeiten über den hämolytischen Ikterus nach Hepatitis wieder besonders beeindruckt), beschreibt das Krankheitsbild der splenomegalen Cirrhose und ihre Unterscheidung vom echten Morbus Banti, fördert die Kenntnisse der Milzvenenthrombose, studiert die Laennecsche- und Bronce-Cirrhose und bringt neue Gesichtspunkte für deren Pathogenese vor. So kommt er von der Klinik her zur Erkenntnis von der Bedeutung des RES, das in seinem Standardwerk über die „hepatolienalen Erkrankungen" seine große und in vieler Hinsicht endgültige Darstellung findet. Er fordert die Milzexstirpation bei allen hämolytischen Zuständen incl. der perniziösen Anämie und hat die erwarteten Erfolge. Dabei erkennt und betont er durchaus die Grenzen der Methode mit aller Deutlichkeit. Das ist das Große an ihm. daß ihn die Fülle der neuen Erkenntnisse nicht dazu verführt. über das Ziel hinauszuschießen und sich seinen klaren, kritischen Blick trüben zu lassen. Für die Polycythämie kann er keine Funktionsstörung der Milz finden und empfiehlt als Behandlung das (hämolytische) Phenylhydrazin. um gegen die *Überproduktion* anzugehen. Viele Einzelpublikationen gehen diesem Werk voraus und umgeben es. Nach seinem Abschluß wendet er sich nun der *Kreislaufpathologie* zu; durch Einführung moderner Methoden in die Klinik ist er imstande. wesentlich neue Erkenntnisse über die Pathogenese des Asthma cardiale als einer wesentlich von der Peripherie her bedingten Überbelastung des Herzens zu fördern, sowie den Stoffwechsel der dekompensierten Herzkranken zu studieren. Auch hier erkennt er, daß die Dekompensation im wesentlichen von der Peripherie durch das übermäßig hohe Sauerstoffdebt des Muskels, durch die Anhäufung von Milchsäure und durch die Acidose mitbedingt ist. „So kommen wir", sagt er, „zur Vorstellung, daß der inkompensierte Herzkranke gewissermaßen ein Stoffwechselkranker ist". So wurde EPPINGER durch alle diese Arbeiten der Mitbegründer dessen, was sein kongenialer Zeitgenosse VON BERGMANN, der diese Richtung vielleicht *bewußter* betont. die „funktionelle Pathologie" nannte.

EPPINGER, der 1906 habilitiert, 1914 außerplanmäßiger und 1918 außerordentlicher Professor wurde, hatte sich mit diesen Werken einen großen Namen geschaffen. Dies fand bald seinen Ausdruck in verschiedenen Berufungen, so nach Straßburg. nach Halle, nach Rostock, später Königsberg, Leipzig, Prag, Graz, Frankfurt. Berlin. 1926 hatte er den Ruf der Freiburger Universität angenommen. 1930 wurde er von hier nach Köln gerufen. Um diese Zeit ging sein Interesse an den Kreislaufarbeiten weiter. Durch die Erkenntnis von der Bedeutung der zirkulierenden Blutmenge versteht er das Wesen des Kollapses als eine Verminderung derselben, ein Gebiet, das er mit seinen Mitarbeitern RÜHL, SCHÜRMEYER, HINSBERG, EWIG und LEUCHTENBERGER bearbeitet. Er erkennt so eine Reihe von Zuständen als pathogenetisch zusammengehörig, wie die Schädigungen durch Narkose, den postoperativen, den infektiösen, den Verbrennungs-Kollaps. Das experimentelle und klinische Studium führt ihn zur Unterscheidung des durch Störung der Gefäßinnervation bedingten „orthostatischen" und des durch Stoffwechselveränderungen im Capillargebiet bedingten „protoplasmatischen Kollapses", der der „Albuminurie ins Gewebe" zugehört. Diese hatte ihn schon viele Jahre vorher beschäftigt: als er sich gelegentlich der von ihm entdeckten diuretischen Wirkung des Thyroxins mit der Pathogenese des Ödems befaßte und erkannte, daß nicht Herz oder Niere die primäre Ursache darstellen, sondern das Verhalten des subcutanen

Gewebes im Verein mit dem gestörten Salzstoffwechsel (dessen also, was Volhard später die „Vorniere" genannt hat), und daß gerade die capilläre Eiweißdurchlässigkeit die Fixierung des Ödems wesentlich fördert. Von diesen Studien kam er nun zur Histamin- und Allylformiatvergiftung, in der er das Prototyp der sog. „serösen Entzündung" erkannte. Diesen Namen übernahm er von Rössle, obwohl er sich vollkommen bewußt war, daß es sich nicht um eine Entzündung im Sinne des pathologischen Anatomen handelt. Aus diesen Studien erwuchs nun seine „Permeabilitätspathologie." Diese Lehre läßt sich wie folgt zusammenfassen: bestimmte Noxen (infektiöser oder toxischer, auch endogen-toxischer Art) schädigen die Capillarwand. Diese, sonst für Eiweiß kaum durchgängig, wird dafür permeabel. Eiweiß, und zwar vorwiegend Albumin, tritt aus. Dadurch dickt sich das Blut ein und das Globulin nimmt relativ zu. Das Herz erhält zu wenig Blut, der Kreislauf befindet sich im Zustand des Kollapses. Durch die Läsion der Capillarwand wird aber auch das Gewebe geschädigt. Der Sauerstoffzutritt zu den Zellen wird ungenügend, Stoffwechselschlacken werden nicht mehr genügend herausbefördert. Der Bindegewebsraum, der normalerweise den Austausch zwischen Zelle und Capillare vermittelt, ist ebenfalls von Eiweiß angefüllt. Die elektrische Potentialdifferenz zwischen Capillare und Zelle verschwindet und damit auch das, was Eppinger die „gerichtete Permeabilität" nennt, d. h. der zweckmäßige Stoffwechseltransport, insbesondere auch der Elektrolyte, ist nicht mehr gewährleistet. Als Folge davon Eintritt von Natrium in die Zelle, Austritt von Kalium aus ihr heraus. Tiefgehende Mineralstoffwechselstörungen und Wasserretention folgen. Die Zelle bietet zunächst das Bild der trüben Schwellung, mit zunehmender Schwere der Störung erfolgt der Zelltod. Eppinger meinte damals, daß er auch den catarrhalischen Ikterus, den er als durch Nahrungsmitteltoxine ausgelöst auffaßte, in diesem Sinne erklären könnte. Als Nebenbefund beschreibt er das durch Histamin beim Hund erzeugbare Magengeschwür.

Später bezieht er auch die Fragen der Zellpermeabilität in seine Lehre ein, für die er in seinem Werk „Die Permeabilitätspathologie" eine Reihe bedeutsamer Beobachtungen und Studien gibt. Dieses Werk ist sein großes Vermächtnis an die Nachwelt. Die Fülle der dort vorgebrachten Gedanken und Erkenntnisse gestatten eine kurze Wiedergabe nicht. Ich wäre aber glücklich, wenn dieses Buch in Deutschland mehr gelesen würde. Ich freue mich, daß man sich in Amerika damit allmählich zu beschäftigen beginnt, besonders von pathologisch-anatomischer Seite her.

1937 hat Eppinger seine großen Erfahrungen auf dem Gebiet der Leberpathologie in dem Standardwerk „Die Leberkrankheiten" niedergelegt, das mehr als ein Jahrzehnt diesen Rang behauptet hat. Ich brauche gerade in diesem Kreise nichts über die Bedeutung dieses Buches zu sagen. Überblickt man diese Fülle der von Eppinger zutage geförderten Erkenntnisse, so steht man voll Bewunderung vor so viel Forschergröße und Forscherglück. Wenn irgendwo das Wort Universalität nicht übertrieben ist, dann hier.

Es gibt nicht viele Namen, die in einer vollständigen Krankengeschichte nicht fehlen dürften. Eppingers Namen gehört nicht dazu, er hat keinen Reflex, keine Routinemethode beschrieben, die ihm dies sichern würde. Aber es ist ihm ein vielleicht noch Größeres widerfahren: alle seine grundsätzlichen Entdeckungen sind zur täglichen Selbstverständlichkeit geworden, so sehr, daß sich niemand mehr fragt, wem wir sie eigentlich verdanken. Er ging ein in die Reihe jener Großen, von denen GOLDSCHMIT-JENTNER sagt: „Ihre Namen sind von denen, die vor diesen Taten der Forschung stehen und sie benützen, nicht genannt und nicht gekannt. Der große Forscher kommt auf die Nachwelt mit einer Tat oder einem Werk, ohne die der heutige Stand der Wissenschaft nie erreicht worden wäre. Auf seiner Leistung, mag sie auch korrigiert werden, baut sich der nächste Fortschritt auf. Aber alle diese Taten der Forscher sind eingegliedert in die große Kette fortlaufender, miteinander verknüpfter und voneinander abhängiger Entdeckungen und Erfindungen. Jeder dieser Forscher ist gleichsam zum ‚Anonymen Genius‘ geworden.“ Dies ändert jedoch nichts daran, daß er ein Genius *bleibt*.

Ich darf noch ein paar Worte zu seinem persönlichen Wesen sagen, wie es sich mir darstellt. Vielen, die EPPINGER nicht näher kannten, schien er immer so etwas wie unnahbar und ganz unpersönlich. Oft hatte man den Eindruck, als ob er eine große Distanz zu seinen Mitmenschen künstlich erhielte und sie zu lieben schien. Ich meine aber, man tut ihm da Unrecht. Auch eine manchmal sehr rauhe, mitunter sogar verletzend erscheinende Art wurde ihm von vielen nachgesagt und nachgetragen. In Wahrheit war er. der so erscheinen konnte, im Grunde ein sehr weicher, hilfreicher und herzlicher Mensch. Aber darüber hinaus wahrhaft bescheiden, abhold allen lauten Ehrungen und — so unwahrscheinlich das klingt — eigentlich schüchtern, oft bis zur Unbeholfenheit. Nur um dies zu verdecken, nahm er. glaube ich. die Maske der Rauheit vor. Wer aber das Glück hatte, ihm nahezukommen. der erfuhr, wie seine zurückgedrängte Herzlichkeit und menschliche Aufgeschlossenheit oft mit einer rührenden Unmittelbarkeit und Plötzlichkeit aus ihm hervorbrechen konnte. In solchen aufgeschlossenen Stunden hatte er Ohr und Interesse für die kleinen Sorgen der anderen. Wenn es am nächsten Tag schien als habe er es vergessen; er hatte auch hier ein sehr gutes Gedächtnis. Seine Menschenkenntnis war von frappierender Sicherheit. Je älter er wurde, desto herzlicher und gütiger wurde er. Ich selbst danke ihm ungeheuer viel, auch persönlich, ich habe von ihm nichts anderes als Förderung, Hilfsbereitschaft und Güte erfahren. Aber sein Leben war so sehr der Arbeit geweiht, daß alles andere zurücktrat. Die Stunden, in denen er sich wirklich entspannte, waren spärlich. Sie gehörten der Hingabe an seine Familie, der Freude an der Kunst, der Sammlung schöner Bilder und Altertümer, oder der Jagd und den kurzen Urlauben auf seinem Sommersitz in dem geliebten Krumpendorf am Wörthersee.

Es bleibt mir noch, den weiteren äußeren Lebensweg EPPINGERs zu schildern. 1933 beruft ihn die Wiener Universität und überträgt ihm damit die Leitung jener Klinik, aus der die großen epochemachenden Arbeiten seiner Jugend gekommen waren. Sein Ruf als Arzt und Wissenschaftler ist immer noch im Wachsen, als äußerer Ausdruck dafür u. a. seine umfangreiche Konsiliartätigkeit, die ihn auch zu Staatsoberhäuptern führt, so zur Königin von Rumänien, zum König von Bulgarien, zu Kemal Atatürk, zu Stalin, um nur einige zu nennen. Die Jahre 1935 bis 1941 sehen ihn auf dem Höhepunkt seines Lebens, seiner Schaffenskraft und seines Ruhmes. Er war glücklich in seiner Arbeit, die ihn ganz erfüllte, in seiner Forscher- und Lehrtätigkeit, in seinem schönen Familienleben.

Nun aber schlug das Schicksal zu. 1941 fiel sein einziger Sohn, sein über alles geliebter Lo, in Rußland. Daran ist er zerbrochen. Von da an schien es oft, als ob sein Innenleben erloschen wäre. Nur die Arbeit rettete ihm selbst, und zwar buchstäblich, das Leben. Damals schrieb er die Permeabilitätspathologie, die er dem

Andenken seines Sohnes widmete, ein Denkmal aere perennius. Es kamen schwere, ja trostlose Jahre. 1944 fiel sein Enkel, Rühls Sohn, der ihm nun auch den Sohn ersetzt und auf den er alle seine zärtliche Liebe konzentriert hatte, einem Bombenangriff in Prag zum Opfer. 1945 kam Rühl in russische Gefangenschaft und auch sein zweiter Schwiegersohn wird gefangengesetzt. Von seinen Mitarbeitern blieben ihm einige wenige freiwillig fern, viele mußten es sehr unfreiwillig tun. Nun ging man auch gegen ihn selbst vor. Es war ein schon gebrochener Mann, dem man noch das Letzte antat. Es folgten endlose Verhöre, kleinliche Quälereien, Diffamierung, Verjagung von der Klinik, die sein letzter Trost und Halt gewesen war, und schließlich die Absicht, ihn vor ein Gericht zu stellen. Das war zu viel. Wie sagt Hamlet?

> „Denn wer ertrüg der Zeiten Spott und Geißel,
> des Mächt'gen Druck, des Rechtes Aufschub,
> den Übermut der Ämter und die Schmach,
> die Unwert schweigendem Verdienst erweist?"

Er ertrug sie *nicht*, er wählte den Weg „ins unentdeckte Land, von deß Bezirk kein Wandrer wiederkehrt". So senkte sich der dunkle Vorhang über ein Leben voll unbegreiflicher Größe und unbegreiflicher Tragik, aber auch über die Schande einer Zeit. Ein Wort seines großen Landsmannes Weinheber, dem ein ähnliches Los beschieden war, aber lautet:

> „Schicksal schändet nicht —
> Groß ist der Tod."

Wieder fällt mir Ortega y Gasset ein: „Für mich ist das Unverhältnis zwischen dem Vorteil, den der Durchschnittsmensch aus der Wissenschaft zieht, und der Erkenntlichkeit, die er ihr entgegenbringt, ihr vielmehr *nicht* entgegenbringt, das Besorgniserregendste", und „Hat man an alles gedacht, was in den Seelen lebendig bleiben muß, damit es weiter Männer der Wissenschaft geben kann?" Als Lavoisier 1793 von einem Revolutionstribunal zum Tode verurteilt wurde und eine Begnadigung bekanntlich mit den Worten abgelehnt wurde: „Wir brauchen keine Gelehrten mehr", hatten sich französische Wissenschaftler um diese Begnadigung ihres großen Kollegen bemüht. Eppinger aber stand hilflos da und verlassen, ganz allein. Der Name Lavoisiers ist unsterblich geblieben, *nicht* der seiner Richter.

Eppinger sagte zuletzt: „Ich bin Arzt und Ärzte werden einst über mich richten." Es ist die Pflicht der Nachwelt, zu wägen und zu urteilen. Unsere Pflicht ist es, Eppingers Namen unvergessen zu erhalten als den eines der ganz großen Pioniere der modernen Medizin und ihm für das zu danken, womit sein schöpferischer Geist sie bereichert hat — für alle Zeiten.

W. Beiglböck (Buxtehude)

Die Biochemie der Leber
als Grundlage ihrer Funktionsprüfung

Von

K. Felix (Frankfurt am Main)

Mit 1 Abbildung

Die Leber ist das bevorzugte Organ des physiologischen Chemikers. Wenn er wissen will, was mit einer Substanz im intermediären Stoffwechsel geschieht, dann bietet er sie zuerst der Leber an und nur, wenn diese mit ihr nichts anzufangen weiß, wendet er sich an andere Organe. Durch solche Versuche haben wir erfahren, daß die Leber sehr viele und mannigfaltige chemische Reaktionen ausführt, und es erscheint fast unmöglich, sie unter einem einheitlichen Gesichtspunkt zu ordnen. Sie ist reich an Fermenten und eine ähnliche Fundgrube für Vitamine wie die Hefe.

Die Leber als Umschlagplatz im Stoffverkehr

Eine ihrer Hauptfunktionen ist die Sekretion der Galle, mit der sie sich an der Verdauung und Resorption der Fette beteiligt. Da hierfür ein eigenes Referat vorgesehen ist, kann ich mich auf die Funktionen beschränken, die ihr aus ihrer Stellung im Kreislauf erwachsen sind. Durch diese Stellung ist sie zum großen Umschlagplatz im Stoffverkehr und zur Verwalterin der Bau- und Brennstoffe für den ganzen Organismus geworden.

Die Pfortader bringt ihr einfache Zucker und Aminosäuren, vielleicht auch einige niedrige Saccharide und Peptide, die bei der Verdauung der Kohlenhydrate und der Eiweißkörper frei geworden sind, sowie die Produkte der Darmfäulnis. Sehr wahrscheinlich sind im Pfortaderblut auch einige resorbierte Fette enthalten. Daneben dürften noch Produkte des Stoffwechsels der Darmwand dabei sein, vor allem aber die Produkte des Milzstoffwechsels. Unter den letzteren sind einige für die Leber wichtig. Ihre Bedeutung tritt aber erst dann zu Tage, wenn die Leber nicht mehr voll leistungsfähig ist (*14, 32*).

Über die Arterie erreichen sie Sauerstoff, End- und Zwischenprodukte des Stoffwechsels der peripheren Organe, ferner noch die Hormone.

Dieses gesamte Material sichtet sie in brauchbares und unbrauchbares. Unbrauchbar sind die Fäulnis- und die verschiedenen Stoffwechselprodukte sowie die meisten Hormone. Sie werden inaktiviert und für die Ausscheidung durch die Nieren vorbereitet. Ein und dieselbe Substanz kann jedoch einmal nutzlos sein, ein anderes Mal noch verwendet werden, je nach der Lage des Stoffwechsels. Das gilt z. B. für die Kohlensäure, die zwar ein typisches Endprodukt des Stoffwechsels ist, aber auch zu Synthesen verwendet wird.

Speicherung der Stoffe

Von dem brauchbaren Material verwendet sie einen Teil für ihren eigenen Bedarf, doch wissen wir nicht, wieviel das ist. Einen anderen, wahrscheinlich kleineren Teil, läßt sie gleich in die Peripherie weiterfließen.

Den größten Teil verwaltet sie im Dienst des gesamten Organismus und wacht darüber, daß die peripheren Organe die Stoffe erhalten, die sie brauchen und auch zur rechten Zeit erhalten. Denn selten werden die Stoffe gerade zu der Zeit und in der Menge zugeführt, wie sie benötigt werden. Sie sorgt dafür, daß sie nicht zu früh und nicht zu zahlreich in den peripheren Kreislauf gelangen, dort vergeudet oder gar ausgeschieden werden.

Das geschieht dadurch, daß sie sie in leicht verfügbarer Form speichert. Sie kann alles speichern, was in große Moleküle umgewandelt werden kann, entweder direkt wie Glucose und Aminosäuren oder indirekt wie Milchsäure und α-Ketosäuren. Daneben kann sie alle jene Substanzen speichern, die an große Moleküle adsorbiert werden können, wie Metalle, Vitamine und noch viele andere niedermolekulare Substanzen. Fett enthält die Säuger- und Menschenleber normalerweise wenig, nur etwa 5%. Die eigentlichen Fettspeicher liegen im Unterhautzellgewebe, im retroperitonealen Gewebe, zwischen den Muskeln und in den Anhängen des Netzes.

Glykogen wird in groben Schollen und kleinen Körnchen gespeichert, Eiweiß zum Teil einfach dadurch, daß das eigentliche Lebereiweiß vermehrt wird, wobei das Volumen der Zellen und damit des ganzen Organs zunimmt. Der prozentuale Gehalt an Stickstoff und Aminosäuren ändert sich nicht wesentlich. Außerdem kann es noch in Form kleiner mit Pyronin färbbarer Körnchen von Nucleoproteiden gespeichert werden, die regelmäßig auftreten, wenn die Tiere reichlich mit Eiweiß gefüttert werden, und wieder verschwinden, wenn sie hungern oder das Eiweiß in der Nahrung weggelassen wird (*8*).

Verwaltung der Kohlenhydrate

Hinsichtlich der Synthese des Glykogens ist kaum etwas Neues zu berichten. Sie geht von den resorbierten einfachen Zuckern, also hauptsächlich vom Traubenzucker aus. Fructose, Galaktose und Mannose werden erst in diesen umgewandelt. Daneben können auch die glucoplastischen Aminosäuren aus dem Darm und der Peripherie in Glykogen übergehen.

Ein reichlich zur Verfügung stehendes Material ist die Milchsäure aus der Peripherie. Sie wird durch eine spezifische Dehydrogenase zu Brenztraubensäure (BTS) oxydiert. Über BTS führt auch der Weg von einigen Aminosäuren zum Glykogen. Wir waren bis vor kurzem der Meinung, daß BTS direkt in Phosphoenolbrenztraubensäure übergehen könne und daß dann die gleichen phosphorylierten Zwischenstufen durchlaufen würden wie beim glykolytischen Abbau des Glykogens. Im zweiten Punkt ist man auch heute noch dieser Meinung, nimmt aber jetzt an, daß die BTS auf einem Umweg in die Phosphoenolbrenztraubensäure übergeführt wird.

Erst wird, wie Ochoa (*30*) gezeigt hat. die BTS in Äpfelsäure übergeführt, wobei Kohlendioxyd fixiert und Wasserstoff gebunden wird. Der Vorgang wird durch ein besonderes Ferment geleitet, das Ochoa "Malic Enzyme" nennt. In einer zweiten Reaktion wird die Äpfelsäure zu Oxalessigsäure dehydriert. Diese wird dann drittens in Phosphoenolbrenztraubensäure übergeführt. An diesem letzten Vorgang wirken das Enzym von UTTER und Inosintriphosphat (ITP) mit (*35*).

$$\text{Brenztraubensäure} + \text{TPNH} + CO_2 \xrightleftharpoons[\text{Enzyme}]{\text{MALIC}} \text{Äpfelsäure} + \text{TPN}$$

$$\text{Äpfelsäure} \quad + \text{TPN} \rightleftharpoons \text{Oxalessigsäure} + \text{TPNH}$$

$$\text{Oxalessigsäure} \quad + \text{ITP} \rightleftharpoons \text{Phosphoenolbrenztraubensäure} + \text{IDP} + CO_2$$

$$\text{Brenztraubensäure} + \text{ITP} \xrightleftharpoons[\text{Enzym}]{\text{UTTERS}} \text{Phosphoenolbrenztraubensäure} + \text{IDP}$$

Um die BTS an den Startpunkt für die Glykogensynthese zu bringen, sind somit ITP, Kohlendioxyd und auch Wasserstoff notwendig, welch letzterer allerdings zurückgewonnen wird. Für die anderen phosphorylierten Zwischenstufen, die von der Phospho-BTS ab durchlaufen werden, wird das benötigte Phosphat von ATP geliefert. ITP entsteht ebenfalls aus ATP (*3*), so daß man zusammenfassend sagen kann: Für die Verwaltung der Kohlenhydrate ist ATP notwendig.

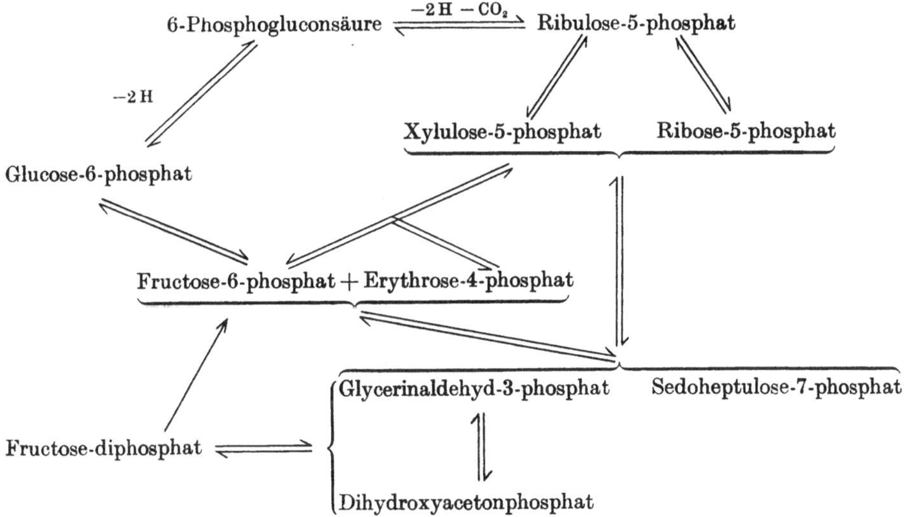

Abb. 1. Pentosephosphatzyklus nach HORECKER

Das gespeicherte Glykogen muß wieder mobilisiert werden, wenn die Peripherie Zucker bedarf. Das geschieht wie in den anderen Organen auch durch Phosphorolyse. Dabei entsteht Glucose-1-phosphat, das in Glucose-6-phosphat umgelagert wird. Von diesem führen zwei Wege weiter. Der Anteil, der für die Peripherie bestimmt ist, wird durch eine eigene Phosphatase in Phosphat und Glucose gespalten (*34*). Letztere tritt ins Blut über. Wieviel Glucose-6-phosphat die Leber selbst verbrauchen darf, wissen wir nicht. Es wird von der Aktivität jener Phosphatase abhängen. Diesem „Leberanteil" stehen wieder zwei Wege offen. Er kann der normalen Glykolyse folgen oder oxydativ abgebaut werden, d. h. in den Pentosephosphatzyklus eintreten. BLOOM und STEFFEN (*5*) glauben, daß ein Viertel glykolysiert und drei Viertel oxydiert werden. Katz und andere (*24*) messen dem oxydativen Abbau einen kleineren Teil zu, etwa 10 %.

Der Verlauf des Pentosephosphatzyklus sei in einem vereinfachten Schema wiedergegeben (Abb. 1).

Der Pentosephosphatzyklus liefert 4 Atome Wasserstoff und ein Molekül Kohlendioxyd pro Umlauf. Das wichtigste Zwischenprodukt ist Riboluse-5-phosphat. Es steht im Gleichgewicht mit Ribose-5-phosphat und wird teilweise in Xylulose-5-phosphat umlagert. Xylulose-5-phosphat und Ribose-5-phosphat reagieren miteinander in der Weise, daß von jenem Glycolaldehyd auf dieses übertragen wird. Dabei entstehen Glycerinaldehyd-3-phosphat und Sedoheptulose-7-phosphat. Zwei Moleküle Glycerinaldehyd-3-phosphat geben Fructose-diphosphat, das zu Fructose-6-phosphat dephosphoryliert wird. Dies wird in Glucose-6-phosphat umlagert. Damit ist der Kreislauf geschlossen. Auch Seduheptulose-7-phosphat kann noch Fructose-6-phosphat gebildet werden (*12, 22. 36*).

Sonderstellung der Fructose

Bevor wir den Kohlenstoffhydratwechsel der Leber verlassen, sei noch kurz auf die Sonderstellung der Fructose eingegangen. Sie muß nicht in Glucose umgewandelt werden, sondern kann direkt durch eine besondere Fructokinase phosphoryliert werden. Das Phosphat liefert ATP. Diese Kinase ist unabhängig von Insulin, weswegen Fructose in leichteren Fällen von Diabetes noch verwertet werden kann, wenn das für die Glucose schon nicht mehr möglich ist (*31*). Das gebildete Fructosephosphat wird glykolytisch zu BTS und Milchsäure abgebaut.

Verwaltung der Aminosäuren und des Eiweißes

In der Leber wird fast die Hälfte des Eiweißes für den Organismus aus den Aminosäuren der Nahrung und des intermediären Stoffwechsels synthetisiert. Außerdem wird das Lebereiweiß selbst ständig ab- und wieder aufgebaut. Kontinuierlich werden also Peptidbindungen geschlossen und wieder gelöst. Wir sind schon lange der Ansicht, daß die Schließung einer Peptidbindung nicht einfach die Umkehr ihrer Hydrolyse, sondern eine energieverzehrende Reaktion ist. Pro Mol Peptidbindung müssen etwa 2000—3000 cal aufgewandt werden.

Man hat die Synthese einer Peptidbindung an Modellen studiert, nämlich an der Bildung von Hippursäure und p-Aminohippursäure sowie an der Synthese des Glutathions (*4, 7, 11*). Stets wird die Carboxylgruppe, die in die Bindung eintreten soll, aktiviert. Der Mechanismus, über den dies geschieht, ist beim Glutathion ein anderer als bei der Hippursäure und der p-Aminohippursäure. Stets aber wird ATP benötigt. Intermediär wird Phosphat an das beteiligte Ferment gebunden, dann der Phosphatrest gegen einen Aminosäurerest ausgetauscht, der dann schließlich auf die Aminogruppe einer zweiten Aminosäure oder auf die eines Peptides übertragen wird. Vereinfacht und schematisch könnten diese Vorgänge folgendermaßen wiedergegeben werden (*6*).

$$
\begin{aligned}
E + ATP &\rightleftharpoons EP + ADP \\
EP + RCOOH &\rightleftharpoons RCOE + P \\
RCOE + H_2NR' &\rightleftharpoons RCOHNR' + E
\end{aligned}
$$

Damit die Leber die einzelnen Proteine synthetisieren kann, müssen alle Aminosäuren, die zu ihren Bausteinen gehören, gleichzeitig zugegen sein. Fehlt eine, weil sie in der Nahrung nicht enthalten war, oder weil sie im Darm nicht oder viel zu spät resorbiert wurde, dann unterbleibt die Synthese. Das gilt vor allem für die unentbehrlichen Aminosäuren. Die entbehrlichen können durch die entsprechenden α-Ketosäuren ersetzt werden, wenn gleichzeitig eine Quelle für Stickstoff vorhanden ist, die entweder eine andere Aminosäure oder auch Ammoniak sein kann. Es scheint nicht so zu sein, daß die Synthese wenigstens bis zu dem Punkt geführt, wo die fehlende Aminosäure eintreten sollte, und dann weiter fortgesetzt wird, wenn sie nachgeliefert wird. Vielmehr werden unter solchen Bedingungen die Aminosäuren vom Stoffwechsel erfaßt, abgebaut oder sonstwie umgewandelt. Wie dafür gesorgt wird, daß im Eiweiß die Aminosäuren in der richtigen Reihenfolge geordnet werden, ist noch nicht genau bekannt. Wir vermuten, daß das vorhandene Eiweiß als Muster für das neue dient, die Aminosäuren zunächst in der gleichen Ordnung aneinandergereiht und anschließend miteinander verbunden werden. Die Nucleinsäuren spielen hierbei eine wichtige Rolle; denn wo und wann Eiweiß in größerem Umfang synthetisiert wird, sind auch die Nucleinsäuren vermehrt und werden verstärkt umgesetzt (*13*, *18*).

Die Leber erzeugt nicht nur ihre eigenen Proteine, sondern auch den größten Teil des Bluteiweißes. Die Plasmaproteine dienen den peripheren Organen als Nahrung und werden von ihnen in ihr eigenes Eiweiß umgewandelt. Vielleicht sind sie die Form, in der das gespeicherte Eiweiß der Peripherie zur Verfügung gestellt wird. Es dürfte nicht so sein, daß das Reserveeiweiß wie das Glykogen vor dem Übertritt ins Blut erst in die Bausteine zerlegt wird. Weiter wird wohl das meiste für die Peripherie bestimmte Eiweiß an die Lymphe abgegeben und auf diesem Umweg dem Blut zugeleitet, denn die Leberlymphe ist besonders reich an Eiweiß.

Aus dem Vorratseiweiß der Leber sollen auch die Antikörper gebildet werden. Eine eiweißreiche Leber macht daher den Körper widerstandsfähiger gegen Gifte.

Das Lebereiweiß befindet sich, wie bereits erwähnt, in einem dynamischen Zustand, es wird dauernd auf- und wieder abgebaut. In einer Woche soll etwa die Hälfte umgesetzt werden. Das ist der mittlere Rhythmus. Es kann aber sehr gut sein, daß er beim einen Eiweiß langsamer, beim anderen rascher ist. Nach unseren Versuchen wird z. B. das gesamte Prothrombin des Blutes in zwei Tagen verbraucht, und in der gleichen Zeit muß es die Leber neu bilden, um es auf dem normalen Niveau zu halten (*15*).

Bis jetzt habe ich das Problem so dargestellt, als ob die verschiedenen Proteine jedes für sich aus Aminosäuren aufgebaut würden. Es kann aber sehr gut sein, daß ein Eiweiß zu einem anderen umgeformt wird, indem Aminosäuren weggenommen oder zugefügt werden. So haben LASCH und ROKA (*25*) die Bildung von Prothrombin in vitro nachgeahmt. Sie setzten einer Suspension von Lebermitochondrien Vitamin K und Faktor VII zu und fanden, daß dieser in Prothrombin umgewandelt wird. Wahrscheinlich wird dieses Prinzip allgemeiner angewendet. Danach würde die Leber nur einige wenige Proteine erzeugen und sie je nach Bedarf in das vom Blut oder von der Peripherie verlangte Protein umwandeln.

Bei der Erörterung, wie die Leber die Aminosäuren und das Eiweiß verwaltet, habe ich vorausgesetzt, daß die Aminosäuren ohne Hemmung in die Zelle eintreten

können. Nach den Versuchen von Christensen und seinen Mitarbeitern (*10*)
müssen dazu einige Voraussetzungen erfüllt sein. Die Zellmembran soll kein
Hindernis sein, die Konzentration der Aminosäuren im Blut soll ein gewisses
Niveau übersteigen, und sie müssen zueinander im richtigen Verhältnis stehen.
Die Aufnahme der Aminosäuren ist eine aktive, energieverzehrende Leistung der
Leberzelle (*22*).

Verwaltung der Fette

Ich habe schon erwähnt, daß die Leber kein eigentlicher Fettspeicher ist. Sie
enthält zwar reichlich Phosphodiglyceride und andere Lipoide; besonders viel
findet sich in der Fischleber. Aber es dürfte sich mehr um Strukturelemente
als um Depotsubstanzen handeln; so kommen in den Mitochondrien und Mikro-
somen größere Mengen von Lipoiden vor. Die Leber synthetisiert die Phosphatide
selbst, gibt sie teilweise an das Blut ab und reguliert so den Gehalt des Blutes an
diesen Stoffen (*9*).

Aus Tierversuchen, klinischen und anatomischen Beobachtungen wissen wir
aber, daß unter gewissen Umständen der Fettgehalt der Leber auf 20—30% ansteigen kann. Solche Umstände werden durch Hunger, Diabetes und Vergiftung
mit Phosphor, Chloroform, Tetrachlorkohlenstoff, Inosit, Antibiotica und andere
Stoffe geschaffen.

Im Hunger und im Diabetes werden die Glykogendepots der Leber geleert und
an ihre Stelle tritt Fett, das aus den peripheren Depots durch das Blut nach der
Leber transportiert wird. Wir wissen immer noch nicht. über welchen Mechanismus dieser Glykogen-Fett-Antagonismus abläuft.

Die oben erwähnten Gifte schädigen nicht nur den Kohlenhydratstoffwechsel
und den Citronensäurezyklus, sondern auch den Fettsäureabbau. So reichert sich
das zugeführte Fett an.

Schließlich hängt der Fettgehalt noch von einigen Substanzen ab, die im intermediären Stoffwechsel frei werden. Cholesterin und Cystin fördern die Leberverfettung. Wir wissen nicht, wie sie wirken.

Cholin hemmt die Ablagerung von Fett in der Leber, und Mangel an Cholin
begünstigt sie. In diesen Fällen stammt das abgelagerte Fett wahrscheinlich
nicht nur aus den Depots, sondern ist auch in der Leber selbst entstanden.

Die Leber synthetisiert offenbar laufend Fettsäuren aus Zucker, führt sie in
Lecithin über und gibt dieses an das Blut ab. Fehlt Cholin, dann können die syn-
thetisierten Fettsäuren nicht abtransportiert werden und bleiben als Neutralfett
in der Leber liegen. Diese Verfettung unterbleibt. wenn gleichzeitig mit dem
Cholinmangel auch die Synthese der Fettsäuren aus Kohlenhydraten blockiert ist.
z. B. durch Mangel an Aneurin (*29*). Es scheint aber, daß auch in der Peripherie
ständig Fett an das Blut abgegeben und zur Leber gebracht wird, damit es dort
in Lecithin umgewandelt und wieder an das Blut zurückgegeben wird. Bei Mangel
an Cholin bleibt auch dieses Fett in der Leber liegen. Teilweise wird es in Fettsäuren und Glycerin gespalten, die beide abgebaut werden können.

Bei der Synthese von Fettsäuren aus Kohlenhydraten wird eine sauerstoff-
reiche in eine sauerstoffarme Verbindung umgewandelt, was vielleicht eine Anpassung des Stoffwechsels der Leber an die geringe Sauerstoffversorgung darstellt. Etwa zwei Drittel des Blutes, das sie durchfließt. stammt aus der Pfortader

und ist nur zu 50—60% mit Sauerstoff gesättigt (*33*). Leberschnitte verzehren in vitro relativ wenig Sauerstoff, etwa 3 mm³/mg Trockengewicht in einer Stunde (*20*).

Das Glied, welches den Abbau der Kohlenhydrate mit der Synthese der Fettsäuren verbindet, ist die Essigsäure, die aus der BTS, dem Endprodukt des Glykogenabbaus, entsteht. In dem Moment, da sie aus der BTS entsteht, wird sie an das Coenzym A (CoA) gebunden. Vom Acetyl-CoA aus kann der Essigsäurerest verschiedene Wege einschlagen. Im Augenblick interessiert uns nur jener, der zu den Fettsäuren führt. Zwei Moleküle Acetyl-CoA reagieren miteinander und bilden Acetacetyl-CoA und CoA. Der Acetacetylrest wird durch Wasserstoff aus DPNH und der Dihydroform des Flavinadenin-dinucleotids (FADH₂) reduziert. Das entstandene Butyryl-CoA kann mit einem dritten Molekül Acetyl-CoA reagieren und Acetobutyryl-CoA bilden, das wieder reduziert wird. Damit wäre schon eine Fettsäure mit sechs C-Atomen erreicht. Wahrscheinlich kann dieser Prozeß so lange wiederholt werden, bis die langen Ketten entstanden sind (*28, 37*).

Vereinfachtes Schema der Fettsäuresynthese

CH_3—CO—S—CoA + CH_3—CO—S—CoA

β-Keto-Thiolase

CH_3—CO—CH_2—CO—S—CoA

DPNH + H⁺   DPN
β-Keto-Hydrase

CH_3—CHOH—CH_2—CO—S—CoA

—H_2O +H_2O

CH_3—CH—CH—CO—S—CoA

FADH₂   FAD

CH_3—CH_2—CH_2—CO—S—CoA

Für die Synthese der Fettsäuren muß die Leber viel Wasserstoff bereit stellen. Da im Hunger und im Diabetes die Fettsäuren nicht mehr synthetisiert werden, sind es wahrscheinlich die Kohlenhydrate, die den Wasserstoff liefern. Zufuhr von Fructose oder von Insulin bringt die Synthese der Fettsäuren im Hunger und Diabetes wieder in Gang. Glucose hat dagegen keinen Einfluß (*19, 40*).

Zum Aufbau der Fettsäuren wird kein ATP benötigt, wenn er von der BTS ausgeht (*2*). Die wichtigste Funktion übernimmt das CoA. Steht nur freie Essigsäure zur Verfügung, dann muß ATP mithelfen. Es entsteht erst CoA-Phosphat, das dann mit der Essigsäure reagiert.

Zum Fettstoffwechsel gehört auch die Synthese des Cholesterins und der Gallensäuren. Sie beginnt ebenfalls bei der Essigsäure und bedarf der Mitwirkung des CoA.

Für die Verwaltung der wichtigsten Nährstoffe verwendet die Leber ATP, CoA und Wasserstoff. Nun muß sie im Rahmen ihrer verwaltenden Tätigkeit auch noch andere Moleküle aufbauen: große wie Nucleinsäuren und Mucopolysaccharide, kleine wie Purine, Pyrimidine, Porphyrine, Harnstoff, Aminosäuren und manche anderen. Auch dabei wirken ATP und gelegentlich auch CoA mit.

Auf einen Punkt möchte ich noch näher eingehen. nämlich auf die Synthese des Harnstoffs. Sie verläuft in zwei Phasen. Erst wird Ornithin mit NH_3 und CO_2 in Citrullin übergeführt, wobei Carbamylglutaminsäure, ATP und eine noch unbekannte Substanz mitwirken. In der zweiten Phase wird Citrullin in Arginin umgewandelt. wofür Asparaginsäure und wieder ATP zugegen sein müssen (17).

Dieses Beispiel zeigt von neuem, wie wichtig die ATP für die Funktion der Leber ist. Für die Synthese der Fettsäuren ist. wie wir vorhin sahen, Wasserstoff nötig. Es sind die gleichen Prozesse. die ATP und Wasserstoff liefern: nämlich der Abbau der Kohlenhydrate und der Milchsäure sowie der Citronensäurezyklus.

Die Glykolyse des Traubenzuckers und des Fruchtzuckers liefert 4 Moleküle ATP. Eines wird verbraucht für die Phosphorylierung des Glucose-6-phosphates und zwei für die der freien Fructose. In beiden Fällen entsteht Fructose-1.6-diphosphat. Die Bilanz beträgt im ersten Fall drei und im zweiten Fall zwei Moleküle ATP.

Viel mehr ATP. nämlich 15 Moleküle. werden geliefert. wenn die BTS über den Citronensäurezyklus und die Atmungskette vollständig abgebaut wird.

Nun besteht aber in der Leber eine große Schwierigkeit: Es werden an den Citronensäurezyklus sehr viele Ansprüche gestellt, und seine einzelnen Glieder müssen noch anderen Zwecken dienen. In vitro läuft er beliebig oft ab. wenn katalytische Mengen eines der Glieder zugesetzt werden. Das war z. B. so in den Versuchen von Lehninger. wo er mit Lebermitochondrien und geeigneten Zusätzen. darunter katalytischen Mengen von Bernsteinsäure. größere Mengen von Octancarbonsäure abgebaut hat (27).

In vivo hat der Zyklus wohl kaum Gelegenheit. ungestört abzulaufen. Zwei Glieder. die α-Ketoglutarsäure und die Oxalessigsäure. werden sehr viel für Transaminierungen und die dabei entstehenden Aminodicarbonsäuren. Glutaminsäure und Asparaginsäure. für die Eiweißsynthese und für die Harnstoffbildung gebraucht. wie wir eben erfuhren. Asparaginsäure dient auch noch der Synthese der Pyrimidine und der Purine. Wenn die α-Ketoglutarsäure in die Bernsteinsäure umgewandelt wird. tritt intermediär Succinyl-CoA auf. das mit Glykokoll zusammen der Ausgangspunkt für die Porphyrinsynthese ist.

Auch die BTS kann vor dem Eintritt in den Citronensäurezyklus abgefangen und in Alanin umgewandelt werden; denn die Leber von Ratten. die reichlich mit Kohlenhydraten gefüttert werden. enthält etwa doppelt so viel freies Alanin als die von Hungertieren oder solchen Tieren, denen viel Eiweiß oder Fett gegeben wird (38).

Vielleicht darf man also in der Leber keinen regelrechten Zyklus voraussetzen. Dann erhebt sich aber die Frage. wer die Oxalessigsäure zur Verfügung stellt. damit die Essigsäure aus der β-Oxydation der Fettsäuren und aus der Brenztraubensäure abgebaut werden kann. Sie kondensiert sich bekanntlich mit jener zu Citronensäure und läuft dann den Zyklus entlang.

Es gibt eine Reaktion. die von Substanzen ausgeht. die nicht für so viele Zwecke beansprucht werden. das sind Kohlendioxyd und Milchsäure. Diese wird ständig aus der Peripherie angeliefert, und. wie wir anfangs hörten, leicht zu BTS oxydiert. Letztere kann mit Kohlendioxyd zusammen in Oxalessigsäure übergehen: allerdings nicht direkt. wie die Entdecker [Wood und Werkmann (39)] dieser Form der Fixation des Kohlendioxyd gefunden haben. sondern auf dem von

OCHOA aufgeklärten Umweg, der zur Phosphonolbrenztraubensäure führt. Die letzte Stufe unterbleibt.

Das ist wohl der wichtigste Weg, auf dem die Oxalessigsäure nachgeliefert wird, wenn der Zyklus abreißt.

Wenn keine Oxalessigsäure da ist, dann kann der Acetylrest aus Acetyl-CoA nicht in den Citronensäurezyklus eintreten und schlägt den Weg der Fettsäuresynthese ein. Wenn aber kein Wasserstoff zur Verfügung steht, dann bleibt diese auf der Stufe Acetessigsäure stehen. Es kann sein, daß die Diabetikerleber dann mehr Cholesterin bildet. Der Weg zu ihm zweigt von dem zur Fettsäuresynthese bereits beim Acetacetyl-CoA ab (*21, 23*). Mangel an Wasserstoff besteht, wenn kein Zucker abgebaut wird. Dieser hat somit die doppelte Aufgabe, Essigsäure und Wasserstoff für die Fettsäuresynthese zu liefern. Der Anteil, der Essigsäure liefert, fällt für die Wasserstoffproduktion fast ganz aus, weil er nicht in den Citronensäurezyklus eingeht. Wie im stationären Zustand die beiden Prozesse miteinander abwechseln, ist noch nicht bekannt.

LEHNINGER (*27*) vermutete, daß der Citronensäurezyklus in der Leber durch die β-Oxydation der Fettsäuren unterhalten wird. Dann würde diese Essigsäure den Wasserstoff für die Synthese der Fettsäuren aus Kohlenhydrat liefern. Ich weiß nicht, ob sich diese Anschauung noch aufrechterhalten läßt.

Ich habe Ihnen eine gedrängte und vereinfachte Übersicht über die Vorgänge gegeben, die sich in der Leber abspielen. Eine Funktionsprüfung kann sich nun an die verschiedenen Bereiche der Verwaltung der Stoffe wenden. Die Galaktoseprobe wendet sich an den Kohlenhydratbereich. Die Reaktionen, welche den kolloidalen Zustand der Plasmaproteine prüfen, wollen sich an die Verwaltung des Eiweißes wenden, können aber darüber nur bis zu einem gewissen Grade etwas aussagen, da ein Teil der Plasmaproteine außerhalb der Leber gebildet wird. Besser ist es, die verschiedenen eiweißartigen Gerinnungsfaktoren zu bestimmen, von denen man weiß, daß sie ganz überwiegend in der Leber erzeugt werden, wie z. B. das Prothrombin, der Faktor VII und andere.

Wenige Proben wenden sich an das zentrale Kraftwerk der Leberzelle, den Citronensäurezyklus und die Erzeugung von ATP. Ein gutes Maß wäre z. B. das Verhältnis von oxydiertem zu reduziertem DPN. Wenn es zu Gunsten des ersteren verschoben ist, kann die Leber keine Fettsäuren mehr synthetisieren. HOLZER und seine Mitarbeiter (*21*) haben es in der Leber hungernder und alloxandiabetischer Ratten bestimmt. Der normale DPN/DPNH-Quotient beträgt 2,6:1. Wenn die Tiere zuvor 72 Std. gehungert hatten, stieg er auf 4,5:1, bzw. 4,4:1. Nach 120 Std. Hunger hatte der Quotient sogar 9,8:1 erreicht. Die Acetonkörper wurden vermehrt ausgeschieden. Sie verschwanden wieder, wenn Fructose verfüttert wurde, jedoch nicht auf Glucose. Diese hatte auch keinen Einfluß auf den DPN/DPNH-Quotienten. Die Hungerleber allein kann die Glucose nicht mehr richtig umsetzen, sondern erst, wenn gleichzeitig Insulin gegeben wird.

Leider kommt die Bestimmung des DPN/DPNH-Quotienten für klinische Zwecke noch nicht in Betracht.

Es wäre gut, wenn man eine Probe hätte, welche etwas über die Bildung von ATP und die oxydative Phosphorylierung aussagte. Die Belastung mit p-Oxyphenylbrenztraubensäure erfüllt diese Forderung zwar nicht, kommt ihr aber ziemlich nahe (*16*). Substanzen, welche die oxydative Phosphorylierung entkuppeln,

hemmen auch die Oxydation der p-Oxyphenylbrenztraubensäure. Mit dieser
Probe ließ sich zeigen, daß die Leber in Wechselwirkung mit vielen Organen steht,
und daß sie in mehr Erkrankungen mit einbezogen ist, als man bisher vermutete.
Besonders interessant erschien uns die Beziehung zu den Geisteskrankheiten. Bei
den periodischen und bei den in Schüben verlaufenden psychischen Störungen war
die oxydative Leistungsfähigkeit der Leber oft so stark beeinträchtigt wie bei einer
schweren Cirrhose. Besserte sich der psychische Zustand, dann erholte sich auch
die Leber wieder, jedoch etwas langsamer als das Gehirn (1).

Das Studium des intermediären Stoffwechsels in der Leber, der Wechselwirkung zwischen den einzelnen Reaktionen und der stationären Zustände unter
normalen und pathologischen Bedingungen wird uns neue Funktionsprüfungen
eröffnen. Wir werden dann den funktionellen Zustand der Leber genauer beschreiben und besser beurteilen können, ob und wie weit sie ihren Aufgaben in der
Verwaltung und Verteilung der Stoffe gerecht wird.

Literatur

1. Albert, E.: Nervenarzt **20**, 542 (1949).
2. Baker, N., I. L. Chaikoff and A. Schusdek: J. of Biol. Chem. **194**, 435 (1952).
3. Berg, P., and W. K. Joklik: Nature (London) **172**, 1008 (1953).
4. Bloch, K., and H. S. Anker: J. of Biol. Chem. **169**, 765 (1947); **179**, 1245 (1949).
   — Johnston, R. B., and K. Bloch: J. of Biol. Chem. **179**, 493 (1949); **188**, 221 (1951).
5. Bloom, B., and W. Stetten: J. of Biol. Chem. **204**, 681 (1953); **212**, 555 (1955).
6. Borsook, H.: Conférence et Rapports. 3ème Congrès internat. de Biochimie p. 92.
   Bruxelles 1955.
7. Borsook, H., and I. W. Dubnoff: J. of Biol. Chem. **132**, 307 (1941); **168**, 397 (1947).
8. Campbell, R. M., and H. W. Kosterlitz: J. of Physiol. **106**, 12 (1947).
9. Chaikoff, I. L., and D. B. Ziversmit: Adv. in Biol. Med. Phys. 1, 322 (1948).
10. Christensen, H. N.: A Symposium on Aminoacid Metabolism. Edited by W. D. McElroy
    and H. B. Glass. p. 63. Baltimore 1955.
11. Cohen, P. P., and R. W. McGilvery: J. of Biol. Chem. **166**, 261 (1946); **169**, 119; **171**,
    121 (1947).
12. Dickens, F.: Conférences et Rapports. 3ème Congrès internat. de Biochimie. p. 170.
    Bruxelles 1955.
13. Felix, K.: Angew. Chem, **60**, 231 (1948).
14. Felix, K., G. Leonhardi u. I. von Glasenapp: Z. physiol. Chem. **287**, 141 (1951).
15. Felix, K., I. Pendl u. L. Roka: Z. physiol. Chem. **284**, 198 (1949).
16. Felix, K., u. R. Teske: Z. physiol. Chem. **267**, 173 (1941).
    — Felix, K.: Z. physiol. Chem. **281**, 36 (1944).
17. Grisolia, S., and R. O. Marshall: A Symposium on Aminoacid Metabolism. p. 258.
    Baltimore 1955.
18. Haurowitz, F., and Ch. F. Crampton: Exper. Cell Res. Suppl. **2**, 45 (1952).
19. Helmreich, E., H. Holzer, V. Lamprecht u. St. Goldschmidt: Z. physiol. Chem **297**,
    113 (1954).
20. Holmes, E.: The Metabolism of living Tissues. Cambridge 1937.
21. Holzer, H.: Kinetik und Thermodynamik enzymatischer Reaktionen in lebenden Zellen
    und Geweben. Erg. med. Grundlagenforsch. 1, 189 (1955).
22. Horecker, B. L., and A. H. Mehler: Annual Rev. Biochem. **24**, 229 (1955).
23. Hotta, S., R. Hill and I. L. Chaikoff: J. of Biol. Chem. **200**, 835 (1954).
24. Katz, J., S. Abraham, R. Hill and S. L. Chaikoff: J. of Biol. Chem. **214**, 853 (1955).
25. Lasch, H. G., u. L. Roka: Z. physiol. Chem. **294**, 30 (1953).
26. Lasch, H. G., u. L. Roka: Klin. Wschr. **1954**, 460.
27. Lehninger, A.: Z. Naturforsch. 7b, 257 (1952); Record of Chemical Progress Spring
    Issue 1950; Agricult. a. Food Chem. 1, 1194 (1953).

28. LYNEN, F.: Federat. Proc. **12**, 683 (1953); Nature (London) **174**, 962 (1954); Annual Rev. Biochem. **24**, 653 (1955).
29. McHENRY, E. W.: J. of Physiol. **89**, 287 (1937).
30. OCHOA, S., A. H. MEHLER and A. KORNBERG: J. of Biol. Chem. **174**, 979 (1948).
31. PLANCHEREL, F., u. S. MÖSCHLIN: Schweiz. med. Wschr. **1954**, 28.
32. REIN, H.: Naturwiss. **36**, 233, 260 (1949).
33. SCHWIEGK: H.: Arch. exper. Path. u. Pharmakol. **168**, 693 (1932).
34. SWANSON, M. A.: J. of Biol. Chem. **184**, 647 (1954).
35. UTTER, M. F., and K. KURAHASHI: J. Amer. Chem. Soc. **75**, 758 (1953); J. of. Biol. Chem. **207**, 782, 821 (1954).
36. WARBURG, O., W. CHRISTIAN u. A. GIESE: Biochem. Z. **282**, 157 (1935); **287**, 440 (1936).
37. WIELAND, O.: Klin. Wschr. **1954**, 385.
38. WISS, O.: Helvet. chim. Acta **37**, 1344 (1949).
39. WOOD, H. G., and C. H. WERKMAN: Biochemic. J. **30**, 48 (1936); **32**, 1262 (1938); **34**, 7, 129 (1940); J. of. Biol. Chem. **135**, 789 (1940).
40. WYSHAK, G. H., and I. L. CHAIKOFF: J. of Biol. Chem. **200**, 851 (1953).

Diskussion

Mit 2 Abbildungen

K. WALLENFELS (Freiburg):

Ich wollte kurz auf einen besonderen Aspekt der verschiedenen möglichen Stoffwechselwege in der Leber hinweisen, auf die Herr FELIX vorhin eingegangen ist. Im ersten Bild sind zum Vergleich die beiden Wege, über welche die Glucose in der Leber abgebaut wird, dargestellt:

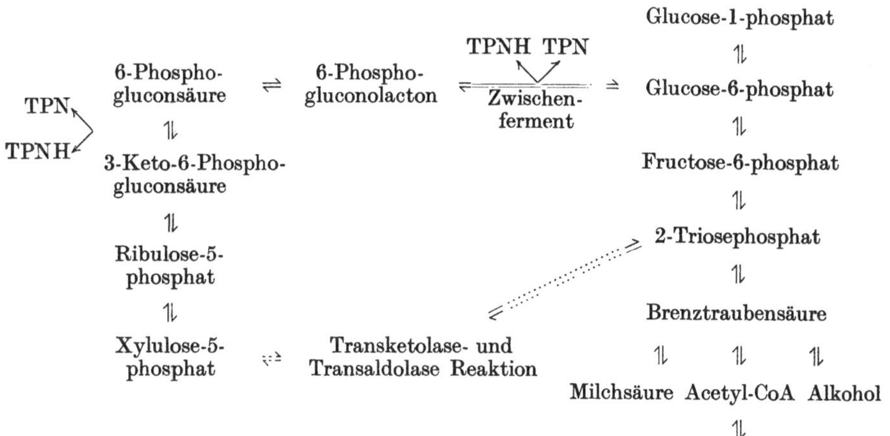

Abb. 1. Abbau der Glucose nach HORECKER und EMBDEN-MEYERHOF

Das Bemerkenswerte ist die Abzweigung auf der Stufe des Glucose-6-phosphats. Auf dem einen Weg nach dem alten Embden-Meyerhof-Schema wird vom Glucose-6-phosphat aus über eine Reihe von Zwischenstufen der Abbau zu 2 Molekülen Triosephosphat vorgenommen, ohne daß Oxydation dabei eintritt. Auf dem anderen Weg, der zuerst von WARBURG entdeckt wurde und später in seiner Bedeutung vor allem durch HORECKER aufgeklärt wurde, wird sofort oxydativ abgebaut, vom Glucose-6-phosphat zum 6-Phosphogluconolacton und weiter zur Ketostufe. Der wesentliche Unterschied zwischen den beiden Möglichkeiten ist darin zu sehen, daß die Gewinnung von hydriertem Pyridinnucleotid, die ja sowohl für die Energielieferung als auch zum Zwecke einer Reihe von Synthesen das eigentliche Ziel des Glucoseabbaus ist, in ganz verschiedenen Stufen stattfindet. Beim Abbau nach EMBDEN-MEYERHOF

wird reduziertes Pyridinnucleotid erst im sog. Endabbau der C_3-Stufen durch den Citronensäurecyclus gewonnen. Im oxydativen Cyclus dagegen werden schon in den ersten beiden
Stufen des Abbaus des Glucose-6-phosphats 2 Mol hydriertes Pyridinnucleotid erhalten. Wie
wird sich wohl im Organismus bzw. in der Zelle dieser Unterschied auswirken, wenn verschiedenartige Anforderungen an den Organismus gestellt werden? Herr FELIX hat sehr schön erklärt,
daß der Gewinn an hydriertem Nucleotid beim Endabbau ganz oder partiell wegfällt, wenn der
Organismus unter Synthesebedingungen arbeitet, weil aus dem Citronensäurezyklus wichtige
Zwischenstufen für Synthesen abgezapft werden. Derartige Zwischenstufen können dann
nicht mehr als Wasserstofflieferanten für die Hydrierung von Pyridinnucleotid benützt
werden. Bei großen Syntheseanforderungen kann man erwarten, daß der Abbau nach EMBDEN-
MEYERHOF und der anschließende Citronensäurezyklus eventuell den Anforderungen nicht
mehr genügt. Man kann sich denken, daß unter solchen Umständen auf den anderen Zyklus
umgestellt wird, um einen Mangel an reduziertem Pyridinnucleotid unmittelbar zu beheben.

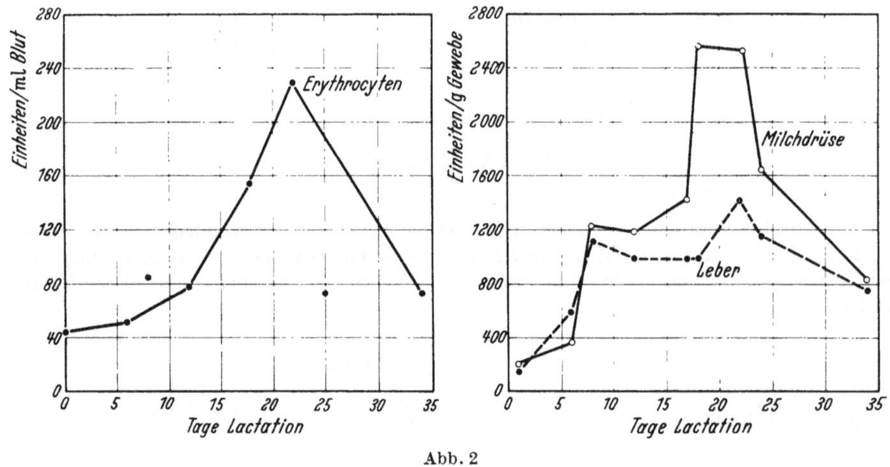

Abb. 2

Wir haben einen Fall extremer Syntheseanforderung untersucht und das Schlüsselferment des
oxydativen Abbaus, die 6-Phosphoglucosehydrogenase (Warburgsches Zeischenferment) in
verschiedenen Organen bestimmt. Wir untersuchten Ratten während der Schwangerschaft
und Lactation und bestimmten das Zwischenferment in Milchdrüse, Leber und roten Blutzellen[1]. Abb. 2 zeigt die gefundenen Aktivitäten an Zwischenferment. Man beobachtet während der Schwangerschaft einen leichten Anstieg, einen ganz steilen dagegen während der
Lactation, in der Zeit also, in welcher an das Muttertier außergewöhnliche Anforderungen
bezüglich Proteinsynthese gestellt werden. Der Anstieg wird nicht nur in der Milchdrüse,
sondern auch in der Leber beobachtet. Er wird erstaunlicherweise im gleichen Rhythmus auch
in den Erythrocyten mitgemacht. Es besteht bei dieser Anpassung des Tieres an wechselnde
Anforderungen die Möglichkeit, daß entweder ein Enzym aktiver wird oder daß mehr Enzym
produziert wird. Bei uns war das letzte der Fall. Die veränderte Aktivität beruhte nicht auf
dem Wegfall von Hemmstoffen. Wir konnten durch Anreicherung des Enzyms feststellen, daß
tatsächlich von dem spezifischen Zwischenfermentprotein bedeutend mehr vorhanden ist.
Beim gleichen Angebot von Substrat müßte dieser Weg also entsprechend den Vorrang
bekommen.

K. FELIX (Frankfurt am Main):

Können Sie mir vielleicht sagen, wie sich im stationären Zustand die Brenztraubensäure
auf die Fettsynthese und die Lieferung von Wasserstoff verteilt?

K. WALLENFELS (Freiburg):

Wir haben diese Frage nicht untersucht.

---

[1] Siehe auch G. F. GLOCK u. P. McLEAN: Biochemic. J. **56**, 141 (1954).

K. FELIX (Frankfurt am Main):

Wie ist nun nach Ihrer Ansicht das Verhältnis zwischen dem Hexose-Pentosephosphat-Zyklus und der Glykolyse? Es gibt da zwei Ansichten: nach BLUM und STETTEN 70%, nach KATZ 10% des gesamten Glucoseumsatzes in der Leber.

K. WALLENFELS (Freiburg):

Ich habe darüber mit Herrn HORECKER ausführlich gesprochen. HORECKER war der Ansicht, daß in der Leber bis zu 90% über diesen oxydativen Zyklus laufen könnten. Die Untersuchungen von WEINHOUSE, der mit radioaktiv markierter Glucose gearbeitet hat, bieten die Möglichkeit, das Verhältnis ungefähr abzuschätzen, indem das Kohlenstoffatom in dem Fall der Horecker-Zyklus sofort zu CO_2 wird, während dasselbe C-Atom über EMBDEN-MEYERHOF Acetat und Fettsäuren liefert. So kann man an der Radioaktivität einserseits der ausgeatmeten Kohlensäure andererseits der Fettkörper bzw. C_2-Körper Abschätzungen über die Beteiligung der beiden Zyklen machen. Es werden etwa 50—75% der Glucose über den oxydativen Zyklus abgebaut. Ein weiteres Beispiel, daß vermehrte Zellsynthese den Horecker-Zyklus erfordert, scheint mit in den Untersuchungen verschiedener Heferassen gegeben zu sein. Bei gärenden Hefen ist der Horecker-Zyklus bis zu 30% beteiligt, während bei ausgesprochenen Wuchshefen (Torula utilis) eine Beteiligung bis zu 50% nachgewiesen wurde. Ich glaube, daß es die Bedingungen, unter denen der Organismus steht, sind, die darüber entscheiden, in welchem Maß die Wege begangen werden. Sicherlich kann man sich nicht auf definierte Zahlen festlegen.

W. EGER (Göttingen):

Als Morphologe möchte ich eine kleine Bemerkung machen. Von Herrn Professor FELIX wurde gesagt, daß das Glykogen in der Zelle in Form von Schollen abgelagert ist. In neueren Untersuchungen an nativen Gefrierschnitten haben wir feststellen können, daß sich das Glykogen in der Zelle nicht in Form von Schollen ablagert, sondern daß es das Protoplasma der Zelle diffus durchsetzt. Mit Hilfe der Gefriertrocknungsmethode konnten diese Untersuchungen in neuerer Zeit bestätigt werden. Die Schollen sind wohl meist als Fixierungsprodukte aufzufassen.

Meine zweite Frage bezieht sich auf den Glykogen- und Fettantagonismus in der Leber. Diese Frage ist auch von der Morphologie her immer wieder angeschnitten worden. Ich glaube nicht, daß ein hoher Fettgehalt einen hohen Glykogengehalt der Leber ausschließt. Wenn man ein großes Material untersucht, so findet man sehr viele Fettlebern, die auch sehr viel Glykogen enthalten. Wenn man das Fett extrahiert und den Glykogengehalt nur auf das Eiweiß berechnet, findet man den Glykogengehalt außerordentlich hoch. Bei der Durcharbeitung des großen Materials erhält man den Eindruck, daß ein Antagonismus nur bei irgendwie funktionell geschädigten Lebern besteht. Jedoch habe ich diesen Eindruck bisher noch nicht sichern können.

Eine weitere Frage betrifft die Glykogenbildung beim Hungertier. Ich habe ja diese Untersuchungen damals in Ihrem Institut begonnen. Merkwürdigerweise stellten wir fest, daß Ratten, nachdem man sie extrem lange hungern ließ, nach Traubenzuckergabe in der Leber und im Fettgewebe eine schlechte Glykogenbildung zeigten. Wir überlegten uns, daß dazu das Insulin notwendig wäre. Wir haben uns mit dieser Frage auch in neueren Untersuchungen befaßt. Wir haben dabei festgestellt, daß die Zugabe von reinem vitaminfreien Albumin die Glykogenbildung wieder voll in Gang bringt. Wir trafen in diesen Fällen reichlich Glykogen in der Leber und im Fettgewebe an, so daß ich nicht glaube, daß dies nur insulinabhängig ist.

Auf die Frage des Eiweißgehaltes der Leber als Faktor der Resistenz möchte ich morgen in meinem Vortrag eingehen.

K. FELIX (Frankfurt am Main):

Ich möchte fragen, ob die Einrichtung der Antagonismen auch dann noch besteht, wenn das Glykogendepot geleert ist.

W. EGER (Göttingen):

Nein, das kann nicht so sein. Es ist nicht so, daß erst dann Fett in die Leber hineinkommt, wenn sie glykogenentspeichert ist. Das kommt nur unter bestimmten Bedingungen beim hungernden Tier vor, unter anderen Bedingungen gilt das nicht.

K. Felix (Frankfurt am Main):

Ich weiß im Augenblick nicht, wer das mit der Vergiftung gesagt hat. Der Betreffende hat das auch auf den Glykogen-Fett-Antagonismus geschoben.

W. Eger (Göttingen):

Ich möchte meinen, daß auch das nicht stimmt. Wenn man das Problem von der Morphologie her betrachtet, denn ist es so, daß z. B. bei Tetrachlorkohlenstoffvergiftung der Glykogengehalt der Leber ganz rapide heruntergeht und eine Verfettung eintritt. Die Verfettung ist aber morphologisch abweichend vom üblichen Befund. Die Form der Fettablagerung trägt die Zeichen des Pathologischen. Man hat den Eindruck, daß jetzt der Fettstoffwechsel gestört ist und daß der Vorgang nicht etwa von der Entleerung des Glykogendepots abhängig ist.

P. Obrecht (Freiburg):

Sie haben uns, Herr Professor Felix, von der interessanten Synthese des Prothrombins aus dem Faktor VII, Mitochondrien, Vitamin K und Calcium berichtet. Wenn ich Sie recht verstanden habe, meinten Sie wohl, daß bei dieser Synthese eine Transpeptidierung stattgefunden habe. Ich möchte Sie fragen, ob es Hinweise dafür gibt, daß eine solche stattfindet. Schließen diese Hinweise einen Oxydo-Reduktionsprozeß aus? Man weiß doch, daß das Phyllochinon (Vitamin K) in den Oxydo-Reduktionsprozessen des Körpers eine wichtige Rolle spielt, unter anderem seit den Untersuchungen von Martius.

K. Felix (Frankfurt am Main):

Zur Frage der Umwandlung von Faktor VII in Prothrombin: Es ist noch nicht untersucht, ob dabei Peptide freiwerden oder übertragen werden. Die Transpeptidierung ist nur für die Glutaminsäure bewiesen, und es ist noch sehr fraglich, ob wirklich Peptide von einer Kette auf eine andere übertragen werden.

L. Benda (Wien):

Wir haben in Untersuchungen bei Phosphorvergiftung folgendes gesehen. Die erste Phase, Verfettung in der Leber, dürfte, wie schon alte Untersuchungen bestätigen, durch nichts anderes als durch eine Mobilisierung des Depotfettes verursacht werden. Dabei kann keine Schädigung des Leberstoffwechsels mit der Warburgapparatur gefunden werden. Werden dann höhere Dosen von Phosphor gegeben, so kommt es zu einem Schädigungs-Stoffwechsel. Ich glaube, man muß sich daher diese Schädigungsversuche so vorstellen, daß es zuerst zu einer Mobilisierung des Depotfettes kommt und erst später sekundär zu einer Schädigung der Leberzelle. Es ist natürlich schon möglich, und das möchte ich zu Herrn Eger sagen, daß dabei das Glykogendepot in der Leber zuerst abgebaut wird. Dann möchte ich noch etwas zum Hungerfett sagen. Wir haben 1952 hier schon über einen sog. Hypophysen-Faktor im Hypophysen-Vorderlappen berichtet. Es ist uns in weiteren Untersuchungen gelungen, einen solchen Hypophysen-Faktor weiter mit Kerschbaum zu reinigen. Bei diesen Untersuchungen ist uns auch noch etwas anderes aufgefallen. Manchmal findet man diese Substanz und manchmal nicht. Wir haben jetzt Bestimmungen im Jahresrhythmus gemacht. Dabei zeigt sich, wenigstens für die Ratte, daß ein Jahresrhythmus hinsichtlich des Hungerfettes vorzuliegen scheint. Man muß daher bei den Bewertungen des Hungerfettes sehr vorsichtig sein. Hinsichtlich des Hypophysenfaktors für den Fettstoffwechsel sind die Untersuchungen inzwischen soweit abgeschlossen, als Payne in Amerika dafür schon den Namen Adipokinin geprägt hat.

F. von Oldershausen (Berlin):

Bezüglich des fraglichen Antagonismus zwischen Glykogen und Fettgehalt der Leber möchte ich Herrn Professor Felix darin beipflichten, daß nämlich beim Hunger und beim Diabetes ein solcher nicht zu bestehen braucht. Herr Professor Bock hat bereits in Tübingen bei Hungerdystrophikern und in Marburg bei einer größeren Anzahl von Diabetikern bioptische Untersuchungen der Leber durchgeführt und eigentlich fast niemals einen Antagonismus beobachtet. Bei stark verfetteten Lebern fand sich oft ein normaler, zum Teil auch ein erhöhter Glykogengehalt. Zur Frage der Galaktoseprobe möchte ich Herrn Professor Felix durchaus beistimmen. Darf ich aber Herrn Professor Felix folgendes fragen: Wenn man die

Modifikation nach H. BAUR (Basel) durchführt, nämlich mit gleichzeitiger Zugabe von Glucose, so ist die Probe sehr viel spezifischer. Wir führen sie grundsätzlich durch, wenn die gewöhnliche Galaktoseprobe pathologisch ausfällt. Diese Probe ist für die Aussage über die Schwere eines Leberschadens viel exakter, und meine Frage an Herrn Professor FELIX geht nun dahin, worauf dies zurückzuführen ist. Es wird immer von der verbesserten Assimilation der Galaktose unter Glucosezugabe gesprochen. Herr VON UEXKÜLL hat ja eine größere Anzahl von verschiedenen Resorptionsversuchen an Kaninchen durchgeführt, ohne daß hierdurch die Stoffwechselveränderungen aufgeklärt werden konnten.

Schließlich möchte ich zu der von Herrn Professor FELIX angeschnittenen Frage der Beziehung zwischen Leber und Gehirn sagen, daß mir der Ausfall der Paraoxyphenylbrenztraubensäureprobe zu unempfindlich bzw. zu wenig leberspezifisch erscheint. Ich möchte Herrn Professor FELIX um Auskunft bitten, ob das positive Ergebnis dieser sog. Leberfunktionsprobe nicht auch andere Gründe haben und etwa durch Störungen im Nichtleberstoffwechsel bedingt sein könnte. Wir haben schon in Tübingen und später auch in Chile bei einer Anzahl von Psychosen derartige Untersuchungen der Leberfunktionen vorgenommen. Bei einer größeren „Batterie" von Lebertesten haben wir die vielfach angegebene außerordentliche Häufigkeit von pathologischen Leberfunktionsproben und damit u. a. auch die Untersuchungen von GEORGI nicht bestätigen können.

K. FELIX (Frankfurt am Main):

Leider kann ich nicht alle Fragen beantworten. Mit der Galaktoseprobe habe ich keine persönlichen Erfahrungen, wurde aber schon vor einigen Jahren in Bern darauf hingewiesen, daß es eine sehr empfindliche Modifikation gäbe, die wohl dieselbe ist, die Herr von OLDERSHAUSEN erwähnte. Die bessere Assimilation der Galaktose in Gegenwart von Glucose könnte vielleicht so erklärt werden. Das Ferment, das Galaktose in Glucose umwandelt, braucht Uridylphosphatglucose als Coferment und vielleicht fördert Zufuhr von Glucose die Bildung dieses Cofermentes.

Herr VON OLDERSHAUSEN sagte, die Paraoxyphenylbrenztraubensäurebelastung sei zu unempfindlich bzw. zu unspezifisch. Wir haben kein Organ gefunden, das die Paraoxyphenylbrenztraubensäure zu Millon-negativen Substanzen abbaut. Die Niere baut sie zu Paraoxyphenylessigsäure ab. Wenn Sie mit der Millon-Methode arbeiten, dann erfassen Sie die ganze Paraoxyphenylbrenztraubensäure, die nicht in der Leber oxydiert wird. Bis jetzt habe ich noch keinen Anhalt dafür gefunden — ich lasse mich aber gern sofort überzeugen —, daß auch ein anderes Organ aus der Paraoxyphenylbrenztraubensäure Acetessigsäure bilden kann.

H. J. STAUDINGER (Mannheim):

Ich glaube, man könnte auch noch eine andere Erklärung für das Phänomen der besseren Galaktosetoleranz nach Zugabe von Glucose finden. Vom Insulin wissen wir, daß es die Permeation auch der Galaktose und anderer Zucker befördert, so daß also bei der gleichzeitigen Zugabe von Glucose zur Galaktose wahrscheinlich eine sekundäre Insulinreaktion im Spiele ist. Daß die Galaktose dann schneller durch die Zellmembranen hindurchgeht, gilt nicht nur für die Leber, sondern für alle Körperzellen.

W. BEIGLBÖCK (Buxtehude):

Mir ist eine ältere Arbeit erinnerlich, die vielleicht schon 20 Jahre zurückliegt. Der Autor, CHROMETZKA, hat sich damals bei der v. Gierkeschen Krankheit für die Beschaffenheit des Leberglykogens und für seine Art der Fixierung interessiert. Soweit ich mich erinnere, konnte er dabei das Leberglykogen nur dann freisetzen, wenn er proteolytische Fermente zugesetzt hatte. Er kam damals zu der Annahme, daß es sich bei der v. Gierkeschen, also der Glykogenspeicherkrankheit, um eine besonders feste Bindung zwischen Leberglykogen und Lebereiweiß handelt. Diese Verhältnisse sind mir eben eingefallen, als Sie, Herr EGER, sagten, daß Sie eine Glykogenfixierung nur bei Albuminzugabe erreicht haben bzw. daß das Insulin diese Glykogenfixierung macht, zumal das Insulin, wie wir heute meinen, eine besonders starke Einwirkung auch auf den Eiweißstoffwechsel ausübt. Ich möchte fragen, welche Beziehungen man heute zwischen der Deposition des Leberglykogens und dem Eiweiß bzw. den Eiweißmangelschäden in der Leber annimmt.

L. DEMLING (Erlangen):

In Ergänzung der Ausführungen von Herrn Professor FELIX sei darauf hingewiesen, daß zur Deckung des Sauerstoffbedarfs der Leber neben dem Zufluß durch die Arteria hepatica in erheblichem Maße auch das Pfortaderblut dient. Hinsichtlich seines Sauerstoffgehalts nimmt das Pfortaderblut nach Angaben von A. LEMAIRE und E. HOUSSET (in GUY ALBOT u. F. POILLEUX: Le foie et la veine porte. Paris: Masson-Ed. 1955) eine Zwischenstellung zwischen dem peripheren venösen Blut und dem arteriellen Blut ein. Bei Lebercirrhosen steigt der Sauerstoffgehalt des Pfortaderblutes noch höher an. Das Blut in den porto-cavalen Kollateralen bei portalem Hochdruck läßt ebenfalls einen verhältnismäßig hohen Sauerstoffgehalt erkennen. Dieser wird zu diagnostischen Zwecken herangezogen.

Assessment of Clinical Liver Function

Von

Sheila Sherlock (London, Great Britain)

With 2 Figures

Liver function has to be assessed clinically for two reasons. —
1. For accurate diagnosis.
2. To assess the severity and hence prognosis and effects of treatment.

Diagnosis of Jaundice

Accurate history and examination are more important than the results of
biochemical tests and where there is a conflict the value of the clinical impression
must be emphasised.

Theoretically jaundice could arise in three ways, by increased breakdown of
haemoglobin — haemolytic jaundice, by obstruction of the bile passages — obstructive jaundice, and by failure of the liver cells to excrete bile — hepato-cellular jaundice. In practice, however, jaundice is usually of mixed type. In predominantly haemolytic jaundice, for instance, there is a secondary hepato-cellular component
related to the anaemia. The jaundice of portal cirrhosis, although mainly hepato-
cellular, is contributed to by diminished survival of erythrocytes. The jaundice
of acute virus hepatitis, although mainly hepato-cellular, is also due to intra-
hepatic distortion and obstruction of minute bile channels. Even jaundice

Table 1. *Classification of Jaundice*

Hepato-cellular
    Acute-virus hepatitis { serum / infective
    Chronic-cirrhosis (portal or post-necrotic)
Obstructive
    With extrahepatic obstruction { carcinoma of the ampulla / choledocholithiasis, etc.

    Without extrahepatic obstruction
        acute drugs { P.A.S. / chlorpromazine / organic arsenicals / methyl testosterone / butazolidine
        chronic ("primary biliary cirrhosis")
        malignant deposits in liver
Haemolytic
    congenital
    acquired
    N.B. Reticulosis
        Uraemia
        Cirrhosis
        Blood tranfusion

Congenital hyperbilirubinaemia ± unidentified pigment in liver cells.

following total obstruction to the common bile duct soon acquires a lesser hepato-cellular component due to the secondary changes in the liver cells when the bile ducts are obstructed. These considerations explain the frequent apparent fallibility of liver function tests and the clinical anomalies which may add to the diagnostic confusion.

History. Antecedent dyspepsia or a previous attack of biliary colic suggests choledocholithiasis. Progressive failure of general health and weight loss favours a carcinomatous aetiology. If the patient has had any injection in the preceding six months the diagnosis is serum hepatitis until disproved; injections include MANTOUX testing, BCG vaccination, tattooing, as well as blood or plasma transfusions. Absolute anorexia with aversion to smoking suggest virus hepatitis. The rate of onset of jaundice is important, in virus hepatitis the patient becomes jaundiced rapidly, often in a matter of hours, and the colour quickly deepens. Obstructive jaundice is slower in its beginnings. Persistent mild fluctuant jaundice suggests portal cirrhosis or haemolytic jaundice and in these patients the stools are well coloured. Biliary colic should be noted and the back or epigastric pain of pancreatic carcinoma. The patient should be questioned about chlorpromazine therapy.

Table 2. *Significance of Physical Signs in Jaundice*

Examination	Significance
Nutrition	
Poor	Cirrhosis, Cancer
Obesity	Gall-stones
Anaemia	Haemolysis. Cancer. Cirrhosis
Search Primary Tumour .	Lung, Breast, Stomach, Colon, Thyroid, etc.
Lymphadenopathy . . .	Cancer. Reticulosis
Skin	
Depth Jaundice . . .	Mild-Haemolytic. Green-Prolonged obstruction.
Vascular spiders . . .	Hepato-cellular Jaundice
Melanosis	Prolonged biliary obstruction
Xanthomata.	Prolonged biliary obstruction
Scratch marks . . .	Biliary obstruction
Bruises	Prothrombin deficiency
Purpura	Cirrhosis
Sexual hair	Absent cirrhosis
Pigmented shins . . .	Congenital spherocytosis
Ankle oedema	Cirrhosis. Inferior vena caval obstruction
Tumour depositis . .	Cancer
Hands	
Palmar erythema . .	Cirrhosis
Clubbing nails	Biliary cirrhosis
White nails	Cirrhosis
Periumbilical veins . . .	Cirrhosis
Ascites	Cirrhosis. Cancer
Liver	
Very large.	Cancer, Obstructive Jaundice, Cirrhosis
Impalpable	Cirrhosis, Fulminant Hepatitis
Tender	Hepatitis
Splenomegaly	Cirrhosis, Hepatitis, Haemolytic
Gall-Bladder	
Palpable	Extra-hepatic Biliary Obstruction
Tender	Cholecystitis
Fetor Hepaticus	
Confusion	Portal-Systemic Encephalopathy (Hepato-cellularJaundice)
"Flapping" Tremor	
Exaggerated Reflexes	

Examination. (Table 2, fig.1). Anaemia and weight loss are noted, also the depth of jaundice. A hunched-up position in bed suggests pancreatic carcinoma. The skin should be observed carefully,. Bruising may indicate prothrombin deficiency, purpura, often axillary or on the fore-arms, is not uncommon with the thrombocytopenia of portal cirrhosis. Other signs of chronic hepato-cellular disease include vascular spiders, palmar erythema, white nails, (TERRY, 1954) disappearance of secondary sexual hair and gynecomastia. Parotid swellings and Dupuytrens contracture are often found in cirrhotic patients who are alcoholic (SUMMERSKILL and DAVIDSON, 1956). Scratch marks on the skin suggest obstructive jaundice and in chronic obstruction the patient may show melanin pigmentation, clubbing of the fingers, xanthomata on eyelids, extensor surfaces and palmar creases with hyperkeratosis related to Vitamin A lack. Pigmentation and ulcers on the shins are found in congenital haemolytic jaundice. Malignant deposits in the skin should be noted. A search is made for any primary growth.

Abdominal examination includes noting the presence of dilated abdominal wall veins suggesting a portal collateral circulation, ascites, liver size, tenderness and palpability of the gall bladder and splenomegaly. Peripheral oedema is recorded.

Urine. The most satisfactory sensitive tests for bilirubin are the tablet test (TALLACK and SHERLOCK, 1945) or Fouchet's method.

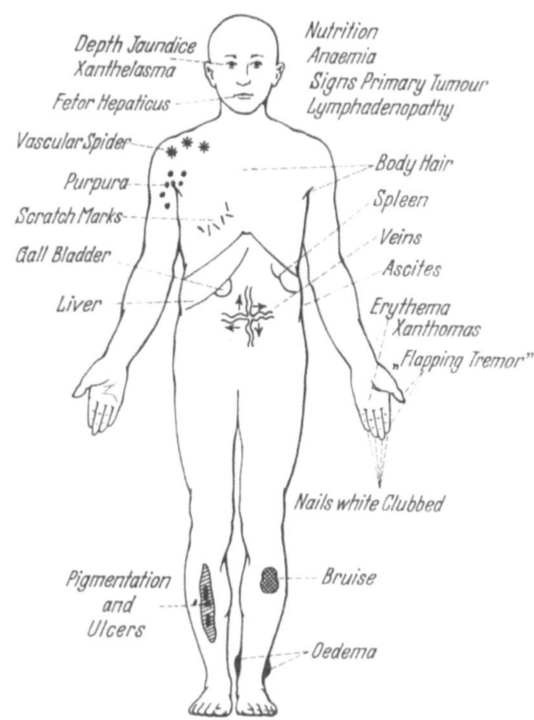

Fig. 1. Physical signs in the jaundiced patient

These are indicated for the early diagnosis of virus hepatitis and of drug jaundice, for instance that complicating chlorpromazine therapy. They may also be used to screen liver function in workers exposed to hepatotoxins. Persistent absence of urobilinogen suggest total obstruction of the common bile duct. Persistent excess of urobilinogen with a negative bilirubin test supports a haemolytic jaundice.

Faeces. Persistent acholic stools confirm extra-hepatic biliary obstruction. The presence of a positive test for occult blood favours ampullary pancreatic carcinoma or may occur in the cirrhotic patient with portal hypertension.

If a careful daily chart is kept of faecal colour and the presence of excess urinary urobilinogen more elaborate investigations may prove unnecessary and many, needless laparotomies would be avoided.

Serum biochemical Tests. The essential minimum is the serum bilirubin and phosphatase levels and one seroflocculation test. The serum bilirubin level confirms jaundice, assesses severity and is used to follow progress. Serum alkaline phosphatase values over 30 King Armstrong units (greater than 10 Bodansky units) strongly suggest biliary obstruction if bone disease is not present. It must, however, be remembered that high values sometimes occur in patients with portal cirrhosis with but slight icterus. Among the numbers available, the choice of seroflocculation tests is an individual one. The zinc sulphate turbidity, and the thymol turbidity are a satisfactory combination. These tests, however, do not measure liver function but reflect mainly changes in the serum globulins and these correlate with activity of the reticulo-endothelial system. The seroflocculation tests are therefore liable to be positive in diseases such as malaria, infectious mononucleosis or rheumatoid arthritis without indicating disease of the liver cells.

If possible, serum albumin and globulin levels should be measured quantitatively although in acute jaundice, whatever the aetiology, they may be little changed. In more chronic hepatocellular jaundice the depression in albumin and rise in globulin is diagnostically useful. Electrophoretic analysis of the serum is performed routinely in the Chemical Pathology Department of the Post-Graduate Medical School and has proved of surprising value. The virtually normal serum albumin with elevated α_2/β globulin in obstructive jaundice contrasts with the albumin depression and γ-globulin elevation of hepato-cellular jaundice.

Haematology. A low total leukocyte count with a lymphocytosis suggests hepato-cellular jaundice, although in very severe virus hepatitis there may be a leukocytosis with increased polymorphonuclears.

Radiology. A chest film is routinely taken to show primary or secondary tumours. A plain film of the abdomen may reveal hepatomegaly or splenomegaly and 10% of gall stones are radio-opaque. A barium meal may show oesophageal varices and in patients with hepatomegaly due to cirrhosis or secondary cancer, the lesser curve of the stomach may be displaced and even rigid. Distortion and altered mobility of the duodenum is seen in carcinoma of the pancreas. Cholecystography is contra-indicated, for, even with the newer contrast media such as biligrafin, there is insufficient excretion of the dye into the biliary tract to give informative films.

Needle liver biopsy. This technique has surprisingly little place in the diagnosis of jaundice, being indicated in only 15% of patients with this symptom. The technique has its greatest morbidity in the icteric subject especially if the jaundice is of hepato-cellular type. Prothrombin time must be normal before the puncture and blood must be ready for transfusion if there is complicating intraperitoneal haemorrhage. The hepatic histological pattern is characteristic in the three main types of jaundice but cannot be relied upon to distinguish obstructive jaundice due to extra-hepatic bile duct obstruction from that occurring without blocked bile passages.

Haemolytic jaundice. Investigations should include careful family history with haematological investigation of siblings if possible, haemoglobin level and absolute values, reticulocyte count, blood film for spherocytosis and immature cells, erythrocyte fragility, Coombs' test and bone marrow examination. Occasionally other investigations may be necessary, such as the measurement of the survival of transfused red cells and a quantitative estimation of faecal and urinary urobilinogen. Pigment gall stones may be associated adding an obstructive element to the jaundice.

The Place of Surgery. It should rarely, if ever, be necessary to resort to operation to diagnose the type of jaundice although it may be necessary to elucidate the cause. If there is any doubt concerning the diagnosis it is better to wait three weeks rather than explore the bile passages of a patient with hepato-cellular jaundice and so run the very real risk of precipitating acute liver failure. The intervening period is occupied by careful clinical observation, daily examination of urine and stools and weekly routine biochemical tests. If there is still doubt needle biopsy is a usual preliminary to surgery. The patient rarely suffers from the delay. If the diagnosis is virus hepatitis he will probably be recovering spontaneously, if cirrhosis, the diagnosis should be obvious and if obstructive the changes occurring in the liver are essentially reversible. Biliary cirrhosis will not develop in a matter of weeks. If the diagnosis is carcinoma of the pancreas or biliary ducts or metastatic carcinoma, chances of a radical removal are so remote that they are unlikely to be affected by the few week's delay. Jaundice is rarely a surgical emergency. When operation is indicated the exploration should be thorough and, if any diagnostic doubt remains, should include liver biopsy and operative or post-operative cholangiography.

Liver disease without Jaundice

Liver diseases which may be present without jaundice include portal or post-necrotic cirrhosis and infiltrations whether cellular (eg. reticulosis or sarcoidosis), malignant or metabolic (eg. amyloid disease or fatty change.)

Cirrhosis is suspected if the patient has vascular spiders of the skin, palmar erythema or unexplained oedema of the ankles. Firm enlargement of the liver or splenomegaly are helpful diagnostic signs.

The reticuloses may show lymphadenopathy and the malignant liver is usually associated with clear evidence of a primary tumour.

Routine tests of liver function may be quite normal. The most frequent positive findings are a slight increase in the serum globulin level and seroflocculation tests, impairment of bromsulphalein excretion and a constant excress of urobilinogen in the urine. Hepatic infiltrations of all varieties are often associated with high serum alkaline phosphate values. Electrophoretic analysis of the plasma proteins may show increases in the gamma component which is however nonspecific.

Aspiration needle biopsy is the most satisfactory diagnostic method. Diagnostic histology is usual even in conditions such as malignant metastases where the lesions are irregularly placed in the liver.

If the spleen is palpable, transplenic portal venography is a useful diagnostic procedure. A collateral circulation through the left gastric vein to the oesophagus with a disturbed hepatic vascular pattern confirms the diagnosis of cirrhosis. Extrahepatic lesions of the portal vein can also be differentiated from cirrhosis as a cause of splenomegaly.

Assessment of the severity of liver

Neuro-psychiatric changes and Fetor hepaticus

The term "Hepatic Coma" has now come to encompass a whole clinical syndrome of which coma is only a small part (ADAMS and FOLEY, 1953: SHERLOCK, SUMMERSKILL, WHITE and PHEAR, 1954). The better recognition of the earliest

changes which precede coma has improved the prognosis as much as the better
understanding of the mechanisms and consequently more rational therapy. The
syndrome must be anticipated as a complication of all forms of liver disease, although it is most often associated with virus hepatitis or with cirrhosis of the liver.

The cerebral changes are diffuse, and all parts of the central nervous system
may be involved. Mental disturbances are the most conspicuous; change in personality, confusion, mania, and sometimes screaming are followed by stupor and
eventually coma resembling a deep sleep. Disordered motor activity is shown

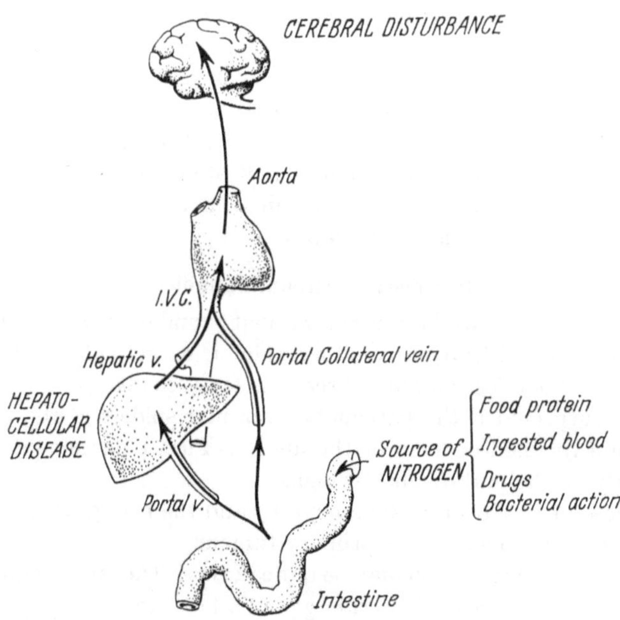

Fig. 2. The mechanism of portal systemic encephalopathy. (SHERLOCK, SUMMERSKILL, WHITE and PHEAR, 1954)

by the "flapping" tremor reminiscent of the beating of a birds wings. When the
patient holds his arms in front of him with his fingers separated, rapid irregular
movements occur in bursts, with flexion-extension of the wrists and metacarpo-
phalangeal joints. There is also a fine 6—9 per second tremor of the outstretched
hands. The movements disappear in repose and are apt to be overlooked if the
patient is observed only at rest and not asked to hold his hands in front of him.
There may be muscle rigidity. Tendon reflexes are exaggerated but plantar
responses are flexor until deep coma. This is only an outline of the neuro-psychi-
atric changes and depending on the enthusiasm of the examiner, functional ab-
normalities of almost all parts of the brain can be demonstrated.

The *electroencephalogram* is helpful. FOLEY and co-workers (1950) described
bilaterally synchronous slow waves of 2 per second frequency in the delta and theta
range. In the early stages these occur in bursts, usually separated by the cortical
alpha rhythm. The bursts at first appear in the frontal region, but later increase
in duration and spread laterally and posteriorly until the entire record is one
of slow activity.

Fetor hepaticus is a sweet slightly faecal odour detected in the breath. It has been likened to the smell of mice or to a freshly opened corpse. Attempts have been made to isolate the substance responsible for the odour. The most recent by CHALLENGER and WALSHE (1955) who found methyl mercaptan in the urine of a patient in hepatic coma. They speculated that this was derived from methionine.

The above changes always indicate hepatic cell failure but may be more serious in some circumstances than in others. There are three important factors in the pathogenesis.

1. Portal venous systemic circulation. Every patient presenting these neurological changes has a circulatory pathway through which portal venous blood enters the systemic system and reaches the brain without being detoxicated by the liver (SHERLOCK et al., 1954).

In patients with poor hepatocellular function, the portal-systemic shunt is through the liver. The damaged cells are unable to metabolise the contents of the portal venous blood completely so they pass unaltered into the hepatic veins. Alternatively, the portal blood may bypass the liver through collaterals such as oesophageal varices and anterior and posterior wall veins.

2. Defective liver cell function. The neurological changes have traditionally been attributed to hepato-cellular failure. The syndrome may be associated with deranged hepatocellular function, the liver cells failing to metabolise nitrogenous substances properly, but this is only one means by which it can arise. If portal-systemic collateral blood flow is sufficiently great it can occur with little disturbance of hepatic function. The changes should not therefore be taken as diagnostic of severe liver cell failure. They have, however, never been reported with a completely normal liver.

3. Nitrogenous substances in the intestine. Transient disorders of consciousness with elevated blood ammonium levels have been reported in some cases of cirrhosis of the liver following large doses of ammonium salts by mouth (GAUSTAD, 1949; KIRK, 1936; VAN CAULAERT et al., 1932). An altered mental state, characteristic tremor, and E. E. G. changes indistinguishable from impending hepatic coma, can be produced in a proportion of patients by the administration of other nitrogenous substances from which ammonia can be derived (PHILLIPS et al., 1952). Identical changes follow methionine (PHEAR, RUEBNER, SHERLOCK and SUMMERSKILL, 1956).

Portal venous blood contains a high level of ammonia, presumably derived from the nitrogenous contents of the intestine by bacterial action. This is metabolised as the blood passes through the liver. The elevation of the systemic blood ammonium level arises from failure of the liver to metabolise ammonia or by diversion of portal venous blood into collateral channels. It seems likely that a nitrogen-containing substance in portal blood can effect a diffuse cerebral intoxication or *portal-systemic encephalopathy* (fig. 2).

The prognostic significance of these changes depends on the balance between the various factors. If liver cell failure (e. g. acute virus hepatitis) is the major factor, the outlook is poor. If the main factors are a large portal systemic collateral circulation with raised intestinal nitrogen (e. g. surgical porta-vacal anastomosis) the prognosis is good.

Blood ammonium determinations (PHEAR et al., 1955). The postulated relationships of ammonia intoxication to hepatic coma suggests that estimations of blood ammonia might be useful in diagnosis and prognosis. The estimation however has the disadvantage of uncertain specificity.

In patients with impending or actual hepatic coma, the blood-ammonium levels usually correlate with the severity of the neurological disturbance, but 10% of values are in the normal range regardless of the degree of neurological involvement. Estimations in terminal hepatic coma show wide fluctuations unrelated to the neurological condition.

The clinical value of blood-ammonium estimation is limited. If the level is above 2 μg. per ml. (twice the upper limit of normal), the patient will be either suffering or recovering from the neurological complications of liver disease. If it is below 2 μg. few useful conclusions can be drawn in diagnosing neurological changes and coma either in a patient with known liver disease or where evidence of liver disorder is equivocal. Early diagnosis is made more readily by the clinical picture. The estimation of blood-ammonium has no place in prognosis and is not a practical test of liver function.

Ascites

Ascites in patients with liver disease always indicates failure of liver cell function and can never be attributed to portal hypertension alone. Patients with ascites retain sodium avidly and this has been attributed to increased activity of the mineralo-corticoral hormone of the adrenal, aldosterone. The prognosis may to some extent be predicted by the extent of the sodium retention. If urinary sodium is less than 2 mE2 (45 mg.) daily, the outlook is bad, if greater than 10 mEq. (220 mg.) daily the outlook is good. The initial response to treatment by rigid dietary sodium restriction is also useful and, if there is no response within 3 weeks, the outcome is usually fatal. This is particularly true if the serum sodium level falls below 125 mEq/litre (275 mg./100 ml.) and blood urea rises (HECKER and SHERLOCK, 1956).

Other ominous signs include deepening jaundice in the patient with hepatocellular disease and a fall in the systolic blood pressure below 100 mmm. Hg. This reflects the intense peripheral vasodilatation of terminal liver failure.

References

ADAMS, R. D., and J. M. FOLEY: Res. Publ. Assoc. Res. Neur. Ment. Dis. **32**, 198 (1953).
CAULAERT, C. VAN, C. DEVILLER and HALFF: C. r. Soc. Biol. (Paris) **111**, 739 (1932).
CHALLENGER, F., and J. M. WALSHE: Biochemic. J. **59**, 372 (1955).
FOLEY, J. M., C. W. WATSON, and R. D. ADAMS: Trans. Amer. Neurol. Assoc. **75**. 161 (1950).
GAUSTAD, V.: Acta med. scand. (Stockh.) **135**, 354 (1949).
HECKER, R., and S. SHERLOCK: Lancet **2**, 1121 (1956).
KIRK, E.: Acta med. scand. (Stockh.) (1936), suppl. 77.
PHEAR, E. A., B. RUEBNER, S. SHERLOCK, and W. H. J. SUMMERSKILL: Clin. Sci. **15**. 93 (1956)
    — S. SHERLOCK, and W. H. J. SUMMERSKILL: Lancet **1**, 836 (1955).
PHILLIPS, G. B., R. SCHWARTZ, G. J. GABUZDA jr. and C. S. DAVIDSON: New Engl. Med. J.
    247, 239 (1952).
SHERLOCK, S., W. H. J. SUMMERSKILL, L. P. WHITE and E. A. PHEAR: Lancet **2**. 453 (1954).
SUMMERSKILL, W. H. J., and C. S. DAVIDSON: (1956) (In preparation).
TALLACK, J. A., and S. SHERLOCK: Brit. Med. J. **2**. 212 (1954).
TERRY, R.: Lancet **1**. 757 (1954).

Beurteilung der klinischen Leberfunktionen

SHEILA SHERLOCK (London)

Die Leberfunktionsprüfungen werden zwecks:
1. Diagnose,
2. Feststellung des Intensitätsgrades der Leberbeteiligung
durchgeführt.

Diagnose:

Die Krankengeschichte und die klinische Untersuchung sind wertvoller als die biochemischen Methoden, welche nur gebraucht werden sollten, um den klinischen Eindruck zu bestätigen.

A. Patienten mit Gelbsucht

Krankengeschichte: 1. vorangehende Dyspepsie. 2. Abmagerung. 3. Appetitlosigkeit. 4. die Geschwindigkeit des Ausbruches der Gelbsucht. 5. der Schmerz.

B. Klinische Untersuchung:

1. Ernährungszustand. 2. Lebergeruch. 3. Blutarmut. 4. Zittern und Verwirrtheitszustand. 5. Primäre Tumoren. 6. Beteiligung der Lymphdrüsen. 7. Haut. 8. Hände. 9. Bauch. *Harn:* a) Bilirubin. b) Urobilinogen. *Stuhl:* c) Stercobilinogen.

Biochemische Untersuchungen:

Serumbilirubin (gesamtes). Alkalische Serum-Phosphatase. Serum-Albumin. Serum-Globulin. Serumelektrophorese Muster. Serum-Thymol-Trübung. Serum-Zinksulphattrübung.

Blutuntersuchungen: a) Hämoglobinbestimmung. b) Leukocytenbestimmung. c) Reticulocytenbestimmung.

Röntgenuntersuchungen: a) Lungenaufnahme. b) Leeraufnahme des Bauches. c) Kontrastdurchleuchtung des Magens und Darmes.

Leberbiopsie.

Notwendigkeit des operativen Eingriffes: Operative Cholangiographie.

C. Leberstörungen ohne Gelbsucht:

a) Klinische Zeichen der Cirrhose. b) Urobilinogen im Harn. c) Bromsulphaleintest. d) Serumeiweiß. e) Elektrophoretische Analyse. f) Leberbiopsie. g) Portale Venographie.

Schätzung der Intensität der Leberbeteiligung

1. *Neuropsychiatrische Veränderungen.* a) Portaler Kollateral Kreislauf (Translienale Venographie). b) Leberzellenzerfall. c) Stickstoff im Darm. Zusammenhang mit Lebergeruch. Der Wert der Blutammoniumbestimmung.

2. *Ascites.* Bedeutet immer Leberzellenzerfall. Natriumbestimmungen im Serum und Harn. Harnmenge. Ansprechen auf niedrige Natriumernährung.

3. *Hypotension.*

4. *Gelbsucht.*

Diskussion

I. PAVEL (Bukarest):

Le rôle de l'exploration de la sécretion et de l'excrétion biliaire pour le diagnostic pathogénique du symptôme jaunisse, au cours de l'ictère épidémique

Nous avons insisté depuis longtemps sur l'importance primordiale de l'exploration de la sécrétion et de l'excrétion biliaire pour le diagnostic pathogénique des ictères.

Nous voudrions revenir ici particulièrement sur l'importance de cette exploration pour le diagnostic pathogénique du symptôme jaunisse de l'ictère épidémique ou comme on l'appelle communément ici, mais à notre avis d'une façon erronée, hépatite épidémique.

Pour l'interprétation classique «par hépatite» de la jaunisse de l'ictère dit catarrhal, ce moyen diagnostic peut sembler, a priori, un non-sens. Nous avons montré pourtant que la pathogénie de la jaunisse de cette maladie varie au cours de son évolution et pour discerner à quel mécanisme elle est due, l'exploration fonctionnelle des voies biliaires et de la sécrétion biliaire devient un corolaire indispensable. Le tubage duodénal peut donner des informations aussi bien sur le fonctionnement normal et pathologique de l'arbre biliaire (y compris le sphincter d'ODDI) que sur la sécrétion biliaire proprement dite.

Quand l'exploration du flux biliaire au moyen du tube duodénal suivie d'installations répétées de sulfate de magnésie ou d'huile d'olive reste négative, l'obstacle mécanique étant exclu, on peut supposer qu'il existe soit un spasme au niveau du sphincter d'ODDI, soit une inhibition de la sécrétion biliaire au niveau de la cellule hépatique. Cette dernière hypothèse est plus probable quand l'ictère dure déjà depuis une vingtaine de jours.

Quand au cours de l'ictère du type dit catarrhal le tubage duodénal est positif, et le cas n'est pas rare, c'est-à-dire quand on obtient après une période de latence variable, une quantité de bile «A» et «C», c'est-à-dire quand on dispose d'informations directes sur la sécrétion biliaire, il devient possible de juger de la capacité fonctionnelle du foie-glande. Le dosage des pigments dans la bile «C» est dans ce cas indispensable. Leur concentration normale ou augmentée, si la convalescence n'en est pas le facteur, indique bien que la sécrétion biliaire est normale, ce qui exclut la dysfonction sécrétoire hépatique. L'origine de la jaunisse dans ces cas doit être cherchée dans un mécanisme plus subtil, dont l'hyperhémolyse, caractérisée par l'hyper-concentration de la bile «C».

Si la bile «A» est hyperconcentrée, cela suggère l'existence ou la coexistence de l'hypertonie du sphincter d'ODDI.

L'hypoconcentration de la bile «C» en présence[1] ou en l'absence d'une hypertonie du sphincter d'ODDI indique la coexistence ou la présence d'une hépatite ou d'une hépatose.

On comprend l'intérêt qui dérive de la sémiologie ci-dessus aussi bien pour la doctrine que pour la thérapeutique chirurgicale. L'intervention opératoire, par exemple, doit être dans ce dernier cas différée ou, en tout cas, le traumatisme opératoire réduit au minimum et la préparation pré- et post-opératoire doit être à son tour particulièrement soignée.

S. SHERLOCK (London):

I have not measured the different fractions, although I know that there are certain clinics, which get very good results from it. I think you cannot be a specialist in everything, and to be able to interprete the significance of the microscopy of bile-fractions and their chemistry is a work on itself. The second point about hepatitis is that the patient with hepatitis is not the same all through his disease, and that during the deep jaundice the picture is that of an obstruction, that the stools are colourless, and the patient may itch.

But the emphasis is still on failure of the livercells, and I think, the picture of the livercell-failure outways that of the obstruction. I am interested to know, that the theory of VIRCHOW and his mucous plug in the bile-duct is still accepted.

T. K. WITH (Svendborg):

Frau Professor SHERLOCK machte auf die Bedeutung des Nachweises einer Bilirubinurie aufmerksam. Wenn man den Nachweis von Bilirubin im Harn bei leichteren Graden der Hepatitis für diagnostische Zwecke verwendet, so muß man berücksichtigen, daß auch im normalen Urin kleine Mengen von Bilirubin vorkommen. Wenn man Fouchets Reagens oder Diazoreagens anwendet, so kann man in etwa 70% der Normalfälle eine positive Reaktion sehen. Diese Reaktion entspricht einer Menge von Bilirubin, die man nicht quantitativ erfassen kann. Die Grenze, bei der Bilirubin im Harn auftritt, liegt etwa bei $100\,\gamma$-%. Auch bei normalem Urin können also diese Reaktionen positiv werden. Die sehr feinen Bilirubinprüfungen im Harn sind daher für die Diagnostik wertlos. Es genügt, den Bilirubingehalt makroskopisch zu beurteilen.

Im übrigen möchte ich das sehr unterstreichen, was Frau Professor SHERLOCK über die Rolle der Biochemie bei den Leberfunktionsprüfungen gesagt hat. Man kann wirklich sagen, "In few places so much biochemistry is used with so small results as in liver diagnostics."

Diese meine eigene Auffassung habe ich auch in der Literatur wiedergefunden.

V. HOENIG (Prag):

Ich erlaube mir, auf eine einfache und sehr empfindliche Modifikation der Naumannschen Harnbilirubinprüfung aufmerksam zu machen, die wir in der I. Medizinischen Klinik in Prag ausgearbeitet hatten. Sie erlaubt eine Bilirubinkonzentration von 0,025 mg-% zu entdecken und hat uns oft die Diagnose der Virushepatitis ermöglicht, wo noch alle anderen Leberfunktionsprüfungen negativ waren.

---

[1] La bile «A» dans ce cas peut être de concentration normale ou hyperconcentrée.

Zirka 10 ml leicht angesäuerten Harn schüttelt man mit einer Messerspitze Talk. Dann filtriert man und läßt das Filtrierpapier 10 min bei Zimmertemperatur auf einem trockenen Filtrierpapier stehen. Man tropft nachher einen Tropfen Salpetersäure darauf und konstatiert nach drei Minuten in Gegenwart von Bilirubin auf dem Talk typische Gmelinsche Ringe (grün. blau, violett und rosa von der Peripherie zum Zentrum). Sehr schwache Spuren von Bilirubin können auch im normalen Urin vorkommen.

E. Wollheim (Würzburg):

Ich möchte Frau Professor Sherlock fragen, wieso sie in ihre so ausgezeichnete und übersichtliche Darstellung der klinischen Leberfunktionsproben nicht die Prüfung des Wasserhaushaltes aufgenommen hat. Der von uns 1951 (Dtsch. med. Wschr. **1951,** 789) empfohlene 6-Stunden-Wasserversuch ist meines Wissens die einfachste klinische Leberfunktionsprobe Er beruht auf der bekannten Tatsache der Bradyurie bei Funktionsstörungen der Leber. Selbstverständlich kann diese Prüfung nur an Kranken durchgeführt werden, die nicht aus anderen aber stets leicht erkennbaren Gründen eine Wasserretention haben. Bei der akuten Hepatitis markiert sich das Wiedereinsetzen der Diurese als der Beginn des Rückgangs der Erkrankung. Die Diurese setzt nach unseren Erfahrungen oft bereits einige Tage früher ein als das Bilirubin im Serum abfällt. Noch später folgt die Rückkehr der pathologischen Fermentverhältnisse, z. B. der Phosphatasen, zur Norm. Auch die Serumlabilitätsproben hinken nach. Bei chronischen Hepatitiden weist die in verschiedenen Phasen erkennbare Wasserretention bzw. Bradyurie darauf hin, daß der Prozeß nicht zum Stillstand gekommen bzw. wieder aufgeflackert ist. Unsere Erfahrungen sind inzwischen auch von anderen Untersuchern bestätigt worden, so von Dr. Böker, Bad Mergentheim, und Herrn Kalk. Im letzten Jahr versuchte mein Mitarbeiter Dr. Helfferich, die Ergebnisse der Wasserhaushaltsprüfung mit den Erfahrungen der Leberpunktion zu konfrontieren. Er wird zu gegebener Zeit darüber berichten Es würde mich also interessieren, aus welchen Gründen Frau Sherlock die Prüfung des Wasserhaushaltes nicht erwähnt hat.

Ferner möchte ich zu den terminalen Zuständen beim Coma hepaticum Stellung nehmen. Frau Sherlock meint, daß der Kreislauf in diesen Zuständen durch eine maximale Vasodilatation mit großem Herzminutenvolumen gekennzeichnet sei. Es würde mich sehr interessieren, wie bei diesen Untersuchungen das Herzminutenvolumen bestimmt wurde. Unsere eigenen Erfahrungen über den Kreislaufzustand beim Coma hepaticum zeigen, daß wir hier in der Regel ein Schocksyndrom finden. Die aktive Plasmamenge ist besonders klein, so daß wir es mit einer Verminderung der Blutmenge mit Hämokonzentration zu tun haben. Wie mein Mitarbeiter Dr. Schneider zeigte (die Arbeit ist z. Z. im Druck), werden ganz ähnliche Kreislaufreaktionen im Coma hepaticum, im Coma uraemicum und im zentral ausgelösten Coma nach Apoplexie gefunden. Das bei diesen Zuständen gefundene Schocksyndrom (Verkleinerung der aktiven Blutmenge mit Hämokonzentration) kann mit einer Störung der vasomotorischen Regulation verknüpft sein, d. h. mit einer maximalen peripheren Gefäßerweiterung. In anderen Fällen kann auch wie sonst beim Schocksyndrom, die Vasomotorenregulation erhalten bleiben und der Blutdruck dementsprechend nur wenig fallen. Das Herzminutenvolumen war, soweit wir es in diesen Zuständen messen konnten, wie beim Schock überhaupt, vermindert. Die physikalischen Bestimmungsmethoden für das Herzminutenvolumen, die allein auf den Blutdruckwerten beruhen, versagen in diesen Fällen, und ein Herzkatheter läßt sich nur sehr selten bei diesen Patienten verantworten. Annähernde Werte lassen sich am besten mit der Farbstoffmethode nach Hamilton mit nur peripheren Blutanalysen gewinnen. Ich würde also gerne hören, wie Frau Sherlock zu ihren Resultaten eines vergrößerten Herzminutenvolumens kommt.

Schließlich möchte ich noch darauf hinweisen, daß bei diesen terminalen Zuständen stets eine schwere Schädigung der Tubulusfunktion der Nieren gefunden wird. Diese tubuläre Insuffizienz ist bereits bei unkomplizierter Hepatitis häufig. Es mag dahingestellt sein, ob diese Nierenfunktionsstörung über den Aldosteronmechanismus erfolgt oder ob es sich hier, wie wir eher annehmen möchten, um eine direkt an den Tubuluszellen angreifende Noxe handelt. Die schwersten Beeinträchtigungen der Tubulusfunktion in den terminalen Zuständen lassen sich auch pathologisch-anatomisch regelmäßig verifizieren: Abflachung der Tubuluszellen bis zur Nekrose. Möglicherweise ist überhaupt die Ursache der Verschlimmerung einer Hepatitis in manchen Fällen die Folge der schweren Störungen des Elektrolythaushaltes, die ihrerseits auf die Schädigung der Tubulusfunktion folgt. Die Beeinträchtigung der tubulären Funktion kann bereits bei der unkomplizierten Hepatitis durch den direkten Angriff der Noxe bedingt sein, wofür das gelegentliche Vorkommen interstitieller Nephritiden spricht. Außerdem haben alle Hepatitiskranken eine Verkleinerung der aktiven Blutmenge und damit eine chronische Gefäßinsuffizienz, die zur Minderdurchblutung und Anoxie der Tubuli führt.

Bezüglich der Psyche, über die Frau SHERLOCK so interessant berichtet hat, glaube ich, daß wir unsere Aufmerksamkeit nicht nur den psychischen Reaktionen in den terminalen Zuständen schenken sollten. Auch in den leichteren initialen Phasen der Hepatitis und bei der chronischen Hepatitis treten interessante Veränderungen der psychischen Reaktionen auf, die teilweise durch die zirkulatorischen Verhältnisse bedingt sein können, teilweise aber wohl auch mit chemischen Reaktionen zusammenhängen, wofür in den letzten Jahren interessante Hinweise gewonnen wurden.

S. SHERLOCK (London):

Thank you. I think I would turn some of these questions over to Dr. WOLF, who has really made more fundamental observations on salt and water metabolism in cirrhosis than I have, and I would like to congratulate Dr. WOLF particularly on the excellence of his paper. Now, all I can say is, the water-tolerance-test is a very old test, I have just been argueing with Dr. MARTINI, whether it was VOLHARD or ADLERSBERG. Perhaps some of you could tell me. I thought it was ADLERSBERG.

This test, however, has now become nonspecific with all the newer methods of measuring water and salt metabolism. We have not measured the blood-volume in the terminal state and that is why I would not use the term dilution hyponatremia, because I am uncertain, whether the low serum-sodium represents a dilution, that is increase in volume, plasma volume or whether it represents a change in the disposition of the electrolytes, perhaps entry of sodium in cells. I am pretty convinced, that the cardiac output is normal or even high and that the circulatory changes are those of vasodilatation. That is apparent, I think, clinically, with the warm hands, the pulsating spiders and the flushed appeerence of them. So my feeling is, that the blood-volume is probably normal in these people althoug, as I say, I have not measured it. In regard to the kidney, it may be that there is disturbed tubular function. But it is not apparent by the usual methods, and the specific gravity of the urine in the terminal stages is high. There is never albuminuria and when these patients die, the microscopy of the kidney-tubules is normal. I have had kidney-biopsies of few patients not in the terminal stage, but in the earlier stages, where kidneys might be expected to be failing, and they all have been normal. So that if there is a tubular disturbance in the terminal state, I think it is a functional one, and probably partly related to an increased aldosterone, but that isn't the only reason. I could not agree more about the importance of the early mental changes. I have the good fortune to have a psychiatrist working with me on this problem, and she says, that the psychiatric changes may precede the neurological ones, and I think, she is right, that the disturbance of mental function long before the tremor appears. And any change in the personality of a patient with liver-disease must be regarded as extremely significant.

E. WOLLHEIM (Würzburg):

Ich möchte bemerken, daß man im Harn dieser Kranken fast immer einige Erythrocyten und eine leichte Albuminurie findet. Diese sind der feinste Test für eine beginnende tubuläre Funktionsstörung.

E. RISSEL (Wien):

Vor mehr als 20 Jahren hat EPPINGER Untersuchungen über die Adaptationsstörungen bei den Hepatitiden anstellen lassen. Ich habe damals nachweisen können, daß bei der Hepatitis passagere Hemeralopien auftreten. Erst in der letzten Zeit haben amerikanische Autoren, soweit mir bekannt ist, diese Untersuchungen wieder aufgegriffen. Man müßte vielleicht noch darauf hinweisen, daß der Cholesterinbestimmung im Serum auch bei den mechanischen Verschlüssen der Gallenwege eine gewisse Bedeutung zukommt, da hochsitzende Hepaticusverschlüsse so wie die primären biliären Cirrhosen hohe Cholesterinwerte zwischen 900 und 1000 mg-% haben, wie schon vor 25 Jahren HESS und FALTITSCHEK beschrieben haben. Die Aldolasebestimmung im Serum hat sich uns gut bewährt. Ich glaube, daß man, wenn man in

Freiburg über Leberfunktionsproben spricht, nicht die Eisenbestimmung im Serum vergessen darf. Die Serumeisenbestimmung hat sich besonders in den ersten Wochen einer Gelbsucht, darin sind sich alle kontinentalen Autoren einig, als eine der verläßlichsten Untersuchungen zur Differentialdiagnose der Gelbsuchtserkrankungen erwiesen.

L. HEILMEYER (Freiburg):

I want to know, whether the examination of serum-iron is made in England too or not.

S. SHERLOCK (London):

One cannot measure everything. I have looked to the program, and I thought: There is Herr HEILMEYER, he is supposed to speak about serum-iron. So I thought I need not mention it. Certainly, with regard to the serum cholesterol one does get very high serum-cholesterols, and they are usually associated with obstruction that is high up.

The conditions of obstruction either in the liver or near the hilum tend to go on a long time. And I could cite congenital obliteration of the bile-duct, primary biliary cirrhosis, traumatic stricture of the bile-duct, scirrhous cancer of the main hepatic-duct, those are four conditions, that usually have very high cholesterols. But I have seen also equally high cholesterols with obstructions in the region of the ampulla of Vater occur, although most instances where obstructions in the ampulla occur, the patient is dead long before cholesterol has time to reach a thousand.

E. MAHNERT (Graz):

Aus der Fülle des Gebotenen möchte ich nur die Natriumbestimmungen im Harn und Serum herausgreifen. Es hat mich gefreut, durch Frau SHERLOCK unsere eigenen diesbezüglichen Untersuchungsergebnisse bei der Lebercirrhose bestätigt zu finden, wenn Frau SHERLOCK ausspricht, daß der Abfall des Natriums im Serum (Na i. S.) und später auch im Harn ein Signum mali ominis ist. Wir haben diesen Na-Abfall auf eine eintretende Nebennierenrinden-insuffizienz (NNR-insuff.) bezogen und glauben uns um so mehr dazu berechtigt, als auch das Kalium im Serum (K. i. S.) eine Tendenz zum Anstieg selbst bei ausgesprochenen K-Mangel-zuständen zeigt. Noch deutlicher wird dies, wenn man die Elektrolyse im Ascites selbst bestimmt, wie dies von uns — in bisher noch nicht veröffentlichten Untersuchungen — geschehen ist. Hierbei gehen die Werte zwar denen des Serums ziemlich parallel, ein Anstieg des Kaliums im Ascites ist jedoch immer mit einer Verschlechterung und ein Abfall mit einer Besserung des Zustandsbildes verbunden. Diese K-Bestimmung im Ascites stellt aber auch einen unseres Erachtens empfindlichen Indicator für den Wert, bzw. Unwert einer Nebennierenrindenhormontherapie dar. Die Therapie mit Nebennierenrindenhormonen wird von uns bei dekompensierten Lebercirrhosen dann angewandt, wenn das Serum Natrium auf subnormale Werte abzusinken beginnt und das K^+ im Ascites ansteigt. Die so erzielten Erfolge bestätigen auch unsere Ansicht, daß diese Elektrolytverschiebungen in 1. Linie auf den Funktionszustand der NNR zu beziehen sind. Freilich sind wir uns aber dabei im klaren, und haben es an mehreren Stellen ausgesprochen, daß die NNR-Insuffizienz nicht ein spezifisches Geschehen im Rahmen der Lebercirrhose ist, sondern daß jede schwere anhaltende Erkrankung allein schon als ständiger Stressor zur NNR-Insuffizienz führen kann.

S. SHERLOCK (London):

I think, perhaps, they are confusing coma with the "terminal low sodium state", because the "terminal low sodium state" with hypotension is very rare, whereas death in coma is very common. And the biochemical changes" in the two conditions are quite different; and in clear hepatic coma which is the commoner of the two, the serum sodium is usually normal, and the potassium may be either high or may be low. It is low, if you give them a lot of high glucose feeding, which we do, we give very high carbo-hydrate feeding in coma, and low potassium may follow that; or it may be high on the terminal kidney failure, but actually it is often low. Now, in the other state, of course, then we usually have a lower serum sodium and a moderately raised potassium, but not very high. The two conditions can occur together, but I think they are quite different: Coma is the common one and terminal hypotension hyponatremia is very rare.

T. K. WITH (Svendborg):

Meine Frage betrifft die terminale Stickstoffretention bei Cirrhosen. Ich möchte Frau SHERLOCK fragen, ob es sich um Reststickstoff handelte oder um Harnsäure. Wenn es Harnsäure war, deutet es auf Niereninsuffizienz hin. War es aber Reststickstoff, dann konnten es Aminosäuren sein. Also ein Zeichen reiner Leberinsuffizienz. Wenn aber terminal Harnstoff retiniert wird, dann müssen einige Leberfunktionen restieren, da ja die Leber und nicht die Nieren für die Harnstoffproduktion verantwortlich ist.

S. SHERLOCK (London):

In coma, blood-urea is usually normal. In the terminal state, or terminal hyponatremia state the blood urea rises, and I don't know really, why it rises. As I have already stated, there is no evidence of structural kidney damage, and I attribute the rise in blood urea to an extrarenal cause, to the circulatory renal failure.

So in coma the blood urea is normal, in terminal hyponatremia it raises and I regard that as an extra-renal uremia from the circulation, although it is a bit confused.

L. BENDA (Wien):

Wenn ich recht verstanden habe, ist der Reststickstoff angestiegen, während der Residualstickstoff nicht vergrößert ist, Es ist also ein reiner Anstieg des Harnstoffes. Nicht der Aminosäuren, habe ich richtig verstanden ? Wir haben jedenfalls bei unseren Untersuchungen über das hepatorenale Syndrom gefunden, daß praktisch immer nur der Harnstoff steigt.

F. VON OLDERSHAUSEN (Berlin):

Ich wollte noch einmal die Untersuchungen von Frau SHERLOCK kurz streifen, hinsichtlich der zentralnervösen und psychischen Ausfälle. Wir haben bei über 200 bioptisch gesicherten Cirrhosen in etwa ¹/₃ der Fälle derartige Störungen gesehen, und ich meine, gerade ihr Hinweis, daß man Elektroencephalogramme schreiben soll, ist zu beachten. Auch im Verlaufe einer Hepatitis, nach einer abgeklungenen Hepatitis und bei Übergängen in Cirrhosen, kann das EEG cerebrale Allgemeinveränderungen aufzeigen. Man beobachtet solche psychische Syndrome auch durchaus vor irgendwelchen schwereren Störungen der Leberfunktion. Dann möchte ich noch etwas hinsichtlich der Differentialdiagnose des Verschlußikterus bemerken. Frau SHERLOCK wies hin auf einen Grenzwert von etwa 30 King-Armstrong-Einheiten bei der alkalischen Serumphosphatase, Herr Professor HINSBERG nannte 16 Bodanski-Einheiten. Ich glaube, daß wir uns als Kliniker, die wir es mit biologischen Phänomenen zu tun haben, gegenüber der Eindeutigkeit solcher „Grenzwerte" reserviert verhalten sollten. Wir haben gar nicht so selten bei leichten wie schweren Fällen von gewöhnlicher Virushepatitis Werte gehabt, die über den genannten lagen. Dasselbe gilt auch hinsichtlich des Serumeisenwertes. Ich stimme natürlich Herrn Professor HEILMEYER bei, daß die Serumeisenbestimmung sicherlich eine sehr wertvolle Leberfunktionsprobe ist zur Abgrenzung des Verschlußikterus, aber man sieht immer wieder normale Serumeisenwerte, auch wenn kein Infekt vorliegt. Man muß sich dann die Frage vorlegen, liegt hier vielleicht eine periacinäre Hepatitis vor, wie sie EPPINGER beschrieben hat, oder eine cholangioläre Form, wie es WATSON und HOFFBAUER genannt haben, die dann auch etwa mit hohen alkalischen Phosphatase- und evtl. mit sehr hohen Cholesterinwerten einhergeht. Wir haben bei einer ganzen Anzahl sicherer Fälle von Virushepatitis mit normalen Serumeisenwerten aber keinen Hinweis für das Vorliegen einer solchen cholangiolären Hepatitis oder eines Begleitinfekts gefunden. Man sollte deshalb hinsichtlich der Interpretation solcher Grenzwerte doch etwas vorsichtig sein. Ich möchte Herrn Professor KALK nicht vorgreifen, aber doch in solchen Fällen immer empfehlen, eine Laparoskopie durchzuführen, die ja dann die Differentialdiagnose recht schnell klärt. Der grünliche Farbton, den man selten vermißt — in Einzelfällen allerdings — ist jedenfalls ein guter Hinweis für die biliäre Stauung, der histologische Befund kann dann die Diagnose sichern. Ich denke, man sollte diesen Eingriff nicht soweit zurückstellen, wie es Frau Professor SHERLOCK meint, d. h. über 3—4 Wochen. Ich knüpfe hier an den Vortrag von Herrn Professor LAUDA in Stuttgart (1953) an und glaube, man sollte immer mehr dazu kommen, bei Vorliegen eines Verschlußikterus möglichst früh zu operieren. Die Cholangiohepatitis bei der biliären Obstruktion, wie man sie immer wieder klinisch, bioptisch und bei der Operation sieht, und die biliäre Cirrhose als Folgezustand darf nicht unterschätzt werden.

S. Sherlock (London):

The EEG (Electroencephalogram). I think, only changes in pre-coma and the number of patients with viral hepatitis, that go into coma is extremly small. And I think you will have to perform a great number of EEGs on hepatitis, before you can see one of these cases with slow waves. I could not agree more about the phosphatase, I think that is the point I would make that all these tests can give you apparently false advise. And certainly in some types of prolonged hepatitis very high phosphatase-values do occur. That is the time, when we use our clinical acumen and don't bother about the biochemistry. I have no experience with peritoneoscopy. I find liver biopsy so much simpler. It always seems to me that it is a much bigger business to take the patients, fill them up with air, and in an operating theatre start looking around, rather than performing a liver biopsy. Dr. Martini here shakes his head.

L. Weissbecker (Freiburg):

Frau Sherlock hat das Elektroencephalogramm projiziert und es als Methode zur Verfolgung der Entwicklung der Hepatitis empfohlen. Wenn ich das Elektroencephalogramm sehe mit dem sehr langsamen α-Rhythmus, dann erinnert mich das doch an Elektroencephalogramme, die wir bei allen möglichen Stoffwechsel- und Elektrolytstörungen finden: also das Addison-EEG, das Myxödem-EEG, das EEG beim Coma diabeticum. Das sieht alles genau so aus, und ich frage mich, wo da die Spezifität ist.

L. Heilmeyer (Freiburg):

Ich will doch noch ein Wort zur Ehrenrettung des Serumeisens sagen. Wir machen das nun seit etwa 10 Jahren. Wir haben es an Hunderten von Hepatitisfällen untersucht und wir vergleichen die Ergebnisse jetzt mit den Phosphatasewerten und mit anderen differentialdiagnostischen Testen, und dabei muß ich immer wieder sagen, daß die Eisenbestimmung, wenn sie in einem exakten Laboratorium durchgeführt wird, eine sehr aufschlußreiche Methode ist. In etwa 95% der Fälle von Hepatitis haben wir einen deutlichen Serumeisenanstieg. Aber wenn die Hepatitis sehr lange dauert, wenn sich die Gelbsucht über viele Wochen oder gar Monate hinschleppt, dann sieht man, daß das Serumeisen langsam zurückgeht, und daß die Senkung ansteigt. Wenn man dann Duodenalsondierungen macht, findet man, daß die Galle sehr reichlich Bakterien enthält. Ich glaube, da kommt eben doch ein bakterielles Moment als sekundäre Infektion hinzu, was sich im Absinken des Serumeisens anzeigt. Ich glaube, daß man das in diesem Sinne deuten muß. Neuerdings, d. h. seit etwa 8 Jahren, bestimmten wir kombiniert damit das Serumkupfer; man sieht dann, daß das Verhältnis von Serumeisen zu Serumkupfer noch etwas höhere differentialdiagnostische Sicherheit gibt, was ja auch in der Martinischen Klinik durch exakte Untersuchungen nachgewiesen wurde. Die Laparoskopie brauchen wir dann nur noch in den wenigen Fällen durchzuführen, in denen die Entscheidung zwischen Verschluß und Parenchymikterus mit keiner der biochemischen Untersuchungen getroffen werden kann.

I. Pavel (Bukarest):

Je dois prendre demain la parole sur cette question-là. Mais je dois dire maintenant, qu'il y a des résultats discordants, tant qu'on considérera l'ictère épidémique avec une seule pathogénie de l'ictère, du symptôme ictère, Justement je dois revenir sur cette question de l'obstruction intrahépatique, qui est un mot, qui ne dit rien et qui doit être écarté de la médecine courante. Justement dans ce cas-là il y a, je crois, une inhibition fonctionelle. La cellule du foie est en bon état dans ce cas-là. Et la preuve est justement en ce que disait M. Martini, c'est que l'opération guérit ces cas de manière spectaculaire. C'est-à-dire, que si un cas avec obstruction intrahépatique jugeait compter je ne sais pas avec quel résultat de phosphatase ou même du Eisen, du dosage du fer, eh bien, ce malade guérit du mat¹n jusqu'au soir de son ictère, si on y fait une fistule — ne pas de son ictère, mais on voit la sécrétion biliaire reprendre, du matin jusqu'au soir quand on fait une fistule de ce côté-ci. Si bien qu'il n'y a pas d'obstruction intrahépatique; s'il y avait une obstruction intrahépatique l'écoulement biliaire ne pouvait pas venir. Il y a une inhibition fonctionelle, et sur ce sujet je reviendrais demain.

M. H. Hörder (Freiburg):

Die Antithrombin III-Bestimmung ist eine wertvolle Ergänzung der Leberdiagnostik, besonders hinsichtlich der Differentialdiagnose von hapetocellulärem und Verschlußikterus. Das Antithrombin III (progressives Antithrombin, Antithrombin, Serumantithrombin) ist ein lipoidartiger Stoff, der nach Ausschluß der Heparinwirkung das Thrombin langsam und irreversibel neutralisiert.

In Anlehnung an Arbeiten von Seegers, Innerfield sowie Witte und Dirnberger u. a. wurde in unserem gerinnungsphysiologischen Laboratorium von Herrn Sokal[1] die hier verwendete Methode der Antithrombin III-Bestimmung entwickelt[2]. Die normale Schwankungsbreite der Methode liegt bei $\pm$ 13%.

Bei der Untersuchung von verschiedenen Leberparenchymerkrankungen und Fällen von Verschlußikterus (Sokal, Schmidt, Hörder) fanden sich folgende Ergebnisse:[3]

1. bei *leichter Hepatitis* (20 Fälle) fand sich keine signifikante Erniedrigung von Antithrombin III. Die mittleren Werte dieser Gruppe lagen bei 87% (Normwerte: 85—115%)

2. bei *mittelschweren und schweren Hepatitiden* war das Antithrombin III signifikant erniedrigt, im Mittel auf 65%. (20 Fälle)

3. bei *Lebercirrhosen* lag das Antithrombin III im Mittel bei 57%, war also deutlich erniedrigt.

4. In allen Fällen von *Verschlußikterus* verschiedener Ätiologie war das *Antithrombin III* deutlich, oft sogar sehr stark *erhöht*. In dieser Gruppe zeigte sich außerdem ein Dissoziation zwischen gesenktem Quick-Wert — der auf Vitamin K rasch ansteigt, — und einem erhöhten Antithrombin III.

---

[1] Sokal, G. Med. Univ.-Klinik Löwen/Belgien (Dir. Prof. Dr. Lambin).
[2] Sokal, G.: Acta haematol. (Basel) 14, 34 (1955).
[3] Sokal, G., F. Schmidt u. M. H. Hörder: Klin. Wschr. 1955, 934.

Einige Besonderheiten aus der Hepatologie des Kindes

Von

J. Ströder (Würzburg)

Mit 5 Abbildungen

Die Pädiatrie ist kein Spezialfach, sondern praktische Medizin einer Alters-
stufe (Glanzmann, Fanconi-Wallgren, Debré u. a.). Demnach können Sie
auch nicht von mir erwarten, daß ich alle von Ihnen als durch Spezialisten er-
örterte Probleme unter dem Gesichtspunkt des während der Kindheit rasch
wechselnden Gestalt- und Funktionwandels bespreche. Freilich kennt und versteht auch hier das Ganze nur, dem seine Teile, d. h. Funktion in der Kindheit
und Verhalten beim Erwachsenen, bekannt und verständlich sind. Für mich
kann ich einen solchen Anspruch nicht erheben. Ich sehe daher nur die Möglichkeit, über einige Feststellungen meines Arbeitskreises zu informieren, die alle von
Beobachtungen am Krankenbett ausgehen. Allerdings nicht zuletzt auch von
dieser Stelle, denn meinem Freiburger Lehrer Siegfried Thannhauser verdanke
ich mein besonderes Interesse für die Leberfunktion.

Nun zu den Einzelheiten: Die Beobachtung Künzers an einer Gallengangs-
atresie, daß selbst bei einer Gesamtbilirubinkonzentration von 13,5 mg-%.
Bilirubin im Harn nicht nachgewiesen werden konnte, war für diesen meinen
Mitarbeiter Anlaß zu einer systematischen Überprüfung unserer Kenntnisse der

Tabelle 1

Alter in Jahren	Zahl der Bestimmungen			
	mit Bilirubinurie bei Gesamtbiliru- binserumwerten *unter* 1,9 mg-%	*ohne* Bilirubinurie bei Gesamtbiliru- binserumwerten *unter* 1,9 mg-%	*ohne* Bilirubinurie bei Gesamtbiliru- binserumwerten *über* 2,5 mg-%	*mit* Bilirubinurie bei Gesamtbiliru- binserumwerten *über* 2,5 mg-%
0—14	7	2	13 (= 25,5%)	38
14—25	1	2	15 (= 24,6%)	46
25—50	1	1	21 (= 30,0%)	49
>50	1	1	9 (= 32,1%)	19
	10	6	58	152

Nierenschwelle für Bilirubin bei Kindern und Erwachsenen. Es konnten die bei
insgesamt 150 Fällen (Kinder und Erwachsene) gewonnenen Daten kritisch ausgewertet werden. Das Bilirubin im Serum war nach Jendrassik und Cleghorn
bestimmt. Für Prüfung auf Harnbilirubin war die Probe von Rosin bzw. an den
Fällen meiner Klinik zusätzlich diejenige von Huppert-Salkowski verwendet
worden. Wir kommen zu folgenden wichtigen Feststellungen: Der Wert der
H. van den Berghschen Regel, wonach Bilirubin erst in den Harn übertreten soll.
wenn eine Blutkonzentration von etwa 2 mg % erreicht wird, muß zunächst für
Gesamtbilirubinserumwerte erheblich eingeschränkt werden. Wir finden bei

ca 30% der Fälle eine Abweichung von der van den Berghschen Angabe. Auch die ausschließliche Berücksichtigung der direkten Bilirubinserumwerte ebenso wie diejenigen der indirekten läßt eine konstante Nierenschwelle für Bilirubin nicht aufdecken. — In Übereinstimmung mit WITH schwankt, wie KÜNZER findet, die Bilirubinharnschwelle im Verlauf einer Hepatitis weitgehend gesetzmäßig derart, daß die Harnschwelle im frühen Krankheitsstadium durchwegs niedrig, zu späteren Zeiten hoch liegt. Wichtig unter dem Gesichtspunkt Alter und Funktion ist die Feststellung, daß mit steigendem Lebensalter eine Tendenz zu eher hochliegende Bilirubinharnschwelle nachzuweisen ist (Tab. 1).

Wir erklären diesen letzteren Befund wohl zwanglos mit einer altersabhängigen, unterschiedlichen Glomerulus-Capillarpermeabilität.

Eine neulich erschienene THANNHAUSER gewidmete Studie von HEIM aus meiner Klinik stellt sich die Aufgabe, an Hand eines größeren Materials Hepatitiskranker weitere Einblicke zu gewinnen in die Zusammenhänge zwischen Leberfunktion und Aminosäurenstoffwechsel. Daß die zwar zeitraubende aber täglich vorgenommene Bestimmung von Gesamtstickstoff im Blut und Harn (nach POPE und STEVENS) und der qualitativen Zusammensetzung der Aminosäuren (aufsteigende zweidimensionale Papierchromatographie) eher zu verbindlichen Schlußfolgerungen berechtigt als die bisherigen nur stichprobenhaften Bestimmungen früherer Autoren, dürfte selbstverständlich sein. Ja, die Schrifttumsangaben von DENT, SCHREIER, SCHMIDT, WITTS sind widerlegt:

Selbst bei den leichteren und leichtesten (mit Bilirubinwerten zwischen 1,5 und 3,0 mg %) Hepatitisformen ist eine deutliche zeitweise allerdings ziemlich geringe Erhöhung der Anfangsausscheidung von Aminosäuren in den Harn festzustellen. Die genannten Autoren hatten bei den leichten Formen ein charakteristisches Verhalten der Aminosäurenausscheidung stets vermißt. — Bei Zunahme der ikterischen Erscheinungen nimmt die NH_2N-Ausscheidung ebenfalls zu, während mit Abklingen des Ikterus auch ein Rückgang der Aminosäurenausscheidung zu verzeichnen ist. Dem Beweis dienen zunächst Tab. 2 und 3.

Tabelle 2

Name	NH_2N (erste 3 Verstg.) mg	NH_2N-Konz. (Durchschn. erste 3 Verstg.) mg-%	Serum-Bilirubin mg-%	NH_2N (letzte 3 Verstg.) mg	NH_2N-Konz. (Durchschn. 3 letzte Verstg.) mg-%	Serum-Bilirubin mg-%
Schr.	169	24	13,44	143,6	22,5	11,64
D. R.	158	32,7	7,12	97,5	21,2	0,99
R. A.	262	46,5	5,04	105	23,4	0,90
H. Kl.	145	43	4,92	120	32,4	1,24
V. M.	90,1	13,9	4,20	84	9,7	0,64
Fr. W.	96	39,5	4,15	59,6	7,65	1,09
P. Chr.	190	31	3,38	153	22,5	0,58
M. A.	202,4	20,5	2,84	194	24,2	0,98
W. G.	65	15,7	1,98	61	10,34	0,71
J. J.	79	11,3	1,73	39,5	3,17	0,64
H. J.	57	25,4	1,67	50,2	14,22	0,58
Z. K.	121	13,6	1,47	119	15,9	0,77

In der Tab. 3 finden Sie eine Zusammenstellung aller Probanden, welche bei Beginn unserer Versuchsergebnisse die intensivsten ikterischen Erscheinungen aufwiesen, welche dann im weiteren Verlauf der Erkrankung zunehmend abklingen.

Tabelle 3

Name	Al.	Ar.	Aspr.	Gl.	Glut.-säure	Gly.	Tyr.	Le.	Ly.	Me.	Pr.	Phen. al.	Se.	Tau.	Thr.	Val.
T. A.	+	+	+	(+)		××		(+)		(+)				×	+	
Schr.	×			(+)		××							(+)	+	+	
D. R.	×		+	+	+	××		+		+	+	+	(+)	×		++
R. A.	××	(+)	×	+	×	××		(+)						×	+	(+)
H. Kl.	××			(+)	×	××	+	+		+	(+)			×		
V. M.	×		(+)	+	+	××			(+)				+	×	+	
Fr. M.	×	+			+	×	(+)	+					+	+	+	(+)
Fl. F.	×		(+)	+		××	(+)	+					+	××	(+)	(+)
R. J.	×			(+)	(+)	××								+		
Schm. M.	×	(+)		(+)	+	×		+	+				(×)	××	(+)	+
P. Chr.	××	(+)		+	+	××		+	×				+	(+)		+
M. A.	××	(+)		+	×	××	(×)	(+)					+	×		(+)
W. G.	×			(+)	+	××								×		
J. J.																
H. J.	+					××		+	+				(+)	(+)		+
St.	××			+	(+)	××	(+)						(+)	×		
Z. K.																
F. M.	×	(+)			+	××				+			+	×		
Tch. W.	×	(+)			×	××							+	×		

Bei einem großen Teil der untersuchten Kinder war bereits gegen Ende der 12 Tagesperiode eine Normalisierung der Bilirubinwerte eingetreten. Die Ausführungen und Demonstrationen (Abb. 1 u. 2) beweisen die strenge Parallelität zwischen klinischem Befund einerseits und der Aminoacidurie andererseits. Führt man NH₂N-Bestimmungen im Serum zur Zeit des Maximums der Bilirubinwerte, einem Zeitpunkt also, der auch quantitativ größten Aminosäureausscheidungen

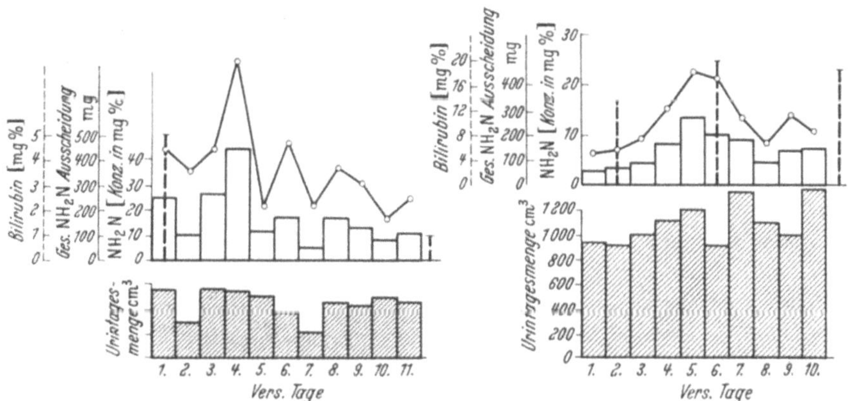

Abb. 1. Abhängigkeit der NH₂N-Ausscheidung vom klinischen Befund (Abklingen des Ikterus) ⌐ NH₂N in mg, o-o-o NH₂N in mg%, ▨ Harnmenge in cm³, ┊ Bilirubin in mg%

Abb. 2. Abhängigkeit der NH₂H-Ausscheidung vom klinischen Befund (Zunahme des Ikterus) ⌐ NH₂N in mg, o-o-o NH₂N in mg%, ▨ Harnmenge in cm³, ┊ Bilirubin in mg%

durch, so findet man ausnahmslos normale NH₂N-Werte. Die Prüfung auf qualitative Zusammensetzung der ausgeschiedenen Aminosäuren erhellt aus Tab. 4, in welcher die schwersten (gemessen an den Bilirubinwerten) Formen obenan rangieren. In allen Chromatogrammen fanden sich immer Alanin, Glyzin, und fast immer Taurin, relativ häufig Glutaminsäure, Serin und Valin. Vermehrte Ausscheidung von Leucin, Methionin, Prolin, Threonin, Asparaginsäure und Methionin

wurde fast nur bei schwersten klinischen Bildern gefunden. Im Unterschied
zur infantilen Cirrhose wird Leucin nicht vermehrt ausgeschieden. Mit Rückgang
der ikterischen Erscheinungen finden sich neben dem bereits erwähnten Abfall
der Gesamt-NH₂N-Ausscheidung auch eine beträchtliche Abnahme der Eliminierung in qualitativer Hinsicht.

Wir ziehen aus diesen Untersuchungen von HEIM den Schluß, daß *das Verhalten der Aminosäurenausscheidung einen empfindlichen und für die Funktionsdiagnostik wertvollen Indicator auf Leistungsfähigkeit des Lebergewebes darstellt.*
Das gilt, wie wir ausdrücklich feststellen und neu gefunden haben, auch für die
leichtesten Formen der Hepatitis. Mit dieser Feststellung können wir Pädiater

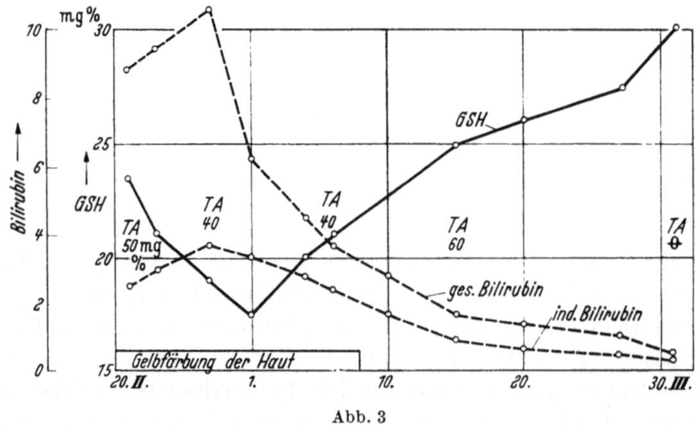

Abb. 3

das Stufengesetz von H. STAUB nicht mehr anerkennen. demzufolge mit zunehmender Schwere der Leberschädigung zuerst der Glykogen- und Zuckerstoff-
wechsel, in zweiter Linie der Fettstoffwechsel. zuletzt erst der Eiweißumsatz
gestört sein soll.

Des weiteren darf ich Sie jetzt unterrichten über unsere Glutathionstudien
(HELBIG und STRÖDER) bei bestimmten Hepatopathien: Die benutzte Methode
von BANSI-ROHRLICH gestattet vor allem Bestimmung der SH-Form. Zur Darstellung kommt in der nächsten Abb. 3 die Blutglutathionkurve bei einem 9 Jahre
alten Kind mit Hepatitis epidemica. Vermerkt sind ebenfalls Bilirubinwerte.
Es ist ohne weiteres zu ersehen, daß bei *hohem Bilirubingehalt das Glutathion abfällt und daß bei abfallendem Bilirubin, also sich einstellender Wiedergesundung,
das Sulfhydrylglutathion wieder ansteigt. Bei toxischen Hepatitiden finden wir das
gleiche Verhalten wie bei den sekundären Hepatopathien. Bei Lebercirrhose sowie
beim Verschlußikterus ist das Blutglutathion extrem erniedrigt.*

Wir hatten, dank der Liebenswürdigkeit unseres Internisten WOLLHEIM.
Gelegenheit, einige solche Untersuchungen bei Erwachsenen durchführen zu
können.

Den sekundären Hepatopathien nach dem Kalkschen Einteilungsprinzip ist
der physiologische Icterus neonatorum zuzurechnen. Hier finden wir nun ein
außerordentlich interessantes und, wie wir glauben, auch klinisch, d. h. differentialdiagnostisch wichtiges Verhalten. Es muß nach dem SH-Glutathion-
verhalten der Icterus neonatorum von den anderen krankhaften, mit erhöhtem

Blutzerfall einhergehenden Ikterusformen abgetrennt werden. Bei dem *hämo-lytischen Ikterus nämlich ist das Sulfhydrylglutathion ebenfalls erniedrigt*, wie bei den bisher besprochenen Hepatopathien. Würde man bei der wahrscheinlich komplexen Entstehung des Neugeborenenikterus hepatogenen Faktoren eine besondere Bedeutung zuerkennen wollen, so wären auch hier eher erniedrigte Sulfhydrylglutathionwerte zu erwarten. Das ist aber keineswegs der Fall. *Wir untersuchten 26 Säuglinge mit Icterus neonatorum mindestens 2—3 mal im Abstand von 3—4 Tagen und fanden regelmäßig, daß der Sulfhydrylglutathiongehalt der geprüften Neonaten den erhöhten Werten nichtikterischer Neugeborener bzw. junger Säuglinge entsprach.* Gerade für differentialdiagnostisch schwierige Fälle mit der Notwendigkeit zur Abgrenzung eines Icterus neonatorum von anderen, wenn auch im Neugeborenenalter seltenen Ikterusformen, wurde also in unseren Untersuchungen gefunden, daß beim *Neugeborenenikterus im Gegensatz zu allen anderen ikterischen und anikterischen Leberschädigungen der Sulfhydrylglutathiongehalt normal ist und bleibt. Die Prüfung auf SH-Glutathion dürfte also den Wert eines zusätzlichen differentialdiagnostischen Hilfsmittels zur Unterscheidung eines Icterus neonatorum von anderen Ikterusformen beanspruchen.* Das ist um so wichtiger, als bekannt-lich der Ausfall der Takata-Ara-Reaktion und die Unterscheidung des direkten vom indirekten Bilirubin nach VAN DEN BERGH für die Beurteilung der Entstehung einer Gelbsucht im Neugeborenenalter von nur begrenzter Bedeutung sind (VAHLQUIST). Wäre der Neugeborenenikterus ausschließlich oder überwiegend hepatogener Entstehung, wie das mit u. E. unzureichender Begründung teilweise angenommen wird, dann wäre für den Icterus neonatorum ein Blutglutathionverhalten zu erwarten, wie wir es bei Hepatitiden anderer Ursache gesehen haben. Das ist, wie wir feststellten, nicht der Fall. — Ich möchte hier nicht im einzelnen auf die sehr umfangreichen tierexperimentellen Untersuchungen meiner Mitarbeiterin GISELA HELBIG eingehen, in welchen sie das SH-Glutathion im Blut bei den verschiedenen experimentell erzeugten Hepatopathien geprüft hat, sondern nur summarisch berichten, daß Tetrachlorkohlenstoff und Conteben als exogene Gifte, von den endogenen Giften Thyroxin, das eine seröse Entzündung hervorrufende Allylformiat, Choledochusunterbindung und schließlich die

Tabelle 4

Laufende Zahl untersuchter Kinder	Quick-Wert %	Pro-thrombin %	Faktor V %	Faktor VII %
1	89	—	—	—
2	100	—	—	—
3	84	—	—	—
4	89	—	—	—
5	56	36	100	75
6	43	30	32	92
7	58	52	98	54
8	54	50	74	45
9	74	—	—	—
10	70	58	68	84
11	59	34	45	61
12	53	76	65	100
13	100	—	—	—
14	54	45	100	42
15	64	46	94	42
16	100	—	—	—
17	64	57	72	60
18	72	76	100	100
19	100	78	100	100
20	60	74	100	76
21	94	—	—	—
22	83	—	—	—
23	62	66	41	43
Mittelwert	75	55	70	69

klassischen hämolytischen Blutgifte Phenylhydrazin und Toluylendiamin einen erheblichen Einfluß ausüben.

Sie wissen, daß auch die deutsche Pädiatrie zur Zeit mit einer lebhaften Diskussion über Fragen der Poliomyelitisforschung befaßt ist. Zusammen mit NIGGEMEYER habe ich bei 50 poliomyelitiskranken Kindern in regelmäßigen

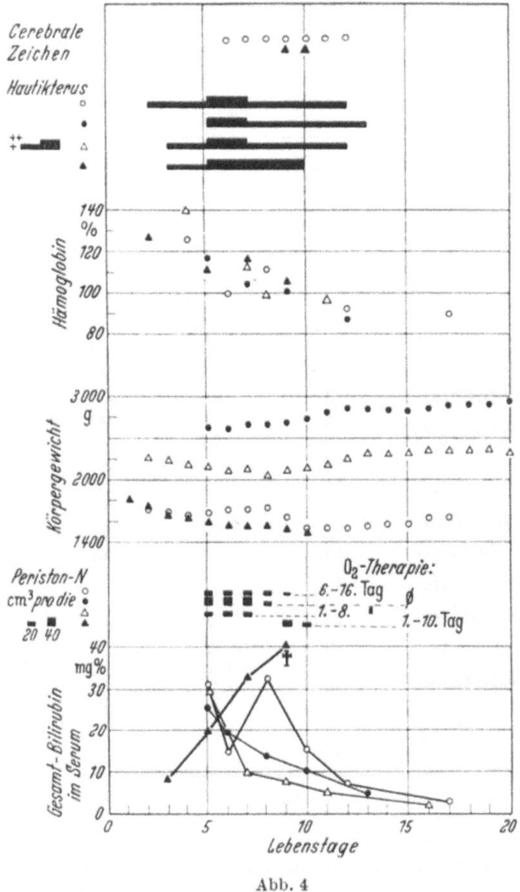

Abb. 4

Wochenintervallen Leberfunktionsprüfungen durchgeführt, und zwar elektrophoretische Eiweißfraktionen nach TISELIUS, Scharlachrotprobe, Cadmiumreaktion, Thymoltrübungstest, Cephalin-Cholesterinreaktion, Cholestenon- und Wassertest, Takata-Ara-Reaktion nach MANKE-SOMMER, Weltmann'sches Koagulationsband und indirektes Bilirubin bestimmt, außerdem eine intravenöse Gallaktosebelastung vorgenommen. Alle diese Untersuchungen wurden in wöchentlichen Intervallen für insgesamt 8 Wochen durchgeführt. *Das Ergebnis war die Feststellung einer völlig normalen Leberfunktion bei frischen Erkrankungsfällen und zu späteren Zeitpunkten des Krankheitsablaufes einer Poliomyelitis. Dagegen finden wir beim Pfeiffer-Glanzmannschen Drüsenfieber häufig pathologischen Ausfall der Labilitätsproben.*

Die Beurteilung der Leberfunktion durch Bestimmung des Quickwertes von Faktor V, Faktor VII und Prothrombin ist nach zahlreichen Literaturangaben möglich (WITTE, LASCH und LINKE u. a.). Allerdings beziehen sich diese Untersuchungen auf Erwachsenenfälle. *Unsere* (KÜNZER, W., u. J. STRÖDER: Ann. paediatr. im Druck) *bei kindlicher Hepatitis gewonnenen Feststellungen mahnen zur Vorsicht*

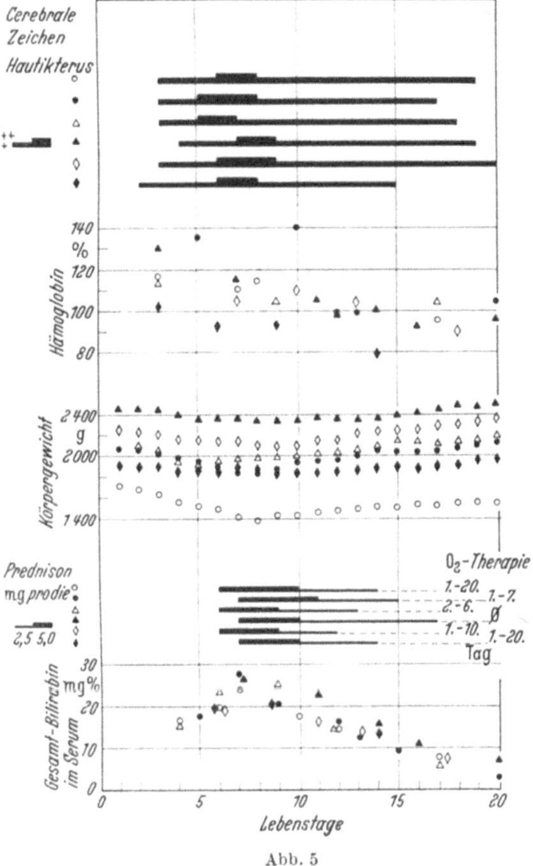

Abb. 5

bei der Anwendung von Bestimmungen der Gerinnungsfaktoren in der Leberfunktionsdiagnostik, wie Sie der Tab. 4 entnehmen können.

Zur Therapie der Hepatopathien im Kindesalter kann ich nur wenig beitragen. Sie wissen, daß die Hepatitis des Kindes meistens außerordentlich günstig verläuft. Einer wesentlich medikamentösen Therapie bedarf es daher nicht. Es erübrigt sich somit, auch auf die HEILMEYER so bewährten Cortisonbehandlung einzugehen. — Wir haben ganz neuerdings zwei Verfahren zur Behandlung des Kernikterus Frühgeborener ohne hämolytisches Syndrom ausgearbeitet. MÜLKE aus meiner Klinik hat darüber neulich in Kiel berichtet. Ich kann Ihnen an Hand der beiden Abb. 4 und 5 demonstrieren, daß sowohl Periston N in auf der Abb. 4 angegebenen Dosis wie auch, und das natürlich bei anderen hierher gehörenden Probanden, Prednison (Abb. 5), die überhöhten Bilirubinwerte des

Serums drücken können. Bei 6 mit Prednison behandelten stark ikterischen
Frühgeborenen haben wir keinen Kernikterus mehr beobachten können, wie wir
vergleichsweise an früheren Fällen mit entsprechend hohen Bilirubinwerten gesehen haben. Dasselbe gilt für die Peristonbehandlung. Natürlich ist das bisher
beobachtete Krankengut zu gering, um verbindliche Schlüsse zu ziehen, recht-
fertigt aber doch die Anregung zur Nachprüfung auch anderen Ortes. *Wir selbst
möchten zunächst jedenfalls auf diese offenbar wirksame Prophylaxe des Kernikterus
um so weniger verzichten, als bekanntlich eine wirksame Therapie bei bestehendem
Kernikterus nicht existiert.*

Literatur

HEIM, L.. u. V. KAFFANKE: Ann. paediatr. (Basel) **185**, 6 (1955).
HELBIG, G.: Z. Kinderheilk. **74**, 622 (1954); **77**, 17 (1955).
KÜNZER, W.: Z. Kinderheilk. **66**, 323 (1949); Arch. Kinderheilk. **137**, 2 (1949).
— u. J. STRÖDER: Ann. paediatr. (Basel) (im Druck).
MOELLER, J., u. R. SCHROEDER: Z. klin. Med. **151**, 313 (1954).
MÜLKE, G.: Tgg. d. Nordwestdtsch. Kinderärzte, Kiel, Juni 1956 (im Druck).
NIGGEMEYER, H.: Arch. Kinderheilk. **146**, 2 (1953); Kinderärztl. Prax. **21**, 4 (1953); Dtsch.
    med. Wschr. **1955**, 52, 1916.
STRÖDER, J.: Helvet. paediatr. Acta **10**, 1/2, 286 (1955).
— u. G. HELBIG: Moderne Probleme der Pädiatrie, I, S. 164, 1954.
— u. H. NIGGEMEYER: Z. Kinderheilk. **72**, 463 (1953).

Diskussion

T. K. WITH (Svendborg):

Ich fand es sehr bemerkenswert, daß der Sulfhydrylglutathiontest bei Icterus neonatorum
negativ ist. Ich fand es auch sehr typisch, daß Frau SHERLOCK in ihrer ausgezeichneten Übersicht den Icterus neonatorum nicht erwähnt hat. Es ist dies doch eine sehr wichtige Form des
Ikterus, denn der größte Prozentsatz der Menschheit macht diesen Ikterus durch. Die Hepatitis ist lange nicht so häufig. Ich wollte Herrn Professor STRÖDER fragen, ob er diesen Befund
in dem Sinne auslegt, daß nur eine Bilirubinüberproduktion stattfindet, oder ob er meint, daß
die Leberzellen der Neugeborenen noch nicht alt genug sind, um die anfallende Bilirubinmenge
zu bewältigen. Ich erinnere dabei an die von holländischen Untersuchern erhobenen Befunde,
bei denen das Offenbleiben des Ductus venosus Arantii eine Rolle spielen soll.

J. STRÖDER (Würzburg):

Mit dem Problem des Icterus neonatorum hat sich meine Schule ganz besonders beschäftigt
insbesondere mein Mitarbeiter W. KÜNZER. Wenn ich diesem Autor, dessen Ansicht ich in
allen Punkten teile, folge, so komme ich zu diesem Ergebnis: Der Icterus neonatorum ist ein
Komplexgeschehen, an dessen Zustandekommen 3 Faktoren beteiligt sein können: 1. eine
Leberschwäche im Sinne einer funktionellen Unreife, 2. ein verstärkter Blutumsatz, 3. eine
erhöhte Capillarpermeabilität der Hautgefäße. Ohne diese letzte Bedingung kann es nicht zur
Manifestierung eines Ikterus kommen, selbst wenn der Bilirubingehalt überhöht ist. An dem
Bestehen einer Leberschwäche, einer funktionellen Unreife also, kann nicht gezweifelt werden,
sie ist bewiesen und daher effektiv. Es ist nur die Frage, ob sie für die Entstehung des Icterus
neonatorum eine so bedeutungsvolle Rolle spielt, wie das von manchen Autoren angenommen
wird, oder ob nicht die unter 2. genannte Tatsache bei der Genese des Icterus neonatorum
bedeutungsvoller ist. Ohne also die funktionelle Unreife der Leber leugnen zu wollen und ohne
die Bedeutung dieses Geschehens für die Entstehung des Icterus neonatorum grundsätzlich
negieren zu wollen, sind wir der durch KÜNZER bewiesenen Auffassung, daß der erhöhte Blutumsatz — also die unter 2. genannten Bedingungen — für die Entstehung des Ikterus viel

wichtiger sind als die Leberschwäche. Beim Icterus neonatorum fallen, wie aus den Untersuchungen von Künzer hervorgeht, gewaltige Mengen an Pyrrolkörpern an, die selbst eine gesunde Leber mit diesen excessiven Mengen nicht bewältigen könnte. Daß das der noch unreifen Neugeborenenleber nicht zugemutet werden kann, dürfte selbstverständlich sein. Ich kann daher nicht verstehen, wie man der Leberinsuffizienz die ausschließliche Schuld an der Entstehung des Icterus neonatorum beimessen will und lehne Versuchsmethode und Schluß-folgerungen, insbesondere von K. H. Schäfer, ab[1]. In privater Diskussion erklärt mir Kalk seine volle Übereinstimmung mit meiner hier geäußerten Auffassung[2].

---

[1] S. a. W. Künzer: Über den Farbstoffwechsel gesunder Säuglinge und Kinder. Basel: S. Karger 1951.

[2] Dazu siehe auch Ströder: Neue Studien über Glutathion. Helvet. paediatr. Acta **10**, 286—293 (1955).

Über hydrolytische Serumfermente bei Lebererkrankungen

Von

K. Hinsberg (Düsseldorf)

Mit 9 Abbildungen

Das Serum enthält einen großen Teil der in den Organen vorkommenden Fermente und die Vermehrung bzw. Verminderung im Serum läßt in manchen Fällen einen Rückschluß auf den Zustand eines Organs zu. Bezüglich der Leber möchte ich einen kurzen Überblick über einige hydrolytische Fermente im Serum geben, soweit sich Veränderungen ergeben haben. Ich will berichten über Cholinesterasen, Peptidasen, das fibrinolytische Ferment und über Phosphatasen und im Anschluß daran wird Herr Dr. Bruns über die glykolytischen Fermente und Transaminasen berichten, weil er darüber eine besondere Erfahrung besitzt.

Die Cholinesterase im Blut ist nicht einheitlich[1], sondern besteht aus zwei Fermenten, der sog. *spezifischen Esterase*, die nur in den Erythrocyten vorkommt und Acetylcholin und Acetyl-β-Methylcholin spaltet. Die *unspezifische oder Pseudocholinesterase des Plasmas* kommt auch in der Pankreas und in Drüsen vor und als spezifisches Substrat wird Benzoylcholin oder Butyrylcholin gespalten. Das Ferment ist aus dem Serum kristallisiert isoliert worden und hat die Eigenschaften eines Mucoproteids, und zwar hat die Serumcholinesterase einen isoelektrischen Punkt von 4,36 und die Erythrocytencholinesterase einen isoelektrischen Punkt von 4,65—4,70. Auch andere Substrate werden gespalten, nicht nur Cholinester, sondern auch andere Ester und grundlegend kann gesagt werden, daß die Spaltung desto stärker ist, je näher sich die Konstitution dem Butyrylcholin nähert.

Bei der *Papierelektrophorese* von Pferdeserum wandert die Serumcholinesterase in der β-Globulinfraktion etwas nach der α-Globulinfraktion verschoben.

Die Bestimmung gründet sich im wesentlichen auf zwei verschiedene Methoden: Freisetzung von Kohlensäure durch den abgespaltenen Säurerest aus einem Bicarbonatpuffer in der Warburg-Apparatur, wobei die Einheiten in mm³ Kohlensäure von 1 ml Serum in 1 Std. oder 1 min gespalten ausgedrückt werden (z. B. 936 mm³ CO_2/min/cm³, Wilson 1952) oder durch den p_H-Abfall, der in einem bestimmten Veronalpuffer oder dgl. durch die Freisetzung von Säure erzielt wird (Michel). Der p_H-Abfall beträgt normal ungefähr für die Erythrocytenphosphatase 0,71 ± 1,1 Einheiten, für das Plasma 0,98 ± 1,7 Einheiten, wobei die Schwankungen ungefähr ± 20% von dem Mittelwert liegen. Veränderungen der Cholinesterase sind bei Lebererkrankungen nicht charakterisiert. Die mit verschiedenen Methoden gefundenen Werte sind nicht direkt miteinander vergleich-

---

[1] Augustinsson, K. B.: Acta physiol. scand. (Stockh.) **15**, Suppl. 52 (1948).
Togni, G. P., u. O. Meier: Experientia (Basel) **9**, 106 (1953).

bar. Man kann sich bei einer Übersicht nur darauf beschränken, anzugeben, daß unter diesen oder jenen Bedingungen ein erhöhter oder erniedrigter Cholinesterasewert gefunden wird.

Die graphische Darstellung nach L. J. VORHAUS und R. M. KARK[1] zeigt deutlich (Abb. 1), daß bei einem einfachen Stauungsikterus die Werte innerhalb der normalen Grenzen bleiben (ganz im Gegenteil zur Phosphatase), daß aber bei einer Cirrhose, welche hier unter chronischer Lebererkrankung aufgeführt ist, ein wesentliches Absinken der Cholinesterasewerte zu verzeichnen ist und daß auch bei einer Virushepatitis oder einer aufsteigenden Cholangitis oder einer Hepatomegalie, welche hier unter akuter Lebererkrankung aufgeführt ist, in sehr vielen Fällen unternormale Werte gefunden werden. Nimmt man zum Vergleich eine Zusammenstellung von J. M. O. ALCALDE[2], der mit derselben Methode gearbeitet hat, so findet sich, daß bei einem gutartigen Stauungsikterus die Werte normal bleiben, wenn sie auch die obersten Werte der Norm nicht erreichen, daß aber bei einem malignen Stauungsikterus ein Abfall bis auf sehr niedrige Werte beobachtet wird und immer unternormale Werte vorhanden sind, und daß auch bei einer Cirrhose zweifelsohne die Werte weit unterhalb der Norm liegen. Wird die Cholinesterase im Verlauf der Krankheit verfolgt, so ergibt sich, daß ein *Wiederanstieg auf Genesung deutet*, daß

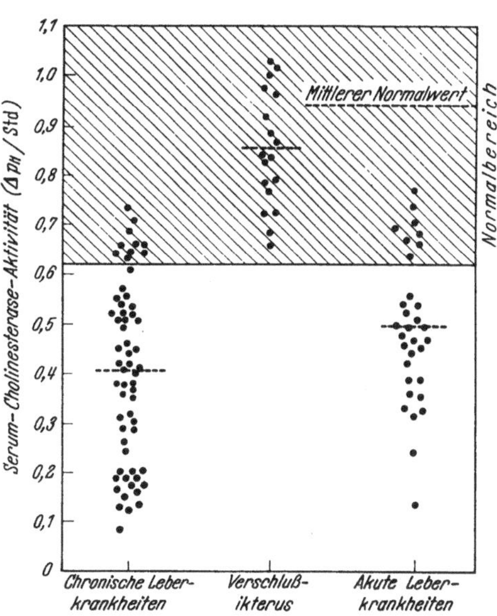

Abb. 1. Die Aktivität der Serum-Cholinesterase bei Gesunden und Leberkranken

ein völliges Absinken auf einen letalen Ausgang schließen läßt. Der Befund, daß bei einer Stauung die Cholinesterasewerte normal sind, scheint allgemein anerkannt zu sein, dagegen ist bei einer Stenose der Vena Hepatica, wie von S. OKINATA, O. KITAMOTO, M. YOSHIKAWA, J. GOTO, Z. TAKAHASHI und A. OYAMA[3] beschrieben worden ist, ein enorm niedriger Wert beobachtet worden, noch niedriger als bei einer Lebercirrhose mit Carcinom und noch niedriger als bei einem Magencarcinom, bei dem auch häufig sehr niedrige Esterasewerte gefunden werden sollen.

Normal	50—65,4—90 mm³ CO₂/min/cm³
Lebercirrhose	20,8 mm³ CO₂/min/cm³
Stenose vena hep. . . .	4,8 mm³ CO₂/min/cm³
Magen-Ca	12,1 mm³ CO₂/min/cm³

[1] VORHAUS, L. J., u. R. M. KARK: Amer. J. Med. 14, 707 (1953).
[2] ALCALDE, J. M. O.: J. Labor. a. Clin. Med. 36, 391 (1950).
[3] OKINATA, S., O. KITAMOTO, M. YOSHIKAWA, J. GOTO, Z. TAKAHASHI u. A. OYAMA: Tôhoku J. Exper. Med. 55, 87 (1951).

Von M. H. Sleisenger, T. P. Almy, H. Gilder und G. Perle[1] wird graduell unterschieden zwischen kompensierter und dekompensierter Cirrhose, wobei die Werte bei dekompensierter Cirrhose wesentlich niedriger liegen.

Normal . . . . 29,6 Einh. col. best.
kompens. Cirrh. . . . . 20 Einh. col. best.
dekompens. Cirrh. . . . 5 Einh. col. best.
akute Virushepat. . . . 16,1 Einh. col. best.

Im Vergleich mit Flockungsreaktionen, auch mit dem Albumin-Globulingehalt, ist von A. Wilson, R. J. Calvert und H. Geoghegan[2] mitgeteilt worden, daß

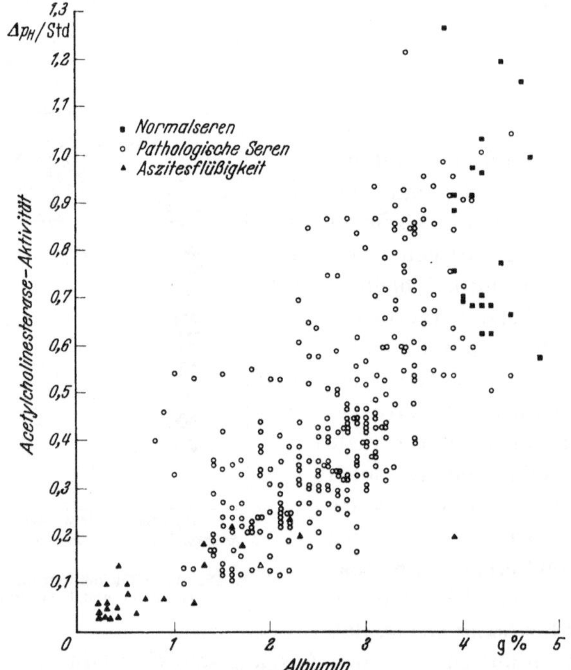

Abb. 2. Serum-Cholinesteraseaktivität und Serumalbumingehalt

das *Ansteigen der Cholinesterase* ein Zeichen für die Erholung der Leber ist, die *früher eintritt*, als die Normalisierung der *Flockungsreaktionen*.

Nach den Übersichten, die mir aus der Literatur zugänglich waren, scheint der Wert der Cholinesterasebestimmung darin zu liegen, daß die Fermentaktivität während eines Krankheitsverlaufes längere Zeit verfolgt wird. Auffallend ist nun, daß der Cholinesterasegehalt und die Albuminwerte weitgehend parallel gehen, wie aus den Abb. 2 und 3 zu ersehen ist, und zwar nicht nur bei Normalwerten und pathologischen Werten[3], sondern auch bei der Ascitesflüssigkeit und auch bei Cirrhosen und Hepatitiden verschiedener Genese. Diese Befunde sind oft bestätigt worden. Die auffallenden Beziehungen zwischen Albumingehalt des

[1] Sleisenger, M. H., T. P. Almy, H. Gilder u. G. Perle: J. Clin. Invest. **32**, 466 (1953).

[2] Wilson, A., R. J. Calvert u. H. Geoghegan: J. Clin. Invest. **31**, 815 (1952).

[3] s. K. Fremont-Smith, W. Volwiler u. P. A. Wood: J. Labor. a. Clin. Med. **40**, 692 (1952).

Serums und der Cholinesteraseaktivität der Serums gehen auch hervor aus eingehenden Untersuchungen von M. G. LEVINE und R. E. HOYT[1] bzw. M. G. LEVINE und A. A. SURAN[2]. Die Beziehung wird nach Ansicht der Autoren wahrscheinlich dadurch verursacht, daß durch gleichzeitige Produktion beider Proteine in benachbarten Synthesen die Mechanismen gekoppelt sind. Änderungen im Enzymgehalt verändern automatisch die Bildung des Albumins in der Leber. Es wird angenommen, daß Serumcholinesterasebestimmungen von prognostischem Werte bei Leberkrankheiten sind und daß die Cholinesterasebestimmungen als Maß der

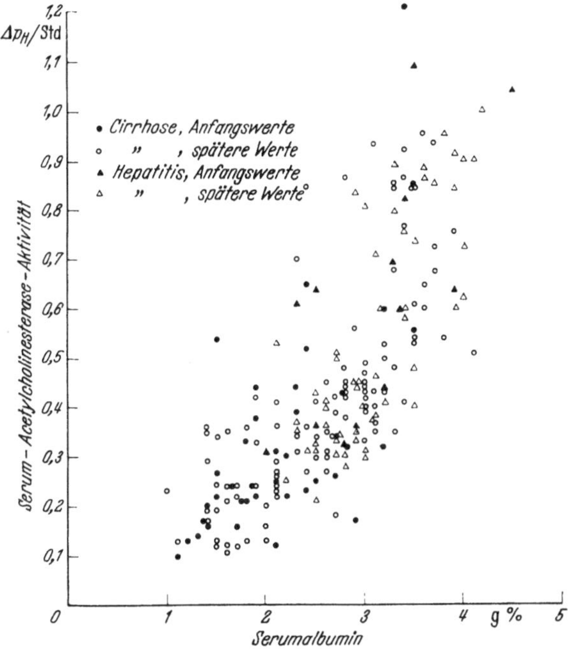

Abb. 3. Serum-Cholinesteraseaktivität und Serumalbumingehalt bei verschiedenen Erkrankungen der Leber

Albuminsynthese gebraucht werden kann, *besonders in Gegenwart von injiziertem Albumin, d. h. also, wenn eine Substitutionstherapie mit Albuminlösungen versucht worden ist.* Es darf aber bei der Beurteilung einer veränderten Cholinesterase die Aktivität im Serum nicht übersehen werden, daß durch Hungern, durch mangelhafte Eiweißzufuhr auch sehr erniedrigte Werte beobachtet werden können, besonders bei marantischen Erkrankungen, daß andererseits bei Nephrosen erhöhte Werte zu beobachten sind und daß durch toxische Schäden, wie sie z. B. durch gewisse Pflanzenschutzmittel hervorgerufen werden, ebenfalls verminderte Werte im Serum gefunden werden. Über die Befunde haben besonders S. OKINATA und M. YOSCHIKAWA[3] berichtet. Über die Beziehung zwischen Eiweißmangel und Cholinesterase im Serum hat auch L. J. MILCH[4] gearbeitet und gezeigt, daß bei

[1] LEVINE, M. G., u. R. E. HOYT: Science (Lancaster, Pa.) 111, 286 (1950).
[2] LEVINE, M. G., u. A. A. SURAN: Proc. Soc. Exper. Biol. a. Med. 79, 689 (1952).
[3] OKINATA, S., u. M. YOSCHIKAWA: Münch. med. Wschr. 1955, 1072.
[4] MILCH, L. J.: Proc. Soc. Exper. Biol. a. Med. 73, 321 (1950).

Eiweißmangelernährung von Ratten die Pseudocholinesterase des Serums innerhalb von 42 Tagen um über 60% an Aktivität verliert. M. F. HARRISON und L. M. BROWN[1] haben Hungerversuche an Ratten durchgeführt und dabei die Beobachtung gemacht, daß bei weiblichen Tieren innerhalb von 6 Tagen die Aktivität der Cholinesterase von 41 auf 23 Einheiten absinkt, während sie bei männlichen Tieren zu derselben Zeit unter denselben Bedingungen unbeeinflußt bleibt. Meines Wissens sind diese Beobachtungen beim Menschen noch nicht wiederholt worden. Es ist nur festgestellt worden, daß zwischen den beiden Geschlechtern kein Unterschied in der Aktivität besteht, aber bei Eiweißmangel

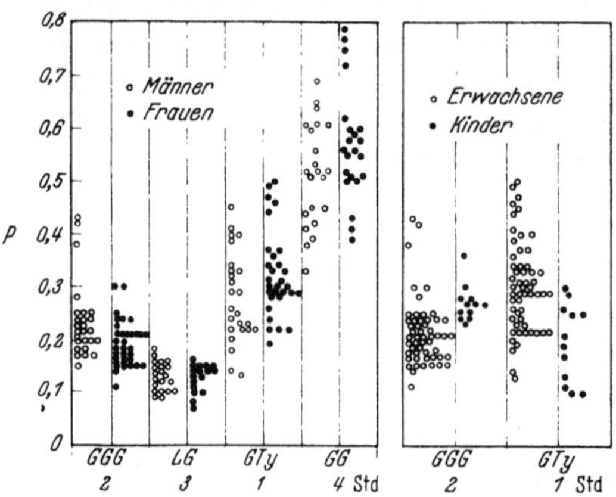

Abb. 4. Spaltung von Glycylglycylglycin (GGG), L-Leucylglycin (LG), Glycyl-L-tyresin (GTy) sind Glycylglycin (GG) durch Serum männlicher und weiblicher Individuen sowie bei Kindern und Erwachsenen

oder sogar bei Hunger müßten bei der Beurteilung der Cholinesterasewerte die Befunde mit aufgenommen werden.

Die Peptidasen im menschlichen Serum haben G. A. FLEISCHER und H. R. BUTT[2] untersucht, und zwar Polypeptidasen und Dipeptidasen (Abb. 4.) Die Auswahl der Peptide ist mehr oder weniger willkürlich. Sie haben nur Leucylglycylglycin ausgeschaltet, weil dieses von mehreren Enzymen angegriffen werden kann. Das 4. Bild ist aus dieser Arbeit und zeigt die normalen Verhältnisse für ein Tripeptid, das Glycylglycylglycin und drei Dipeptide, wobei zu sehen ist, daß zwischen Männern und Frauen oder zwischen Erwachsenen und Kindern kein wesentlicher Unterschied zu beobachten ist. Unter pathologischen Bedingungen (Abb. 5) zeigt sich, daß eine Polypeptidase, die Glycylglycylglycin spaltet, bei Lebererkrankungen, besonders bei einer Cirrhose und bei akuter Hepatitis deutlich

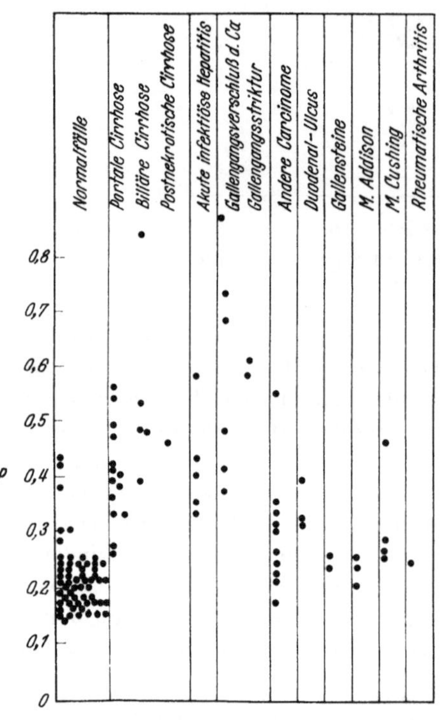

Abb. 5. Enzymatische Hydrolyse von Glycylglycylglycin durch Serumtripeptidase (Aminopolypeptidase) unter physiologischen und pathologischen Bedingungen

[1] HARRISON, M. F., u. L. M. BROWN: Biochemic. J. 48, 151 (1951).
[2] FLEISCHER, G. A., u. H. R. BUTT: J. Clin. Invest. 32, 674 (1953).

vermehrt ist, besonders aber bei einem Verschluß des Gallenganges, während bei anderen Krankheiten keine deutlichen Unterschiede gegenüber der Norm zu sehen sind. Abb. 6 zeigt nun dasselbe für ein Dipeptid, und zwar das Glycyltyrosin, wobei im Gegensatz zu dem Polypeptid eine Verminderung der Aktivität zu verzeichnen ist. Schließlich ist noch untersucht worden das d-Alanylglycylglycin und das d-Leucylglycylglycin und das d-Valylglycylglycin von H. HERKEN und R. MERTEN[1]. Sie finden, daß das normale Serum diese drei Dipeptide nicht zu spalten vermag, daß aber eine geringe Spaltung beim Gallenblasencarcinom und bei einem Ikterus zu beobachten ist, nicht aber bei einem Ikterus, der durch einen Steinverschluß hervorgerufen wird. Die Aktivierungen dieser Peptide sind aber nicht so stark, daß sie diagnostische Verwendung finden könnten.

Zum Schluß haben J. C. BALLIN, R. N. FEINSTEIN und N. E. WARNER[2] eine Arbeit publiziert, die sich mit dem Carboxydaseinhibitor befaßt. Darin wird gezeigt, daß bei Lebererkrankungen in 72% der Fälle ein negatives Ergebnis, d. h. keine Änderung des Inhibitors zu beobachten ist.

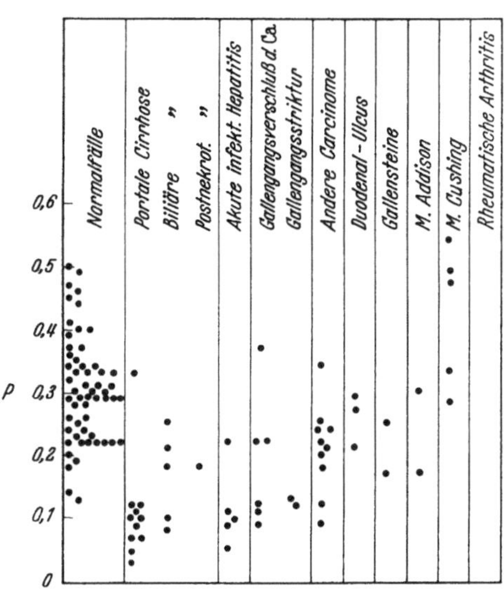

Abb. 6. Enzymatische Hydrolyse von Glycyl-L-Tyrosin unter physiologischen und pathologischen Bedingungen

Von den Proteinasen scheint dem Fibrolysin oder Plasmin eine besondere Bedeutung bei der Lebercirrhose zuzukommen, wie letzthin H. C. KWAAN, A. J.

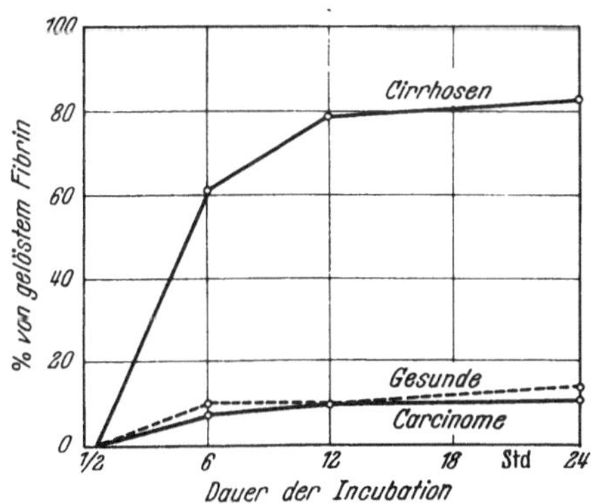

Abb. 7. Mittlere fibrinolytische Plasmaaktivität bei 30 Patienten mit Lebercirrhose, 12 Patienten mit primären Lebercarcinomen und 20 gesunden Kontrollpersonen

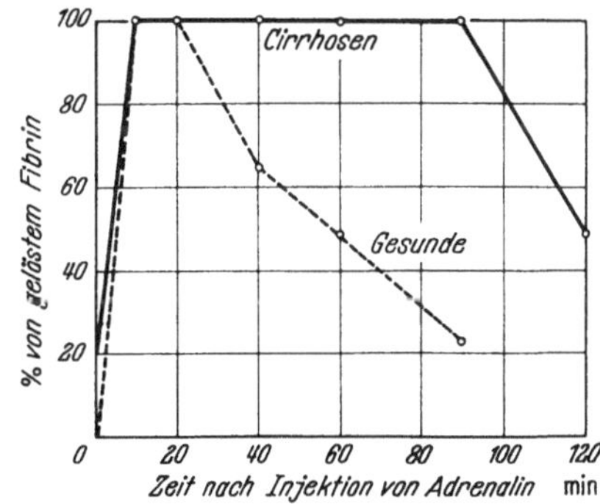

Abb. 8. Die Aktivität von Plasmin nach subcutaner Injektion von Adrenalin bei Gesunden und Patienten mit Lebercirrhose

S. McFADZEAN und J. COOK[3] beschrieben haben. Der wichtige Versuch, der von KWAAN u. Mitarb. gemacht worden ist, ist der, daß die Fibrinolyse bei Cirrhose

[1] HERKEN, H., u. R. MERTEN: Z. physiol. Chem. 270, 201 (1941).
[2] BALLIN, J. C., R. N. FEINSTEIN u. N. E. WARNER: Cancer Res. 13, 784 (1953).
[3] KWAAN, H. C., A. J. S. McFADZEAN u. J. COOK: Lancet 1956, 132.

wesentlich stärker ist als bei gesunden Personen oder Carcinomträgern (Abb. 7). Dasselbe gilt auch nach der Injektion von Adrenalin, wodurch die Fibrinolyse im Serum sehr stark aktiviert wird, aber bei Gesunden fällt die Fibrinolyse nach kurzer Zeit sehr rasch ab, während sie bei cirrhotischen Erkrankungen der Leber lange Zeit sehr stark erhöht bleibt (Abb. 8). Bei der Beurteilung ist zu beachten, daß auch gewisse Vorbehandlungen des Serums, wie z. B. die Behandlung mit Chloroform oder Vorbereitung zur Operation, die Operation selbst oder schwere Arbeit auch ein starkes Ansteigen der Fibrinolyse hervorrufen kann. Gegen die Untersuchung von KWAAN u. Mitarb.[1] ist von S. R. FEARNLEY[2] der Einwand erhoben worden, daß die äußeren Versuchsbedingungen, wie z. B. die Temperatur, nicht beachtet worden ist. Das mag zutreffen, indem nun die Fibrinolyse etwas zu gering gefunden wird, aber da der Fehler bei allen Versuchen gleichmäßig ist, dürfte ein Vergleich, zumal die Abstände sehr groß sind, ohne weiteres möglich sein.

Eine Fibrinolyse bei Lebererkrankungen ist übrigens schon seit 1914 durch die Arbeiten von E. W. GOODPASTURE[3] und durch die Arbeiten von O. D. RATNO[4] bekannt, aber die Untersuchungen von KWAAN sind besonders in ihrer graphischen Darstellung sehr eindrucksvoll[5].

Phosphatasen

Bei der Beurteilung von pathologischen Befunden kann nicht auf einheitliche absolute Zahlenwerte zurückgegriffen werden, sondern man kann nur von erhöhter oder erniedrigter Phosphataseaktivität sprechen, wenn sich nicht die Versuche auf einzelne Versuchsreihen beziehen.

Bezüglich der Leber ist bemerkenswert, daß die Leber mehr saure als alkalische Phosphatase enthält, daß aber diese Phosphatase in den Leberläppchen nicht gleichmäßig, sondern zonal angeordnet ist. Zwischen zwei enzymreichen Zonen nächst der Zentralvene und Gallencapillaren liegt eine enzymarme Zone, wie von H. BAUER[6] besonders hervorgehoben wird. Trotzdem ist die saure Phosphatase im Serum so gut wie unverändert bei Leberkrankheiten und kann bei der folgenden Besprechung außer Betracht bleiben.

Experimentell bewirkt die Ligatur des Ductus choledochus eine Leberparenchymschädigung und infolgedessen eine sehr hohe Phosphataseaktivität im Serum. Das gleiche ist der Fall nach Vergiftung mit Tetrachlorkohlenstoff oder mit m-Phenylendiamin mit anderen Lebergiften oder Leptospiren. Gerade als Leberfunktionsprobe ist der Anstieg der Serumphosphatase ein sehr feiner Test, der ebenso prompt reagiert wie die Bromsulphalinausscheidung. Bei der Vergiftung mit m-Phenylendiamin und mit Salvarsan ist die hohe Konzentration der alkalischen Serumphosphatase z. T. im Einklang mit der generalisierten Obstruktion der intrahepatischen Gallenwege durch Pericholangitis und Gallentromben. Diese Verhältnisse, die hauptsächlich bei der menschlichen Pathologie gefunden worden sind, können nicht ohne weiteres auf alle Tiere übertragen werden. Es ist z. B. bekannt, daß die Ligatur des Ductus choledochus[7] bei der Katze keine

[1] KWAAN, H. C., u. Mitarb.: Lancet **1956**, 968.
[2] FEARNLEY, S. R.: Lancet **1956**, 450.
[3] GOODPASTURE, E. W.: Bull. Johns Hopkins Hosp. **25**, 330 (1914).
[4] RATNO, O. D.: Bull Johns Hopkins Hosp. **84**, 29 (1949).
[5] Vgl. hier auch R. MERTEN: Erg. inn. Med. N.F. **2**, 135 (1951).
[6] BAUER, H.: Z. Vitamin-, Hormon- u. Fermentforsch. **2**, 507 (1948/49).
[7] BAUER, H.: Z. Vitamin-, Hormon- u. Fermentforsch. **2**, 536 (1948/49).

signifikante Erhöhung der alkalischen Phosphatase im Serum bringt und bei der Ratte sogar zu einer Abnahme der Serumphosphatase führt. Im allgemeinen kann man bezüglich der menschlichen Pathologie sagen, daß eine normale alkalische Phosphatase fast niemals bei einem akuten Stauungsikterus zu beobachten ist, daß aber alle Übergänge von einem Stauungsikterus bis zur Leberzellschädigung vorhanden sind, daß also in der Beziehung keine genaue Differenzierung getroffen werden kann. Wesentlich ist, daß einer Vermehrung der alkalischen Serumphosphatase eine Steigerung des Bilirubins im Serum sehr oft parallel geht. Die Unterbindung des Ductus choledochus führt erst nach einer gewissen Zeit zu einem Phosphataseanstieg im Serum. Nach einer solchen Ligatur kommt es nach wenigen Stunden bereits zu einer extrem hohen Phosphataseausscheidung in das Blut, wie Versuche am Hund gezeigt haben. Derartige Versuche sind von J. MITHÖFER und S. RAPOPORT[1] durchgeführt worden (Abb. 9).

Diese allgemeinen Richtlinien über den Wert der Phosphataseaktivität beim Stauungsikterus bzw. beim Parenchymikterus sind schon von TH. MERANZE, D. R. MERANZE und M. M. ROTHMAN[2] erkannt worden. Sie geben mit ihrer Methodik bei Erwachsenen an, daß über 16 Einheiten = einem Stauungsikterus sind und unter 12 Einheiten = einem Parenchymikterus. Bei Kindern bedeuten bis 20 Einheiten einen parenchymatösen Ikterus. In

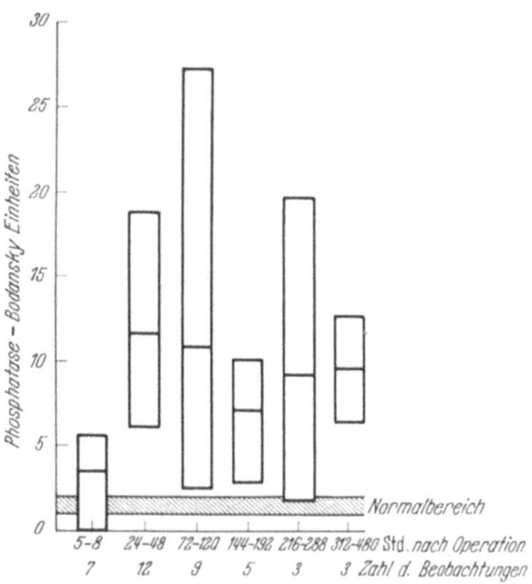

Abb. 9. Die Aktivität der alkalischen Serumphosphatase nach Unterbindung der Lebervenen

dieser Arbeit wird bereits darauf hingewiesen, daß es wichtig ist, die klinischen und die Laboratoriumsbefunde zu koordinieren. Zu einem ganz ähnlichen Ergebnis kommen auch A. B. GUTMAN, K. B. OLSON, E. GUTMAN und Ch. A. FLOOD[3], die folgende Befunde erheben:

Von 79 Erwachsenen mit Gallengangsverschluß hatten 72 mehr als 10 Bodansky-Einheiten, also erhöhte Werte; von 107 Hepatitiden hatten 82 weniger als 10 Bodansky-Einheiten. Bei 44 Patienten mit fortgeschrittener Cirrhose hatten 34 weniger als 9 Bodansky-Einheiten und 47 Patienten mit Lebercarcinom zeigten sehr schwankende Werte, die von der Ausbreitung des Carcinoms abhängig waren.

Auch bei Leberabsceß sind die Phosphatasewerte erhöht; die Verdauung soll als solche auf den Phosphatasegehalt des Serums keinen Einfluß haben. Die Autoren halten es diagnostisch für sehr wichtig, daß eine Stauung in den intrahepatischen Wegen nicht vorliegen kann, wenn weniger als 10 Bodansky-Einheiten mit ihrer Methode gemessen werden. Die Bestimmung der Phosphataseaktivität überschneidet sich bei einem Stauungsikterus und bei einem hepatogenen Ikterus

<hr>

[1] MITHÖFER, J., u. S. RAPOPORT: J. Labor. a. Clin. Med. **37**, 520 (1951).
[2] MERANZE, TH., D. R. MERANZE u. M. M. ROTHMAN: Rev. Gastroenterol. **6**, 254 (1939).
[3] GUTMAN, A. B., K. B. OLSON, E. GUTMAN u. CH. A. FLOOD: J. Clin. Invest. **19**, 129 (1940).

ungefähr in 10% der Fälle. Um zu zeigen, daß bei einem Stauungsikterus die Werte sehr stark erhöht sein können und infolgedessen bei einem niedrigen Phosphatasegehalt ein Stauungsikterus so gut wie ausgeschlossen werden kann, bringe ich hier die Abb. 13 aus einer Arbeit von E. J. King, M. A. M. Abul-Fadl und P. G. Walker[1] (Tab. 1). Die Zahlen dieser Tabelle zeigen die Gültigkeit der allgemeinen Regel, aber auch eine große Schwankungsbreite. H. Shay und H. Siplet[2] untersuchten das Serum eines Kranken mit Lebermetastasen, welcher operiert worden war, wobei die Bilirubinwerte und die Labilitätsreaktionen so gut wie normal waren (Tab. 2). Nur gegen Ende der Krankheit nimmt die alkalische Phosphatase bis zum letalen Ausgang zu, ein Beispiel dafür, daß die Verfolgung der alkalischen Phosphatase im Serum einen guten Gradmesser für die Rekonvalescenz darstellt. Das Gegenstück dazu ist eine Tabelle aus derselben Arbeit, eine Steinträgerin, die operiert wurde, und deren Serum des öfteren vor und nach der Operation untersucht werden konnte (Tab. 3). Die Bilirubinwerte

Tabelle 1. *Die Aktivität der alkalischen Serumphosphatase unter physiologischen und pathologischen Bedingungen bei einem Vergleich der Bestimmungsverfahren von* King-Armstrong *und* Budansky

	King-Armstrong Phenol-Methode Einh./100 ml Serum	Phosphat-Methode Aminonaphtholsulfosäure	
		Phosphatase Einh./100 ml Serum	an-organischer P mg/100 ml Serum
Norm. Erwachsene	7 — 9,5	6,3— 8,8	2,9—4,1
Norm. Kinder	9,8—13,0	10,0—12,7	3,6—4,3
Rachitis	11,0—116,5	11,2—120,0	4,5—1,7
Hepatitis, 9 Fälle	7,0—28,0	6,0—27,5	3,0—5,2
Cirrhose, 2 Fälle	6,4—12,0	6,0—11,5	2,8—3,8
Stauungsikterus, 2 Fälle	34,5—46,5	32,3—47,1	4,1
Prostata-Ca. 1 Fall	22,1	20,8	4,1

Tabelle nach E. J. King, M. A. M. Abul-Fadl u. P. G. Walker: J. Clin. Path. 4, 85 (1951).

Tabelle 2. *Das Verhalten der alkalischen Serumphosphatase bei Coloncarcinomen mit Lebermetastasen*

I. Gi. ♂ Alter: 67 J.	Serum Bilirubin		Cephalin-Chole-sterin	Colloid Gold	Thymol-Trbg.		γ-Globulin	Alkalische Phos-phatase
	1 min	Gesamt			Einheiten	18 Std.-Wert		
							Operation — November, 1947	
5. 5. 1949	0,10	0,62	neg.	0	0,9	111	2,2	5,78
3. 11. 1949	0,09	0,58	neg.	0	1,1	100	2,9	6,28
1. 5. 1950	0,09	0,60	neg.	0	1,4	107	1,9	5,98
31. 1. 1950	0,09	0,68	neg.	±	1,0	110	2,6	6,15
28. 3. 1950	0,06	0,52	neg.	0	0,9	100	3,6	6,37
7. 9. 1950	0,06	0,58	+ 2	neg.	0,9	89	3,6	14,69
9. 11. 1950	0,14	0,52	neg.	neg.	1,8	105	2,9	13,70
5. 12. 1950	0,15	0,45	—	—	—	—	—	11,69
26. 12. 1050	0,21	0,40	—	—	—	—	—	10,97
22. 1. 1951	0,12	0,42	neg.	neg.	0,6	116	3,2	13,43
12. 3. 1951	0,25	1,94	neg.	neg.	1,1	109	3,6	71,28

Gestorben 18. 4. 1951

[1] King, E. J., M. A. M. Abul-Fadl u. P. G. Walker: J. Clin. Path. 4, 85 (1951).
[2] Shay, H., u. H. Siplet: J. Labor. a. Clin. Med. 43, 741 (1954).

Tabelle 3. *Das Verhalten der alkalischen Serumphosphatase und anderer diagnostischer Kriterien bei einem Patienten mit Gallensteinen*

| Datum | Serumbilirubin | | Cephalin-Cholesterin | Colloid Gold | Thymol-Trbg. | | γ-Globulin | Alkalische Phosphatase |
	1 min	Gesamt			Einheiten	18 Std. %		
Normal	<0,25	<1,00	<+2	<+1	< 4,0	> 85	<8,0	< 9,0
5. 4. 1951	0,43	0,63	—	—	1,2	108	4,7	36,5
12. 4. 1951								
19. 4. 1951	0,24	0,40	—	—	1,2	115	7,5	20,8
26. 4. 1951	0,06	0,43	—	—	1,5	100	7,0	19,1
8. 5. 1951	0,16	0,45	.					20,7
29. 5. 1951	0	0,31	—	—	1,3	115	6,7	9,47
19. 6. 1951	0	0,24	—	—	1,4	100	7,9	5,29
25. 9. 1952	0,28	0,85	+1	—	1,2	108	5,1	26,3
16. 10. 1952	0,48	0,61	±	—	1,0	80	4,9	40,21
17. 10. 1952	Cholecystektomie							
18. 10. 1952								37,81
20. 10. 1952	0,20	0,63						23,77
23. 10. 1952	0,13	0,46						17,79
25. 10. 1952	0,09	0,33						13,59
27. 10. 1952								10,77
30. 10. 1952	0,13	0,21	+2	—	0,9	111	4,4	7,85
31. 10. 1952								9,40
11. 11. 1952	0,13	0,27						6,27
19. 2. 1953	0,12	0,45						4,07

Tabelle 4. *Die Aktivität der alkalischen Serumphosphatase und das Verhalten anderer diagnostischer Kriterien bei einem Patienten mit Verschluß des Ductus choledochus vor und nach der Operation*

Tage der stationären Beobachtung	2	7	12	17	21	23	31	38
Thymol-Trübung (1—4 Einheiten)	11	10	8	9		9	7	6
Zinksulfat-Trübung (5—12 Einheiten)	17	22	20	23		22	21	18
Cephalin-Flockung (0—2 +/24 Std.)	3	3	4	4		4	3	3
Gesamt-Serumlipide (475—725 mg-%)	715	850	950	800		750	650	635
Serum-Bilirubin Direkt (0,2 mg-%)	8,0	2,15	2,0	3,5		1,0	0,6	0,4
Gesamt (1,2 mg-%)	11,0	4,5	4,5	6,0		2,4	1,2	1,2
Alkalische Serumphosphatase (1—4 BE%)[1]	5	27	21	23	Operation	11	4	3
Serum-Cholesterin								
Gesamt (150—260 mg-%)				275				184
Ester (112—187 mg-%)				193				116
Ester % (70—75%)				70				63
Prothrombinkonzentration (100%)		71						
Serumeiweiß								
Gesamt (6,70—7,20 Gm. %)				7,3				6,02
Albumin (3,60 3,85 Gm. %)				3,35				4,0
Globulin (3,10—3,35 Gm. %)				3,95				2,02
Bromsulphthalein-Retention (weniger als 5%)[2]								10

Zahlen in Klammern bedeuten die Normalwerte.

---

[1] Bodansky-Einheiten.
[2] 5 mg/kg Körpergewicht nach 45 min.

und Labilitätsreaktionen sind zum großen Teil normal, die alkalische Phosphatase steigt bis zum Tage der Operation stark an, fällt danach aber kontinuierlich ab bis zur völligen Genesung. Dasselbe zeigt ein Fall mit einem Ikterus und Cholecystektomie (Operation am 21. Tage) (Tab. 4). Die pathologischen Serumwerte steigen bis zu diesem Tage an, besonders was die alkalische Phosphatase und das Bilirubin betrifft und man sieht, daß sie nach der Operation rasch zur Norm absinken. Auch das Eiweißbild ist wieder fast normal geworden[1].

Tabelle 5. *Das Verhalten einiger sog. Leberfunktionsproben bei akuter Pankreatitis*

Datum	Serumbilirubin		Cephalin-Cholesterol-Flockung	Thymol-Trübungs-Einheiten	Globulin-Trübungs-Einheiten	Alkalische Phosphatase-Einheiten	Cholesterin		Pro-thrombin % normal
	1 min	Gesamt					Gesamt mg/100 ml	E/T Verhältnis	
Normal	$<0,25$	$<1,00$	$<+2$	$<4,0$	$<8,0$	$<9,0$	200 ± 50	50—70	>80
8. 6. 50	4,45	10,0	+3	5,8	7,2	6,79	240	43	—
9. 6. 50	4,67	9,22	—	—	—	5,82	—	—	24
10. 6. 50	4,61	9,86	+4	5,6	4,4	—	—	—	—
11. 6. 50	3,98	8,70	—	—	—	—	—	—	—
12. 6. 50	2,56	6,20	+4	3,3	3,8	—	146	13	53
13. 6. 50	2,06	5,09	+3	4,5	5,3	24,3	183	23	—
14. 6. 50	1,85	4,45	+3	5,6	6,0	19,8	170	25	—
15. 6. 50	1,85	4,26	+3	7,1	7,1	24,6	170	36	—
16. 6. 50	1,56	4,11	—	—	—	21,4	165	36	—
17. 6. 50	2,06	4,48	—	—	—	18,8	—	—	—
18. 6. 50	2,44	4,54	—	—	—	—	—	—	—
19. 6. 50	2,14	4,80	+4	5,4	6,9	17,6	143	28	—
20. 6. 50	2,22	5,01	+4	4,6	7,5	18,3	—	—	—
21. 6. 50	0,94	3,34	+4	5,1	6,8	16,9	142	32	—
22. 6. 50	1,77	3,66	+4	5,7	8,2	19,7	—	—	—
23. 6. 50	1,71	3,63	+3	5,4	8,0	17,9	—	—	—

E/T = Verhältnis von verestertem Cholesterin zum Gesamt-Cholesterin.

Die letzte Tab. 5 zeigt nun einen Fall von einer Pankreatitis, die sekundär zu einem Leberschaden geführt hat, was aus den steigenden Bilirubinwerten zu sehen ist[2]. Die Phosphatasewerte steigen viel später an als die Bilirubinwerte. Sie nehmen aber auch viel langsamer ab und die Bilirubinwerte sind schon fast wieder normal, während die alkalische Phosphatase beinahe noch um 100% erhöht

Tabelle 6

Diagnose	Serumcho-linesterase	Dipep-tidase	Polypep-tidase	Fibrinolyse	Phosphatase	
					alk.	saure
Stauungsikt.	±		+		+++	±
Lig. vena hepat.					++	
Hepatitis.	—	—	+		+(++)	±
Cirrhose	—	—	+	+++	±	(+)
Leber-Metast..					+	
Leber-Ca.		(—)	(+)			

— = vermindert; ± = unverändert; + bis +++ erhöht.

---

[1] Lit. s. H. Ulevitch, E. A. Gall, P. I. Hoxworth, L. Schiff u. D. L. Graller: J. Labor. a. Clin. Med. **38**, 693 (1951).

[2] Lit. s. S. Shay, S. A. Komarov, H. Siplet u. St. Lorber: Gastroenterology **23**, 460 (1953).

ist. Es ist dies also ein Zeichen, daß die alkalische Phosphatase einen sehr guten Gradmesser für die Beurteilung der Leberfunktion darstellen kann.

In einer Tabelle zusammengefaßt ergeben sich vorstehende Verhältnisse (Tab. 6), die zeigen, daß in manchen Fällen ein diagnostischer Hinweis zu erwarten ist.

Warum sich Cholinesterasen und Phosphatasen in vielen Fällen entgegengesetzt verhalten, dürfte mit der Bindung der Enzyme in der Leberzelle zusammenhängen und auch damit, ob eine Synthese in der Leber stattfindet oder bevorzugt stattfindet oder nicht.

Diskussion

W. EGER (Göttingen):

Sie erwähnten, daß sich bei Ratten die Cholinesterase bei Männchen und Weibchen im Hunger sehr unterschiedlich verhält. Man muß vielleicht in diesem Zusammenhang darauf hinweisen, daß bei den Ratten die Männchen und Weibchen gegen Vergiftungsschäden der Leber unterschiedlich empfindlich sind. Diese Unterschiede heben sich aber auf, wenn man den Tieren die Milz herausnimmt. Meine Frage geht dahin, ob etwas bekannt ist daß die Milz mit diesen Fermentverhältnissen etwas zu tun hat.

K. HINSBERG (Düsseldorf):

Mir ist darüber nichts bekannt.

Über glykolytische Enzyme und Transaminasen des Blutserums bei Erkrankungen der Leber

Von

FRIEDRICH H. BRUNS (Düsseldorf)

Die Bedeutung der Enzyme und Enzymsysteme im Rahmen der stofflichen Umwandlungen der einzelnen Metaboliten in der Zelle ist heute unbestritten. Wir haben heute morgen durch das Referat von Herrn Prof. FELIX erfahren, wie vielfaltig die enzymatischen Leistungen der Leber sind. Jedoch ist unser Wissen über die Fermente des Plasmas oder des Serums recht spärlich. Wenn wir auch über das Vorkommen einer ganzen Reihe von Enzymen im Blutplasma orientiert sind, so wissen wir doch nichts über die physiologische Rolle, die sie spielen und ob ihnen überhaupt eine physiologische Bedeutung zukommt, abgesehen natürlich von den Enzymen, die an der Blutgerinnung beteiligt sind und über die hier nicht berichtet werden soll.

Die Serumenzyme entstammen den parenchymatösen Organen, die Amylase z. B. dem Pankreas oder die unspezifische Cholinesterase der Leber. Der Anteil am Gesamtprotein des Plasmas beträgt wahrscheinlich weniger als 0,1%. Das wären also nicht mehr als rund 7 mg-%, während in der Leber etwa $^2/_3$ der Zellproteine als Enzymeiweiß angesprochen werden muß. In jüngster Zeit hat sich herausgestellt, daß einzelne Serumfermente unter pathologischen Bedingungen extrem starken Aktivitätsschwankungen unterliegen und daß diese Verhaltensweise wichtige diagnostische und prognostische Schlüsse erlauben kann. Als erstes Beispiel möchte ich die Transaminasen erwähnen, über deren Vorkommen im Serum KARMEN, WRÓBLEWSKI und LA DUE im Jahre 1955 berichtet haben. Transaminasen katalysieren, wie schon der Name andeutet, die Übertragung einer α-Aminogruppe auf eine Ketosäure. Das Ferment, welches die Gleichgewichtslage zwischen Glutaminsäure und Oxalessigsäure auf der einen und Asparagin- und α-Ketoglutarsäure auf der anderen Seite kontrolliert, ist die Glutaminsäure-Oxalessigsäure-Transaminase. Inkubiert man Serum mit Puffer, Asparaginat und α-Ketoglutarat bei p_H 7,6, so läßt sich die anfallende Oxalessigsäure leicht dadurch bestimmen, daß man sie mit einem Überschuß Äpfelsäuredehydrogenase und hydriertem Diphosphopyridinnucleotid umsetzt. Die Lichtschwächung bei 340 mμ, die man dann beobachtet, ist Ausdruck der Oxalacetatkonzentration und damit ein Maß der Transaminaseaktivität. Serum bildet je ml und Stunde 0,6 Micromol Glutaminat und Oxalacetat aus Asparaginat und α-Ketoglutarat. Unter den Bedingungen des akuten Leberzellschadens beobachtet man im Serum eine außerordentlich starke Zunahme der Transaminase-Aktivität. Bei Mensch und Tier werden oft extreme Erhöhungen beobachtet, und zwar bei der Virushepatitis des Menschen, der homologen Serumhepatitis, der Virushepatitis der Maus und auch nach Vergiftung von Maus und Ratte mit Tetrachlorkohlenstoff. Es liegen auch Einzelbeobachtungen von Tetrachlorkohlenstoffvergiftungen beim Menschen vor.

Bei der Virushepatitis des Menschen ist die Aktivität oft um etwa das 30fache gegenüber der Norm erhöht. Bei der Lebercirrhose ist die Transaminaseaktivität des Serums zwar auch häufig signifikant erhöht, doch erreicht die Aktivität hier kaum das Doppelte bis Vierfache im Vergleich zum physiologischen Streuungsbereich. Kommt es jedoch zu einem neuen hepatitischen Schub, so steigt auch die Transaminaseaktivität wieder an. Die relativ wenig erhöhten Werte, wie man sie bei der Lebercirrhose beobachtet, finden sich bisweilen auch beim Verschlußikterus, beim primären Lebercarcinom und bei Tumormetastasen in der Leber. Nie aber erreichen die Aktivitäten die Höhe, die man bei der Hepatitis oder nach Verabfolgung bestimmter Lebergifte beobachtet.

Beim Menschen wurde nach dem Inhalieren von Tetrachlorkohlenstoffdämpfen — es handelte sich um einen Unglücksfall in einer chemischen Fabrik — eine Aktivitätszunahme um das 560fache gegenüber dem physiologischen Aktivitätsbereich beobachtet. Das sind Veränderungen, wie man sie in diesem Ausmaß für die Elektrolyte des Serums, für die Wasserstoffionenkonzentration oder auch für die bekannten organischen Serumbestandteile niemals beobachtet hat und auch nicht erwarten kann, da sie mit dem Leben nicht vereinbar sind.

Auch bei der Ratte steigt nach Verabfolgung von Tetrachlorkohlenstoff die Enzymaktivität des Serums stark an. Bei diesen Versuchen ließ sich eine Proportion zwischen dem Ausmaß der Lebernekrosen und der Serumaktivität der Transaminasen nachweisen. Es spricht also sehr viel dafür, daß das enzymreiche Leberparenchym beim Zelluntergang Fermente an das fermentärmere Serum abgibt, so daß das Serum sozusagen Spiegelbild von nekrotischen Veränderungen in parenchymatösen Organen sein kann. Es überrascht deshalb nicht, wenn man die Aktivitäten der Lebertransaminasen unter den hier erwähnten pathologischen Bedingungen vermindert findet. Interessant ist, daß man etwa bei der Hepatitis diejenigen Transaminasen im Serum findet, die auch in der Leber vorkommen, und daß die relativen Aktivitäten dieser verschiedenen Enzyme denen gleichen, die auch in der Leber beobachtet werden. Die Befunde, die ich bisher anführte, wurden von dem Arbeitskreis um KARMEN, WRÓBLEWSKI und LA DUE am Sloan Kettering Institute in New York erarbeitet (6—9). Die Ergebnisse stellen eine interessante Parallele dar zu eigenen Befunden, die wir vor 2—3 Jahren erheben konnten und über die ich im wesentlichen mit Herrn NEUHAUS publiziert habe. Unsere Arbeiten betrafen das Verhalten von Aldolase und Phosphohexoisomerase im Blutserum (1—5).

Während 1 ml Serum von Gesunden etwa 5 mm^3 Fructose-1,6-diphosphat zu Triosephosphat spaltet, (je Stunde bei 37° und p_H 7,4) ist die Enzymaktivität in der ersten Krankheitswoche bei der Hepatitis um das 7—8fache vermehrt. Im Laufe von 3 Wochen fällt die Serumaktivität bei komplikationslosem Krankheitsverlauf zur Norm ab.

Ähnliche Verhältnisse gelten für die Phosphohexoisomerase, welche das reversible Gleichgewicht zwischen Glucose-6-phosphat und Fructose-6-phosphat katalysiert. Die Aktivität ist in der ersten Krankheitswoche bei akuter Hepatitis um rund das 20fache erhöht. Auch bei Lebercirrhose, Verschlußikterus, Carcinom und Diabetes mellitus werden erhöhte Fermentaktivitäten gefunden, jedoch werden bei der Hepatitis derart starke Aktivitätszunahmen beobachtet, daß die Aktivitätsmessung der Phosphohexoisomerase diagnostische Hinweise geben kann. Bei einem Vergleich der Aktivitäten von Aldolase und Phosphohexoisomerase hat es sich herausgestellt, daß zwischen den Aktivitäten beider Fermente im Hepatitisserum ein bestimmtes Verhältnis besteht. Das, was für die Hepatitis des Menschen gilt, gilt auch für die Tetrachlorkohlenstoffvergiftung bei der Maus. Nach intraperitonealer Injektion von Tetrachlorkohlenstoff beobachtet man eine 10—25fache Aktivitätszunahme der Serumaldolase mit einem Maximum 18—20 Std. nach der Vergiftung. Gleichzeitig nimmt die Aktivität der Leber ab. Interessant ist, daß die geringste Leberaktivität zu einem Zeitpunkt gemessen wird, an dem die Serumaktivität schon wieder normal ist. Das könnte darauf hinweisen, daß während der ersten 24 Stunden nach der Vergiftung das Einströmen von Ferment ins Serum mit größerer Geschwindigkeit erfolgt als die Eliminierung des Fermentes aus dem Serum; während der folgenden 24 Stunden scheint dann die Eliminierung aus dem Serum, deren Mechanismus noch unklar ist, schneller zu erfolgen. Die Phosphohexoisomerase zeigt das gleiche Verhalten.

Ich habe über das Verhalten von Transaminasen, Aldolase und Phosphohexoisomerase des Blutserums unter besonderer Berücksichtigung der Lebererkrankungen berichtet. Enzymatische Serum-Teste sind entwickelt worden, die als höchst empfindliche Indicatoren zum Nachweis des Zellunterganges gelten müssen. Solche Teste sind teilweise spezifisch für die Art des pathologischen Prozesses, der in einem Organ abläuft. Sie sind jedoch nicht organspezifisch. Bei der Herzmuskelnekrose z. B., dem Herzinfarkt, kann man ganz ähnliche Befunde erheben wie beim Untergang von Leberzellen. Die Studien der letzten Jahre haben unsere Kenntnisse über die Fermente des Blutplasmas vermehrt und teilweise zu praktischen Konsequenzen geführt. Sie bereichern darüber hinaus unser Wissen über biochemische Besonderheiten unter pathologischen Bedingungen.

Literatur

1. BRUNS, F. H.: Biochem. Z. **325**, 156 (1954).
2. — u. K. HINSBERG: Biochem. Z. **325**, 532 (1954).
3. — u. W. JACOB: Klin. Wschr. **1954**, 1041.
4. — u. J. NEUHAUS: Biochem. Z. **326**, 242 (1955); Arch. of Biochem. a. Biophysics **55**, 588 (1955).
5. — u. W. PULS: Klin. Wschr. **1954**, 656.
6. FRIEND, CH., F. WRÓBLEWSKI and J. S. LA DUE: J. of Exper. Med. **102**, 699 (1955).
7. KARMEN, A., F. WRÓBLEWSKI and J. S. LA DUE: J. Clin. Invest. **34**, 126 (1955).
8. MOLANDER, D. W., F. WRÓBLEWSKI and J. S. LA DUE: J. Labor. a. Clin. Med. **46**, 831 (1955)
9. WRÓBLEWSKI, F., and J. S. LA DUE: Amer. Int. Med. **43**, 345 (1955); Cancer 8, 1155 (1955); J. Amer. Med. Assoc. **160**, 1130 (1956).

Diskussion

B. HESS (Heidelberg):

Neben den von Herrn Dr. BRUNS beschriebenen glykolytischen Fermenten konnten wir im normalen wie pathologischen menschlichen Serum sowie zum Teil in anderen Körperflüssigkeiten (Liquor cerebrospinalis, Exsudate, Harn) folgende Fermente nachweisen: α-Glycerophosphat-Dehydrogenase (Baranowski-Ferment), Milchsäure-Dehydrogenese, Phosphoglyceraldehyd-Dehydrogenase, Trioseisomerase, Pyruvat-Kinase und Phosphoglycerat-Kinase als Fermente der Glykolyse und Äpfelsäure-Dehydrogenase als Ferment des Citronensäurezyklus. Daneben wurde die Arginase des Harnstoffzyklus untersucht. Glutaminsäure-Dehydrogenase, α-Oxy-Buttersäure-Dehydrogenase, "malic enzym", Hexokinase und Fructokinase konnten in normalem Serum nicht nachgewiesen werden. Die Fermente können teilweise direkt papierelektrophoretisch im Serum dargestellt werden. Unter pathologischen Bedingungen wird ein Aktivitätsanstieg mancher Fermente in der extracellulären Flüssigkeit incl. Serum gegenüber der Norm beobachtet. Aus der klinischen Beobachtung sowie Modellversuchen ergibt sich, daß Zellen Fermenteiweiß an die extracelluläre Flüssigkeit bereits dann abgeben, wenn sie leicht, reversibel (z. B. durch kurzdauernde Anoxämie), geschädigt werden, nicht erst, wenn Nekrose eingetreten ist. Fragt man nach den Gründen des Fermentverlustes, so bietet sich folgender Gesichtspunkt an: Zellen halten ihr Fermenteiweiß wie alle anderen Moleküle nur dann fest, wenn ihr energieliefernder Mechanismus intakt ist. Diese These entspricht der von H. N. CHRISTENSEN für die Aminosäuren und von H. FISCHER für die basischen Proteine vorgetragenen Vorstellung des energiefordernden „aktiven Transports". Durch diesen Mechanismus werden die Stoffe in den Zellen aufgenommen bzw. festgehalten. — Wir weisen weiter darauf hin, daß die intracelluläre Lokalisation der Fermente (intra- und extramitochondrial) einen Hinweis auf den Grad der Zellschädigung geben kann: das Auftreten intramitochondrialer Fermente im extramitochondrialen Cytoplasma und schließlich in der extracellulären Flüssigkeit kann als Schädigung der Mitochondrien angesehen werden (z. B. im Sinne der trüben Schwellung); bei der Thyreotoxikose findet man z. B. eine Erhöhung der Äpfelsäure-Dehydrogenase um das 5—15fache der Norm je nach der Schwere der Erkrankung.

K. HINSBERG (Düsseldorf):

Die Frage der Lokalisation hat mich bei meinen Untersuchungen natürlich besonders interessiert. Ich kann dazu folgendes sagen: Die Acetylcholinesterase ist in der Leberzelle in der Hauptsache im Cytoplasma enthalten. Auch die alkalische Phosphatase, aber trotzdem steigt die eine bei der Hepatitis an, und die andere nimmt ab. Die eine verläßt die Zelle, und die andere bleibt darin, oder aber sie wird nicht mehr gebildet. Ich glaube, bevor wir darüber etwas sagen können, müssen wir weitere Versuche abwarten.

B. HESS (Heidelberg):

Das macht auch die Interpretation der Befunde so schwer. Fermente mit gleichem Molekulargewicht treten nicht in gleicher Weise aus einer geschädigten Leberzelle, etwa unter den Bedingungen der experimentellen Lebervergiftung oder bei der akuten gelben Leberatrophie.

K. HINSBERG (Düsseldorf):

Ja, wir wissen nicht einmal, ob sie austreten oder nicht mehr austreten, oder aber, ob sie gar nicht mehr neu gebildet werden. Das ist nämlich auch noch möglich. Wenn die Synthese gehemmt ist, dann können die Fermente natürlich auch nicht aus der Zelle austreten. Es können aber auch Hemmungsfaktoren auftreten, aber darüber können wir heute noch gar nichts aussagen.

H. (München): (Name unverständlich)

Ich wollte nur noch kurz im Anschluß an die Ausführungen von Herrn HESS berichten, daß wir in den letzten Jahren, zusammen mit Herrn Professor SEITZ und STUHLFAUT, bei 200 Patienten mit optischen Testen Fermentanalysen gemacht haben. Wir konnten im Serum vorwiegend Milchsäuredehydrase nachweisen, Äpfelsäuredehydrase, phosphatübertragendes Ferment, dagegen sahen wir bei normalen Patienten nie Glutaminsäuredehydrase. Wir haben dann diese Fermentanalysen auch in den Blutzellen selbst gemacht, dabei fanden wir ungefähr ähnliche Relationen wie im Serum. Auffallend war noch, daß wir im Venenblut der Milz eine sehr hohe Aktivität der Milchsäuredehydrase messen konnten. Bei der Leberschädigung fanden wir auffallend häufig eine Vermehrung der Glutaminsäuredehydrase im Blut, was, wie schon gesagt, bei normalen Patienten nie gelang.

F. H. BRUNS (Düsseldorf):

Zur Frage des Enzymverlustes der geschädigten Zelle möchte ich noch auf folgendes hinweisen: KIESE hat einmal den Ausspruch getan, die Zelle sei thermodynamisch betrachtet ein unwahrscheinlicher Zustand. KIESE wollte damit zum Ausdruck bringen, daß es zur Aufrechterhaltung der Zellintegrität der andauernden Zufuhr freier Energie bedarf. Es ist deshalb gar nicht erstaunlich, wenn die fermentreiche Zelle unter bestimmten Bedingungen Fermentprotein an die fermentärmere Umgebung abgibt. Interessant sind in diesem Zusammenhang einige Befunde WARBURGs. WARBURG hat zeigen können, daß Ascitestumorzellen der Maus Aldolase und Triosephosphatisomerase an die Suspensionsflüssigkeit abgeben, wenn diese an Glucose verarmt. Setzt man dem Suspensionsmedium anschließend Glucose zu, so nimmt die Fermentkonzentration der Suspensionsflüssigkeit wieder ab. Ganz ähnliche Befunde erhoben SIBLEY und FLEISHER an Carcinom- und Leberschnitten.

H. SCHÖN (Erlangen):

Ohne das Eisenproblem erneut aufwerfen zu wollen, möchte ich zu der von Herrn BRUNS erwähnten Aldolase-Aktivitätsbestimmung Stellung nehmen. Wir haben uns in Erlangen schon seit einiger Zeit damit beschäftigt. Ich möchte deswegen auch auf einen Einwand von Herrn BEIGLBÖCK eingehen. Er meint, daß es bislang noch ein kostspieliger Test sei. Nun, die angegebenen Mengen, und auch Ihre Mengen, Herr BRUNS, lassen sich reduzieren, da ja die optimale Substratkonzentration außerordentlich gering ist. Man kommt also mit sehr viel weniger Fructosediphosphat aus und bekommt dieselben guten Ergebnisse, wie Sie sie uns gezeigt haben. Es ist ganz sicher, daß die Aldolasebestimmung für nicht so gut eingerichtete Laboratorien sehr viel einfacher ist als die Eisenbestimmung. Die Bedingungen, die erforderlich sind, um 100 oder 200 γ Eisen im Serum nachzuweisen, sind nicht überall gegeben. Zwar übersehen wir nicht eine so große Anzahl von Fällen, jedoch konnten wir feststellen, daß in sogar etwas mehr als 80% der Hepatitis-Fälle der Aldolasetest positiv ist. Nur muß man natürlich bei der Aldolase auch an die Nebenreaktion denken, wie Sie sie auch schon erwähnt haben. Dabei sind zwei ganz besonders wichtig: einmal wird man wegen des Vorkommens der Aldolase im Muskel bei Myopathien einen erhöhten Aldolasegehalt bekommen, der in der Größenordnung der Hepatitis-Werte liegt, das hat schon SCHAPIRA gezeigt; auch beim Prostata-Carcinom findet man erhöhte Werte. Darüber liegen Zahlenangaben aus Amerika von BAKER vor, und zwar hatten von 16 Prostatacarcinom-Kranken 12 einen erhöhten Aldolase-Wert im Serum. Das eigentümliche war, daß die Aldolase-Aktivität im Serum absank, wenn das Carcinom auf die übliche Hormonbehandlung ansprach.

W. EGER (Göttingen):

Ich möchte noch einmal die Frage des Durchtritts von Fermenten aus der Zelle in die Blutbahn aufwerfen, besonders im Hinblick auf die experimentelle Leberschädigung. Kann man einen Austritt von Fermenten aus Zellen annehmen, die reversibel geschädigt sind, also noch eine gewisse Funktionstüchtigkeit aufweisen, oder ist es Voraussetzung, daß die Leberzelle irreversibel geschädigt ist und mit dem Zerfall der Zelle die freigewordenen Fermente in die Blutbahn gelangen? Das wäre an sich die plausibelste Erklärung für den Übertritt von Fermenten ins Blut, eine Erklärung, wie sie auch heute für das Serumeisen gegeben wurde. Besteht nun eine Beziehung zwischen der Nekrosegröße, die man dann antrifft, und dem Fermentgehalt im Blut?

F. H. BRUNS (Düsseldorf):

Ja. Im Tierversuch hat man festgestellt, daß eine direkte Beziehung besteht zwischen dem Ausmaß der Nekrosen und den Fermentverhältnissen im Serum. Man hat z. B. beim Hund experimentell einen Herzinfarkt erzeugt und danach feststellen können, daß der Fermentgehalt im Serum durchaus der Größe des Infarktes entspricht. Wir können allerdings nicht mit Sicherheit sagen, ob nur die nekrotisierte oder auch die geschädigte Zelle Enzymeiweiß verliert. Ich meine, daß die Befunde von WARBURG, die ich hier eben erwähnte, darauf hinweisen, daß es sogar etwas Gegenteiliges geben kann, die Zelle vielleicht auch Eiweiß aufnimmt. Aber darüber wissen wir nichts Näheres.

Es gibt sicherlich Serumfermente, die unter physiologischen und pathologischen bzw. tierexperimentellen Bedingungen den Erythrocyten entstammen. Andere Fermente entstammen dagegen sicherlich nicht den roten Blutzellen, sondern anderen Organen. Dies gilt z. B. für unspezifische Cholinesterase, alkalische Phosphatase und Amylase. Es ist jedoch heute noch nicht möglich, diese Frage für jedes einzelne Serumferment zu entscheiden.

Ferritin bei experimentellen Leberschäden und Lebererkrankungen

Von

L. Heilmeyer (Freiburg i. Br.)

Mit 11 Abbildungen

Auch im Eisenstoffwechsel nimmt die Leber eine bedeutende Stellung ein, und zwar deswegen, weil in der Leber die größten Eisenmengen als Reserven, als Depoteisen gestapelt sind. Aus der Leber entnimmt der Organismus bei allen möglichen Beanspruchungen seinen Eisenbedarf. Ich erinnere etwa an den Übergang vom normalen Klima in ein Höhenklima: Wie Lintzel das gezeigt hat, wird dabei die Leber entleert und das Eisen für die Neubildung des Hämoglobins herangezogen. Ähnlich ist es natürlich bei Blutverlusten. Heute wissen wir, daß

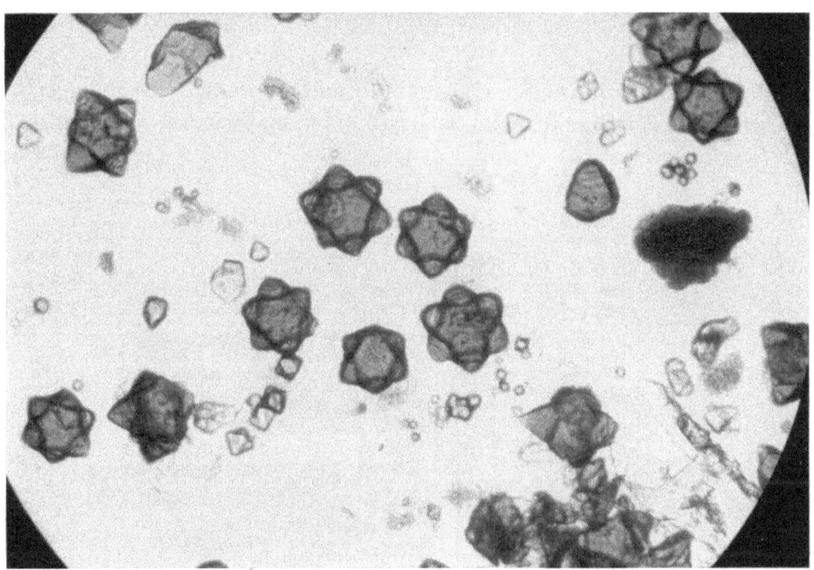

Abb. 1. Ferritinkristalle aus Pferdemilz

das Eisen grundsätzlich in zweierlei Form in der Leber gespeichert ist, einmal als *Ferritin*, als eine wohlumschriebene, kristallisierbare Verbindung, die etwa 20 bis 24 % Eisen enthält (wobei der Eisengehalt innerhalb dieser Grenzen wechseln kann), zum anderen als *Hämosiderin*, einer viel eiweißärmeren Verbindung, die sich nicht kristallisieren läßt, und die im Gegensatz zum Ferritin histologisch sichtbar ist mit den gewöhnlichen Eisennachweismethoden der Histologie. In der normalen Leber ist das Eisen in der Hauptsache in der Ferritinform gespeichert.

Deshalb sehen wir bei der normalen Histologie nur andeutungsweise geringe Mengen von Eisen in der Form des Hämosiderins. Durch die Schaffung einer neuen

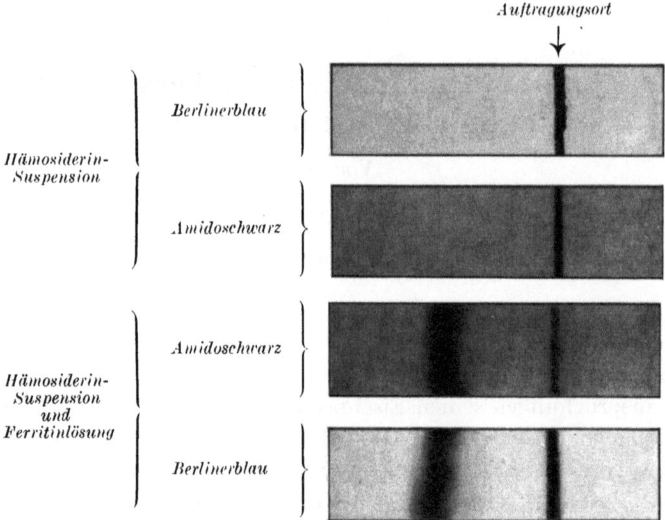

Abb. 2. Elektropherogramme von Hämosiderin und Ferritinlösungen nach Anfärbung mit Amidoschwarz und Kaliumferrocyanid

Methode durch meine Mitarbeiter Keiderling und Wöhler ist es gelungen, den Ferritineisengehalt der Organe exakt zu bestimmen, und wir haben uns natürlich

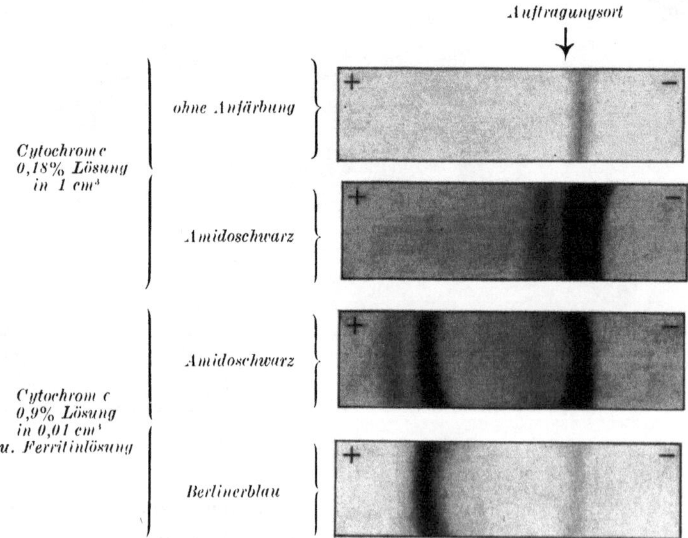

Abb. 3. Elektropherogramme von Cytochrom c und Ferritinlösungen nach Anfärbung mit Amidoschwarz und Kaliumferrocyanid

besonders dafür interessiert, wie sich das Ferritineisen in der Leber unter normalen und pathologischen Bedingungen verhält. Ich darf Ihnen als erstes Bild die Kristalle des Ferritins zeigen (s. Abb. 1), wie sie meine Mitarbeiter aus der Pferdemilz gewonnen haben, mit ihrer schönen eckigen Kristallform. Beim Menschen sehen sie etwas anders aus, da sind sie etwas abgerundet. Man kann das Ferritin — es kristallisiert ja sehr leicht mit Zusatz von Cadmiumsulfat — auch aus der menschlichen Leber, ja sogar aus dem Leberpunktat kristallisiert zur Darstellung bringen.

Wie verhält sich nun das Ferritin bei Lebererkrankungen?

Zunächst ein Bild über einen Teil der Methodik, die darin besteht, daß man das Ferritin elektrophoretisch auf dem Papier von anderen Eisenverbindungen abtrennen kann, hier z. B. vom Hämosiderin (Abb. 2), das auf der Auftragslinie liegenbleibt, während das Ferritin selbst anodenwärts mit einer

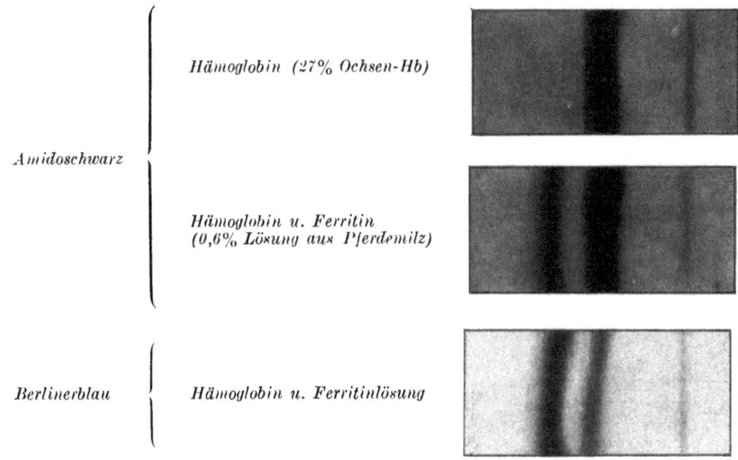

Abb. 4. Elektropherogramme von Hämoglobin- und Ferritinlösungen nach Anfärbung mit Amidoschwarz und Kaliumferrocyanid

scharfen Bande wandert; die nächsten Bilder zeigen Ihnen das unterschiedliche Verhalten z. B. zum Cytochrom (Abb. 3), das kathodisch wandert, während das Ferritin anodisch wandert. Man kann es in doppelter Weise auf dem Papier zur Darstellung bringen. Einmal durch Färbung mit Amidoschwarz, dann färbt man den Eiweißanteil, oder aber mit der Berliner-Blaureaktion, welcher den Eisenanteil erfaßt. Man kann auf diese Weise quantitativ den Eiweißanteil und den Eisenteil bestimmen, so daß man dadurch eine Vorstellung von der jeweiligen Zusammensetzung des Ferritins bekommen kann. Das nächste Bild zeigt Ihnen den Unterschied zum Hämoglobin (Abb. 4), das nur ganz wenig anodisch wandert, während das Ferritin weiter zur Anode wandert. Wir haben nach dieser Methode Ferritinbestimmungen quantitativer Art durchgeführt, und zwar bei Ratten (Abb. 5). Man sieht, daß ungefähr 25 mg Ferritin auf 100 g Organgewicht in der Leber vorliegen. Äthernarkosen, die wir bei unseren Versuchen anwendeten, haben keinen großen Einfluß. Nach Blutverlusten vermindert sich das Ferritin; das ist ja wohl selbstverständlich. Auch bei toxisch-hämolytischen Anämien vermindert sich das Ferritin; das ist nicht selbstverständlich. Man erwartet natürlich bei Hämolysen, daß mehr Eisen anfällt und in der Leber gespeichert wird. Aber Sie sehen, daß bei Hämolysen das Eisen als Ferritin nicht in der Leber, sondern in der Milz aufgebaut wird. Man findet bei toxischen hämolytischen Anämien

eine sehr starke Vermehrung des Ferritins in der Milz. Nach exogener Eisenzufuhr
hatten wir erwartet, daß das Ferritineisen sofort stark ansteigt, aber das ist nicht
der Fall. Das exogen zugeführte Eisen wird *zunächst* als Hämosiderin abgelagert.
Wenn man die Tiere viel später tötet, dann sieht man den Ferritinanteil anwachsen
und das Hämosiderin abnehmen. Das heißt also, daß, wenn sehr viel Eisen anfällt, der Aufbau zum Ferritin zunächst nicht so schnell möglich ist. Deswegen
wird es vorläufig als Hämosiderin abgelagert. Bei Entzündungen, auch bei Infekten, vermindert sich der Ferritingehalt der Leber ganz erheblich. Auch wenn
man bei Entzündungen Eisen zuführt, bekommt man eine starke Hämosiderin-
ablagerung, weil offenbar im Zustand des Infektes das exogen zugeführte Eisen

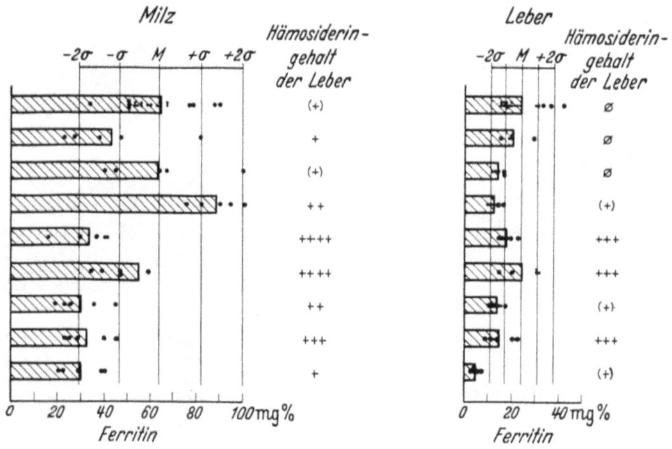

Abb. 5. Ferritingehalt in Leber und Milz der Ratte unter physiologischen und pathologischen Bedingungen

nicht als Ferritin aufgebaut werden kann. Wir vermuteten, daß es sich hierbei
um Störungen in der Apoferritinsynthese handelt. Nach neueren Untersuchungen
meines Mitarbeiters WÖHLER ist es aber wahrscheinlicher, daß im Infektzustand
durch Aktivierung des Sulfhydrilsystems das Ferritineisen abgebaut und in
Hämosiderin umgewandelt wird. Am deutlichsten ist die Verminderung des
Ferritins bei schweren Leberschädigungen, etwa mit Tetrachlorkohlenstoff, wobei
das Leberferritin fast völlig verschwindet. Sie sehen, dies stimmt bei allen 5 Tieren
vollkommen überein.

Im Zustande der Tetrachlorkohlenstoffvergiftung hat die Leber also nicht
mehr die Fähigkeit, Apoferritin zu bilden und Eisen als Ferritin einzulagern,
sondern das Eisen wird in der Form des Hämosiderins eingelagert, bzw. aus der
Leber überhaupt ausgeschleust. Wir werden das nachher noch sehen. Bei krankhaften Zuständen können wir ungefähr dieselben Ergebnisse wiederfinden (Abb. 6).
Als Maßstab dient ein Verunglückter. Man hat hier leider keine großen Vergleichs-
zahlen, aber gemessen an den Werten dieses Verunglückten sieht man, daß sich
bei Kreislauferkrankungen verhältnismäßig wenig ändert, bei entzündlichen
Prozessen noch keine deutlichen Veränderungen vorliegen, auch nicht bei Tumoren,
daß dagegen bei allen Krankheitsprozessen, die die Leber betreffen, eine ganz
eindeutige Verminderung des Ferritins vorliegt. Wie sie sehen, ist das Ferritin
bei Lebercirrhosen und anderen Lebererkrankungen außerordentlich vermindert.

Auch bei schweren Erkrankungen der Leber durch andere Krankheitsprozesse ist das Ferritin wesentlich vermindert, ebenso bei akuter Hepatitis und Leberatrophie. Wir sehen hier immer dasselbe Phänomen: bei schweren Schädigungen

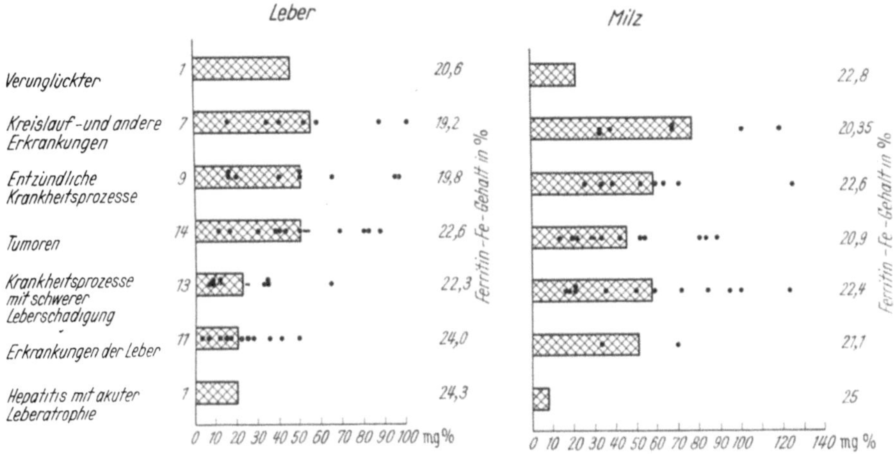

Abb. 6.
Verhalten des Ferritins und des Ferritin-Eisengehaltes bei verschiedenen Krankheitszuständen

der Leber ist keine Fähigkeit mehr vorhanden, Apoferritin zu bilden. Das Hämosiderin ist in der Leber bei solchen Erkrankungen etwa normal oder sogar vermehrt.

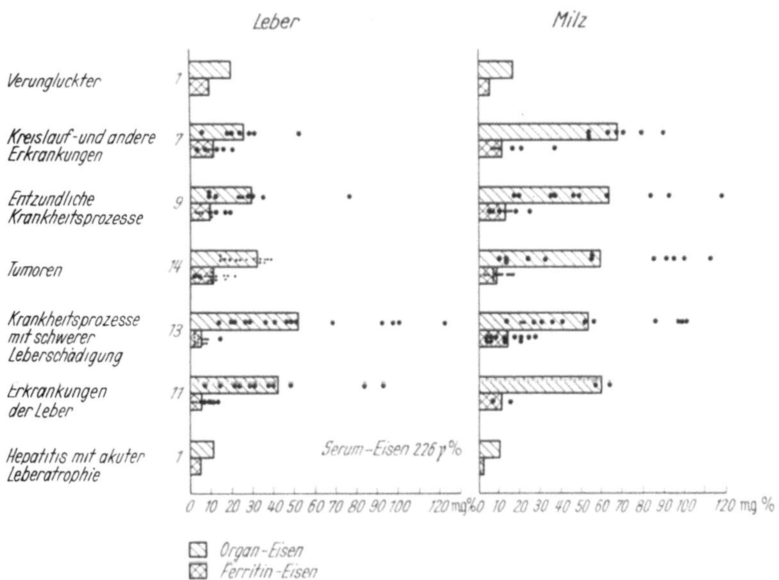

Abb. 7.
Verhalten des Organeisens und des Ferritin-Eisens in Leber und Milz bei verschiedenen Krankheitsprozessen

Das scheint mir doch für die histologische Betrachtung des Eisens in der Leber außerordentlich wichtig, denn wir haben dann die Erscheinung einer *Eisenphanerose*. Es gibt allerdings Cirrhosen, bei welchen der Eisengehalt stark vermehrt ist, es gibt aber auch Cirrhosen, deren Gesamteisengehalt — ausgenommen natürlich das Hämoglobin — nicht vermehrt ist und trotzdem histologisch eine starke Eisenfärbung auftritt. In diesen Fällen ist das Eisen in der Form des Hämosiderins abgelagert, weil nicht genügend Apoferritin für die Bindung des Eisens zur Verfügung steht. Das Ferritin ist histologisch nicht sichtbar. während das Hämosiderin vermehrt sichtbar ist. und so könnte man aus den histologischen

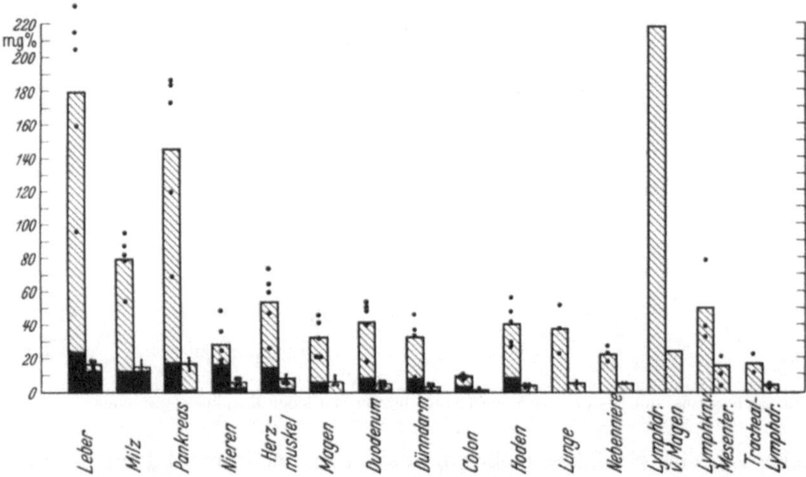

Abb. 8a. Verhalten des Ferritins und des Ferritin-Eisengehaltes beim Normalen und bei der Hämochromatose in verschiedenen Organen

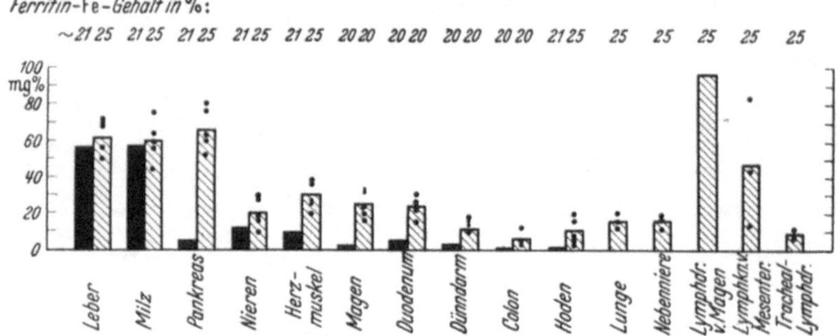

Abb. 8b. Verhalten des Organ-Eisens und des Ferritin-Eisens beim Normalen und bei der Hämochromatose in verschiedenen Organen

Schnitten schließen, daß eine starke Eisenvermehrung vorläge. Aber das ist nicht der Fall. Es handelt sich nur um eine Eisenphanerose. Aber es gibt auch bei Cirrhosen Fälle mit ganz enormer Eisenvermehrung. Ganz besonders ist das der Fall bei dem Krankheitsbild der Hämochromatose. das ich Ihnen jetzt zeigen will. Zunächst hier noch die Verhältnisse des Organeisens. die ich eben hier erwähnt habe (Abb. 7).

Im nächsten Bild sehen wir nun die Verhältnisse bei der Hämochromatose (Abb. 8a u. 8b). Wie steht es mit dem Ferritin bei der Hämochromatose ? Diese Frage war deswegen sehr interessant. weil es ja verschiedene Theorien der Hämochromatose gibt. die darauf beruhen. daß zuviel Eisen intestinal aufgenommen wird. Da die Amerikaner immer noch ganz von der Vorstellung beherrscht sind. daß der Mucosa-Block etwa die Sperre bildet gegen die Übersättigung des Organismus mit Eisen, so hat man spekulativ gedacht, es könnte bei der Hämochromatose ein Mangel an Ferritin vorliegen, vielleicht eine Schädigung der Ferritinsynthese und dadurch eine Unmöglichkeit, einen Mucosablock zu bilden. Dann würde natürlich der Organismus, wenn diese ganze Theorie des Mucosablocks stimmt, was heute ja wieder sehr zweifelhaft geworden ist, mit Eisen überladen sein. Dies wäre dann eine Folge der dauernd vermehrten Resorption. Auf einen Mangel an Ferritin kann man diese Dinge aber sicherlich nicht beziehen. Bei der Hämochromatose fanden wir nämlich in allen Organen Ferritin, wie Sie hier sehen. Die hellen Säulen sind die Werte bei Hämochromatosefällen, die schwarzen Säulen sind die Werte für den Normalfall. Da sieht man, daß das Ferritin in der Leber sogar etwas mehr ist als beim Normalen. In der Milz ist es ebenso. Im Pankreas ist Ferritin sogar stark vermehrt. Bei der Hämochromatose sieht man ferner im Duodenum und im Dünndarm eine wesentliche Vermehrung des Ferritins, so daß also gar nicht die Rede davon sein kann, daß die Störung durch eine Unfähigkeit zur Ferritinsynthese bedingt wäre. Aber

auffällig ist es natürlich, und das zeigt uns das nächste Bild, daß der Ferritineisengehalt der Hämochromatoselebern ungefähr normal oder sogar etwas erhöht ist, daß er aber, verglichen mit dem Gesamteisengehalt, ungeheuer gering ist. Hier sehen Sie in der schwarzen Säule das Organeisen der Leber; das sind 180 mg-% und daneben die zweite Säule, ist das Ferritineisen, mit 15 mg-%. Sie sehen also, es besteht eine außerordentliche Diskrepanz zwischen dem Ferritineisen und dem Gesamteisen. Das heißt, in der Hämochromatoseleber ist es also nicht möglich, (da es ja auch zumeist eine schwer organisch veränderte geschädigte Leber ist) die großen Eisenmengen in der Form des Ferritins zu binden. Infolgedessen ist es gar nicht anders möglich, als daß das Eisen in der Form einer eiweißarmen Verbindung, nämlich der des Hämosiderins abgelagert wird. Dies sieht man ja auch histologisch.

Ich möchte Ihnen nun zum Schluß noch ganz kurz einen Fall von Tetrachlorkohlenstoffvergiftung zeigen, der auch zufällig zu uns in die Klinik kam. Er hatte anstelle eines Glases mit Schnaps ein Glas mit Tetrachlorkohlenstoff erwischt und ausgetrunken. Es war ein Hämochromatosekranker, der uns schon bekannt war.

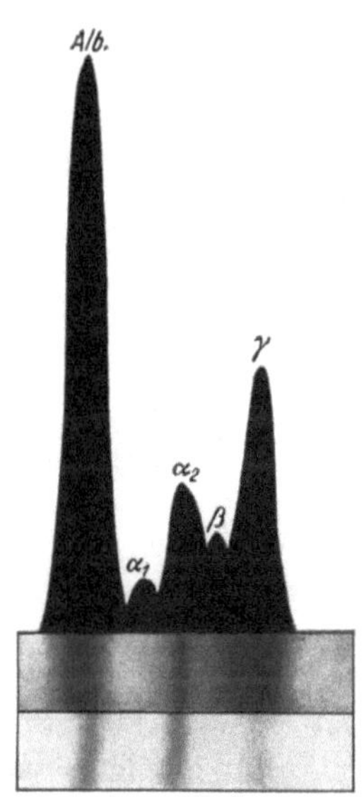

Abb. 9.   Elektropherogramme von Hämochromatose-Serum nach Anfärbung mit Amidoschwarz u. Kaliumferrocyanid. Die Ferritinfraktion liegt im α₂-Bereich

Das ist ihm natürlich sehr schlecht bekommen. Er kam bald ins Coma hepaticum und ist nach wenigen Tagen gestorben. Im Plasma dieses Patienten haben wir den exorbitanten Wert von 1750 γ-% (!) Eisen gefunden. Ich habe das zunächst nicht für möglich gehalten, weil so etwas in der ganzen Weltliteratur noch nicht bekannt war. Wir haben dann noch einmal untersucht und fanden fast genau den gleichen Wert mit 1730 γ-%, also gut übereinstimmende Werte. Wir wissen nun, daß das Plasmaeisen normalerweise an einen spezifischen Eiweißkörper gebunden ist, der etwa 300 γ Eisen zu binden vermag. Wenn mehr Eisen ins Plasma übertritt, dann muß es in irgendeiner anderen Form im Plasma vorhanden sein.

Da die Bindung des Eisens in diesem Plasma interessierte, haben wir es elektrophoretisch aufgetrennt. Im Elektrophoresediagramm (Abb. 9) sehen wir, daß die α_2-Komponente stark vermehrt ist und auch die Gammaglobuline stark vermehrt sind. Wesentlich für uns war das Eisen. Wir haben auf dem Papier neben der gewöhnlichen Eiweißfärbung eine Berliner-Blaureaktion gemacht und dabei sieht man, daß ein Eisenstreifen mit dem α_2-Streifen zusammenfällt, ein anderer Teil des Eisens ist in diesem Fall, in dem ja ungeheuere Mengen im Plasma transportiert werden, an das Albumin gebunden. Ganz stark ist jedenfalls hier die Eisenbindung an das Alpha$_2$-Globulin. Nun wandert mit dem Alpha$_2$-Globulin auch das Ferritin. Herr Wöhler hat deshalb versucht, das Ferritin kristallisiert im Plasma zur Darstellung zu bringen. Das ist nun erstaunlicherweise geglückt.

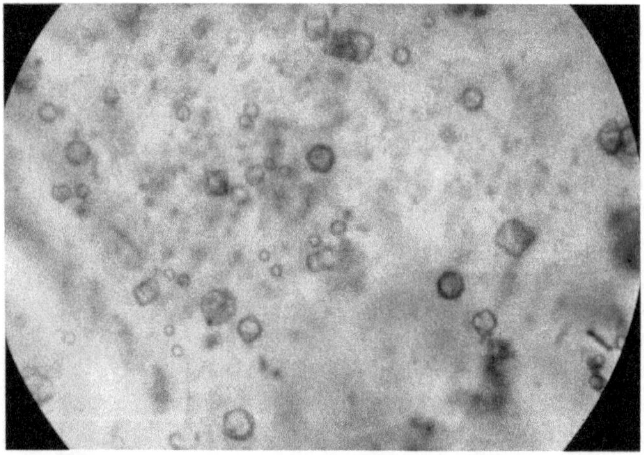

Abb. 10. Ferritinkristalle im Plasma eines Tetrachlorkohlenstoffvergifteten

(Abb. 10). Sie sehen hier auf diesem Bild Kristalle menschlichen Ferritins. Auf dem nächsten Bild will ich Ihnen zeigen, daß diese Kristalle die Eisenreaktion geben (Abb. 11). Es ist also eindeutig, daß hier Ferritinkristalle im Plasma aufgetreten sind. Herr Professor Büchner hat die histologische Untersuchung dieses Falles durchgeführt, und es waren in der Leber große nekrotische Inseln vorhanden. Die Leberzellen sind also in großen Massen zugrunde gegangen, es wurde hier einfach das Ferritin der Leber ins Plasma ausgeschleust. Wir konnten deshalb die Ferritinkristalle im Plasma züchten. Natürlich ist nicht nur Ferritineisen hinausgeschleust, sondern auch eine große Menge des Hämosiderins, und das hat sich offenbar im Überschuß hier an die Albumine des Plasmas gebunden. Neuerdings ist es Reissmann u. Dietrich geglückt, bei akuter Hepatitis mit einer serologischen Methode ebenfalls Ferritin im Plasma nachzuweisen.

Dieser Fall ist aber doch sehr interessant für die Frage, die heute noch immer ungeklärt ist: Warum steigt bei der Hepatitis das Eisen im Blut so stark an? Es ist heute ja noch wenig darüber gesprochen worden, daß wohl das beste Mittel zur Erkennung eines hepatitischen Ikterus die Eisenbestimmung im Serum ist. Wir machen ja, Herr Hinsberg, in großen Mengen die Phosphatasebestimmungen, aber sie lassen uns doch viel öfter im Stich als die Eisenbestimmung. Diese ist außerordentlich viel zutreffender, und es gibt nur ganz seltene Ausnahmen, wo das Eisen niedrig ist. Eine Hepatitis hat eine Eisenerhöhung von etwa 150 bis 300 γ-% in allen Fällen, es sei denn, es käme zur Hepatitis ein schwerer Infekt. Wenn eine Hepatitis im Verlauf ihrer Erkrankung eine Pneumonie bekommt, so stürzt das Eisen im Serum erheblich ab, weil der Infektmechanismus eintritt, der das Eisen an das Reticuloendotheliale System bindet. In solchen Fällen können Irrtümer unterlaufen. Aber in allen anderen Fällen ist die Eisenbestimmung bei der Hepatitis ein äußerst wertvoller Faktor, und ich habe heute mit Erstaunen gesehen, daß die Engländer (ich weiß nicht, ob Frau SHERLOCK gerade hier ist) diese Methode noch nicht verwenden. In Amerika wird sie neuerdings ebenfalls viel angewandt.

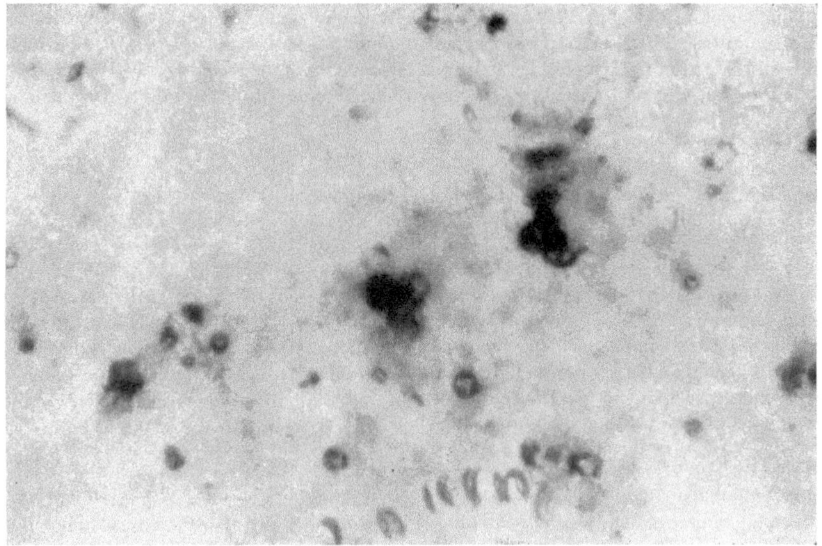

Abb. 11 Berlinerblau-Reaktion der Ferritinkristalle

Der Eisenstoffwechsel wird nicht durch die Ausscheidung, sondern durch die Resorption reguliert. Schon aus diesem Grunde ist es äußerst unwahrscheinlich, daß durch einen Stopp in der Ausscheidung — und vor allem sehen wir ja beim Verschlußikterus, daß das Eisen in keiner Weise vermehrt ist, sondern in vielen Fällen sogar absinkt — der Serumeisenspiegel ansteigt. Das kann also der Grund niemals sein. Man muß doch nach diesem Falle von Tetrachlorkohlenstoffvergiftung daran denken, daß auch bei der Hepatitis in großer Zahl Leberzellen zugrunde gehen. Ich glaube, auch von pathologisch-anatomischer Seite wird man es bestätigen können, daß man auch in der Hepatitis-Leber eine Art von Leberzellmauserung hat. Genauso, wie wir bei hämolytischen Anämien einen großen Umsatz der Erythrocyten haben, genauso sehen wir in der Leber bei der Hepatitis einen stärkeren Umsatz von Leberzellen, der zum Eisenanstieg im Plasma führt. Das ist zwar eine Theorie, die noch in keiner Weise bewiesen ist, sie ist aber jedenfalls besser als die Vorstellung, daß die Ausscheidung des Eisens gehemmt ist. Das ist ganz ausgeschlossen[1].

---

[1] *Nachtrag bei der Korrektur:* Inzwischen ist es meinem Mitarbeiter WÖHLER gelungen, auch bei einzelnen Hepatitisfällen Ferritinkristalle im Plasma nachzuweisen, und zwar 12 mal unter 42 Fällen.

Diskussion

G. A. Martini (Hamburg):

Die Hauptschwierigkeit bei der Differentialdiagnose der Hepatitis liegt in der Gruppe von Fällen mit intrahepatischem Verschlußikterus, also bei denjenigen, die funktionell als Verschlußikterus imponieren, aber eine mehr oder weniger klare Hepatitisanamnese haben. Wie sind Ihre Erfahrungen dabei mit dem Eisen, Herr Professor Heilmeyer? Unsere Ergebnisse sind dabei unterschiedlich. Es gab Fälle mit erhöhtem Eisen, und es gab Fälle mit erniedrigtem Eisen. Wenn die Mehrzahl dieser Fälle einen hohen Eisenwert hätte, so würde das eindeutiger für den Wert der Methode sprechen. Denn das sind ja gerade die Fälle, die operiert werden, und die durch die Operation besonders gefährdet sind.

L. Heilmeyer (Freiburg):

Es handelt sich dabei natürlich um relativ seltene Fälle, und ich kann dabei nicht mit großen Zahlen aufwarten. Nach unseren Erfahrungen ist es meistens so, daß die intrahepatischen Verschlüsse ein normales oder erniedrigtes Serumeisen haben, keine Erhöhung auf 200 oder gar 300 γ-%, wie es für die weitaus größte Zahl der Hepatitisfälle charakteristisch ist.

B. Hess (Heidelberg):

Für die Frage des Eiweißverlustes geschädigter Leberzellen wäre es von Interesse zu wissen, ob die Erhöhung des Serumeisens die Folge eines Ferritin-Verlustes der Leberzellen ist.

L. Heilmeyer (Freiburg):

Diese Frage habe ich heute selbst angeschnitten. Und zwar habe ich gesagt, daß bei der Hepatitis wahrscheinlich durch den Zerfall von Zellen Eisen frei wird. Mein Mitarbeiter Wöhler hat sich außerordentlich bemüht, das Ferritin bei schweren Hepatitisfällen genauso schön im Plasma nachzuweisen, wie das bei der beschriebenen Tetrachlorkohlenstoffvergiftung geglückt ist; aber leider ist es bei der Hepatitis nie gelungen, Kristalle aus dem Plasma zu züchten. Feinere Untersuchungen, die vielleicht auf elektrophoretischem Wege noch möglich sind, haben wir über diese Frage noch nicht durchgeführt. Sie sind aber geplant.

L. Demling (Erlangen):

Seit 1950 beschäftigen wir uns an der Henningschen Klinik mit der Aufspaltung von Lebereiweiß. Die elektrophoretisch trennbaren Leberproteine können mit den Plasmaeiweißkörpern hinsichtlich der Wanderungsgeschwindigkeit in Parallele gesetzt werden (eine weitere Identität ist jedoch aus dem elektrophoretischen Verhalten nicht ohne weiteres zu folgern). In ausgedehnten, bereits veröffentlichten Untersuchungen konnten wir feststellen, daß der Albumingehalt der Leber verhältnismäßig gering ist. Schädigungen verschiedenster Art bewirken sowohl im Tierexperiment (Ratte) als auch beim Menschen einen kurzfristigen Anstieg und späteren kräftigen Abfall der mit β-Globulingeschwindigkeit wandernden Fraktion. In späteren Untersuchungen gelang in dem auf einem Filterpapierstreifen nach Grassmann und Hannig getrennten Lebereiweiß die Berliner-Blau-Reaktion im Bereich des β-Globulins (Verh. Dtsch. Ges. inn. Med. 1953), des gleichen β-Globulins, das bei Leberschädigungen absinkt. Wahrscheinlich liegt im Bereiche des β-Globulins der Leber das Ferritin. Dieses Zusammentreffen läßt daran denken, daß bei Leberschädigungen dieses Organ die Fähigkeit zum Festhalten seiner Ferritinbestände verloren hat, so daß der Eisenspiegel bei Leberschädigungen, z. B. der Hepatitis, ansteigt, worauf Heilmeyer hingewiesen hat.

Zwischenfrage (Name des Redners unverständlich):

Dürfte ich folgendes fragen: Wenn wirklich die Nekrose die Ursache des hohen Eisenspiegels ist, warum ist bei der akuten Leberatrophie der Eisenwert nicht erhöht. Bei der akuten Leberatrophie ist das Eisen im Vergleich zur Hepatitis nie so stark erhöht, wie bei der experimentellen Tetrachlorkohlenstoffvergiftung, im Vergleich zum Ausmaß der Nekrose. Darin scheint doch ein Widerspruch zu liegen.

L. Heilmeyer (Freiburg):

Bei den Endzuständen, also beim Coma hepaticum, spielt der Infektmechanismus offenbar stark in das patho-physiologische Geschehen hinein. Wir haben das bei zahlreichen Fällen von Coma hepaticum auch beobachtet.

Plasmaeiweißkörper und Serumlabilitäts-Reaktionen in der Leberdiagnostik

Von

ROLF EMMRICH (Magdeburg)

Mit 4 Abbildungen

Im Jahre 1929 berichteten ABRAMI und ROBERT-WALLICH (*1*) und SALVESEN (*17*) unabhängig voneinander über charakteristische Änderungen der Plasmaeiweißkörper bei der Laënnecschen atrophischen Lebercirrhose. Sie wiesen als Ausdruck einer Hypalbuminämie und einer Hyperglobulinämie einen erniedrigten Albumin-Globulin-Quotienten nach. Fast zur gleichen Zeit fand eine von TAKATA angegebene und von JEZLER (*10*) und STAUB (*20*) modifizierte Flockungsreaktion des Serums Eingang in die Klinik der Leberkrankheiten. Seit dieser Zeit gehören Methoden zur Untersuchung der Plasmaproteine: die Bestimmung des Gesamteiweißgehaltes von Plasma oder Serum. ihre Auftrennung in einzelne Protein-Komponenten und die sogenannten Serumlabilitätsteste zum Rüstzeug der praktischen Leberdiagnostik.

Bei vielen. vor allem stärker ausgeprägten Leberzellschäden ändert sich die Zusammensetzung der Plasmaproteine. Es gibt jedoch auch histologisch gesicherte Leberschäden ohne krankhaft veränderte Labilitätsteste und ohne eine nachweisbare Änderung in der Zusammensetzung der Bluteiweißkörper. Nach KALK und WILDHIRT (*12*) ist es nur mit Hilfe der bioptischen Methoden — Laparoskopie und Leberpunktion — möglich, eine exakte Qualitätsdiagnose der Leberkrankheiten zu stellen. KALK und WILDHIRT sind der Ansicht, daß im ganzen gesehen die Ergebnisse der Leberdiagnostik auch durch Anwendung der Elektrophorese nicht verbessert werden.

Eine ganze Anzahl von Serumlabilitätstesten, die auch als „unspezifische Bluteiweißreaktionen" oder als „klinische Eiweißreaktionen" zusammengefaßt werden, zählte man lange Zeit zu den Leberfunktionstesten. Begründet erschien diese Auffassung damit, daß die Leber einen großen Teil der Plasmaproteine synthetisiert und daß deshalb aus dem pathologischen Ausfall der Teste auf eine gestörte Funktion des Leberparenchyms zu schließen sei. Elektrophoretische Untersuchungen des Serums ergaben dann, daß bei diffusen Leberschäden mit großer Regelmäßigkeit eine Hyper-γ-Globulinämie zu finden ist, fast ebensooft auch eine Hypalbuminämie, in etwa $^1/_4$ der Fälle eine Hyper-β-Globulinämie und weniger oft eine Vermehrung der α-Globuline. Weder den Labilitätstesten noch den elektrophoretischen Untersuchungen kommt indessen eine Leberspezifität zu. da die gleichen Veränderungen auch bei anderen entzündlichen, insbesondere chronisch entzündlichen Prozessen gefunden werden.

Über die Beziehungen zwischen Leber und Plasmaproteinen ist eine umfangreiche Literatur entstanden. Wenn auch ein Teil dieser Beziehungen als abgeklärt gelten kann. so verbleiben noch ungelöste Probleme. Für die Klinik und auch für die Forschung sind folgende Korrelationen von Bedeutung:

1. Korrelationen zwischen morphologischen Strukturveränderungen der Leber und der Zusammensetzung der Plasmaproteine. bzw. der Kolloidstabilität des Serums

Zur Zeit steht fest, daß das Albumin zu mindestens 95% und auch der weitaus größte Teil des Fibrinogens in der Leber gebildet werden (*11. 21*). der größere Anteil der Globuline. vor allem die γ-Globuline aber sicherlich nicht. Daraus folgt, daß die Hyper-γ-Globulinämie nicht eine unmittelbare Funktion der Leber sein kann. vielmehr Zwischensubstanzen anzunehmen sind. welche als Reizstoffe und Antigene die Produktion der γ-Globuline anregen. Über den Mechanismus der Antikörperbildung hat Ehrich (*5*) anläßlich der 98. Versammlung der Gesellschaft deutscher Naturforscher und Ärzte im Sept. 1954 in Freiburg vorgetragen. Er betrachtet die Plasmazellen als die eigentlichen Bildungsstätten der Antikörper und vertritt die begründete Ansicht. daß an dem Mechanismus der Antikörperbildung auch die Lymphocyten teilhaben. Scheiffarth und Mitarb. (*18*) gelang unter Anwendung der Erythrocytenagglutinations-Reaktion von Middlebrock und Dubos der Nachweis. daß bei der akuten Hepatitis wie auch bei Lebercirrhosen Antikörper auftreten. Die Antikörper wurden regelmäßig in der γ-Fraktion und vereinzelt auch in der α- und β-Fraktion der Serumproteine angetroffen. Das Kommen und Vergehen der Plasmazellen und die Bildung der Antikörper beansprucht etwa 10 Tage. Wir wissen allerdings noch nicht. ob bei Leberzellschäden eine solche Frist nur für einen Teil oder für alle γ-Globuline der erhöhten γ-Fraktion gilt.

Sucht man die Hyper-γ-Globulinämie in Beziehung zu setzen zu bestimmten morphologischen Anteilen der Leber. so ergibt sich am deutlichsten eine Korrelation zur mesenchymalen Reaktion. im besonderen Maße zu interstitiellen entzündlichen Prozessen der Leber (*6*). Poli (*16*) betrachtet den Anstieg der Blut-γ-Globuline als Zeichen einer Aktivierung des Plasma-Reticulums. Der bei Verschlußikterus sich allmählich ausbildende Parenchymschaden der Leber mit nachfolgender Hyper-γ-Globulinämie spricht dafür. daß unter bestimmten Voraussetzungen auch das Parenchym γ-trope Reizstoffe entstehen läßt.

Die Hyper-γ-Globulinämie der akuten Hepatitis könnte durch das Hepatitis-Virus selbst verursacht sein. aber auch als Folge der Parenchymdestruktion mit Zellnekrose zustandekommen. Eine Vermehrung der γ-Globuline bei der akuten Hepatitis ist keineswegs ein notwendiges Übel. sondern allem Anschein nach ein sehr nützlicher Vorgang. Wir sahen eine akute Hepatitis mit fast fehlender Hyper-γ-Globulinämie plötzlich in eine akute Leberdystrophie übergehen und im Koma enden. Ein anderer Fall zeigte bei geringer Hyper-γ-Globulinämie von 21 rel.-% und normalen Serumlabilitätstesten keine rechte Heilungstendenz. Es kam zu einem Ikterus-Rezidiv und erst Cholin-Multisaccharid-Infusionen führten zur Besserung (Abb. 1).

Bei unseren bioptisch untersuchten Kranken mit chronischen Leberschäden entsprach dem histologisch gesicherten pathologischen Befund in 95% der Fälle eine mehr oder weniger ausgeprägte Hyper-γ-Globulinämie. Eine Verminderung des Albumins wurde in etwa $^2/_3$ der Fälle beobachtet. Nun kann eine Hypalbuminämie auf verschiedene Ursachen zurückzuführen sein; in mäßigen Graden findet man sie bei sehr vielen entzündlichen Prozessen, in stärkerem Ausmaße kann sie der Ausdruck einer schweren Funktionsstörung des Leberparenchyms sein. Ein Albuminwert unter 3 g-% gilt als Zeichen einer verminderten Albuminsynthese. Allerdings gibt es noch keine sicheren Verfahren, eine einfache „reaktiv" bedingte, am besten als „Verbrauchs-Hypalbuminämie" zu bezeichnende Hypalbuminämie von dem Versagen der Albumin-Produktion abzugrenzen.

Eine Zunahme der β-Globuline fanden wir bei chronischen Leberschäden in etwa 20% der untersuchten Fälle. Eine Hyper-β-Globulinämie kommt vor in

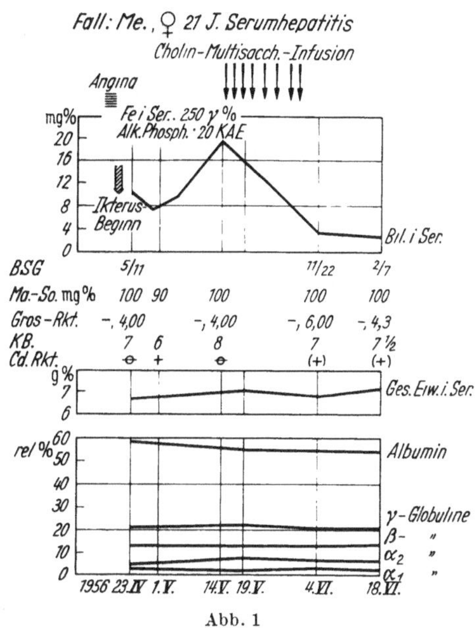

Abb. 1

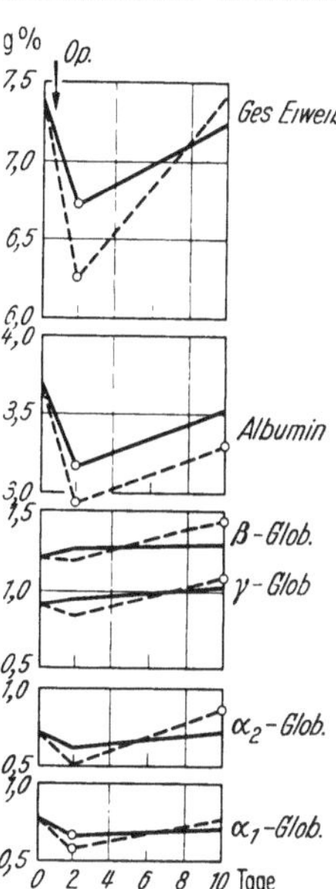

Abb. 2. Gesamteiweiß im Serum und Elektropherogramme nach partieller Hepatektomie. Mittelwerte von je 10 Ratten: — Kontrolltiere (unbehandelt), --- unter Corhormon

einem Teil der Fälle von akuter Hepatitis, bei abklingenden Hepatitiden, biliärer Cirrhose und bei Verschlußikterus. Man nimmt eine Korrelation zwischen der Hyper-β-Globulinämie und dem Lipidabtransport aus der Leber an. Dafür sprechen auch früher von uns durchgeführte Tierversuche mit der partiellen Hepatektomie. 10 Tage post op. waren die β- und die γ-Globuline-Relativ. wie Absolutwerte noch über die Ausgangswerte hinaus erhöht. In der Zeit zwischen dem 2.—10. Tage post op. erfolgte stets ein starker Fettabtransport aus der zunächst intensiv verfetteten Restleber (7) (s. Abb. 2).

2. Korrelationen zwischen Plasmaproteinen und Leberfunktionstesten

Während Änderungen in der Zusammensetzung der Plasmaproteine nur bedingt und in bezug auf einzelne Fraktionen auf Funktionsstörungen des Parenchyms bezogen werden dürfen. ist es möglich, mit Hilfe mehr oder weniger empfindlicher Teste verschiedene Partialfunktionen des Leberparenchyms zu prüfen. Dabei handelt es sich vielfach um Methoden, mit denen die Konzentration eines Stoffes im Blut ermittelt wird. ohne daß aber die Speicherung, der Verteilungsquotient, Ausscheidung und Abbau immer genügend Berücksichtigung finden. Auf die Kritik dieser Methoden kann nicht näher eingegangen werden. Die Leberfunktionsteste ergeben im Verhältnis zu pathologisch-anatomischen Befunden der Leber nur in etwa 40—70% der Fälle sichere Resultate. So ergab z. B. nach BENSLEY (4) in 474 Fällen von toxischem oder infektiösem Ikterus der Galactose-Toleranztest nur in 69.6% als pathologischen Befund eine Ausscheidung über 3 g; bei chronischen Leberparenchymschäden liegen die pos. Ergebnisse der Galaktoseprobe meist noch darunter. Als ein ausgezeichneter Indicator der Leberfunktion gilt der Bromsulphalein-Test. Selbst dieser an sich empfindliche Test versagt in vielen Fällen von chron. Leberzellschäden. nämlich in jenen. bei denen der Krankheitsprozeß überwiegend als interstitielle Entzündung abläuft und das Parenchym weitgehend funktionstüchtig bleibt. Bromsulphalein. welches mit S^{35} gekennzeichnet ist. kann in den Parenchymzellen nachgewiesen werden. Wahrscheinlich wird Bromsulphalein von den Kupfferschen Sternzellen aus dem Blut abgefangen und erst dann über die Parenchymzelle ausgeschieden (19).

Die einzelnen Partialfunktionen der Leber können völlig dissoziiert gestört sein. Korrelationen zu Veränderungen im Bluteiweißbild sind bei manchen Lebererkrankungen zeitlich begrenzt vorhanden. bei anderen — besonders bei den chronischen Erkrankungen — nur in späten Stadien oder bei schweren Schäden nachzuweisen. So gilt eine Hypoproteinämie mit starkem Abfall des Albumins ebenso wie ein Abfall der Cholesterinester als ein Zeichen schwerer Lebererkrankung.

In der Praxis erhebt sich immer wieder die Frage. welcher Leberfunktionstest der empfindlichste ist und einen Leberschaden somit schon in frühen Stadien der Erkrankung anzeigen kann. Dabei braucht ein pathologisch-anatomischer Befund noch nicht einmal nachweisbar zu sein. Allerdings verleiht der Nachweis

Tabelle 1. *Leberdiagnostik*
(nach LICHTMAN, abgewandelt und ergänzt)

	Funktionsstörungen (-Teste):	Serumeiweißbild: Elektropherogramm	Labilitäts-Teste
A. Leichter Schaden (geringe Insuffizienz)	Bilirubin-Exkretion Bromsulphalein-Exkretion Glykogen-Bildung und -Speicherung Glucuronsäure-Bildung Synthese d. Gallensäuren Entgiftungsmechanismus	Hyper-γ-Globulinämie; mäßige Hypalbuminämie ev. Hyper-β-Globulinämie	Thymoltrübungstest Cephalin-Cholesterin-Flockungstest Weltmann-Band
B. mäß. Schaden (mäßige insuffizienz)	Alkal. Phosphatase i.Ser. Cholesterin (Ges.-, Ester-) Prothrombin, Vit. K-Test Lipid-Mobilisation u.Stoffwechsel; Eisen-. Kupfer-Speicherung u. Nutzung	Hypalbuminämie unter 3 g-% stärkere Hyper-γ-Globulinämie	Cadmium-Rkt. Takata-Rkt. Gros-Rkt.
C. schwer.Schaden (schwere Insuffizienz)	Oestrogen-Inaktivierung Desaminierung d.Aminosäuren Glykogenolyse-Neoglykogenese Ketonkörper-Bildung Elektrolyte, Blutvolumen		Zinksulfat-Rkt.

einer Strukturänderung den funktionellen Störungen die korrelative Basis. Häufig benutzt der Kliniker eine ganze Batterie verschiedener Funktionsteste, um wenigstens *eine* gestörte Partialfunktion der Leber erkennen zu können.

Funktionsteste und Serumeiweißbilder s. Tab. 1.

3. Korrelationen zwischen den Plasmaproteinen einerseits und den Labilitätstesten als Kolloidreaktionen andererseits

Das Buch von HEEPE (9) über die unspezifischen Bluteiweißreaktionen vermittelt einen guten Überblick über die Fülle von Kolloid-, Labilitäts- bzw. Stabilitäts-Reaktionen, welche im Laufe der Zeit angegeben und bearbeitet wurden. In einer kritischen Betrachtung über die klinische Bedeutung der Leberfunktionsprüfungen schrieb BECKMANN (2): „Wenn wir uns fragen, was ist seit dem Ende der 30er Jahre bei dieser Fülle von Laboratoriumsuntersuchungen erreicht worden, so müssen wir auch heute bekennen, daß trotz der vielen Arbeit das, was für die klinische Beurteilung der Leberkranken wichtig ist, immer noch recht bescheiden ist, wobei die wissenschaftlichen Erkenntnisse nicht geschmälert sein sollen, die damit erreicht wurden." Diese wohl abgewogene Kritik mag etwas hart erscheinen, sie kennzeichnet aber

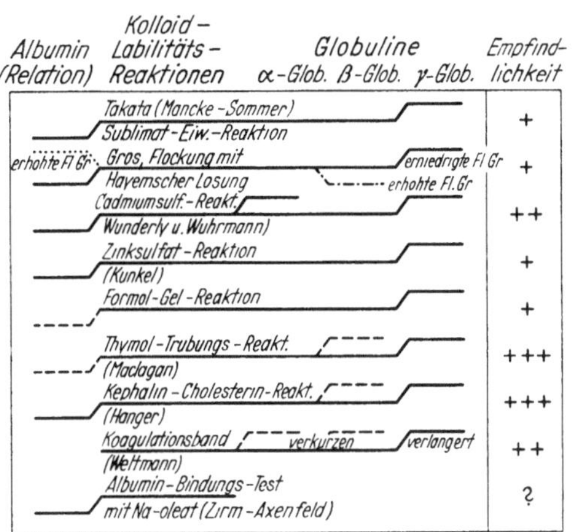

Abb. 3

doch zweierlei: einmal die Schwierigkeit, in der Leberdiagnostik *eine* wirklich zuverlässige Laboratoriumsmethode aufzufinden, dann aber auch die Notwendigkeit, nach geeigneten Methoden zu suchen. Gerade die in der Praxis relativ leicht ausführbaren Labilitätsteste regten zu ständig neuen Untersuchungen an. Wir müssen heute zugeben, daß empfindliche Teste, wie der Thymoltrübungstest und auch die Cephalin-Cholesterin-Flockungsreaktion, vor allem aber das Serumeiweißbild einen Fortschritt bedeuten.

Zweifellos bestehen Korrelationen zwischen elektrophoretisch nachweisbaren Veränderungen in der Zusammensetzung der Plasmaproteine und den Labilitätsreaktionen (Abb. 3). Es muß aber hervorgehoben werden, daß die Beeinflussung der Kolloidlabilitäts- bzw. Stabilitätsteste durch verschiedene Proteinfraktionen eine Gesetzmäßigkeit nicht immer erkennen läßt und daß häufig erst gröbere Verschiebungen der Protein-Fraktionen gewisse Beziehungen ergeben. Die kolloidchemische Reaktion weicht von erwarteten Veränderungen oft ab. — Coagulation und Peptisation, Schutzfunktionen gegenüber der grobdispersen Phase und Dispersionsgrad spielen für das einzelne Serum eine ganz unberechenbare Rolle. Über chemische Veränderungen der Proteine im Ablauf kolloid-chemischer Reaktionen ist noch wenig bekannt, weil man auch über die dabei erfolgende Denaturierung der Nativ-Proteine noch wenig orientiert ist.

Es ist anzunehmen, daß moderne Methoden der Konstitutionsermittlung von makromolekularen Eiweißstoffen Aufklärung bringen werden. Bisher konnte noch nicht sicher entschieden werden, ob für den pos. Ausfall eines Labilitätstestes nur quantitative Verschiebungen der Unterfraktionen oder auch qualitative Veränderungen einzelner Proteine den Ausschlag geben. Untersuchungen mit gefällten, selbst sehr vorsichtig ausgefällten und wieder in Lösung gebrachten Proteinfraktionen können wohl als Modell dienen, sie sind aber mit großer Vorsicht zu bewerten.

Für die Untersuchung und Beurteilung am Krankenbett behalten unspezifische Bluteiweißreaktionen einschließlich der Labilitätsteste ihren nicht zu unterschätzenden Wert. Sie sind nicht nur Suchreaktionen, sondern auch Ergänzungs- und Sicherungsreaktionen. Allerdings wird man in der Klinik ohne eine Batterie mehrerer Reaktionen nicht auskommen. Zu einer jeden solchen Batterie von Labilitäts-Reaktionen sollte das Weltmannsche Coagulationsband gehören —. Verkürzung oder Verlängerung sind im Wert ihrer Aussage durch die Elektrophorese nicht zu ersetzen, es sei denn, es liegt eine ausschließliche und erhebliche Vermehrung der γ-Globuline vor. Es empfiehlt sich ferner, eine oder mehrere Proben anzustellen, welche auf eine Zunahme der γ-Globuline hinweisen; die Cadmium-Sulfat-Reaktion ist dann von Bedeutung, wenn die Frage entschieden werden soll, ob ein normales oder ein krankhaft verändertes Bluteiweißbild vorliegt. Ganz gleich, welche Teste man für die Leberdiagnostik auswählt, sie ersetzen nicht die Elektrophorese als das zur Zeit geeignetste Fraktionierungsverfahren der Serum- bzw. Plasmaproteine, sie ersetzen ferner nicht die Bestimmung des Gesamteiweißes. Andererseits macht die Elektrophorese die Labilitäts-Reaktionen keineswegs überflüssig.

4. Korrelationen zwischen den Plasmaproteinen und dem eigentlichen Lebereiweiß

Diesen Beziehungen kommt vorerst mehr eine theoretische als eine praktische Bedeutung zu. Die Auffassung, daß die Plasmaproteine gleich den Zellen des Blutes lokal begrenzt entstehen, einige Zeit zur Erfüllung ihrer Aufgabe im Blut kreisen, um dann abgebaut zu werden, bedarf einer Revision (8). Die Plasmaproteine sind kein „Organ", sondern sind als Substrat an dauernden Umsetzungen beteiligt; sie stellen die flüssige Phase des Organismus dar, die mit dem Zelleiweiß in ständigem Austausch steht. Diese schon vor Jahren vertretene Ansicht stützt sich auf amerikanische Untersuchungen, vor allem aus der Whippleschen Schule. Wie intensiv der Austausch zwischen i.v. injiziertem radioaktiven Plasmaeiweiß und den verschiedenen Gewebsproteinen sein kann, geht aus Beobachtungen von YUILE, LAMSON, MILLER und WHIPPLE (22) hervor, die sie mit Hundeversuchen machten (s. Tab. 2). Wahrscheinlich nehmen die Zellen das injizierte Eiweiß ohne vorhergehende tiefergreifende Aufspaltung auf. BENNHOLD (3) führte den Nachweis, daß bei bestimmten Zellen der Vehikelmechanismus der Plasmaproteine bis in das Innere der Zelle hineinreichen kann. OEFF und KÖRTGE (14) injizierten mit J^{131} markiertes Humanalbumin Normalpersonen und Kranken mit einer Lebercirrhose. Es zeigte sich, daß die niedrige Albumin-Konzentration bei Cirrhotikern einer echten Verminderung von austauschbarem Albumin entsprach. Die Umsatzgeschwindigkeit des Albumins ist bei Patienten mit Lebercirrhose deutlich herabgesetzt und beträgt etwa die Hälfte der vom Normalen umgesetzten

Menge. Hinzu kommt, daß das Albumin gegenüber den Globulinen an sich schon die geringste Umsatzgeschwindigkeit besitzt (NIKLAS und POLIWODA) (13).

Wir haben die Leberproteine normaler Kaninchen fraktioniert und bestimmt, im Vergleich dazu die Leberproteine von Kaninchen, welche 6 Wochen lang mit Tetrachlorkohlenstoff geschädigt worden waren, ebenso aufgearbeitet und die erhaltenen Werte in Beziehung gesetzt zu Elektropherogrammen und dem Eiweißgehalt des Serums (Abb. 4). Eine Beziehung ergab sich bei den geschädigten Tieren zwischen dem Albumingehalt der Leber und dem Albumin des Blutplasmas, was zu erwarten war. Nach Schädigung mit Tetrachlorkohlenstoff fiel aber auch die Globulin-Fraktion der Leberproteine etwas ab.

Tabelle 2. *Schicksal von intravenös injiziertem radioaktivem Plasmaeiweiß beim Hund* (C. L. YUILE, G. B. LAMSON, L. L. MILLER und G. H. WHIPPLE).

	Prozente des injizierten C^{14}	
	nach 49 Std.	nach 7 Tagen
Gewebsproteine	38,8	52,7—61,7
Plasmaproteine	34,5	16,0—16,7
Atmungskohlendioxyd	5,2	4,9— 6,7
Harn	0,5	1,3— 2,5
Erythrocyten	—	4,3— 4,3
Muskeleiweiß		22,6—28,7
Hauteiweiß		12,6—13,8
Lebereiweiß		7,1— 7,2
Fettgewebe		2,5— 4,1
Ileum		1,5— 1,8
Magen		0,9— 1,1
Lunge		0,7— 1,1
Niere		0,6— 0,8
Herz		0,7— 0,7
Gehirn		0,2— 0,3
Pankreas		0,2

während im Serum alle Globulin-Gradienten in ihren Relativwerten anstiegen. Eine bemerkenswerte Korrelation bestand zwischen der kollagenhaltigen Fraktion der Leber und den im Serum relativ und absolut erhöhten γ-Globulin-Werten. Ohne daß diese Korrelation vorerst näher definiert werden kann, ergibt sie einen

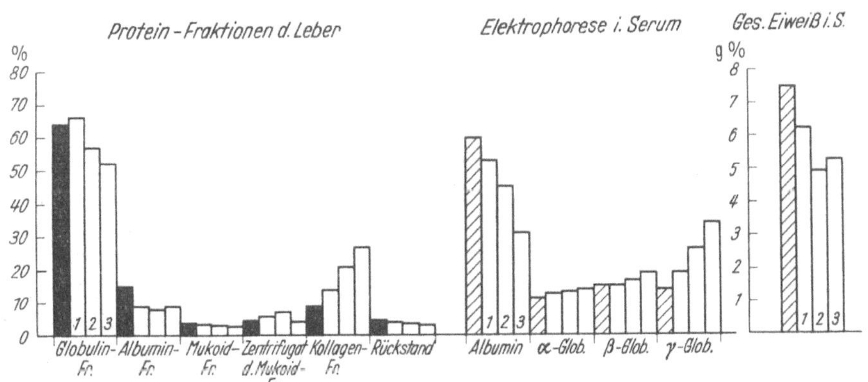

Abb. 4. ■ und ▨ Normalwerte. ☐ 3 Kaninchen; über 6 Wochen mit Tetrachlorkohlenstoff geschädigt (2,4 cm²)

wichtigen Hinweis auf die Beziehungen zwischen der Hyper-γ-Globulinämie und der mesenchymalen Reaktion der CCl$_4$-geschädigten Tierleber. Die Bestimmung des Oxyprolins in den von uns isolierten Kollagenfraktionen der Leberproteine ergab bei normalen Tieren 3%, bei den mit Tetrachlorkohlenstoff geschädigten

3,7%. Demnach handelt es sich in der kollagenhaltigen Fraktion nicht um reines Kollagen, aber der Oxyprolingehalt ist in beiden Versuchsreihen fast derselbe.

5. Korrelationen zwischen Plasmaproteinen und histochemischen Reaktionen im Lebergewebe

In letzter Zeit sind wir der Frage nachgegangen, ob nicht auch Korrelationen bestehen zwischen Plasmaproteinen und dem Ausfall histochemischer Reaktionen. Durch Punktion der Leber erhält man einen genügend großen Stempel Lebergewebe, um fixierte Präparate, aber auch Frischpräparate herzustellen. Zwischen der Cytochromoxydase —, Peroxydase-Reaktion und den Serumproteinen fanden sich ebensowenig Beziehungen wie zwischen der sauren Gewebephosphatase und dem Bluteiweißbild. Dagegen wurde in Fällen mit chronischer Leberschädigung, die eine Hyper-γ-Globulinämie aufwiesen, sehr häufig eine Zunahme der alkalischen Gewebsphosphatase beobachtet. Diese war jedoch ebenfalls vermehrt bei Gallestauungen, bei der Fettleber und der Cholangiohepatitis, auch dann, wenn eine Hyper-γ-Globulinämie fehlte. Im frisch gebildeten Bindegewebe fanden wir die alkalische Gewebsphosphatase besonders aktiv. Zu der Fraktion der β-Globuline bestand keine feste Beziehung, obwohl wir das zunächst vermuteten. Wurden Tiere mit Fremdeiweiß oder auch durch Setzen von Abscessen sensibilisiert, so war die alkalische Gewebsphosphatase nach 8 Tagen nur gering vermehrt, obwohl das Serumalbumin bereits abgefallen war. Eine dreiwöchige Sensibilisierung mit Fremdeiweiß ergab eine stärkere Zunahme der alkalischen Gewebsphosphatase, dann aber auch im Elektropherogramm eine Erhöhung der β- und γ-Globuline (PETZOLD) (15).

Man findet eine Zunahme der alkalischen Gewebsphosphatase bei ungenügender Ausscheidung mit der Galle, vor allem in den Gallengängen und in den nächstgelegenen Parenchymzellen und bei einer vermehrten Phosphataseaktivität überhaupt in den Parenchymzellen. Die alkalische Gewebsphosphatase kann aber auch im Bindegewebe eine erhebliche Aktivität anzeigen, wenn es sich um eine stärkere Bildung von Bindegewebe handelt. Diese Aktivität scheint in Beziehung zu stehen zu noch unbekannten γ-tropen Reizstoffen der geschädigten Leber.

Schlußbemerkungen

In der Leberdiagnostik kann weder der Morphologie, wie sie sich für den Kliniker aus der Laparoskopie und der Leberpunktion ergibt, noch den Funktionstesten einschließlich dem Serumeiweißbild das alleinige Primat zuerkannt werden. Jedes Abweichen von der normalen Struktur der Leber wie auch jede geänderte Partialfunktion ist pathognomonisch, sei es, daß sie das Parenchym oder die mesenchymalen Anteile der Leber betrifft. Wir stehen erst am Anfang einer klinischen Differenzierung von Parenchymschaden und mesenchymaler Reaktion. Eine schärfere Abgrenzung der verschiedenen Korrelationen wird erweisen, inwieweit es zulässig ist, auch aus Veränderungen in der Zusammensetzung der Plasmaproteine in dieser Hinsicht bindende Schlüsse zu ziehen.

Literatur

1. ABRAMI, P., et ROBERT-WALLICH: C. r. Soc. Biol. (Paris) **101**, 291 (1929).
2. BECKMANN, K.: Handbuch der inneren Medizin. III., 2. Teil, Springer-Verlag 1953.

3. BENNHOLD, H., u. G. SEYBOLD: Z. exper. Med. 118, 407 (1952).
4. BENSLEY, E. H.: Canad. Med. Assoc. J. 33, 360 (1935).
5. EHRICH, W. E.: Klin. Wschr. 1955, 315.
6. EMMRICH, R., u. H. PETZOLD: Dtsch. Arch. klin. Med. 202, 303 (1955).
7. — — Z. exper. Med. 122, 264 (1953).
8. EWERBECK, E.: Die quantitative Elektrophorese in der Medizin. Springer-Verlag 1952.
9. HEEPE, F.: Die unspezifischen Bluteiweißreaktionen. Darmstadt: D. Steinkopff 1953.
10. JEZLER, A.: Z. klin. Med. 111, 48 (1929); 114, 739 (1930); Klin. Wschr. 1934, 1276.
11. JÜRGENS, R., u. F. GEBHARDT: Arch. exper. Path. u. Pharmakol. 175, 558 (1934).
12. KALK, H., u. E. WILDHIRT: Verh. dtsch. Ges. inn. Med. 59, 370 (1953).
13. NIKLAS, A., u. H. POLIWODA: Biochem. Z. 326, 97 (1954).
14. OEFF, K., u. P. KÖRTGE: Klin. Wschr. 1956, 75.
15. PETZOLD, H.: Verh. dtsch. Ges. inn. Med. 1956 (im Druck).
16. POLI, E., R. CASPANI, S. JUCKER e A. M. VILLA: Minerva Med. 1953, 1414.
17. SALVESEN, H. A.: Acta med. scand. (Stockh.) 72, 113 (1929).
18. SCHEIFFARTH, F., G. BERG, W. FRENGER u. H. GÖTZ: Klin. Wschr. 1955, 711.
19. SPELLBERG, M. A.: Diseases of the liver. p. 15. New York: Grune and Stratton.
20. STAUB, H.: Schweiz. med. Wschr. 1929, 308; Dtsch. med. Wschr. 1931, 2133.
21. WHIPPLE, G. H.: Amer. J. Med. Sci. 196, 609 (1938).
22. YUILE, C. L., B. G. LAMSON, L. L. MILLER and C. H. WHIPPLE: J. of Exper. Med. 93, 539 (1951).

Diskussion

V. HOENIG (Prag):

Ich will auf ein interessantes Phänomen hinweisen, das wir mit Frau HOENIG studiert haben.

Wenn wir rote Blutkörperchen, die mit einer sehr verdünnten Tanninlösung vorbehandelt wurden, mit Seren von Kranken mit Leberentzündung während einer Stunde bei Zimmertemperatur inkubieren lassen, kommt es zu einer Agglutination, die am stärksten mit Seren von Virushepatitis ist (84%). Dieses Phänomen kommt auch bei anderen Krankheiten vor; hauptsächlich bei Gelenkrheumatismus, Nierenentzündungen und Werlhofscher Krankheit (zwischen 50 und 70%). Mit Kontrollseren (meistens von Blutspendern stammend) kam es nur in 9% der Fälle zur Agglutination.

Dieser agglutinierende Faktor, der in geringen Mengen auch in normalen Seren vorhanden ist, ist in der Euglobulinfraktion des Serums enthalten. Er ist thermolabil: durch zweistündige Inkubation bei 60° C wird er vernichtet. Er ist nicht vom Grad der Dysproteinämie abhängig. Er ist nicht identisch mit den labilen Coagulationsfaktoren des Blutes. Durch vorläufige Versuche glauben wir, ausgeschlossen zu haben, daß er mit dem Properdinsystem identisch sei. Auch unterscheidet er sich vom Wahlerischen Agglutinationsfaktor der rheumatoiden Gelenkentzündung.

Die Agglutinationseigenschaft der positiven Seren ist in vivo sehr langdauernd. Noch mehrere Monate nach dem Abklingen des akuten Stadiums der Hepatitis kann sie wahrnehmbar sein. Oft sieht man sie als die einzige labormäßig erfaßbare Anomalie bei Kranken, die über posthepatitische Beschwerden klagen. Diese Positivität geht nicht parallel mit den Serum-Eiweißhabitätsproben.

Über besondere Serumeiweißbefunde bei der ausheilenden Hepatitis epidemica

Von

G. Heuchel und D. Jorke (Jena)

Mit 2 Abbildungen

Bei unserer Beschäftigung mit den γ-Globulinmangelzuständen waren wir zum erstenmal auf die höchst ungewöhnliche Tatsache aufmerksam geworden, daß die Verminderung der γ-Globulinfraktion mit einem hochnormalen bzw. über die obere Normalgrenze hinausgehenden Albuminanteil einhergehen kann. Dieses Verhalten läßt sich mit dem bekannten „einseitig inversen Regulierungsmechanismus" der Serumeiweißfraktionen nach Wuhrmann und Wunderly, von dem nach diesen Autoren Ausnahmen nicht vorkommen, nicht in Übereinstimmung bringen. Nach diesem Gesetz verschiebt sich das Verhältnis zwischen Albuminen und Globulinen regelmäßig nur zugunsten der Globuline.

Dieser Satz erscheint nach den Befunden bei der A-γ-Globulinämie anfechtbar. Es muß sich vielmehr der Gedanke aufdrängen, daß unter gewissen Bedingungen das Gesetz des einseitig inversen Regulierungsmechanismus durchbrochen wird und eine regelwidrige Einstellung der Eiweißfraktionen zugunsten der Albumine statthat.

Zur weiteren Klärung dieser theoretisch bedeutsamen Frage haben wir unser elektrophoretisches Material der vergangenen $3^1/_2$ Jahre, insgesamt rund 4000 Untersuchungen, überprüft unter dem Gesichtspunkt der über die obere Grenze des statistisch ermittelten Streubereiches hinausgehenden relativen und auch absoluten Albuminwerte. Für die vorliegende Untersuchung haben wir alle die Fälle, deren relativer Albuminwert in der Antweilerapparatur über $68^0/_0$, in der Papierelektrophorese über $65^0/_0$ lag, berücksichtigt. Dabei weist ein beträchtlicher Teil dieser Fälle Albuminwerte über $70^0/_0$ auf. Es ist also erlaubt, von einer Hyperalbuminämie, zumindest einer relativen, meistens auch absoluten, zu sprechen.

Insgesamt handelt es sich um 61 Fälle. Nach Krankheitsgruppen geordnet, ergibt sich folgendes Bild:

Lebererkrankungen		30 Fälle
davon: Akute Hepatitis	18 Fälle	
Leberrestschaden n. Hepatitis	7 Fälle	
Cirrhosen	2 Fälle	
Tox. Leberschäden	2 Fälle	
Steinverschluß	1 Fall	
Vegetative Dystonien		10 Fälle
Sepsis lenta		7 Fälle
Blutkrankheiten		4 Fälle
Nierenerkrankungen		2 Fälle
Verschiedenes		8 Fälle
Insgesamt		61 Fälle

Die weitaus größte Gruppe, nämlich knapp die Hälfte der Fälle, machen Lebererkrankungen aus. Im Rahmen der vorliegenden Arbeit interessiert eigentlich nur diese Gruppe und in ihr die beiden ersten Untergruppen. Aber bei der Deutung der Hyperalbuminämie einer ausheilenden Hepatitis wird man, wie noch zu zeigen ist, nicht auf gewisse Beziehungen zumindest mit den beiden nächsten Gruppen, der vegetativen Dystonie und der Sepsis lenta, verzichten können. Unter den 30 Lebererkrankungen finden sich 18 akute Hepatitiden, deren gesamter Krankheitsverlauf bis weit in die Rekonvaleszenz hinein klinisch und elektrophoretisch verfolgt werden konnte. Wir hatten die Patienten in regelmäßigen Abständen nach der Klinikentlassung wiederbestellt und sind deshalb in der Lage, den Ausheilungsvorgang bis zu den letzten Ausläufern humoral erfassen zu können.

In allen 18 Fällen ergibt sich ein ausnahmslos gleichsinniges Verhalten der Eiweißfraktionen. In der Abb. 1 haben wir 4 typische Beispiele herausgegriffen. In der akuten Krankheitsphase kommt es zu den bekannten elektrophoretischen Veränderungen der Hepatitis epidemica. WUHRMANN und WUNDERLY haben diese als besondere Reaktionskonstellation herausgestellt; elektrophoretisch ist sie gekennzeichnet durch eine Vermehrung der β- und γ-Globuline auf Kosten der Albumine. Mit fortschreitender Ausheilung bilden diese Veränderungen sich zurück, d. h., die vermehrten Globulinfraktionen (weiße Säulen)

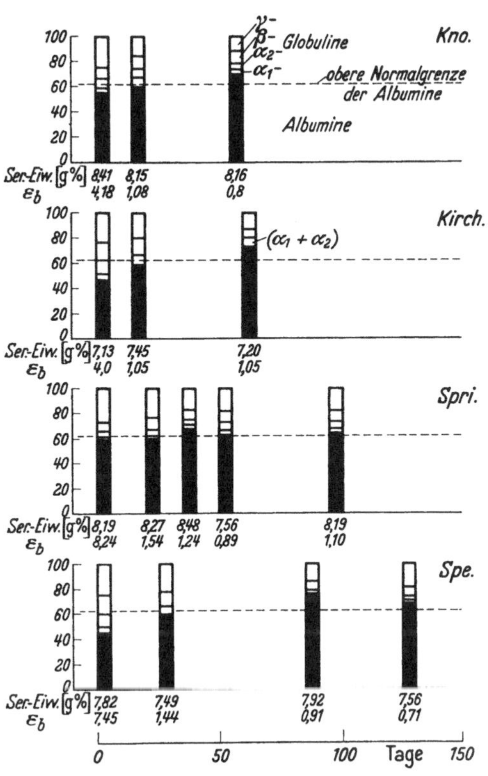

Abb. 1. Typisches phasisches Verhalten der Serumeiweißfraktionen mit zeitweiliger Hyperalbuminämie im Ablauf einer Hepatitis epidemica

nehmen ab zugunsten eines Anstieges der Albumine (schwarze Säulen). Diese rückläufige Bewegung macht nun nicht, wie man es sonst zu sehen gewohnt ist, bei Erreichen der Normalwerte halt. In den zur Erörterung stehenden Fällen wird vielmehr in der Rekonvaleszenz eine über die Norm hinausgehende Albuminvermehrung auf Kosten des Globulinanteiles sichtbar. Diese eigenartige Konstellation besteht jedoch nur vorübergehend, in der Folge stellt sich, wie die weitere Beobachtung dieser Fälle zeigt, die normale Serumeiweißzusammensetzung wieder her.

Gerade diese letzte Phase, die den passageren Charakter der biphasischen Schwankung im Verhalten der Eiweißfraktionen erweist, ließ sich bei 7 weiteren Patienten gut verfolgen. Diese hatten ihre Hepatitis bereits außerhalb durchgemacht und waren wegen Restbeschwerden in die Klinik aufgenommen worden. Diese Verhältnisse sind in Abb. 2 dargestellt. Zeitlich gesehen, ergänzen diese

Kurven die der vorherigen Abbildung. Es ist zu erkennen, wie sich die Hyperalbuminämie wieder auf normale Werte einreguliert.

Betrachtet man das Verhalten der Albuminwerte im Ablauf der akuten Hepatitis, so hat man den Eindruck eines schwingenden Pendels. Dies schlägt zunächst zur einen Seite (Albuminverminderung) aus, bei der Rückkehr jedoch macht es nicht in der Normallage halt, sondern schießt in entgegengesetzter Richtung über das Ziel hinaus (Albuminvermehrung), um erst dann in der Normallage zur Ruhe zu kommen. Graphisch dargestellt, würde diese Bewegung in mehr oder weniger angenäherter Form einer Sinuskurve entsprechen. Ein wesensgleiches Verhalten der Albumine fand sich übrigens auch in 7 Fällen von geheilter Sepsis lenta.

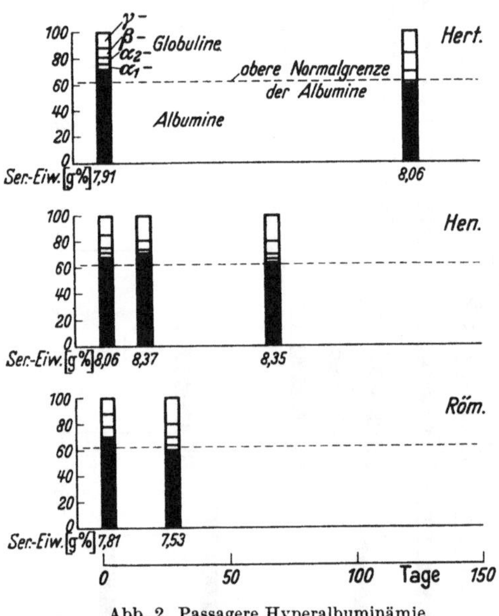

Abb. 2. Passagere Hyperalbuminämie bei hepatitischen Restzuständen

Anfangs zitierten wir Ihnen die bekannte Formulierung von Wuhrmann und Wunderly, nach welcher der einseitig inverse Regulierungsmechanismus des Serumeiweiß ein biologisches Grundgesetz ohne Ausnahme darstellt. Unsere geschilderten Befunde weichen von dieser Regel ab und es ist unseres Erachtens besonders bedeutsam, daß hierbei die Lebererkrankungen so im Vordergrund stehen.

Die Bildung der Albumine findet, wie heutzutage allgemein angenommen wird, in der Leber statt, während für die Globulinsynthese im wesentlichen das RES in Anspruch genommen wird. Sämtliche Einzelreaktionen des Eiweißstoffwechsels unterstehen einem sehr straffen zentralen Regulierungsmechanismus, der seinerseits nach Wuhrmann und Wunderly von kolloid-physikalischen Zustandsgrößen gesteuert wird. Als strategischer Mittelpunkt des gesamten Eiweißstoffwechsels und damit von grundlegender Bedeutung auch für die Bluteiweißkörper ist jedoch nach diesen Autoren die Leber zu betrachten.

Die *Deutung* des eigentümlich phasischen Verhaltens der Eiweißveränderungen muß von der gesicherten Tatsache ausgehen, daß bei parenchymatösen Erkrankungen der Leber die Albuminsynthese herabgesetzt, die Globulinsynthese dagegen im Rahmen des Infektionsvorganges verstärkt ist. Hand in Hand mit Rückbildung dieser Entzündungsvorgänge im Organismus läßt auch die vermehrte Produktion der Globuline nach, während die Leber mit Überwinden der Parenchymschädigung ihre Albuminsynthese wieder aufnimmt. In dieser Phase, d. h. der morphologisch faßbaren Regeneration, ist ein über das Ziel hinausschießender Funktionszuwachs durchaus denkbar. Ob dabei allein eine echte Produktionssteigerung oder zusätzlich eine Verminderung des Umbaues bzw. Abbaues der Albumine oder schließlich Verschiebungen innerhalb des Organismus ursächlich die führende Rolle spielen, läßt sich z. Z. nicht sicher sagen.

Interessanterweise haben auch KALK und WILDHIRT kürzlich bei ihren Untersuchungen über die posthepatitische Hyperbilirubinämie auf das Vorkommen von Hyperalbuminämie hingewiesen. Weiter hat sie HARTMANN beim Icterus juvenilis intermittens beschrieben. Im Zusammenhang mit anderen Befunden, wie z. B. hoch- bis übernormal ausfallenden Leberfunktionsproben — welche übrigens auch KALK und WILDHIRT als auffällig vermerken —, deutet er das gesamte Bild des intermittierenden Ikterus der Jugendlichen als einen Ausdruck gesteigerter Leberfunktion. Er fand bei seinen Patienten die Zeichen allgemeiner vegetativer Übererregbarkeit und faßte die erhöhte Stoffwechselleistung als Teilerscheinung der übergeordneten Regulationsstörung auf. In diesem Zusammenhang besonders bedeutsam und gleichsam als eine Bestätigung der Hartmannschen Gedankengänge erscheint die vorhin erwähnte Tatsache, daß die zweitgrößte Gruppe aus unserem Untersuchungsgut mit erhöhten Albuminwerten die vegetativen Dystonien ausmachen (s. auch SCHEURLEN). Die Möglichkeit gesteigerter Stoffwechselleistungen der Leber unter bestimmten Bedingungen halten wir nach diesen Erfahrungen für grundsätzlich gegeben.

Zusammenfassend lassen sich nunmehr zwei Ergebnisse hervorheben:

1. Das von WUHRMANN und WUNDERLY als biologisches Grundgesetz deklarierte Prinzip des einseitig inversen Regulierungsmechanismus der Serumeiweißfraktionen gilt nicht ausnahmslos. Man wird sich vielmehr auch mit dem Vorkommen einer Hyperalbuminämie vertraut machen und versuchen müssen, ihre Entstehung noch weiter zu erforschen.

2. Das biphasische Verhalten der Serumalbumine im Verlaufe der Hepatitis epidemica mit Entwicklung einer Hyperalbuminämie in der Rekonvaleszenz läßt passagere Hyperfunktionszustände der Leber vermuten; zumindest kann jene als Ausdruck einer Unsicherheit in der Regulation der Lebertätigkeit angesehen werden.

Literatur

HARTMANN, F.: Dtsch. Arch. klin. Med. **202**, 107 (1955).
HEUCHEL, G., u. D. JORKE: Medizinische **1955**, 1181.
JORKE, D., u. G. HEUCHEL: Plasma 2, 597 (1954).
KALK, H., u. E. WILDHIRT: Z. klin. Med. **153**, 354 (1955).
SCHEURLEN, P. G.: Z. klin. Med. **152**, 500 (1955).
WILDHIRT, E.: Acta hepatologica **1955**, 157.
WUHRMANN, F., u. CH. WUNDERLY: Die Bluteiweißkörper des Menschen. 2. Aufl. Basel 1952.

Über die sekretorische und exkretorische Leberfunktion und ihre Prüfung

Von

H. A. Kühn (Freiburg i. Br.)

Mit 8 Abbildungen

Bei der Besprechung der exkretorischen und sekretorischen Leberfunktion erhebt sich als erstes die Frage, ob es möglich ist, beide Funktionen voneinander zu trennen. Für ihre Beantwortung können morphologische, klinische und pathophysiologische Beobachtungen herangezogen werden.

Als morphologisches Substrat der Gallensekretion können die *Gallencapillaren* dienen (vgl. Clara), die mit verschiedenen Verfahren darzustellen sind. Wir kennen die erstmals von Forsgreen mit Hilfe seiner Methode der Bariumchlorid-Fällung der Gallenbestandteile aufgezeigte Bevorzugung der Peripherie des Leberläppchens bei der Gallensekretion. Die Untersuchungen über den Antagonismus von Kohlenhydratassimilation und Gallensekretion in der Kaninchenleber, die später für viele andere Säugetiere bestätigt werden konnte (Lit. bei Clara), hatten ergeben, daß die Gallensekretion rhythmisch von der Peripherie zum Läppchenzentrum sich ausdehnt, während die Glykogenbildung und Stapelung ihren Schwerpunkt im Läppchenzentrum hat und sich gegensinnig, d. h. vom Zentrum zur Peripherie hin ausbreitet. Für einen von der Nahrungsaufnahme unabhängigen endogenen Rhythmus der Gallensekretion beim Menschen sprechen auch die schon lange bekannten Beobachtungen an Gallenfistelträgern, ferner die Beobachtungen über rhythmische Schwankungen des Serumbilirubins und der Urobilinogenausscheidung,

Diese mit der Bariumchlorid-Fällung der Gallenbestandteile im Leberschnitt erhaltenen Ergebnisse lassen nun allerdings keine Aussage über mögliche unterschiedliche Lokalisation von sekretorischer und exkretorischer Funktion im Leberläppchen zu, da durch Bariumchlorid Gallensäuren *und* Bilirubin in gleicher Weise gefällt werden. Es gibt einige Beobachtungen, die an der Annahme, daß auch die exkretorische Funktion in der Läppchenperipherie lokalisiert ist, Zweifel aufkommen lassen. In erster Linie fluorescenzmikroskopische Untersuchungen an der lebenden Rattenleber (Hanzon), die eindeutig ergeben haben, daß die Aktivität der Leberzellen im Läppchenzentrum bei der Ausscheidung von Uranin erheblich größer ist als in der Läppchenperipherie. Bei herabgesetzter Stoffwechselaktivität, z. B. bei niedriger Temperatur, ist die Uraninsekretion sogar vollständig auf das Läppchenzentrum beschränkt. Nur bei der Durchströmung der isolierten Leber mit in physiologischer Kochsalzlösung gelöstem Uranin beginnt die Ausscheidung in der Läppchenperipherie — eine Beobachtung, die auf die Bedeutung der Eiweiß-Farbstoffbindung für den Modus und die Lokalisation der Ausscheidung hinweist. Auch für andere Farbstoffe ist ihre bevorzugte Ausscheidung im Läppchenzentrum bekannt. Rose Bengale z. B. färbt die Leberzellen nur in diesem Bereich. In diesem Zusammenhang sei auch auf die Beobachtung hingewiesen, daß beim Ikterus die Ablagerung von Gallenpigment zuerst und am ausgiebigsten im Läppchenzentrum erfolgt. Somit ist die Frage berechtigt, ob nicht auch die Bilirubinausscheidung vorwiegend den Zellen des Läppchenzentrums obliegt. Dies ist auch aus manchen klinischen Beobachtungen zu folgern. Es gibt z. B. Fälle von

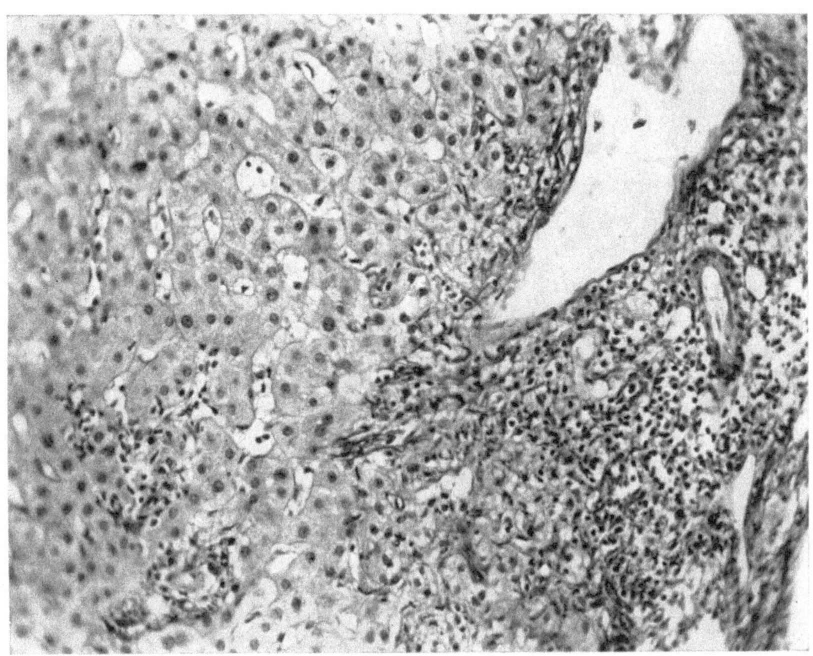

Abb. 1. Pericholangiolitis bei einem Fall mit kaum gestörter exkretorischer Leberfunktion (normaler Serumbilirubinspiegel). Veränderungen auf das periportale Feld und die Läppchenperipherie beschränkt (Leberpunktat). (Nach KÜHN, MÜLLER und PFISTER, 1957)

chronischer Cholangiolitis, bei denen die Bilirubinausscheidung über viele Jahre erhalten bleibt, während die Sekretion der anderen gallenpflichtigen Substanzen, soweit sie in der Leber gebildet werden (Gallensäuren), oder soweit an ihrer Bildung die Leber wesentlich mitbeteiligt ist (alkalische Phosphatase, Cholesterin), erheblich gestört ist. Ein eigener, zusammen mit MÜLLER und PFISTER beobachteter Fall, zeigte zum Beispiel während mehrjähriger Beobachtung eine starke Erhöhung der alkalischen Serumphosphatase, des Cholesterins und der Cholesterinester sowie der Gallensäuren im Blut, während das Serumbilirubin immer normal war. Histologisch bot dieser Fall im Leberpunktat ein ähnliches Bild wie bei primärer biliärer Cirrhose, nämlich eine granulierende Cholangiolitis und Pericholangiolitis mit Übergreifen auf die peripheren Anteile des Leberläppchens, während die Läppchenzentren völlig intakt waren (Abb. 1). Man muß also annehmen, daß bei solchen Fällen nur die läppchenperipheren Zellen in ihrer sekretorischen Tätigkeit geschädigt werden, und zwar in der Weise, daß die Bildung der Sekretionsprodukte (Gallensäuren, alkalische Phosphatase) erhalten bleibt, vielleicht sogar gesteigert ist, während ihre Ausscheidung nicht mehr allein in die Galle, vielmehr infolge Störung des Sekretionsmechanismus auch in die Blutbahn erfolgt. Die Ausscheidung des Bilirubins bleibt dagegen vollständig erhalten, was an dem normalen Bilirubingehalt von Blut und Galle erkenntlich ist, vermutlich weil die bilirubinausscheidenden Zellen durch die von der Peripherie her angreifende Schädigung nicht erreicht werden. Eine relative Ausscheidungsinsuffizienz tritt bei diesen Fällen nur in Erscheinung, wenn man die Leber zusätzlich mit körperfremden Farbstoffen belastet.

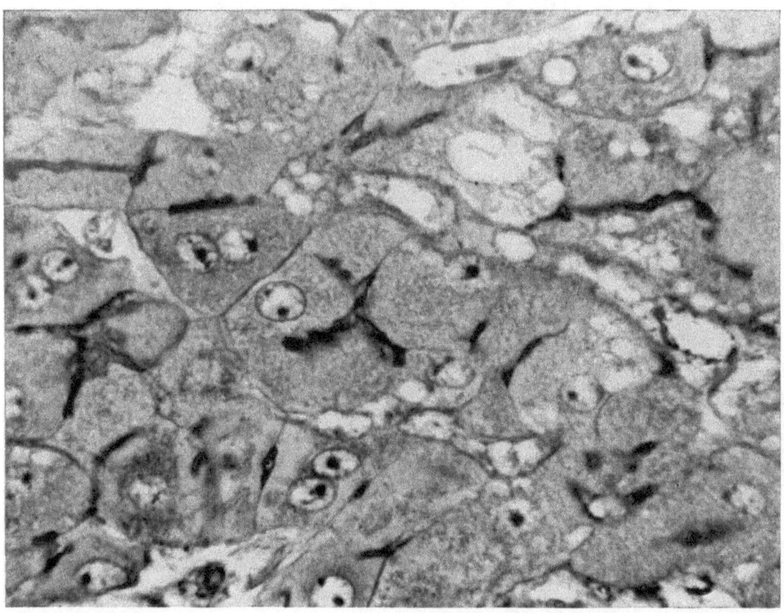

Abb. 2. Starke Erweiterung und Füllung der Gallencapillaren in der intermediären und peripheren Läppchenzone nach intravenöser Injektion von 50 mg Bilirubin bei einem mit Tetrachlorkohlenstoff vergifteten Kaninchen. Im unteren Bilddrittel Beginn der läppchenzentralen Verfettung und Nekrose. (Nach KÜHN, SCHNEIDER und SPITZMÜLLER, 1954)

Freilich dürfen wir uns nicht vorstellen, daß diese räumliche Trennung der exkretorischen und sekretorischen Funktion eine vollständige ist. Die Bilirubinausscheidung zum Beispiel kann jederzeit von intermediären oder vielleicht auch läppchenperipher gelegenen Zellen übernommen werden, was sich leicht zeigen läßt, wenn man die Läppchenzentren — etwa durch Tetrachlorkohlenstoff-Vergiftung — zerstört, und danach Bilirubin intravenös injiziert. Die Abb. 2 zeigt das Ergebnis eines solchen Versuches bei einem Kaninchen. Man erkennt die starke Erweiterung und Füllung der nach FORSGREEN fixierten und gefärbten Gallencapillaren in der der läppchenzentralen Nekrose benachbarten intermediären Läppchenzone.

Ebenso wie es isolierte Störungen der sekretorischen Funktion gibt, beobachten wir auch Störungen, die ausschließlich die *exkretorische* Funktion betreffen, während die sekretorische Tätigkeit erhalten bleibt. Das ist zum Beispiel bei manchen Formen der Leberschädigung der Fall, bei denen eine normal zusammengesetzte Galle sezerniert wird und die Gallenbestandteile im Blut nicht vermehrt sind. In solchen Fällen mit normaler Serumbilirubinkonzentration macht sich die Exkretionsinsuffizienz nur bei Belastung mit gallenpflichtigen Farbstoffen bemerkbar. Klinisch tritt die Ausscheidungsinsuffizienz dann in Erscheinung, wenn ein Ikterus entsteht. Ikterusformen die auf einer solchen exkretorischen Insuffizienz für Bilirubin beruhen, begegnen uns bei manchen Vergiftungen, z. B. bei Schafen nach Vergiftung mit dem in der Pflanze Lippia Rhemanni Pears enthaltenen Gift Icterogenin (QUIN, WITH). Auch in bestimmten Phasen der Hepatitis scheinen isolierte Exkretionsstörungen bei der Entwicklung des Ikterus eine Rolle zu spielen (KÜHN 1947, 1954). Ich möchte in diesem Zusammenhang darauf hinweisen, daß die Bilirubin-Ausscheidung, wie alle derartigen Vorgänge, einer zentralen Steuerung unterliegt, ein Faktor, der bei allen leichten Hyperbilirubinämien berücksichtigt werden muß. CHROMETZKA hat schon 1929 solche Fälle von „nervösem Ikterus" (Hyperbilirubinämien) beschrieben, WUHRMANN und Mitarb. haben sich neuerdings bemüht, bei vegetativer Dystonie charakteristische blutchemische Veränderungen als gesetzmäßig aufzuzeigen, besonders eine leichte Erhöhung des Serumeisens, leichte Rechtsverschiebungen des Weltmannbandes und einen pathologischen Ausfall der Cephalin-Cholesterin-Flockung (STIEFEL, SULZER, JASINSKI, MÄRKI und WUHRMANN). Jeder fünfte ihrer Fälle zeigt auch eine Erhöhung des Serumbilirubins bis auf 2 mg-%. Wir gehen wohl nicht fehl in der Annahme einer zentralen Dysregulation der Bilirubinexkretion bei solchen sonst völlig gesunden Personen, zumal für eine Steigerung der Bilirubinproduktion jeder Anhalt fehlt.

Der *Mechanismus der Farbstoffausscheidung* ist in letzter Zeit von HANZON mit Fluorescein an der lebenden Rattenleber erneut sehr gründlich studiert worden. Diese Untersuchungen, die z. T. eine Bestätigung bereits bekannter Tatsachen darstellen — allerdings mit besonders eleganter Methodik — z. T. wesentliche neue Erkenntnisse vermittelt haben, verdienen in mehrfacher Hinsicht Beachtung. Es war schon früher bekannt, daß die *Ausscheidung von hochdiffusiblen sauren* Farbstoffen eine Funktion allein der Leberparenchymzellen ist (TADA, WAKABAYASHI) Die Leber vermag Uranin bis etwa auf das 500fache, andere Farbstoffe bis auf das 1000fache (HÖBER und TITAJEW), Bromsulphalein z. B. das 900fache (BRAUER und PESOTTI) zu konzentrieren. Die Kupfferschen Sternzellen sind dabei nicht von Bedeutung, ebensowenig das Capillarendothel (vgl. PFUHL 1938). HANZON beobachtete, daß Fluorescein ohne jede Verzögerung die Capillarmembran passiert. 22,5 sec nach i. v. Injektion war es in den Leberzellen des Läppchenzentrums zu sehen, nach weiteren 24 sec fanden sich die ersten Spuren in den Gallencapillaren. Interessant ist, daß der Durchtritt des Uranins durch das Capillarendothel ganz Temperatur unabhängig ist, während der eigentliche Exkretionsprozeß wie alle derartigen Vorgänge durch verschiedene Temperaturen stark beeinflußt werden kann. Danach läßt sich vermuten, daß es sich beim Durchtritt des Farbstoffes durch die Capillarwand um eine passive Penetration, nicht um eine energiefordernde aktive Stoffwechselleistung handelt. Ganz im gleichen Sinne möchten wir unsere eigenen, zusammen mit HILDEBRAND durchgeführten Untersuchungen interpretieren, die ergeben hatten, daß kolloidale Farbstoffe und andere hochmolekulare Substanzen nach intravenöser Injektion sehr schnell und in hoher Konzentration in der *Leberlymphe* erscheinen, auch wenn sie nicht in die Galle ausgeschieden werden (z. B. *Trypanblau* und *Kollidon*), und daß bei gallengängigen Farbstoffen, z. B. Kongorot, die in der Leberlymphe gefundene Konzentration fast genau der darin herrschenden Eiweißkonzentration entspricht, die ihrerseits nur wenig von der im Blutplasma vorhandenen Konzentration abweicht. Wir hatten aus diesen Untersuchungen gefolgert, daß die Capillarmembran den an das Serumalbumin gekoppelten Farbstoff ungehindert hindurchtreten läßt, und daß die Lösung der Farbstoff-Eiweißbindung jenseits der Capillarwand erfolgen müsse, wahrscheinlich an der den Capillaren zugewandten Zellmembran. Diese Annahme steht in guter Übereinstimmung mit den von Hanzon auf Grund seiner Beobachtungen entwickelten Vorstellungen, daß nämlich die Schaffung des Konzentrationsgefälles eine vornehmliche Aufgabe der farbstoffaufnehmenden Zellgrenzfläche ist. Daß die Lösung der Farbstoff-Eiweißbindung für die Herstellung des Konzentrationsgefälles selbst von Bedeutung ist, woran man bei Berücksichtigung dieser lokalisatorischen Beziehungen denken könnte, erscheint allerdings zweifelhaft, denn bekanntlich hält die Leber ihre Konzentrationsfähigkeit für gallenpflichtige Farbstoffe auch bei Durchströmung mit eiweißfreier Flüssigkeit aufrecht (Höber und Titajew).

Besondere Zell-Organellen scheinen bei der Ausscheidung leicht diffusibler Stoffe nicht von Bedeutung zu sein. Das gilt besonders für den Golgi-Apparat, der wahrscheinlich vornehmlich bei der sekretorischen Tätigkeit in Aktion tritt, vielleicht auch bei der temporären Speicherung schwer auszuscheidender Stoffe, z. B. kolloidaler Substanzen (Trypanblau). Dagegen scheinen für den Exkretionsvorgang die *cytoplasmatischen Ribonucleoprotide* von Bedeutung zu sein. Die Ausscheidungsintensität steht nämlich in gewisser Beziehung zu dem Gehalt an Ribonucleinsäuren (Zeiger und Wiede, 1954). Elman und Heifitz haben eine Abnahme der Eliminationsleistung bei eiweißarm ernährten und infolgedessen an Ribonucleinsäure verarmten Hunden nachweisen können. Schließlich sind die basophilen Substanzen der Leberzelle bei Behinderung des Gallenabflusses immer besonders deutlich in der Umgebung der Gallencapillaren zu finden, besonders dort, wo diese eiweißhaltige Gallencylinder enthalten (Altmann). Wahrscheinlich werden sie bei Erschwerung des Ausscheidungsprozesses an der der Gallencapillare zugewandten Grenzfläche besonders benötigt. Das Auftreten von *Granula* in den Zellen ist dagegen mehr ein der Sekretion als der Exkretion zugeordnetes Phänomen. Die bei der Färbung nach Forsgreen in den Leberzellen zur Darstellung kommenden sogenannten *Sekterionsgranula* stehen vermutlich mit der Bildung und Ausscheidung der Gallensäuren, nicht dagegen mit der Bilirubinausscheidung im Zusammenhang. Leicht diffusible Farbstoffe wie Uranin treten im Zellprotoplasma niemals als Granula in Erscheinung — übrigens auch nicht in den Tubuluszellen der Niere — und ihre Akkumulation in granulärer morphologisch sichtbarer Form ist immer Zeichen einer Störung des Ausscheidungsvorganges, wie z. B. auch das Erscheinen von Bilirubin-Granula in den Leberzellen in der Frühphase des Verschluß-Ikterus oder bei Hepatitis. Auch die Entwicklung von *Gallenthromben* ist als Zeichen einer Exkretionsstörung zu werten. Wahrscheinlich wird dabei Plasmaeiweiß, das infolge einer Permeabilitätsstörung in die Leberzellen eingedrungen ist, aktiv in die Gallencapillaren ausgeschieden (Altmann und Kühn).

Entsprechend der Definition der Exkretion als energiefordernder aktiver Stoffwechselprozeß läßt sie sich durch alle Zell- und damit Fermentgifte hemmen.

Bekannt sind die älteren Untersuchungen von Höber und Titajew über die Lähmung der Farbstoffkonzentration der überlebenden Froschleber durch Phenylurethan und Cyankali, die von Koll-Schroeder über Hemmung der Ausscheidung durch Jodacetat. Auch bei Verschiebung des p_H der Durchströmungsflüssigkeit unter 6 erlischt diese Funktion. Hanzon hat besonders auf den Einfluß der Temperatur und des Sauerstoffmangels hingewiesen. Die Abb. 3 zeigt den Einfluß einer Sauerstoffmangelatmung (6 % O_2) auf die Ausscheidung von injiziertem Bilirubin (2 mg/100 g Körpergewicht) in der Galle bei der Ratte. Die bei Sauerstoffmangel in den Leberzellen des Läppchenzentrums auftretenden Vacuolen zeigen einen starken Gehalt an Fluorescein und stehen offenbar mit den Gallencapillaren,

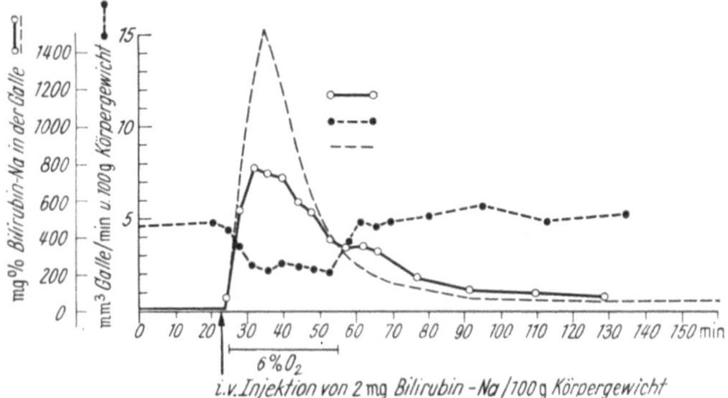

Abb. 3. Einfluß kurzfristiger Sauerstoff-Mangelatmung auf die Ausscheidung intravenös injizierten Bilirubins bei der Ratte. (Nach Hanzon, 1952)

d. h. mit der exkretorischen Leberfunktion in Zusammenhang. Bei länger dauerndem Sauerstoffmangel verschwinden die Gallencapillaren in den vacuolisierten Läppchenzentren und bleiben nur noch in der Läppchenperipherie erhalten. Hanzon hat aus diesen Beobachtungen und aus der Tatsache, daß vacuolisierte Zellen kein Fluorescein mehr aus dem Blut aufnehmen, geschlossen, daß die Vacuolen einer Störung der gerichteten Permeabilität der die Gallencapillare begrenzenden Zellmembran ihre Entstehung verdanken und Ausdruck einer Schutzfunktion des Protoplasmas gegenüber den aus den Gallencapillaren eingedrungenen Gallenbestandteilen, insbesondere den Gallensäuren seien. Ein ähnlicher Mechanismus wird für die Entstehung der von Büchner und seinen Schülern (Pichotka, Altmann) beschriebenen Vacuolen angenommen, die offenbar der intraplasmatischen Abgrenzung vom *Blut* her eingedrungenen Plasmaeiweißes dienen. Für diese Ansicht spricht jedenfalls die Tatsache, daß bei längerem Einwirken des Sauerstoffmangels die Vacuolen verschwinden, und der Farbstoff sich diffus im Plasma verteilt. Diesen letzteren Typ der Farbstoffverteilung kann man auch mit gezielter Ultraviolett-Bestrahlung der Leber erreichen (Abb. 4), die offenbar einen stärkeren Grad der Leberzellschädigung als vorübergehender Sauerstoffmangel darstellt, und einen Verlust der Fähigkeit zur Folge hat, in die Zelle regurgitierte Gallenbestandteile abzuscheiden. Auf eine weitere Beobachtung sei noch hingewiesen: Die engen Beziehungen zwischen der Uranin- und der Bilirubin-Ausscheidung, die besonders bei dosierter Sauerstoff-Mangelatmung zum Ausdruck kommen, und darauf hindeuten, daß der Ausscheidungsmechanismus für beide Substanzen der gleiche ist.

Wenn dies wirklich der Fall ist, — allerdings sind darüber wohl noch weitere Untersuchungen nötig — so kann man nur schwerlich annehmen, daß der vermehrte Bilirubingehalt des Blutes bei manchen Fällen *ohne gesteigerte Bilirubinbildung*, z. B. der posthepatitischen oder der essentiellen Hyperbilirubinämie (Icterus juvenilis intermittens), auf einer verminderten exkretorischen Kapazität der Leberzelle beruht, da dabei die Ausscheidung exogener Farbstoffe, ebenso wie die injizierten Bilirubins, völlig normal sein kann. (FINSTERLIN, LEY und UEXKÜLL). Bei diesen Formen der Hyperbilirubinämie spielen offenbar andere noch unbekannte

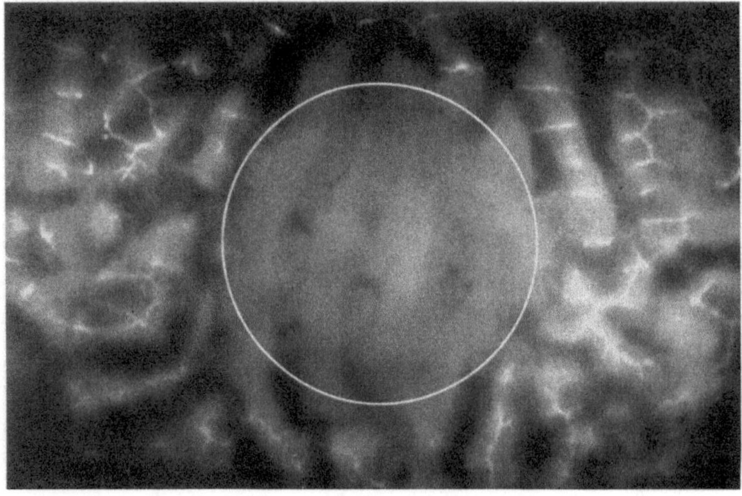

Abb. 4. Einfluß umschriebener Ultraviolett-Bestrahlung auf die Darstellung der Gallencapillaren nach intravenöser Injektion von Uranin. Fluorescenzmikroskopische Beobachtung an der lebenden Ratte. (Nach HANZON, 1952)

Faktoren ursächlich eine Rolle. Möglicherweise handelt es sich um eine Störung der Veresterung des im Blut kreisenden freien Bilirubins mit Glucuronsäure, die anscheinend Voraussetzung für die Ausscheidung des Bilirubins in die Galle ist (SCHMIDT).

Die Ausscheidung gallenpflichtiger Substanzen ist noch von anderen Einflüssen abhängig als von der exkretorischen Kapazität der Leberzellen. Am bedeutungsvollsten von diesen extrahepatocellulären Faktoren ist die Blutdurchströmung der Leber, das Leber-Plasma-Minutenvolumen (BRADLEY u. Mitarb., MENDELOFF u. Mitarb., NEUMAYR, PARZER und VETTER). Die Bromsulphalein-Clearance ist ganz entscheidend abhängig vom Leber-Plasma-Minutenvolumen, so daß die unter Umständen starke Einschränkung der Clearance-Werte bei Lebercirrhose und Stauungsleber sicher häufig mehr auf der verminderten Leberdurchblutung, als auf einer Einschränkung der exkretorischen Kapazität der Leberzellen beruht. Schließlich muß in diesem Zusammenhang noch das sog. Konkurrenz-Phänomen erwähnt werden, das darin besteht, daß bei Angebot mehrerer gallenpflichtiger Substanzen die Ausscheidung der einzelnen Komponenten abnimmt. Derartige Konkurrenz-Phänomene sind z. B. bekannt für Uranin, Bilirubin, Bromsulphalein und Natriumcholat. Den Effekt einer gleichzeitigen

Injektion von Bilirubin und Uranin auf die Ausscheidung beider Substanzen in der Galle bei der Ratte zeigt die ebenfalls der Arbeit von HANZON entnommene Abb. 5.

Die maximale Sekretionskapazität beträgt für Bilirubin-Natrium 108×10^{-9} mol, für Bromsulphalein 120×10^{-9} mol, für Uranin mindestens 164×10^{-9} mol und für Gallensäuren 960×10^{-9} mol pro Minute pro 100 g Körpergewicht. Die wesentlich größere Exkretionskapazität für die beiden letztgenannten Substanzen hängt wahrscheinlich mit der Steigerung des Wasserstromes durch die Leberzelle zusammen, wodurch eine starke Vermehrung des Gallenvolumens erreicht wird.

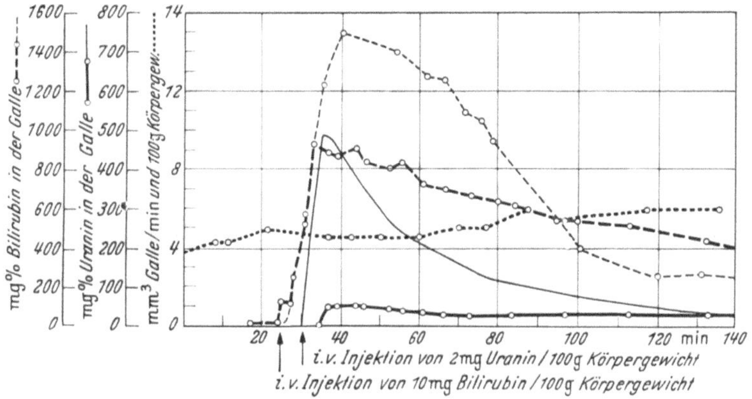

Abb. 5. Konkurrenzphänomen bei gleichzeitiger Injektion zweier gallenpflichtiger Farbstoffe (Uranin und Bilirubin) bei der Ratte. Die normalerweise nach Injektion der gleichen Dosis in der Galle auftretenden Farbstoffkonzentrationen sind durch die dünnen Linien gekennzeichnet. (Nach HANZON, 1952)

im Gegensatz zu der Ausscheidung von Bilirubin und Bromsulphalein, bei denen ein derartiger Effekt nicht zu beobachten ist. Die Begrenzung der Exkretionsleistung ist also im wesentlichen in einer Begrenzung des Wassertransportes begründet.

Von großer Bedeutung für die exkretorische und sekretorische Funktion ist natürlich der *Zustand des gallenableitenden Systems*. Beim akuten Gallengangsverschluß bleibt die exkretorische Aktivität der Leberzellen — bei der Ratte — zunächst voll erhalten. Nach etwa 15 min kommt es zum Übertritt der Uraninhaltigen Galle ins Blut, entweder aus geschädigten Leberzellen, in deren Protoplasma sich der Farbstoff diffus verteilt, oder unmittelbar durch Kommunikation der Gallencapillaren mit den Sinusoiden. Die alte These EPPINGERs von der Bedeutung der Gallencapillar-Rupturen für die Regurgitation der Galle beim Gallengangsverschluß hat somit durch die fluorescenzmikroskopischen Untersuchungen eine volle Bestätigung erfahren. Die Regurgitation erfolgt im Innern des Leberläppchens unmittelbar in die Blutbahn, nicht etwa in pericapilläre Lymphspalten. Außerdem tritt die Galle in den ersten Minuten nach Gallengangsverschluß in die Lymphe über, aber *nur* an der Läppchen-Bindegewebsgrenze, worauf besonders ASCHOFF und seine Schüler (HIJEDA, OHNO) hingewiesen haben und was wir anläßlich der vorerwähnten Untersuchungen über die Leberlymphe erneut bestätigen konnten. Abb. 6 zeigt Ihnen den Anstieg des Bilirubins in der Leberlymphe nach Choledochus- und Cysticusunterbindung beim Hund, Abb. 7

das dazugehörige morphologische Substrat: degenerative Veränderungen der Leberzellen im Bereich der Läppchen-Bindegewebsgrenze, der empfindlichen Nahtstelle zwischen intralobulärem und periportalen Gallengangssystem. Defekte des gallenableitenden Systems, besonders an dieser Stelle, kommen aber nicht nur beim Verschluß der ableitenden Gallenwege vor. Sie werden auch durch bakterielle Infektionen oder toxisch wirkende Stoffe in der Galle hervorgerufen (sog. toxische Ausscheidungs-Cholangiolitis). Als Gifte, die an dieser Stelle angreifen, sind Blei, Mangan, Toluylendiamin und andere bekannt.

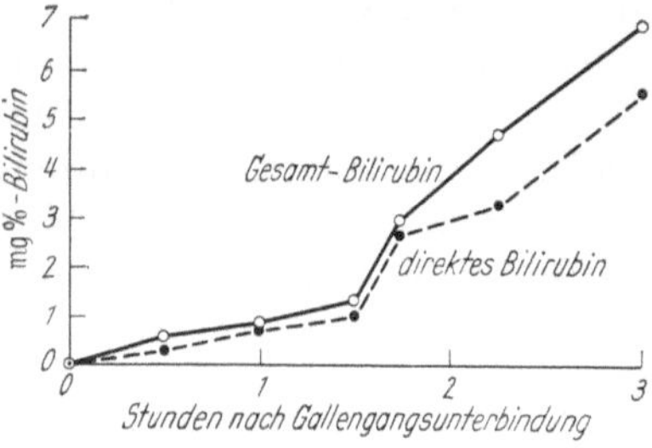

Abb. 6. Anstieg der Bilirubinkonzentration in der Leberlymphe nach Choledochus-Cysticus-Unterbindung beim Hund. (Kühn, unveröffentlicht)

Die *Prüfung der sekretorischen Leberfunktion* kann in der Klinik nur durch Bestimmung der Konzentration der wichtigsten Sekretionsprodukte (Gallensäuren, Cholesterin, alkalische Phosphatase) in Blut und Galle erfolgen. Die Schwierigkeit besteht dabei in der Tatsache, daß die beiden letztgenannten Substanzen auch an anderen Stellen des Organismus gebildet und in die Galle aus-

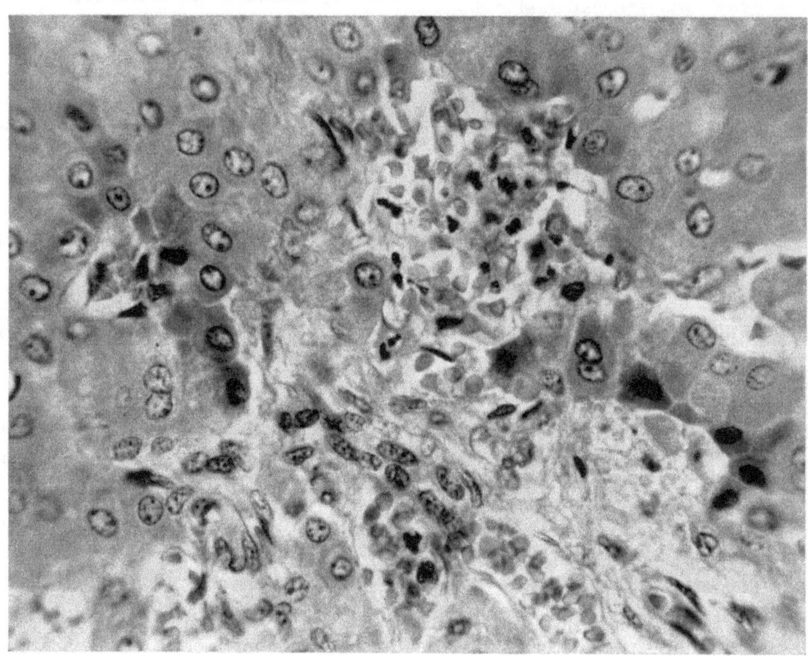

Abb. 7. Kleine Nekrosen in der äußersten Läppchenperipherie, drei Stunden nach Choledochus-Cysticus-Unterbindung beim Hund. (Altmann und Kühn, unveröffentlicht)

geschieden werden, also Sekretions- und Exkretionsprodukte zugleich sind. Nur die Gallensäuren und die Cholesterinester sind ein spezifisches Produkt der Leberzellen. Die letzteren scheiden aber für unsere Betrachtung aus, denn das Gallen-

Cholesterin ist bekanntlich unverestert. So bleiben als echtes Sekretionsprodukt nur die Gallensäuren. Ihre Bestimmung im Blut ist technisch leider bislang so unzulänglich, daß sie als klinische Routinemethode nicht in Betracht kommt. Ihrer Bestimmung in der Galle, die relativ einfach und auch einigermaßen zuverlässig ist, haften die Nachteile aller quantitativen Untersuchungen in dem durch Duodenalsondierung gewonnenen Sekret an. Immerhin kann man mit der quantitativen Gallensäurebestimmung in der Galle ganz interessante Beobachtungen machen, so z.B. die, daß bei Lebercirrhosen (auch schweren und fortgeschrittenen Fällen) die Gallensäuresekretion völlig normal sein kann, oder, daß in der Abheilungsphase der Hepatitis die sekundäre Pleiochromie mit einer gleichzeitigen

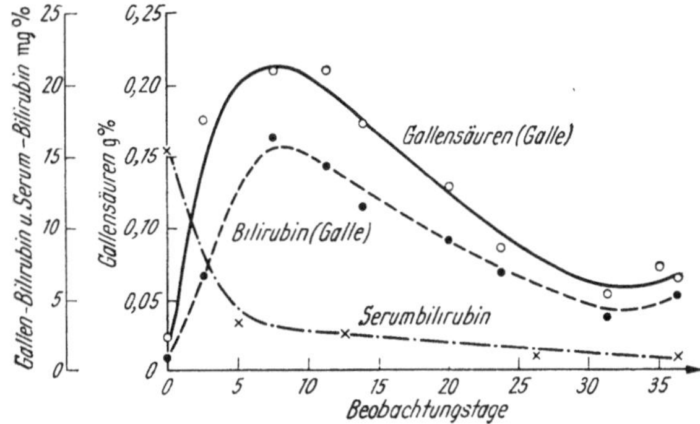

Abb. 8. Gallensäuren- und Bilirubinkonzentration in der Galle bei abklingender Hepatitis (nach WOLF, 1951)

Vermehrung der Gallensäurensekretion Hand in Hand geht (WOLF), eine Beobachtung, die daran denken läßt, daß der sekretorische Vorgang durch die Exkretion stimuliert wird (Abb. 8).

Leichter als die sekretorische ist die *exkretorische* Funktion einer Prüfung zugänglich. Dazu stehen verschiedene Farbstoffe zur Verfügung, von denen die gebräuchlichsten das Bilirubin, Bromsulphalein, Azorubin und Prontosil sind. Dabei sind die exogenen Farbstoffe dem Bilirubin im allgemeinen überlegen, vor allem wegen der relativ schlechteren Löslichkeit und Unbeständigkeit des Bilirubins in wäßrigen Lösungen. Die Speicherung im RES spielt deshalb beim Bilirubin eine viel mehr störende Rolle als bei den anderen Farbstoffen, wohl der Grund dafür, weshalb die Ergebnisse gerade bei der Bilirubin-Belastung bei mehrfacher Wiederholung häufig so außerordentlich wechselnd ausfallen.

Von den exogenen Farbstoffen hat sich das Bromsulphalein am meisten durchgesetzt. Man kann aber mit Azorubin und Prontosil grundsätzlich die gleichen guten Ergebnisse erhalten. Welcher Methode der Auswertung man sich bedient, ist nicht so entscheidend. Die aus der Verschwinderate errechnete Bromsulphalein-Clearence — normalerweise beim Menschen 50 ml Plasma/min/Körpergewicht — scheint etwas empfindlicher Störungen anzuzeigen, als die sonst allgemein übliche Bestimmung des Retentions-Index nach 45 min (MENDELOFF und Mitarb.). Uns hat sich die von PLÖTNER und WIRSCHING an unserer Klinik verbesserte Methode der quantitativen Bromsulphalein-Bestimmung im Urin als genauso empfindlich erwiesen. Dabei wird die gesamte im Harn ausgeschiedene Bromsulphalein-Menge quantitativ bestimmt. Sie beträgt normalerweise 1,5% der injizierten Menge und nimmt bereits bei leichten Leberschäden deutlich zu. Die Methode ist außerordentlich einfach und erspart dem Patienten mehrfache Venenpunktionen.

Selbstverständlich gelten für alle diese Methoden die gleichen Fehlerquellen. vor allem die Verminderung des Leber-Plasma-Volumens und das Konkurrenzphänomen beim gleichzeitigen Angebot mehrerer gallenpflichtiger Stoffe.

Zur Diagnose eines extrahepatischen Gallenabflußhindernisses hat sich schließlich die Messung der Erscheinungszeit von Bromsulphalein in der Duodenalgalle bewährt (CAROLI und TANASOGLU). FAHRLÄNDER und SCHÄFFER haben kürzlich aus der Staubschen Klinik über sehr günstige Ergebnisse mit dieser Methode bei mechanischem Hindernis in den Gallenwegen berichtet, eine Beobachtung, die wir voll bestätigen können.

Die *Prüfung der exkretorischen Leberfunktion* ist somit heute ein nicht mehr wegzudenkender Bestandteil der Leberfunktionsprüfung. Bei technisch einwandfreier Durchführung und kritischer Beurteilung vermag sie uns äußerst wichtige Aufschlüsse zu vermitteln, besonders bei den Folgezuständen der Hepatitis, der beginnenden Lebercirrhose und der Fettleber. Freilich gilt auch für sie die gleiche Einschränkung wie für alle anderen Funktionsproben: Sie ist ebensowenig *die* Funktionsprüfung wie die Prüfung dieser oder jener Funktion des intermediären Stoffwechsels. Ihre Bedeutung gewinnt sie erst im Rahmen einer Leberfunktionsdiagnostik, die möglichst viele verschiedene Funktionen der Leber erfaßt.

Literatur

ALTMANN, H. W.: Frankf. Z. Path. **60**, 376 (1949).
— Allgemeine morphologische Pathologie. Die Pathobiosen. In: Handbuch der allgemeinen Pathologie. II/1. Berlin: Springer 1955.
— u. H. A. KÜHN: Klin. Wschr. **1949**, 44.
ASCHOFF, L.: Klin. Wschr. **1932**, 1620.
BRADLEY, S., F. INGELFINGER und G. BRADLEY: J. Clin. Invest. **24**, 890 (1945).
BRAUER, R. W., and R. L. PESOTTI: J. Pharmakol. (Am.) **97**, 358 (1949).
BÜCHNER, F.: Klin. Wschr. **1942**, 721.
— FIAT Rev. of German Sci. General Pathol. **1**, 127 (1948).
CAROLI, J., et Y. TANASOGLU: Semaine Hôp. **1953**, 591.
CHROMETZKA, F.: Z. exper. Med. **67**, 475 (1929).
CLARA, M.: Med. Mschr. **1953**, 356.
ELMAN, R., u. C. J. HEIFITZ: J. of Exper. Med. **73**, 417 (1941).
EPPINGER, H.: Die Leberkrankheiten. Wien: Springer 1937.
FAHRLÄNDER, H., u. A. SCHÄFFER: Gastroenterologia (Basel) **82**, 99 (1954).
FINSTERLIN, E., H. LEY u. TH. V. UEXKÜLL: Z. klin. Med. **152**, 306 (1954).
FORSGREEN, E.: Z. Zellforsch. **1**, 647 (1928).
— Skand. Arch. Physiol. (Lpz.) **55**, 144 (1929).
HANZON, V.: Acta physiol. scand. (Stockh.) **28**, Suppl. 101 (1952).
HIJEDA, K.: Beitr. path. Anat. **78**, 389 (1927).
HÖBER, R., u. A. TITAJEW: Pflügers Arch. **223**, 180 (1930).
KOLL-SCHROEDER, M.: Pflügers Arch. **234**, 264 (1934).
KÜHN, H. A.: Ärztl. Forsch. **1948**, 389.
— Dtsch. med. Wschr. **1954**, 1018.
— u. G. HILDEBRAND: Arch. exper. Path. u. Pharmakol. **217**, 366 (1953).
— W. MÜLLER u. R. PFISTER: (im Druck).
— R. SCHNEIDER u. I. SPITZMÜLLER: Z. exper. Med. **124**, 52 (1954).
MENDELOFF, A., PH. KRAMER, F. INGELFINGER u. S. BRADLEY: Gastroenterol. (Baltimore) **13**, 222 (1949).

Neumayr, A., O. Parzer u. H. Vetter: Dtsch. med. Wschr. 1954, 1039.

Ohno, Y.: Med. Klin. 1927 II, 1639.

Pfuhl, W.: Anat. Anz. 86, 273 (1938).

Pichotka, J.: Beitr. path. Anat. 107, 117 (1942).

Plötner, K., u. Wirsching: Noch unveröffentlicht.

Quin, J. I.: Onderstepoort J. vet. Sci. 1, 501 (1933); 7, 351 (1936); zit. nach With.

Schmid, R.: Schweiz. med. Wschr. 1956, 775.

Stiefel, G. E., H. J. Sulzer, B. Jasinski, H. Märki u. F. Wuhrmann: Schweiz. med. Wschr. 1954, 635.

Tada, Y.: In Matsuo, Biologische Untersuchungen über Farbstoffe. Kyoto 1934.

Wakabayashi, E.: In Matsuo, Biologische Untersuchungen über Farbstoffe. Kyoto 1934.

With, T. K.: Acta med. scand. (Stockh.) 152, 239 (1955).

Wolf, K.: Inaug.-Diss. Freiburg 1951.

Zeiger, K., u. M. Wiede: Z. Zellforsch. 40, 401 (1954).

Diskussion

V. Hoenic (Prag):

Es macht Schwierigkeiten, quantitativ die chromoexkretorische Leberfunktion zu erfassen. Die bisherigen Ausdrucksweisen, die schon von Herrn Kühn besprochen waren, haben manche Nachteile. So ist z. B. die Geschwindigkeit des Blutkonzentrationsabfalles nicht nur von der Leberfunktion abhängig, sondern auch vom Verteilungsvolumen des Stoffes. Wir können bei der Bromsulphaleinprüfung einen langsameren Konzentrationsabfall bei Anämien und Lebercirrhosen beobachten bei noch gut erhaltener Leberfunktion.

Diese Nachteile könnten durch die Anwendung eines Clearanceverfahrens überwunden werden, das den Blutkonzentrationsablauf des intravenös verabfolgten Stoffes benützt. Die bisherigen Formeln haben aber den Nachteil, daß sie nicht mit dem Verteilungsvolumen rechnen und einen exponentiellen Abfall der Blutkonzentration voraussetzen.

Wir versuchten mit Schück diese Nachteile zu umgehen und leiteten zu diesem Zwecke eine einfache Formel ab. Nach dieser Formel gleicht der Clearancewert dem Quotienten $\frac{J}{S}$, wobei J die Menge des injizierten Stoffes und S die Fläche zwischen der Eliminationskurve und der Abszisse ist.

Diese Formel haben wir bei Studien mit Bromsulphalein, Bengalrosa, Glucose und Laevulose angewendet. Bei Bengalrosa war z. B. der durchschnittliche Clearencewert 134 ml/min bei 34 Leberkranken und 232 ml/min bei 18 Kontrollfällen. Bei Glucose: 9,04 ml/min/kg bei 17 Kontrollfällen, 6,93 ml/min/kg bei 12 Lebererkrankungen und 4,22 ml/min/kg bei 13 leichten Diabetikern.

Aldosteron und Adiuretin bei Leberkranken[1]

Von

H. P. WOLFF, E. BUCHBORN und KH. R. KOCZOREK (München)*

Mit 6 Abbildungen

Patienten mit akuten und chronischen Lebererkrankungen neigen zu renaler Retention von Natrium und Wasser. Viele Beobachtungen sprechen dafür, daß am Retentionsmechanismus Aktivitätssteigerungen derjenigen Hormone entscheidend beteiligt sind, die die tubuläre Rückresorption von Natrium und Wasser stimulieren und hierdurch eine leitende Rolle in der homoiostatischen Regulierung des Salz- und Wasserhaushaltes spielen. Nach unseren heutigen Kenntnissen sind dies Aldosteron und Adiuretin.

Über die *Aldosteronaktivität* bei Leberkranken liegen bisher nur wenig Informationen vor. Bereits vor der Isolierung des Hormons (*34*) wurde von verschiedenen Autoren die vermehrte Ausscheidung eines "sodium retaining factors" im Urin von Kranken mit dekompensierter Lebercirrhose beschrieben (*7, 21*). Später gelang es, die Substanz papierchromatographisch zu identifizieren (*1*). In jüngster Zeit haben wir über gesteigerte Aldosteronausscheidung und tubuläre Retention von Natrium bei verschiedenen Formen der Leberinsuffizienz berichtet (*43*).

Über die *Adiuretinaktivität* bei Leberkranken liegen zahlreiche widersprechende Beobachtungen vor. Einige Autoren beobachteten erhöhte antidiuretische Aktivitäten des Harnes bei Fällen von kompensierten und dekompensierten Lebercirrhosen, andere keinen Unterschied gegenüber normalen Versuchspersonen (*9, 12, 13, 37*). Die antidiuretische Aktivität des Plasmas wurde nur in wenigen Fällen untersucht. Sie fand sich bei Lebercirrhosen teils erhöht (*18*), teils im Normalbereich (*29*), teils uncharakteristisch schwankend (*36*). Die Widersprüche dieser Ergebnisse sind hauptsächlich auf methodische Schwächen der Untersuchungen zurückzuführen, die mit Modifikationen des Burnschen Testes durchgeführt wurden. Ungenügende Spezifität und Empfindlichkeit, die Gegenwart anderer antidiuretisch wirksamer Substanzen (z. B. 5-Oxytryptamin, Ferritin usw.) und die unkontrollierbare Eigenproduktion an Adiuretin bei den als Versuchstieren benutzten Warmblütern kommen hier als Fehlerquelle in Frage. Dieser Gegenstand ist durch einen von uns an anderer Stelle eingehend abgehandelt worden (*3*).

Die hier berichteten Untersuchungen wurden durchgeführt, um die Aktivität des endogenen Aldosterons und Adiuretins bei Leberfunktionsstörungen ver-

---

[1] Um den Charakter der Ergebnisse und die Art ihrer Gewinnung klarer erkennen zu lassen, wurde das Originalmanuskript des Vortrages mit einigen Ergänzungen versehen.

* Aus der I. Medizinischen Klinik der Universität München. Direktor: Prof. Dr. H. SCHWIEGK.

schiedenen Grades und verschiedener Ursache zu bestimmen und die Rolle beider Hormone bei der Retention von Natrium und Wasser Leberkranker zu studieren. Zur Erzielung befriedigender analytischer Genauigkeit wurden eine physiko-chemische Methode zur Bestimmung von Aldosteron und ein neuartiger spezifischer Adiuretinnachweis an der Kröte benutzt.

Patienten und Untersuchungsmethoden

Die Ausscheidung von Aldosteron und Natrium im gekühlt gesammelten 24-Stunden-Urin wurde bei 10 Kranken mit akuter Hepatitis, 2 Pat. mit Verschluß-ikterus, 14 Kranken mit kompensierter und 16 mit dekompensierter Lebercirrhose bestimmt. Bei den meisten dieser Patienten wurde die tubuläre Rückresorption von Natrium kontrolliert. Bei 6 der ascitesbildenden Lebercirrhosen wurden Aldosteron, Adiuretin, Serumosmolarität, Plasmavolumen, Glomerulusfiltrat, Serumelektrolyte, tubuläre Rückresorption von Natrium und Wasser vor und nach Ascitespunktion untersucht. Der Adiuretinspiegel des Plasmas wurde zu-sammen mit der Serumosmolarität bei 15 normalen Erwachsenen, 3 Patienten mit akuter Hepatitis, 10 Kranken mit kompensierter und 10 Kranken mit dekompen-sierter Lebercirrhose bestimmt. Als dekompensierte Cirrhosen wurden Fälle mit schwerer Hypalbuminämie, Ascites und Ödembildung bezeichnet. Bei 21 von 30 untersuchten Lebercirrhosen wurden Leberbiopsie und histologische Untersu-chung des Punktates durchgeführt. Bei den übrigen wurde die Diagnose aus den klinischen Befunden gesichert. Bei akuter Hepatitis erfolgte keine Salz- und Flüssigkeitseinschränkung. Bei Lebercirrhosen wurde die Natriumzufuhr auf 60 bis 80 mäq/die eingeschränkt, die Flüssigkeitsaufnahme nicht.

Die Aldosteronausscheidung im Harn diente als Maß für die jeweils herr-schende Aldosteronaktivität im Körper. Die Extraktion, chromatographische Trennung, Identifizierung und quantitative Bestimmung von Aldosteron wurde nach der Methode von NEHER und WETTSTEIN (*26, 27*) durchgeführt. Die von uns erreichte Nachweisgrenze lag bei 0,5 γ/24 h, der maximale Fehler der Einzel-bestimmung bei etwa $\pm 20\%$. Es wurden stets Doppelbestimmungen durch-geführt. Die Ausbeute zugesetzten Aldosterons aus dem Urin betrug 75—85%. Methodische Einzelheiten wurden in einer früheren Veröffentlichung berichtet (*43*). Der Adiuretinspiegel im Plasma (μ E ADH/ml) wurde im Krötentest nach BUCHBORN (*3*) bestimmt. Methodische Einzelheiten finden sich an anderer Stelle (*3, 4*). Die Kröten erhielten das Plasma der untersuchten Patienten in wäßriger Verdünnung von 1 : 1 oder 1 : 3. Die osmotische Konzentration des Testmaterials entsprach einer 0,45%igen NaCl-Lösung, in der auch der ADH-Standard (Adiuretin DU VIGNEAUD) gelöst wurde. Der maximale Fehler betrug bei Testkollektiven von 20—30 Kröten $\pm 20\%$ der bestimmten Einzeldosis des antidiuretischen Hormons.

Die Messung der Elektrolytkonzentrationen (Na, K) im Serum und Harn erfolgte flammenphotometrisch. Die Serumosmolarität (mosmol/ml) wurde als Gefrierpunktserniedrigung kryoskopisch bestimmt. Akute Änderungen des Plasmavolumens wurden durch die Evans-Blue-Methode und Messungen von Hämoglobin und Hämatokrit registriert. Clearance-Werte von Inulin und endo-genem Kreatinin (24 h-Wert) wurden als Maß für die glomeruläre Filtrationsrate benützt.

Ergebnisse

1. Ausscheidung von Aldosteron und Natrium

Es ist aus einer Reihe von Untersuchungen (Lit. bei *14*) bekannt, daß die Aldosteronsekretion der Nebennierenrinde unter anderem durch die Natriumzufuhr beeinflußt wird. Um Vergleichgrundlagen für die Aldosteron- und Natrium-

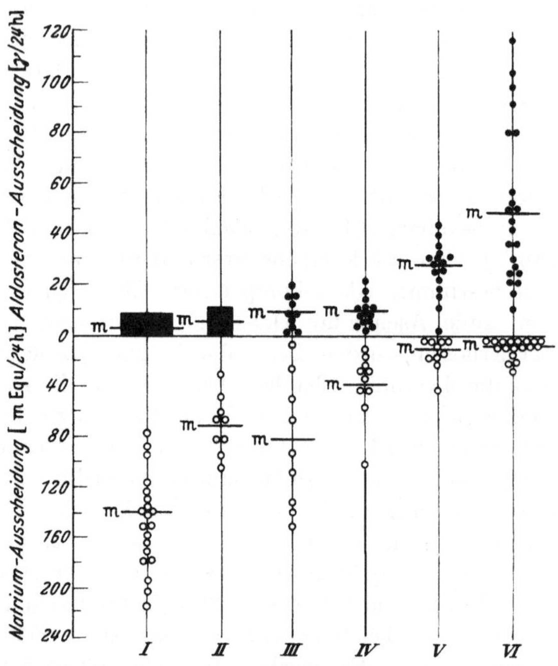

Abb. 1. Aldosteronausscheidung und Natriumausscheidung im 24 Std.-Harn bei *I* gesunden Versuchspersonen bei freier Nahrungswahl; *II* gesunden Versuchspersonen bei salzarmer Standardkost; *III* Patienten mit akuter Hepatitis: *IV* Patienten mit kompensierter Lebercirrhose; *V* Patienten mit dekompensierter Lebercirrhose; *VI* Patienten mit dekompensierter Lebercirrhose nach Ascitespunktion.

ausscheidung von Leberkranken während Ernährung mit Diäten verschiedenen Salzgehaltes zu gewinnen, wurden die Ausscheidungen beider Größen bei einer Reihe von normalen Versuchspersonen mit wechselnder Natriumzufuhr bestimmt. Als Kontrollen für die normal ernährten Leberkranken dienten hierbei die früher (43—44) an 20 gesunden Versuchspersonen bei freier Nahrungswahl gefundenen Ausscheidungen von Aldosteron (0,5—6,5 γ/24 h) und Natrium (79,3—210 mäq/Na pro 24 h). Die Verteilung der Ergebnisse wird aus Abb. 1/I ersichtlich. Als Kontrollen für die Studien an salzarm ernährten Leberkranken diente eine Gruppe (II) von 10 gesunden Versuchspersonen nach 6 tägiger salzarmer Standardkost, deren Aldosteronwerte zwischen 2,0 und 8,0 γ/24 h und deren Natriumwerte zwischen 31,5 und 103 mäq/Na/24 h schwankten. Die Einzelergebnisse finden sich in Abb. 1/II.

Bei einer dritten Gruppe von 10 Patienten mit akuter Hepatitis in verschiedenen Krankheitsstadien waren die Aldosteronausscheidungen teils normal, teils erhöht, die Natriumausscheidungen teils normal, teils herabgesetzt (s. Abb. 1/III). Bei 2 Pat. mit Ikterus infolge Verschlusses der Gallenwege lagen die Aldosteron- und Natriumausscheidungen im Bereich der Norm. 14 Kranke mit kompensierter Lebercirrhose (IV) zeigten teils normale, teils gering bis mäßig erhöhte Aldosteronausscheidungen (s. Abb. 1/IV). Die Natriumausscheidungen lagen hier fast stets unterhalb des Normalbereiches salzarm ernährter Gesunder (s. Abb. 1/IV). Ein erheblicher Anstieg der Aldosteronausscheidung (15—46 γ/24 h) und eine hochgradige Verringerung der Natriumausscheidung (10—1 mäq/24 h) fanden sich bei

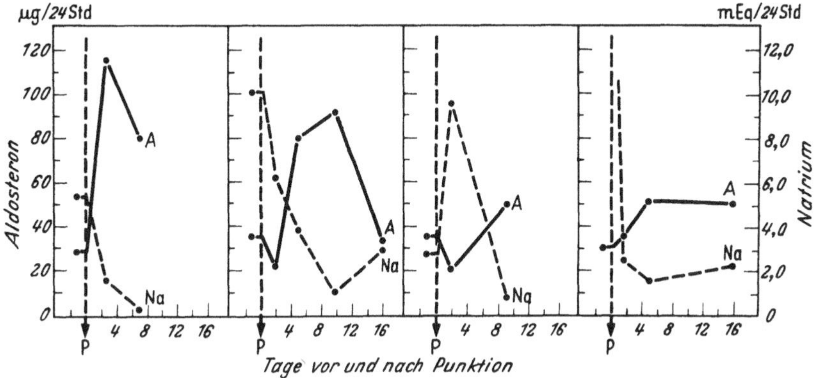

Abb. 2. Aldosteronausscheidung und Natriumausscheidung im 24 Std.-Harn bei dekompensierten Lebercirrhosen vor und nach Ascitespunktion

14 von 16 Patienten mit Ascitesbildung bei dekompensierter Lebercirrhose (Gruppe V). Die höchsten Anstiege der Aldosteronausscheidung (40—116 γ/24 h) wurden in dieser Untersuchungsgruppe während der ersten beiden Wochen nach Ascitespunktion beobachtet. Einzelergebnisse sind in Abb. 1/VI wiedergegeben. Gleichzeitig mit dem excessiven Anstieg der Aldosteronaktivität nach Ascitespunktion sanken die Natriumausscheidungen im Urin bis auf Spuren ab. Gelegentlich ging dem Anstieg der Aldosteronaktivität nach Punktion ein kurzdauernder, geringer Abfall voraus (s. Abb. 2 und 5). Bei Gegenüberstellung der Aldosteron- und Natriumausscheidung der untersuchten Leberkranken ergab sich eine negative Korrelation. Diese ist mit P < 0,01 statistisch signifikant und stellt bei logarithmischer Behandlung beider Größen eine gradlinige Funktion dar (s. Abb. 3). Diese Korrelation ist jedoch im Einzelfall nicht immer gültig. Ausnahmen fanden sich bei Patienten mit akuter Hepatitis, die gelegentlich normale Natriumausscheidungen bei erhöhten Aldosteronaktivitäten aufwiesen. Gleichzeitige Kontrollen der Glomerulusfiltration und der tubulären Rückresorption von Natrium bei ascitesbildenden Lebercirrhosen zeigten im allgemeinen eine mäßige Einschränkung der glomerulären Filtrationsrate und eine erhebliche Steigerung der tubulären Natriumrückresorption.

Beziehungen zwischen dem Aldosterongehalt und der Menge der untersuchten 24 h-Harne wurden weder bei Gesunden noch bei Leberkranken gefunden.

2. Plasmaadiuretin und Serumosmolarität

Die bei Normalpersonen, Hepatitiskranken und Patienten mit kompensierter und dekompensierter Lebercirrhose gefundenen Adiuretinaktivitäten im Plasma zeigten kein einheitliches Verhalten. Bei jeder dieser Untersuchungsgruppen fanden sich hohe, normale und tiefe Werte. Bei wasserretinierenden Patienten bestand keine Korrelation zwischen dem ADH-Spiegel des Plasmas und dem Grad der Ascites- und Ödembildung. Wurden jedoch die Adiuretinwerte zur jeweiligen

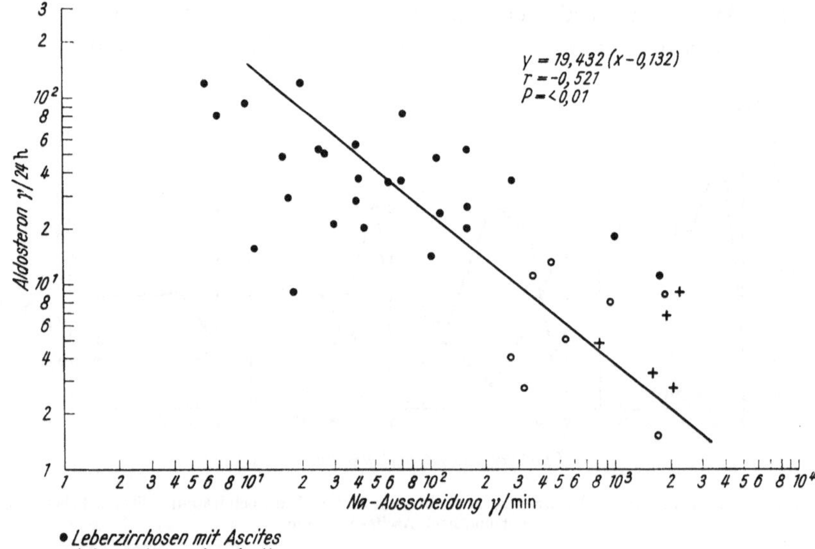

Abb. 3. Die Beziehung zwischen Aldosteronausscheidung und Natriumausscheidung im 24 Std.-Harn. + Normalfälle; ○ kompensierte Lebercirrhosen; ● dekompensierte Lebercirrhosen

Osmolarität des Serums in Beziehung gesetzt, so ergab sich eine statistisch hochsignifikante Regression ($P = < 0,001$) vom Verlauf einer Exponentialfunktion (s. Abb. 4). Es zeigte sich somit eine negative Korrelation zwischen der Adiuretinaktivität des Plasmas und der Wasserkonzentration des Serums. Für diese Beziehung zwischen beiden Größen fand sich bei dem hier berichteten Untersuchungsmaterial nur eine Ausnahme. Bei akuten Veränderungen des Plasmavolumens nach Ascitespunktion erfolgten gegensinnige Veränderungen des Plasmaadiuretins ohne Rücksicht auf die herrschende Serumosmolarität (s. Abb. 5 u. 6). Bei 4 von 5 untersuchten Cirrhotikern trat nach der Ascitespunktion ein transitorischer Abfall des Plasmavolumens auf. Er war stets von einem Anstieg des Plasmaadiuretins gefolgt, der weit über den der Serumosmolarität entsprechenden theoretischen Wert hinausging (s. Abb. 5). Bei einem Pat. mit Cirrhose cardiaque trat nach Ascitespunktion durch Einströmen peripherer Ödeme ein vorübergehender Anstieg des Plasmavolumens auf. Hier fiel das Plasma-Adiuretin bis unterhalb des Wertes, der in Anbetracht der herrschenden Serumosmolarität zu erwarten gewesen wäre. Diese Abweichungen des Adiuretinspiegels nach Änderung des Plasmavolumens lagen sämtlich außerhalb der 3-σ-Grenze und waren daher statistisch signifikant. Die Veränderungen der Adiuretinaktivität nach Ascitespunktion waren von entsprechenden Änderungen der tubulären Rückresorption von Wasser begleitet (s. Abb. 6).

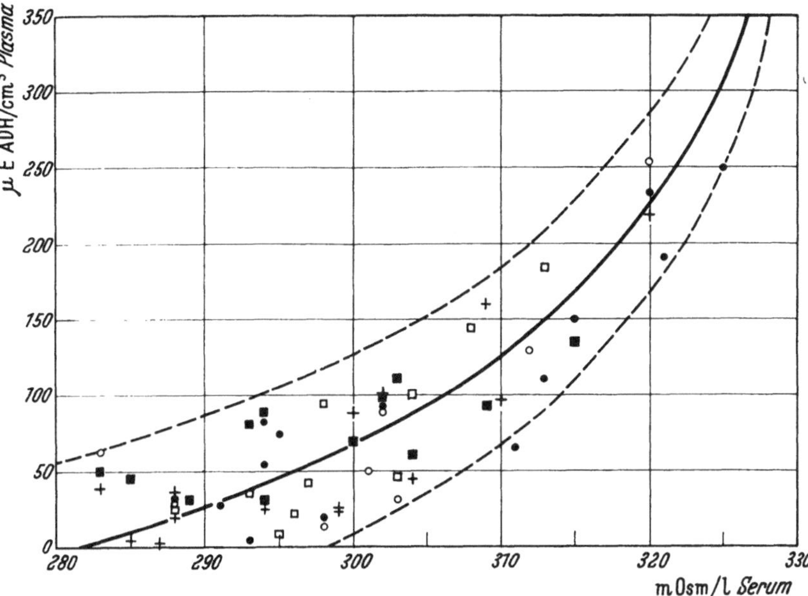

Abb. 4. Die Beziehung zwischen Adiuretin-Plasmaspiegel und Serumosmolarität. + Normalfälle; □ kompensierte Lebercirrhosen; ■ Lebercirrhosen mit Ascites; ○ kompensierte Herzkranke; ● Herzkranke mit Ödemen; --- 3 σ-Grenze.

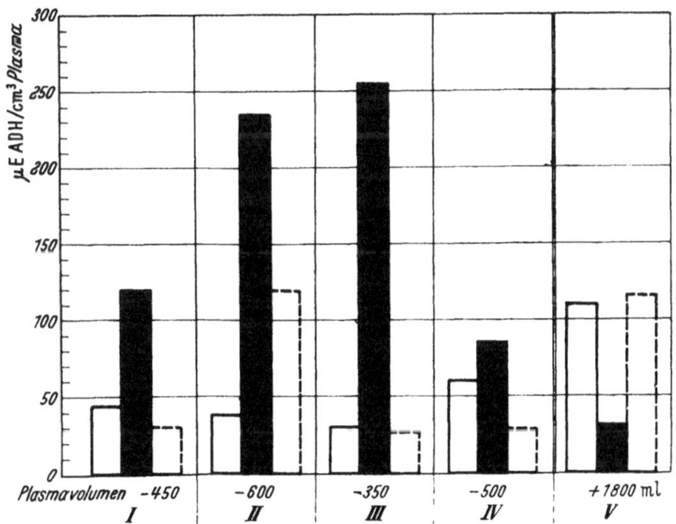

Abb. 5. Das Verhalten des Adiuretinplasmaspiegels bei Lebercirrhosen vor und nach Ascitespunktion in Beziehung zur Serumosmolarität. Fall I—IV bei Plasmavolumenabnahme, Fall V bei Plasmavolumenzunahme. Alle Veränderungen des Adiuretinspiegels nach Punktion liegen außerhalb der 3 σ-Grenze nach Abb. 4.
□ = Plasmaadiuretin vor Punktion, ■ = Plasmaadiuretin nach Punktion, ⸝⸝ = Plasmaadiuretin entsprechend Osmolarität zu erwarten

3. Aldosteronausscheidung, Plasmaadiuretin, Plasmavolumen, Serumosmolarität, Glomerulusfiltrat, Diurese, Serumelektrolyte und tubuläre Rückresorption von Natrium und Wasser vor und nach Ascitespunktion

Bei diesen Studien fielen verschiedene, in enger zeitlicher Beziehung auftretende Veränderungen der untersuchten Größen auf. Wie Abb. 6 zeigt, trat unmittelbar nach Ascitespunktion ein vorübergehender Abfall des Plasmavolu-

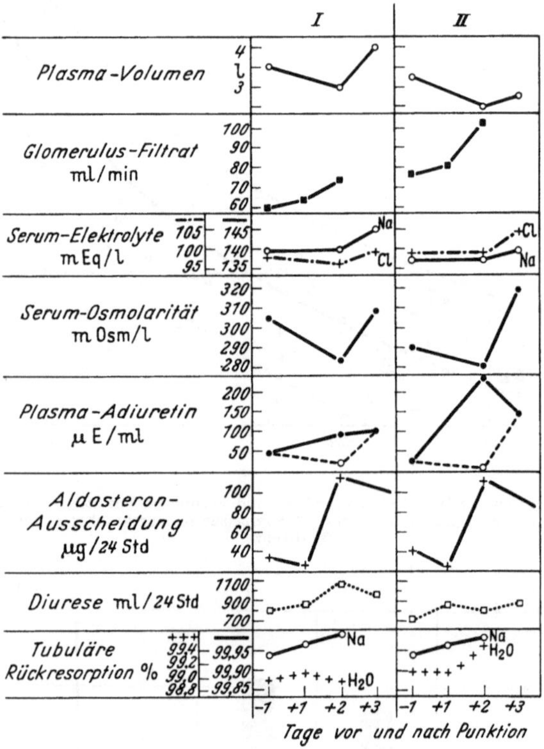

Abb. 6. Aldosteronausscheidung, Adiuretinplasmaspiegel, Plasmavolumen, Glomerulusfiltrat, tubuläre Rückresorption, Serumelektrolyte, Serumosmolarität und Diurese bei dekompensierten Lebercirrhosen vor und nach Ascitespunktion

mens und der Serumosmolarität ein. Er war von einem Anstieg der Aldosteron- und Adiuretinaktivität und von entsprechender Zunahme der tubulären Rückresorption von Natrium und Wasser gefolgt. Diese Veränderungen ließen sich bei 5 von 6 derartig untersuchten Cirrhosekranken reproduzieren. In dem Ausnahmefall handelte es sich um eine Cirrhose cardiaque mit starken peripheren Ödemen, die nach Ascitespunktion in den Kreislauf einströmten und das Plasmavolumen vorübergehend erhöhten. Bei den meisten Kranken trat unmittelbar nach Punktion die bekannte, vorübergehende Zunahme des bei stationärem Ascites reduzierten Glomerulusfiltrates auf. Diese drückte sich in einer kurzfristigen Steigerung der Diurese aus (s. Abb. 6), die anschließend unter den Ausgangswert vor Punktion absank und während der Neubildung des Ascites gesenkt blieb.

Ergebnisdiskussion

1. Aldosteronstudien

Erwartungsgemäß lagen bei der zweiten, beschränkter Salzzufuhr unterworfenen Untersuchungsgruppe die Aldosteronausscheidung höher und die Natriumausscheidung niedriger als bei der ersten Untersuchungsgruppe, die während freier Nahrungswahl studiert wurde. Diese Beobachtung befindet sich in guter Übereinstimmung mit der experimentell gesicherten Erfahrung, daß Verringerung des extracellulären Volumens infolge Salzverarmung, Blutverlusten, großen Diuresen usw. zur Aktivierung der adrenocorticalen Aldosteronsekretion führt, während Ausdehnung des extracellulären Volumens nach Salzbelastungen oder Verabreichung von Pitressin die adrenocorticale Aldosteronausschüttung hemmt. Während der Behandlung der Cirrhosekranken wurde nur eine mäßige Salzrestriktion (60—80 mäq/Tag) durchgeführt, um die Antwort der adrenocorticalen Aldosteronproduktion auf die Erkrankung klarer sichtbar zu machen und verschleiernde Einflüsse durch artifiziellen Salzmangel zu vermeiden.

Bei akuter Hepatitis traten Anstiege der Aldosteronaktivität auf dem Höhepunkt der Erkrankung ein, wenn die klinische und biochemische Symptomatik eine schwere Leberfunktionsstörung aufzeigte. Die erhöhte Aldosteronausscheidung war nur bei manchen Hepatitiskranken von einer verringerten Natrium- und Wasserausscheidung begleitet. In anderen Fällen trat eine erhöhte Aldosteronaktivität ohne nachweisbare Retention von Wasser auf. Als Ursache dieser Erscheinung kommen verschiedene Faktoren in Frage, die von uns zum Teil untersucht und an anderer Stelle diskutiert wurden (5). Hierzu gehört besonders eine erhöhte Aktivität anderer adrenocarticaler Steroide wie Cortison, Hydrocortison und Progesteron, die unter bestimmten Bedingungen die Natriumdiurese fördern. Hierdurch kann auch bei erheblich erhöhter Aldosteronaktivität eine ausgeglichene Natriumbilanz erhalten bleiben, wie das Beispiel der Schwangerschaft zeigt (46, 16). Mit Rückgang der Hepatitis kehrten die veränderten Ausscheidungen von Aldosteron und Natrium in den Bereich der Norm zurück.

Bei kompensierter Lebercirrhose fanden sich erhöhte Aldosteronaktivitäten und verringerte Natriumausscheidungen meist in Stadien, in denen fortgeschrittene Dysproteinämie, langsamer Gewichtsanstieg und verzögerte Ausscheidung von Wasserbelastung auf die drohende Dekompensation hinwiesen.

Das Auftreten erhöhter Aldosteronausscheidung bei akuter Hepatitis und kompensierten Lebercirrhosen mit eingeschränkten Leberfunktionen läßt an eine Störung des Aldosteronabbaus in der geschädigten Leber denken. Es ist kürzlich gezeigt worden (6), daß Aldosteron ebenso wie andere Steroide (Cortison Cortisol, Testosteron und Oestrogene) von Lebergewebe inaktiviert wird. Es erscheint daher möglich, daß bei Funktionsstörungen der erkrankten Leber das Gleichgewicht zwischen Aldosteronproduktion einerseits und Aldosteroninaktivierung bzw. -ausscheidung andererseits derartig verschoben wird, daß erhöhte Aldosteronaktivitäten im Blut und Urin resultieren. Diese Vorstellung ist allerdings schwer mit unseren gegenwärtigen Kenntnissen über die Regulationsmechanismen der Aldosteronsekretion zu vereinen. Gesteigerte Aldosteronaktivität infolge mangelhaften Aldosteronabbaus müßte zur Natriumretention und Zunahme des extracellulären Volumens führen, was wiederum Anlaß für eine

Inaktivierung der Aldosteronsekretion wäre. Diese Hemmung der Aldosteronsekretion müßte erwartungsgemäß so lange dauern, bis die vermehrte ztrkulierende Aldosteronmenge ausgeschieden oder durch die noch verbliebene Leberleistung inaktiviert wäre. Eine Störung des intrahepatischen Aldosteronabbaus könnte daher nur zu einem permanenten Hyperaldosteronismus führen, wenn 1. gleichzeitige Sensibilitätsänderungen im System der die Aldosteron beeinflussenden Receptoren oder 2. eine Abbaustörung von Aldosteronantagonisten eintritt, die eine Natriumretention und Ausdehnung des extracellulären Raumes durch Förderung der renalen Natriumausscheidung verhindern. In der Tat deuten verschiedene Befunde an, daß der gestörte Steroidabbau bei Lebererkrankungen auch Cortison und Cortisol einschließt. Dieser Fragenkomplex bedarf allerdings einer weiteren experimentellen Abklärung.

Bei dekompensierten ascitesbildenden Lebercirrhosen kann die starke, oft exzessive Erhöhung der Aldosteronaktivität nicht mehr durch einen gestörten Aldosteronabbau allein erklärt werden. Vieles spricht dafür, daß bei der Ascitesbildung Veränderungen in der Verteilung von Flüssigkeit und Elektrolyten in den Körperräumen auftreten, die zur Aktivierung des natriumretinierenden Aldosteronmechanismus führen. In dieser Richtung weisen die Beobachtungen an Patienten mit akuter Ascitesbildung nach vorangegangener Ascitespunktion. Hier trat im allgemeinen nach Punktion ein vorübergehender Abfall von Plasmavolumen und Serumosmolarität ein (s. Abb. 6). Die Abnahme des Plasmavolumens dürfte auf die plötzlich gesteigerte Transsudation von Flüssigkeit in die entleerte Bauchhöhle zu erklären sein. Der Abfall der Serumosmolarität erfolgte trotz gleichbleibender Flüssigkeitsaufnahme der untersuchten Patienten. Er ist daher durch kompensatorisches Einströmen von intracellulärem Wasser in den reduzierten Extracellulärraum verursacht und weist auf sekundäre Veränderungen im intracellulären Raum hin. Gleichzeitig mit berichteten Veränderungen trat ein Anstieg der Aldosteronaktivität mit folgender Retention von Natrium auf. Diese Vorgänge erinnern an Beobachtungen nach Aderlaß (10 ml/kg), wie wir an anderer Stelle berichtet haben (*45, 46*). Hier ist die Abnahme des Plasmavolumens ebenfalls von sekundären Hydrationsänderungen in den übrigen Körperräumen und einem Anstieg der Aldosteronaktivität mit folgender Retention von Natrium und Wasser begleitet. Unter den Gesichtspunkten der Volumenregulation betrachtet, stellt also die akute Ascitesbildung nach Punktion einen Aderlaß in die Bauchhöhle dar. Diese Beobachtungen nach Ascitespunktion und Aderlaß haben also folgenden Ablauf der Ereignisse gemeinsam:

    1. Akute Verringerung des Plasmavolumens.

    2. Kompensatorische Änderungen der Hydratation und des Elektrolytbestandes in den übrigen Körperräumen (Interstitialraum. Intracellulärraum).

    3. Anstieg der Aldosteronaktivität.

    4. Tubuläre Retention von Natrium und Wasser.

Die Aktivierung des natriumkonservierenden Aldosteronmechanismus erfolgt in beiden Fällen offensichtlich mit dem Ziele, Verluste von osmotischem Material und Wasser auszugleichen. Diese Vorstellungen entsprechen unseren gegenwärtigen Kenntnissen über die Rolle des Aldosterons bei der homoiostatischen Regulierung des Elektrolytgleichgewichts und Flüssigkeitsvolumens in den Körperräumen.

Die geschilderten Beobachtungen nach Aderlaß und Ascitespunktion tragen vielleicht zum Verständnis der Vorgänge bei der spontanen Ascitesbildung Cirrhosekranker bei (32a). Auch hier führt die Flüssigkeitsansammlung in der Bauchhöhle zu laufenden Verlusten von Natrium und Wasser aus dem Intravasculärraum. Der Gedanke liegt nahe, daß die Aktivierung des Aldosteronmechanismus bei spontaner Ascitesbildung Leberkranker ebenfalls dem Ausgleich dieser Verluste dient. Hierbei wird durch die Retention des osmotisch wirksamen Natriums die Voraussetzung für die Retention und Bindung von Wasser im intravasculären bzw. extracellulären Raum gegeben. Die Retention von Wasser selbst folgt dann — wie später gezeigt wird — den osmolaren bzw. durch Volumenverlust im Intravasculärraum gegebenen Verhältnissen.

Die Reizempfänger für die Stimulierung der Aldosteronsekretion bei Ascitesbildung sowie die Art der sie aktivierenden Reize sind noch unbekannt. Hier kommt die Existenz von Volumenreceptoren in einem unbekannten Abschnitt des Kreislaufs in Frage, die gegenüber Veränderungen des Plasmavolumens empfindlich sind. Derartige, die Diurese beeinflussende Receptoren haben GAUER und HENRY (13a) im low pressure system des Kreislaufs beschrieben. Andererseits ist es denkbar, daß die Volumensänderungen im Intravasculärraum nur einen indirekten Einfluß auf die Aldosteronsekretion der Nebennierenrinde ausüben. Volumensveränderungen im extracellulären Raum sind im allgemeinen von kompensatorischen Änderungen der Hydralation und des Elektrolytbestandes im intracellulären Raum begleitet. Möglicherweise lösen diese Veränderungen des Zellstoffwechsels an der Nebennierenrinde selbst reaktive Änderungen der Aldosteronproduktion aus. Dieser Fragenkomplex bedarf einer eingehenden Untersuchung.

Die starke und bleibende Erhöhung der Aldosteronausscheidung bei ascitesbildenden Lebercirrhosen ist fernerhin auf die Unfähigkeit des Organismus zurückzuführen, die Aldosteronaktivität nach erfolgter Retention von Natrium und Wasser wieder bis auf die Norm zu reduzieren. Diese Unfähigkeit mag durch die Tatsache erklärt werden, daß die retinierte Flüssigkeit in der Bauchhöhle abgelagert wird, das heißt, in einem Raum, in dem Änderungen des Gehaltes an Salz und Wasser offensichtlich nicht registriert werden. Sie ist wahrscheinlich für die unaufhaltsam fortschreitende Natrium- und Wasserretention der ascitesbildenden Lebercirrhose verantwortlich.

Die klinische Bedeutung, die der aldosterongesteuerten Natriumretention bei dekompensierten Lebercirrhosen zukommt, wird durch die Tatsache beleuchtet, daß strenger Natriumentzug bei cirrhosekranken Patienten und Adrenalektomie bei experimentellen Ascites von Versuchstieren (15a) zur Unterbrechung des Retentionsmechanismus und zur Ausschwemmung des Ascitesflüssigkeit führt.

Neben der durch Volumensänderungen bedingten Aktivierung der adrenocorticalen Aldosteronsekretion trägt auch bei der dekompensierten Lebercirrhose die Störung des intrahepatischen Steroidabbaus zur Erhaltung der überhöhten Aldosteronaktivitäten bei.

2. Adiuretinstudien

Im Gegensatz zu den uneinheitlichen Ergebnissen früherer Untersuchungen läßt sich aus den hier berichteten Beobachtungen schließen, daß bei Normalpersonen und Leberkranken eine feste Korrelation zwischen Änderungen der

Serumwasserkonzentration und Änderungen des Plasma-Adiuretin-Spiegels besteht. Unter Berücksichtigung dieser Korrelation werden die widersprechenden Ergebnisse der früheren Untersuchungen verständlich. die die antidiuretische Aktivität im Plasma absolut maßen und nicht auf die von Fall zu Fall verschiedene Serumosmolarität bezogen. Es ist demnach nicht anzunehmen. daß bei Lebererkrankungen eine krankheitsspezifische Steigerung der Adiuretinausschüttung aus dem Hypophysenhinterlappen vorliegt und zur Mitursache der Wasserretention ascitesbildender Lebercirrhosen wird.

Für das Bestehen eines Zusammenhanges zwischen extracellulärer Tonizität und der Retention bzw. Ausscheidung von Wasser sprachen bereits die Befunde Verneys (40—42). Es gelang ihm bekanntlich. durch Infusion hypertonischer Salzlösungen in die Carotis die gleiche Diuresehemmung zu erzeugen. wie sie durch Adiuretingaben hervorgerufen wird. Seine Beobachtungen führten zu der Annahme von Osmoreceptoren im Bereich des Hypothalamus. die Konzentrationsänderungen von Elektrolyten und Wasser im extracellulären Raum registrieren und die Neurohypophyse zu einer entsprechenden Freigabe von ADH anregen. Die hier berichteten Untersuchungen lassen eine Osmoregulation der Adiuretinausschüttung durch den Nachweis einer Korrelation zwischen Änderungen des Plasma-ADH und Änderungen der Serumosmolarität klar erkennen.

Aus dem Rahmen der beschriebenen Beziehung zwischen Serumosmolarität und ADH-Spiegel des Plasmas fielen lediglich die Adiuretinwerte von Leberkranken mit akuten Veränderungen des Plasmavolumens. wie sie bei maximaler Ascitesbildung nach abdomineller Parazentese auftreten. Hierfür ergibt sich folgende Erklärung:

Wie schon früher gezeigt. führen akute Volumensänderungen, wie zum Beispiel durch Aderlaß, Schwitzen, Anlegen von Staubinden oder Lagewechsel des Körpers zu Änderungen der Diurese. die eine Beziehung zur Adiuretinproduktion nahelegen. Besonders wichtig ist hier die Beobachtung von Leaf und Mamby (17). daß Hunde nach Verarmung an extracellulären Elektrolyten durch intraperitoneale Dialyse Wasserbelastungen nicht ausscheiden können. Hier tritt also nach Verkleinerung des extracellulären Volumens trotz niedriger Serumosmolarität eine Diuresehemmung ein. Die Autoren schlossen daraus. daß bei akuter Verkleinerung des extracellulären Raumes der Reiz für eine ADH-Sekretion durch Volumensänderungen im extracellulären Raum, vermutlich in seinem intravasculären Teil. vermittelt würde. Sie nahmen daher an. daß außer den von Verney (40—42) postulierten Osmoreceptoren auch noch Volumenreceptoren für die Steuerung der antidiuretischen Aktivität des Hypophysenhinterlappens resultieren müßten. Das Vorhandensein diuresewirksamer Volumenreceptoren im low-pressure-Systemn konnte bereits Gauer und Henry (13a) wahrscheinlichmachen. Die in Abb. 5—6 wiedergegebenen Beobachtungen bei Lebererkrankungen mit erheblichen und zum Teil anhaltenden Veränderungen des Plasmavolumens infolge akuter Ascitesbildung bestätigen nun mit Hilfe des direkten Adiuretinnachweises die Vermutung. daß neben der Osmoregulation der Adiuretinsekretion unter bestimmten Bedingungen auch eine Abhängigkeit von akuten Volumensänderungen im extracellulären Raum besteht.

Verschiedene Autoren haben gezeigt. daß Lebergewebe in vitro und vivo Adiuretin inaktiviert. Wird umgekehrt die Leber aus dem Kreislauf ausgeschaltet. so schwindet injiziertes Adiuretin verzögert aus der Blutbahn. Diese Beobachtungen haben zu der Vermutung geführt, daß ein gestörter Adiuretinabbau an der Wasserretention Leberkranker ursächlich beteiligt sei. Die hier berichteten Befunde sprechen gegen diese Annahme. Eine verzögerte Inaktivierung des Hormons müßte zu einer meßbaren Steigerung der antidiuretischen Aktivität des Plasmas führen. Bei einer Reihe von Kranken mit schweren Leberfunktionsstörungen fanden wir jedoch einen normalen ADH-Spiegel im Plasma. Ferner würde eine herabgesetzte Inaktivierung von Adiuretin zur Wasserretention und damit zur Hypotonizität im extracellulären Raum führen. Die hierbei auftretende Senkung der extracellulären Tonizität würde zur Hemmung der ADH-Ausschüttung aus der Neurohypophyse führen, bis das kreisende Adiuretin abgebaut und das retinierte Wasser ausgeschieden ist. Eine pathologische Wasserretention infolge gestörten Abbaus von Adiuretin in der geschädigten Leber wäre somit nur bei gleichzeitigem Auftreten einer Empfindlichkeitsänderung der Osmoreceptoren vorstellbar. Wie gezeigt wurde, herrscht bei Leberkranken jedoch die gleiche Korrelation zwischen Serumosmolarität und Plasma-ADH wie beim Gesunden. Für eine Empfindlichkeitsänderung der Osmoreceptoren besteht somit kein Anhalt. In gleicher Richtung wie die hier beschriebenen Befunde weist die Feststellung (*30*), daß Adiuretinbelastung nur bei gleichzeitiger Gegenwart von Natriumretention zur Ödembildung führt. Sie deckt sich mit der klinischen Erfahrung, daß der Grad der Flüssigkeitsretention bei hepatogener und kardialer Ödem- und Ascitesbildung durch die Größe der Natriumretention bestimmt wird. Schließlich zeigen neueste Untersuchungen an Hunden mit Diabetes insipidus, daß die Gegenwart von Adiuretin für die Bildung eines Ascites nicht erforderlich ist, wenn portale Hypertension und tubuläre Retention von Natrium herrschen.

Schlußfolgerungen

Die mitgeteilten Beobachtungen lassen erkennen, daß Aldosteron und Adiuretin bei Leberkranken ebenso wie bei normalen Personen eng abgestimmte Wirkungen auf den Elektrolyt- und Wasserhaushalt ausüben. Bei Kranken mit akuter Hepatitis und bei kompensierten Lebercirrhosen mit fortgeschrittenen Störungen der Leberfunktion kommt es infolge gestörter Aldosteroninaktivierung oder aus noch unbekannten Ursachen zu gesteigerter Aldosteronaktivität, die oft, jedoch nicht zwangsläufig von einer tubulären Natriumretention begleitet ist. Wird hierdurch die Tonizität des extracellulären Raumes erhöht, so wird die Neurohypophyse zu vermehrter Sekretion von Adiuretin angeregt, die ihrerseits zu tubulärer Retention von Wasser führt. Auf diesem Wege kommt es bei akuter Hepatitis und manchen kompensierten Lebercirrhosen zu der häufig beobachteten Ödemdisposition, die sich in einer Retention zugeführten Natriums und Wassers äußert. Ascitesbildung tritt in diesen Fällen nicht ein, solange portale Hypertension und Senkungen des intravasculären kolloidosmotischen Druckes infolge Hypalbuminämie fehlen. Treten sie schließlich im Dekompensationsstadium der Lebercirrhose auf, so sind die Voraussetzungen für eine extravasale Ablagerung retinierten Natriums und Wassers in Form von Ascites und Ödemen gegeben. Bei akuter Ascitesbildung scheinen Volumenverluste im intravasculären Raum eine weitere Erhöhung der Aldosteronaktivität hervorzurufen. Die Adiuretinaktivität folgt hierbei im allgemeinen der Tonizität des extracellulären Raumes, die durch die

Natriumretention bestimmt und durch die Serumosmolarität gekennzeichnet ist. Die Aktivierung beider Reglersysteme dient hier offenbar dem Zweck, die durch laufende Transsudation von Salz und Wasser in der Bauchhöhle entstehenden Verluste im intravasculären bzw. extracellulären Raum auszugleichen. Bei diesen Vorgängen führt im allgemeinen die Natriumretention. Beweise für eine selbständige Rolle des Adiuretinmechanismus bei der Erzeugung des hepatogenen Ascites fehlen. Lediglich bei akuten und schweren Veränderungen des Plasmavolumens scheint die Adiuretinsekretion unabhängig von der jeweiligen Serumosmolarität aktiviert zu werden.

Das Ausmaß der bei schwerer Ascitesbildung auftretenden Retentionsvorgänge von Natrium und Wasser ist jedoch durch Anpassungsvorgänge der homoiostatischen Volumenregulation nicht völlig erklärbar. Hier ist unter Umständen die Unfähigkeit ascitesbildender Leberkranker von Bedeutung, die gesteigerte Aktivität des Aldosteronmechanismus nach erfolgter Retention von Natrium und Wasser wie ein Gesunder bis zur Norm zu senken. Diese Unfähigkeit mag ihre Ursache in der Tatsache haben, daß die retinierte Flüssigkeit in der Bauchhöhle und in dem Interstitialraum der abhängigen Partien des Körpers deponiert wird, an Orten also, wo Änderungen des Natrium- und Wassergehaltes vermutlich nicht registriert werden. An der überhöhten Aldosteronaktivität Leberkranker mag ferner eine gestörte Inaktivierung des Hormons in der funktionell geschädigten Leber ursächlich beteiligt sein.

Diese Vorstellungen sind nicht frei von Lücken und Widersprüchen. Sie lassen jedoch das Verhalten der endokrinen Regulation des Elektrolyt- und Wasserhaushaltes bei Lebererkrankungen in ihren Umrissen erkennen. Sie sind von Schwiegk (*32a*) in größerem Zusammenhang dargestellt und diskutiert worden.

Literatur

1. Axelrad, B. J., J. E. Cates, B. Johnson and J. A. Luetscher: Brit. Med. J. **1955**, Nr. 4907, 196.
2. — B. B. Johnson and J. A. Luetscher: J. Clin. Endocrin. **14**, 783 (1954).
2a. Bernstein, S. H., R. E. Weston, G. Gross, J. Grossmann, I.-B. Hanenson and L. Leiter: J. Clin. Invest. **32**, 422 (1953).
3. Buchborn, E.: Z. exper. Med. **125**, 614 (1955).
4. — Klin. Wschr. **1956**, 953.
5. — Kh. R. Koczorek u. H. P. Wolff: Klin. Wschr. **1957**, 452.
6. Chart, J. J., E. S. Gordon, Ph. Helmer and M. le Sher: J. Clin. Invest. **35**, 254 (1956).
7. — and E. G. Shipley: J. Clin. Invest. **32**, 560 (1953).
8. Croxatto, H., L. Barnafi, R. Lopez and F. Andrade: Metabolism **3**, 32 (1954).
9. Delorme, M. L., et M. Caroit: Arch. Sci. physiol. **8**, 329 (1954).
10. Dorhios, M., and L. S. Dreifuss: Amer. J. Med. Sci. **222**, 538 (1951).
11. Drill, A. V., and B. Frame: Federat. Proc. **7**, 215 (1948).
12. Dyke, H. B. van, R. G. Ames and I. C. Plongh: Trans. Amer. Assoc. Physiol. **63**, 35 (1950).
13. Falkner, R., M. Hammerschmidt u. A. Neumayr: Acta med. scand. (Stockh.) **151**, 474 (1955).
13a. Gauer, O. H., u. J. P. Henry: Klin. Wschr. **1956**, 356.
14. Gross, F.: Klin. Wschr. **1956**, 929.
15. Hall, C. A., B. Frame and K. A. Drill: Endocrinology (Springfield, Ill.) **44**, 76 (1949).
15a. Hamilton, W. F.: Symp. Rec. Adv. Cardiovast. Phys. a. Surg. Minnesota 1953.
16. Koczorek, Kh. R., H. P. Wolff u. M.-L. Beer: Klin. Wschr. **1957**, 497.
17. Leaf, A., and A. R. Mamby: J. Clin. Invest. **31**, 60 (1952).

18. LLOYD, C. W., and J. LOBOTSKY: J. Clin. Endocrin. **10**, 318 (1950).
19. LUETSCHER, J. A., and R. H. CURTIS: J. Clin. Invest. **34**, 951 (1955).
20. — — Ann. Int. Med. **43**, 658 (1955).
21. — and B. B. JOHNSON: J. Clin. Invest. **33**, 1441 (1954).
22. MACH, R. S.: Wien. klin. Wschr. **1956**, 1.
23. — IV. Internat. Congr. Int. Med. Madrid 1956.
24. MARTIN, S. J., H. C. HERRLICH and J. F. FAZEKAS: Amer. J. Physiol. **127**, 51 (1939).
24a. MILLER, G. E., and C. E. TOWNSEND: J. Clin. Invest. **32**, 590 (1953).
25. MULLER, A. F., A. M. RIONDEL and R. S. MACH: Lancet **1956**, 831.
26. NEHER, R., and A. WETTSTEIN: Acta endocrinol. (Copenh.) 18, 836 (1955).
27. — — J. Clin. Invest. **35**, 800 (1956).
28. PECHET, M. M., L. E. DUNCAN, G. W. LIDDLE and F. C. BARTTER: J. Clin. Invest. **33**, 957 (1954).
29. PERRY, F. W., and T. W. FYLES: J. Clin. Endocrin. **13**, 64 (1953).
30. PETERS, J. P.: Waterbalance in health and disease. In G. G. DUNCAN, Disorders of the Metabolism, Vol. I. Philadelphia: W. B. Saunders 1952.
31. RALLI, E. P., J. S. ROBSON, D. CLARKE and C. L. HOAGLAND: J. Clin. Invest. **24**, 316 (1945).
32. ROBINSON, F. H., and L. E. FARR: Ann. Int. Med. **14**, 42 (1940).
32a. SCHWIEGK, H.: Verh. dtsch. Ges. Verdauungs- u. Stoffwechselkrh. **18**, 114 (1955).
33. SHORR, E., S. BAEZ, B. W. ZWIEFACH, A. M. PAYNE and A. MAZUR: Trans. Assoc. Amer. Physicians **63**, 39 (1950).
34. SIMPSON, S. A., J. F. TAIT, A. WETTSTEIN, R. NEHER, J. V. EUW, D. SCHINDLER and T. REICHSTEIN: Helvet. chim. Acta **37**, 1163 (1954).
35. SCHILLER, J., S. LAPIDUS et J. HUPPERT: Semaine Hôp. **1951**, 2390.
36. STEIN, M., R. SCHWARTZ and I. A. MIRSKY: J. Clin. Invest. **33**, 77 (1954).
37. STEPHAN, F., H. JAHN, G. BORD et M. J. STAHL: Semaine Hôp. **32**, 22 (1956).
38. STUECK, G., S. H. LESLIE and E. P. RALLI: Endocrinology (Springfield, Ill.) **44**, 325 (1949).
39. VERNEY, E. B.: Lancet **1946 II**, 781.
40. — Proc. Roy. Soc. London Ser. Bl. **35**, 25 (1947).
41. — Brit. Med. J. **1948**, 119.
42. — Arch. exper. Path. a. Pharmakol. **205**, 387 (1948).
43. WOLFF, H. P., KH. R. KOCZOREK, W. JESCH u. E. BUCHBORN: Klin. Wschr. **1956**, 366.
44. — — u. E. BUCHBORN: Verh. dtsch. Ges. inn. Med. **62**, 480 (1956).
45. — — — IV. Internat. Congr. Intern. Med. Madrid 1956.
46. — — — Schweiz. med. Wschr. **1957**, 163.

Diskussion

L. BENDA (Wien):

Zu den interessanten Untersuchungen und Ausführungen von Herrn WOLFF möchte ich mir erlauben, zu bemerken, daß sich die genannten experimentellen Untersuchungen bzw. Ergebnisse über den Zusammenhang der Leber und des ADH-Abbaues nicht eindeutig auf die Klinik übertragen lassen. Wie verschiedene Untersuchungen am Menschen zeigen, dürfte die cirrhotisch veränderte Leber des Menschen unverändert das ADH abbauen können. Man muß also bezüglich der Zusammenhänge zwischen Abbau des ADH durch die Leber und der daraus sich ergebenden Folgerungen für den Wasserhaushalt bei Lebererkrankungen meiner Meinung nach noch zurückhaltend sein. Es gibt Fälle, wo nach einer Ascitespunktion für einige Tage eine Diurese in Gang kommt, auch ohne sonstige nachfolgende Therapie. Ich würde sehr gerne wissen, wie Sie diese Beobachtungen mit Ihren sehr interessanten Untersuchungen in Einklang bringen können.

H. P. WOLFF (Marburg):

Darüber kann ich eigentlich sehr wenig sagen. Das, was ich heute vorgetragen habe, sind die Ergebnisse von 6 derartig analysierten Fällen. Daraus ergibt sich natürlich kein lückenloses System. Einer von den Fällen hat auch eine große Diurese gehabt. Davon verstehe ich nun weniger als Sie. Wäre es vorstellbar, daß durch eine Ascitespunktion die Nierendurchblutung und das Glomerulusfiltrat sich besserten, und daß damit die Diurese in Fluß kommt?

L. BENDA (Wien):

Diese Vorstellung und Erklärung erscheint mir sehr einleuchtend.

Les acides aminés au cours de la cirrhose éthylique[1]

Etude des liquides biologiques par chromatographie et chromatoionophorèse[*].

Par

M. BOULANGÉ (Nancy, France)

L'étude du métabolisme des acides aminés chez des malades atteints d'affections du parenchyme hépatique dépasse en interêt bien des épreuves biologiques couramment appliquées:

Elle se présente en effet, non seulement comme un test grossier d'exploration de l'activité cellulaire hépatique, mais comme un moyen fin de connaître les métabolismes propres à chacun des acides aminés. Elle peut enfin justifier de façon précise certaines indications thérapeutiques.

Les expériences de BOLLMAN, MANN et MAGATH (6) ont montré l'augmentation considérable de l'aminoacidémie succédant à l'hépatectomie totale chez le chien. S'il est possible, au cours des affections hépatiques aiguës, de rencontrer des pertubations analogues du métabolisme de l'azote aminé — les très anciennes observations de FRERICHS sur l'aminoacidurie de l'ictère grave en ont fourni les premiers exemples —, il n'en est plus de même au cours des affections chroniques, dont la cirrhose éthylique représente le type le plus commun. Des méthodes sélectives étaient indispensables pour étudier les variations de chaque acide aminé, et non plus celles de l'azote aminé total.

Un certain nombre de méthodes chimiques ont été d'abord proposées, s'appliquant à des acides aminés particuliers (soufrés, aromatiques par exemple), et qui ont déjà permis d'entrevoir des perturbations ou de mettre au point d'intéressantes épreuves de surcharge. Mais deux méthodes surtout ont permis une étude détaillée et sélective des acides aminés: ce sont les méthodes microbiologiques et chromatographiques:

Les premières, applicables actuellement à la presque totalité des acides aminés, presentent cependant un inconvénient majeur en tant qu'épreuves biologiques paracliniques: leur difficulté de mise en oeuvre sur une large échelle interdisant des dosages nombreux et répétés.

Les méthodes chromatographiques sont d'une plus grande simplicité technique, surtout lorsque l'on s'adresse aux méthodes de chromatographie sur papier. Mais l'imprécision de ces dernières est notoire, elles ne peuvent être considérées que comme des méthodes «semiquantitatives». Elles permettent cependant, sur un échantillon réduit de liquide biologique (sérum, liquide d'ascite, urine par exemple) de connaître le comportement relatif de la totalité des acides aminés, tout en

---

[1] Die Aminosäuren bei der Alkoholcirrhose.

[*] Travail du Laboratoire Central des Cliniques (Nancy) Directeur: Pr. P. MICHON.

répétant et multipliant les épreuves. C'est pourquoi nous nous sommes adressés à des méthodes de ce type pour étudier les liquides biologiques de malades atteints de cirrhose du foie.

Les étapes de nos connaissances actuelles

Avant d'exposer nos propres résultats, nous rappellerons brièvement les résultats jusqu'ici obtenus dans l'exploration des acides aminés libres au cours de la cirrhose éthylique:

Des premières méthodes de dosage global de l'azote α-aminé, ainsi que des épreuves de surcharge par mélanges complexes d'acides aminés, nous ne retiendrons qu'un seul fait: l'augmentation de la rétention plasmatique des acides aminés lors des poussées évolutives ou lors des ictères graves terminaux des cirrhoses.

Les méthodes sélectives, par contre, ont orienté la recherche des perturbations métaboliques vers trois grandes catégories d'amino-acides:

Les acides aminés soufrés.

Les acides aminés aromatiques.

Les acides diaminés monocarboxyliques.

1. Les acides aminés soufrés

La méthionine, dont l'étude par méthodes strictement chimiques a pu être assez précocement entreprise (*1*), reste l'un des acides aminés les plus intéressants à suivre au cours de la cirrhose éthylique. L'épreuve de surcharge en méthionine, proposée par Homburger (*19*), montre une augmentation significative de l'excrétion de cet amino-acide chez les cirrhotiques. Si cette épreuve a pu être controversée dans sa forme primitive, notamment par Kinsell (*21*) et par Wheeler (*34*), elle a retrouvé une valeur incontestable sous la forme que lui a donné Benhamou (*2*), qui dose l'excrétion des sulfates urinaires après ingestion massive de méthionine. D'ailleurs le taux de la méthionine plasmatique semble au départ modifiée chez les cirrhotiques comme le confirment les travaux de Schreier (28) ou de Gabuzda (*17*), qui dosent cet acide aminé par une méthode microbiologique.

C'est à Dent (*11*) que revient le mérite d'avoir insisté sur les perturbations du métabolisme de la cystine au cours des affections hépatiques, et il fait de la cystinurie (par "overflow") un signe précoce d'insuffisance hépatique. Mais, comme l'ont fait remarquer Young et Homburger (*36*), ainsi que Cachin et Levy (*8*), la mise en évidence d'une modification de l'excrétion urinaire des amino-acides par méthode chromatographique est souvent délicate, et Dent semble être le seul auteur à avoir attiré l'attention sur la cystinurie des hépatiques.

2. Les acides aminés aromatiques

L'étude du métabolisme de la tyrosine a été surtout réalisée en Allemagne, en particulier grâce aux travaux de Felix et de son école sur les transformations de l'acide p-hydroxyphénylpyruvique: ces études, que résume la mise au point récente de Leonhardi (*24*), montrent la possibilité d'explorer la fonction hépatique au niveau de deux chaînons métaboliques de la tyrosine: tout d'abord sa désamination en acide p-hydroxyphénylpyruvique, puis l'oxydation de cet acide en acide pyruvique et gaz carbonique.

L'exploration du premier temps métabolique est réalisée, soit par le dosage de la tyrosinémie, soit par les épreuves de surcharge au moyen de cet acide aminé: Par des méthodes chimiques colorimétriques (*15*) Jankelson et ses collaborateurs (*20*) avaient déjà noté l'augmentation constante de la tyrosinémie au cours d'affections hépatiques diverses, et en faisaient un test sensible de l'insuffisance hépatique. Ce fait a été retrouvé par la méthode microbiologique par Schreier (*28*), et peut être facilement mis en évidence par chromatographie sur papier, comme l'ont démontré M. Cachin et ses collaborateurs (*7, 8, 9*), qui indiquent également un parallélisme entre le taux de la tyrosine plasmatique et celui de la phénylalanine. Quant aux épreuves de surcharge, préconisées par Bernhart et Schneider (3), elles montrent, comme dans le cas de la méthionine, une excrétion exagérée de l'acide aminé après son absorption.

Le deuxième temps métabolique peut être exploré par une épreuve de surcharge au moyen de l'acide p-hydroxyphénylpyruvique: Felix et Teske (*14*) ont mis au point ce test d'exploration d'une fonction hépatique particulière.

3. Les acides diaminés monocarboxyliques

Ces derniers ont été relativement moins étudiés que les précédents; il faut dire que leur étude est décevante: les chiffres de leur taux sanguin est extrêmement variable, — les trauvaux publiés par Schreier (*28*) montrent une dispersion considérable des résultats —, et toute variation isolée est sujette à caution: Par la méthode microbiologique, chez des malades atteints de cirrhose hépatique, Schreier constate en effet une augmentation du taux de la lysine, et en déduit un défaut d'utilisation de cet aminoacide, alors que Dunn (*12*), par la même méthode, trouve une diminution de la lysinurie.

De même en ce qui concerne l'arginine: Olmer et Garrigues (*27*), par une méthode colorimétrique, trouvent une diminution constante du taux de l'arginine sérique, alors que Schreier, par la méthode microbiologique, trouve une augmentation de ce même amino-acide chez les cirrhotiques.

4. Les autres acides aminés

ne semblent pas avoir fait l'objet d'études systématisées: Mme Blass (*4*) signale l'augmentation fréquente de la glutamine sérique. Wu et ses collaborateurs (*35*) ont observé une augmentation de l'ensemble des acides aminés du sérum, sans modification de répartition: mais les malades examinés étaient pour la plupart atteints d'ictère grave et débutaient un coma hépatique terminal.

Résultats personnels

1. Techniques utilisées

Deux types de liquides biologiques ont été principalement étudiés au cours de nos recherches: sérums et liquides d'ascite. Nous n'avons pas étudié les acides aminés urinaires des cirrhotiques, les modifications urinaires étant généralement secondaires aux perturbations plasmatiques, comme l'a montré Dent (*11*). Quant à l'étude des liquides d'ascite, elle nous fournissait un moyen indirect d'explorer l'aminoacidémie portale, et par suite d'explorer l'absorption intestinale.

Deux méthodes de migration bidimensionnelle sur papier ont été utilisées, chacune, comme nous le verrons par la suite, possédant ses indications propres :

1) Des chromatographies bidimensionnelles ascendantes, suivant la technique de MACHEBOEUF (*26*) : Ière dimension : Butanol acétique / Eau. 2ème dimension : Phénol ammoniacal / Eau. Papier Arches N° 304.

2) Des chromatoionophorèses : cette technique originale, préconisée en 1951 par DURRUM, a été mise au point en France par Mme BLASS et ses collaborateurs en 1954 (*5*) : elle consiste à pratiquer successivement sur un échantillon une chromatographie unidimensionnelle (Butanol acétique / Eau par exemple), puis une électrophorèse, les deux opérations pouvant être réalisées sur la même feuille en s'adressant à l'appareil à électrorhéophorèse de MACHEBOEUF, REBEYROTTE et DUBERT, dont la largeur d'utilisation peut atteindre 30 cm. Le papier utilisé était du Whatman N° I.

La méthode d'extraction des acides aminés était la même dans les deux cas : méthode simplifieé de LISSITZKY (*25*), dont le côté original réside dans le dépôt du liquide biologique complexe à analyser sur une feuille de papier filtre pour chromatographie, les acides aminés étant ensuite extraits de ce papier par l'acétone chlorhydrique : les protéines, la majeure partie des lipides, les oses et les sels minéraux restent fixés sur la cellulose du papier et sont ainsi éliminés. Dans un deuxième temps, l'échantillon était délipidé à l'éther, en prenant soin de récuperer les acides aminés entraînés par l'éther en l'agitant avec de l'eau acidulée.

Les volumes des liquides analysés, dans le cas des liquides d'ascite ou de sérums, étaient toujours de l'ordre du ml. La totalité de l'extrait 'était enfin déposée sur le papier en une seule tache ne dépassant pas 0,5 cm de diamètre. Nous prenions soin, également, pour faciliter la lecture des chromatogrammes et chromatoionophorèses, d'oxyder par de l'eau oxygénée à 110 volumes la cystine en acide cystéique, et la méthionine en méthionine sulfone. Le révélateur utilisé dans tous les cas a été la ninhydrine à 0,2 %, en solution dans le butanol saturé d'eau.

2. Résultats observés

Nous avons examiné les sérums de douze malades atteints de cirrhose alcoolique ; il s'agissait le plus souvent de cirrhoses s'accompagnant d'ascite, dont les liquides ont également été analysés ; le diagnostic des autres formes a pu en général être confirmé par ponction biopsie du foie.

Les résultats observés ont été les suivants :

a) Sérums. La quantité totale d'acides aminés a été trouvée assez semblable à celle des témoins dans la plupart des cas. (Les sérums témoins étant réalisés au moyen de mélanges d'au moins 5 sérums de sujets normaux). Un seul des sérums examinés montrait une augmentation considérable des acides aminés libres : mais il s'agissait d'un malade en pleine poussée ictéro-hémorragique : flambée évolutive qui devait se terminer par une hémorragie digestive fatale.

Les modifications observées relatives à la répartition et à la concentration des acides aminés du sérum des douze malades examinés ont été les suivantes :

Acides aminés soufrés

Cystine : augmentée dans 25 % des cas, tache discrète ou inexistante dans les autres.

Méthionine: augmentée, souvent de façon considérable, chez la presque totalité des malades examinés.

Acides aminés aromatiques

Tyrosine: augmentée dans 58% des cas, où la tache de tyrosine devient très nettement perceptible, alors qu'elle se montre le plus souvent très discrète chez les sérums normaux.

Phénylalanine: augmentée avec certitude chez un petit nombre de malades. Mais la tache de phénylalanine, quelle que soit la méthode bidimensionelle utilisée, est souvent mal individualisée et fait corps avec la tache plus importante donnée par la leucine.

Acides monoaminés dicarboxyliques

L'acide aspartique dans 50% des cas.

L'acide glutamique dans 83% des cas ont montré une notable diminution de l'intensité de leurs taches respectives par rapport aux témoins examinés, quelle que soit la technique utilisée.

Acides monocarboxyliques diaminés

La lysine dans 75% des cas.

L'arginine dans 83% des cas montrent une diminution, parfois une totale disparition de leurs taches, particulièrement individualisables sur les feuilles d'électroionophorèse.

Proline

En raison de la teinte jaune du composé obtenu par révélation des taches de proline, celles-ci ne peuvent être facilement appréciées que si le chromatogramme les individualise de façon parfaite. Néanmoins, dans les cas facilement interprétables, le taux de la proline sérique nous a semblé diminué pour la moitié des sérums examinés.

Glutamine

La tache de la glutamine se superpose avec celle de la taurine sur les feuilles de chromatoionophorèse, mais est parfaitement individualisée par chromatographie bidimensionnelle: sur ces dernières, quoique peu nombreuses, nous avons observé une augmentation très nette de la glutamine par rapport aux témoins.

Les autres acides aminés

n'ont pas fait l'objet d'études particulières, leurs modifications ne nous ayant pas paru avoir de signification intéressante en raison de l'absence d'homogénéité des résultats.

Signalons enfin qu'un seul sérum ne présentait que des altérations discrètes: méthionine faible, tyrosine absente; acides aspartique et glutamique à un taux normal, présence de proline: mais ce sérum correspondait à un malade chez qui la ponction biopsie devait simplement montrer une stéatose discrète.

b) Liquides d'ascite. Sur les 12 malades que comportait notre étude, 7 présentaient une ascite: 6 liquides d'ascite ont pu être examinés: nous avons surtout étudié les acides aminés dont la concentration sérique était perturbée:

Cystine: quantité appréciable, souvent supérieure à celle du sérum (3 cas).

Méthionine: tache toujours trés importante (5 fois sur 6).

Tyrosine: taux très variable, parfois très élevé (3 fois sur 6).

Phénylalanine: tache très nette dans la presque totalité des cas (5 fois sur 6).

Acides aspartique et glutamique: taches toujours visibles, mais moins accentuées que celles d'un sérum normal.

Lysine et arginine: parfois en quantité comparables à celles d'un sérum normal, le plus souvent totalement absentes des chromatoionophorèses.

Les autres acides aminés, en particulier proline et glutamine, sont d'une étude plus difficile, les liquides d'ascite ayant été uniquement analysés par chromatoionophorèse.

Commentaires

1) Nos résultats confirment tout d'abord les notions déjà acquises par d'autres méthodes, ou par des techniques similaires: c'est-à-dire les augmentations de la méthionine et de la tyrosine sériques, ainsi que celles, plus délicates à mettre en évidence, de la cystine et de la phénylalanine.

2) L'analyse simultanée des liquides d'ascite nous apprend en outre que la distribution des amino-acides dans le système porte reflète assez fidèlement les perturbations du sérum, mais en les éxagérant: nous avons vu la quantité considérable de méthionine ou de tyrosine pouvant exister dans un liquide d'ascite. La qualité des acides aminés transportés par le système porte est évidemment fonction des apports alimentaires, mais on peut également interpréter cette composition du liquide d'ascite des cirrhoses comme le reflet exagéré des acides aminés dont il existe une rétention plasmatique, par défaut d'utilisation par le foie.

3) Les pertubations observées des acides monoaminés dicarboxyliques, acides aspartique et glutamique, constituent le résultat le plus original de notre étude: il ne semble pas, en effet, que des études antérieures aient souligné cette diminution de ces deux amino-acides, dont on connaît cependant les rôles métaboliques essentiels dans les réactions de transamination, ainsi que dans le transport de l'ammoniac par formation d'amides.

Cet abaissement du taux sanguin de l'acide glutamique peut être justifié, lorsque l'on sait l'augmentation habituelle de l'ammoniémie au cours des cirrhoses. augmentation démontrée à la fois par les travaux de FULD (16), de VAN CAULAERT (32) et de KIRK (22). Cependant, si nous avons constaté, de même que Mme BLASS (4), une augmentation fréquente du taux de la glutamine circulante, ce fait n'a pas été retrouvé lors des études récentes de SEEGMILLER (29) sur la physiopathologie du coma hépatique. WALSHE (33) a également insisté sur le rôle important joué par la présence de méthionine-sulfone dans le déclanchement du coma hépatique: ce métabolite, antagoniste de l'acide glutamique, génerait la fonction ammonio-régulatrice de ce dernier.

Nous rattacherons à cette baisse du taux de l'acide glutamique les diminutions, assez constantes, des concentrations de proline et de lysine: on connaît en effet la chaîne métabolique qui relie lysine, proline et acide glutamique, et l'on peut concevoir des perturbations de la lysine et de la proline, lorsqu'il en existe de l'acide glutamique.

Nous pensons enfin que les perturbations de l'arginine peuvent provenir d'un trouble du cycle de l'uréogénèse, comme l'ont déjà suggéré Olmer et Garrigues (27).

4) Nous voudrions enfin insister, en matière de conclusion, sur les avantages respectifs des deux méthodes utilisées:

La chromatographie bidimensionnelle permet d'étudier plus particulièrement la glutamine, la tyrosine et la proline.

La chromatoionophorèse est préférable dans l'étude des acides aminés soufrés, et dans celle des amino-acides à plusieurs fonctions acides ou basiques, ces derniers étant particulièrement difficiles à séparer par simple chromatographie.

La juxtaposition des deux méthodes nous a donc permis d'étudier de façon plus exacte un plus grand nombre d'acides aminés. L'intérêt d'avoir adjoint la chromatoionophorèse à nos méthodes de recherche est de nous avoir permis d'insister sur un certain nombre de troubles que la première méthode risquait de laisser passer sous silence: en particulier les modifications des acides aminés soufrés et celles des acides monoaminés dicarboxyliques.

Références

1. Albanese, A., J. Frankton et V. Irby: Estimation of methionine in protein hydrolysats. J. of Biol. Chem. **156**, 293—302 (1944).
2. Benhamou, Ed., A. Grech et D. Gardelle: L'épreuve à la méthionine. Nouveau test de l'exploration fonctionnelle du foie. Bull. Acad. méd. **133**, 543—553 (1949).
3. Bernhart, F. W., and R. W. Schneider: A new test of liver function. The tyrosine tolerance test. Amer. J. Med. Sci. **205**, 636—643 (1943).
4. Blass, Judith, M. Cachin et J. Durlach: Applications de la microchromatographie sur papier à l'étude de l'amino-acidémie au cours des cirrhoses. Présence constante de tyrosine dans le sérum des cirrhotiques. Bull. mém. Soc. méd. Hôp. Paris **66**, 1253—1262 (1950).
5. — Odette Lecomte et J. Polonovski: Sur une technique d'électrophorèse associée à la chromatographie sur papier. «Chromatoionophorèse» appliquée aux amino-acides et bases aminées. Bull. Soc. Chim. biol. **36**, 655—657 (1954).
6. Bollman, J. L., F. C. Mann and T. B. Magath: Studies on the physiopathology of the liver. XV. Effect of total removal of the liver on desamination. Amer. J. Physiol. **78**, 258—269 (1928).
7. Cachin, M.: Etude chromatographique des acides aminés du sérum sanguin en pathologie hépatique. Exper. Med. Surg. **12**, 215—221 (1954).
8. — et Cl. Levy: Les troubles du métabolisme des acides aminés en biologie et en clinique. Actualités biol. **1**, 211—279 (1954).
9. — J. Durlach et Judith Blass: Les acides aminés du sérum sanguin en pathologie hépatique. Semaine Hôp. **1952**, 3231—3238.
10. Carrie, C., u. G. Stuttgen: Untersuchungen über den Tyrosingehalt des Blutes nach Belastung. Klin. Wschr. **1950**, 497—499.
11. Dent, C. E.: Quelques désordres du métabolisme des acides aminés. Exposés ann. Biochem. méd. XIII. p. 79—97. Paris: Masson 1951.
12. Dunn, M. S., S. Akawaie, H. L. Yeh and H. E. Martin: Urinary excretion of amino-acids in liver diseases. J. Clin. Invest. **29**, 302—312 (1950).
13. Eppinger, H.: Die Leberkrankheiten. In 8°, XVI, 801 pp. Wien: Springer 1937.
14. Felix, K., u. R. Teske: Abbau der P-Oxyphenylbrenztraubensäure und Leberfunktion. Z. physiol. Chem. **267**, 173—187 (1941).
15. Folin, O., and A. D. Marenzi: Tyrosine and tryptophane determination on one-tenth gram of protein. J. of Biol. Chem. **83**, 89—102 (1929).
16. Fuld, H.: Über die diagnostische Verwertbarkeit von Ammoniakbestimmungen im Blut. Klin. Wschr. **1933**, 1364—1366.

17. GABUZDA, G. S., R. D. ECKHARDT and C. S. DAVIDSON: Urinary excretion of amino-acids in patients with cirrhosis of the liver and in normal adults. J. Clin. Invest. **31**, **1015—1022** (1952).

18. HOESCH, K., u. CH. SIEVERT: Leberinsuffizienz und Aminosäurenstoffwechsel. Klin. Wschr. **1933**, 1357—1358.

19. HOMBURGER, F.: The urinary excretion of methionine in liver disorder. Amer. J. Med. Sci. **212**, 68—75 (1946).

20. JANKELSON, I. R., M. S. SEGAL and M. AISNER: Tyrosinemia and its relation to pathology of the liver. Amer. J. Med. Sci. **193**, 421—246 (1937).

21. KINSELL, L., H. HARPER, H. BARTON, M. HUTCHIN and J. HESS: Studies on methionine and sulfur metabolism. I. The fate of intravenously administered methionin in normal individuals and in patients with liver damage. J. Clin. Invest. **27**, 677—688 (1948).

22. KIRK, E.: Aminoacid and ammonia metabolism in liver diseases. Acta med. scand. (Stockh.) Suppl. **77**, 1—147 (1936).

23. KOCH, R., u. H. HANSON: Zur Papier-Chromatographie von Glutamin- und Asparaginsäure. Hoppe-Seylers Z. **292**, 180—183 (1953).

24. LEONHARDI, G.: Tyrosinstoffwechsel und Leberfunktion. Klin. Wschr. **1952**, 168—174.

25. LISSITZKY, S., G. CESAIRE et MELLE R. MASSONET: Une technique simple d'extraction des acides aminés libres des liquides et extraits biologiques, en vue de leur séparation chromatographique. Bull. Soc. Chim. biol. **36**, 655—657 (1954).

26. MACHEBOEUF, M., M. CACHIN et JUDITH BLASS: Application en biologie clinique de la microchromatographie sur papier. Ann. Biol. clin. **10**, 22—43 (1952).

27. OLMER, D., et J. C. GARRIGUES: Arginine et exploration fonctionelle du foie. Ann. méd. **48**, 413—429 (1947).

28. SCHREIER, K.: Untersuchungen über den Aminsoäurenstoffwechsel der Erkrankungen der Leber. Dtsch. med. Wschr. **1951**, 868—872.

29. SEEGMILLER, J. E., R. SCHWARTZ, and C. S. DAVIDSON: The plasma ammonia content in patients with hepatic coma. J. Clin. Invest. **33**, 984—988 (1954).

30. SEITZ, W., ENGELHARDT-GOLKEL u. I. SCHAFFRY: Über die Desaminierung der Glutaminsäure bei Leberkranken. Klin. Wschr. **1955**, 1046—1049.

31. SOUCHON, F., u. G. GRUNAU: Zur Aminosäurenausscheidung bei leberkranken Kindern. Klin. Wschr. **1952**, 663.

32. VAN CAULAERT, L., CH. DEVILLER et M. HALFF: Le taux de l'ammoniémie dans certaines affections hépatiques. C. r. Soc. Biol. (Paris) **3**, 735—736 (1932).

33. WALSHE. J. M.: The effect of glutamic acid upon the coma of hepatic failure. Lancet **1935 I**, 1075—1077.

34. WHEELER, J. E., and P. GYÖRGY: Studies of urinary excretion of methionine by normals and by patients having liver disease. Amer. J. Med. Sci. **215**, 267—272 (1948).

35. WU, C., J. C. BOLLMAN and H. R. BUTT: Changes in free amino acids in the plasma during hepatic coma. J. Clin. Invest. **34**, 845—849 (1955).

36. YOUNG, N. F., and F. HOMBURGER: The application of paper chromatography to the study of amino aciduria in patients with liver disease. Federat. Proc. **7**, 201 (1948).

Die posthepatitischen Narbenprozesse

Von

F. Büchner (Freiburg i. Br.)

Gestatten sie mir, daß ich meine Ausführungen mit einem persönlichen Wort einleite: Ich hatte Gelegenheit in den Jahren 1933—1936 in Berlin am Krankenhaus Friedrichshain mit Herrn Kalk als internistischem Partner zusammen zu arbeiten. In der damaligen Zeit hat er seine Methode der laparoskopischen Untersuchung auf die Leberpathologie angewandt, und ich konnte wiederholt auf seine Einladung hin seine ersten Untersuchungen mitansehen. Die Anregungen, die ich damals empfangen habe, haben mich später mit dazu veranlaßt, mich mit den Problemen der Leberpathologie zu beschäftigen. In den Kriegsjahren konnte ich wiederum mit Herrn Kalk zusammenarbeiten, und Herr Kühn hat damals als mein Mitarbeiter seine Studie über das bioptische Bild der benignen Virushepatitis entwickelt, und zwar in enger Zusammenarbeit mit Herrn Kalk als Kliniker. Und wenn ich nun heute diesen Faden weiterspinne und Ihnen einiges über die posthepatitische Lebercirrhose und über andere posthepatitischen Narbenprozesse der Leber vortrage, so mögen Sie im voraus wissen, wie vieles von den Anregungen von Kalk dahintersteht, nicht zuletzt aus seinem Buche über Cirrhose und Narbenleber aus dem Jahre 1954.

Ich gebe Ihnen zunächst einen Überblick über unsere *Kasuistik*. Ebenso wie die Kliniker haben wir feststellen können, daß im letzten Jahrzehnt, besonders aber im letzten Jahrfünft, die diffusen Narbenprozesse der Leber zugenommen haben. In den Jahren 1937—1941 hatten wir 24 solche Todesfälle in unserem Obduktionsgut. In den Jahren 1951—1955 waren es 90, also ungefähr die dreifache Zahl. Das entspricht dem, was auch Kalk 1954 angibt, und es stimmt mit vielen anderen Statistiken überein. Wir haben diese 90 Fälle morphologisch untersucht, darunter 39 besonders gründlich, nicht nur in einzelnen Stichproben, sondern histotopographisch, so daß wir einen Überblick über die gesamte Leber gewonnen haben. Unter den 39 Fällen hatten 19 eine klinisch gesicherte Hepatitis. Auf diese werde ich mich besonders stützen. Die Gruppe der übrigen 20 ist zwar so geartet, daß in der Anamnese vielerlei Anhaltspunkte dafür gegeben sind, daß auch bei ihnen eine Hepatitis als Ursache im Spiel war. Wir haben aber diese Fälle abgesondert, weil die Hepatitis bei ihnen nicht exakt bewiesen ist.

Ehe ich mich nunmehr den speziellen Problemen der Leberpathologie zuwende. habe ich vor Ihnen ein *allgemeinpathologisches Problem* zu erörtern. Es ist das die Frage: *Welche allgemeinpathologischen Vorgänge führen in der Leber zu Vernarbungen?* Mit diesem Problem hat sich u. a. Rössle in seinem großen Beitrag über die Lebercirrhose im Handbuch der Speziellen Pathologie 1930 auseinandergesetzt. Er hat die alte Auffassung abgelehnt, daß solche Narben dadurch entstehen, daß

aus den Bindegewebslagern der periportalen Felder, die zwischen den Leberläppchen gelegen sind, Einsprossungen in das Leberparenchym erfolgen, und daß
sich im Anschluß an diese Mesenchymsprossung aus Fibroblasten und Capillaren
die Narbe entwickelt. Besonders für die Lebercirrhose hat RÖSSLE die folgende
Auffassung in den Vordergrund gerückt, die ich Ihnen an der Skizze eines Leberläppchens erläutern darf. Sie sehen hier die Leberepithelbalken, dazwischen die
Lebercapillaren, die Sinusoide der Leber, an den Capillaren die Endothelien, die
Ihnen als Kupffersche Sternzellen und als Reticulumzellen bekannt sind. Sie haben
die Fähigkeit, Reticulinfasern zu bilden. RÖSSLE hat nun die These aufgestellt,
daß es bei der Lebercirrhose zur Wucherung dieser Reticulumzellen komme, daß
nach dieser Wucherung reichlich Reticulinfasern als Bildungsprodukte der Reticulumzellen auftreten und daß diese Reticulinfasern später in kollagene Fibrillen
umgewandelt werden. Diese These hat später eine wichtige Ergänzung erfahren.
Zum Teil darf man zwar annehmen, daß Narbenprozesse in der Leber auf diese
Weise entstehen, und ich werde später noch zu begründen haben, daß diese Möglichkeit auch bei der Virushepatitis gegeben ist. Aber durch die allgemeinpathologischen Untersuchungen des Mesenchyms hat sich noch eine andere Art der Narben-
entstehung ergeben. Wir können an den parenchymatösen Organen grundsätzlich
den Einbau von Reticulinfasern in die Wandstrukturen der Capillaren feststellen,
z. B. auch am Herzmuskel. Wir kennen nun am Herzmuskel ein Phänomen, bei
dem das Parenchym akut vernichtet wird, das Gerüst der Reticulinfasern aber
stehen bleibt. Diese Skeletierung des mesenchymalen Gerüstes der Herzmuskel-
faser konnte ich 1933 mit von LUCADOU als eine der morphologischen Aus-
wirkungen einer schweren akuten Coronarinsuffizienz nachweisen (s. auch
GRUNDMANN 1950). Wir beobachten dieses Bild aber auch in Randgebieten von
Herzmuskelinfarkten dann, wenn erneut akutere Durchblutungsstörungen in
diesen Gebieten noch einmal eintreten. Das konnten WEYLAND und SARAM
mit mir feststellen. Wir haben dann nach der Auflösung und Verflüssigung der
nekrotischen Fasern eine Netzstruktur vor uns, die sich im Querschnitt mit der
Silberschwärzung der Reticulinfasern besonders deutlich darstellt (Projektion).
Wenden wir dieses Prinzip auf die Leber an, so ergibt sich für sie folgende
Möglichkeit: Kommt es an der Leber zu elektiven Parenchym-Untergängen, so
dürfen wir erwarten, daß die Lebercapillaren mit ihren silberimprägnierbaren
Fasern nach der Nekrose des Epithels und der Verflüssigung der Nekrose stehen
bleiben. Wir beobachten also auch hier wieder eine Skeletierung des Reticulin-
fasergerüstes. Dieses Fasergerüst bleibt eine Zeitlang noch klaffend, weil die
Capillaren noch durchblutet werden. Die Capillaren verlieren jedoch bald ihre
Funktion, da das Parenchym, das sie in der Norm versorgen, nicht mehr vorhanden ist, es tritt daher bald ein Kollaps des reticulären Schwammsystems ein. Damit
wird die Narbe angelegt, und der weitere Prozeß ist nun der, daß die Reticulinfasern redupliziert werden, und daß sie gebündelt kollagene Fibrillen bilden.
Diesen Modus der Vernarbung können wir bei den meisten Parenchym-Untergängen in der Leber beobachten, sowohl bei den massiven Nekrosen, wie sie nach
akuter Leberdystrophie entstehen, als auch bei feineren Nekrosen, wie wir sie bei
der banalen, in der Regel gutartigen Virushepatitis beobachten können, und
schließlich auch bei dem Prozeß, der uns hier besonders beschäftigen soll, bei der
Lebercirrhose (Projektion).

Nach diesen Überlegungen können also bei der Virus-Hepatitis auf zwei Wegen Narbenherde entstehen: erstens durch Entparenchymisierung nach Parenchymnekrosen, Skeletierung des mesenchymalen Fasergerüstes und anschließende Kollagenisierung kollabierter Reticulinfasern, zweitens aber auch durch Wucherung der Sinusendothelien zwischen dem Leberparenchym, durch anschließende Reticulinfaserneubildung und deren Kollagenisierung. Die Narben, die auf diese zweite Art entstehen, werden nicht selten — nach den bioptischen Untersuchungen an Leberpunktaten — wieder völlig aufgelöst, wenn sie nicht zu groß sind.

Welche Narbenbilder — und damit komme ich zu den speziellpathologischen Fragen meines Themas — begegnen uns nach unseren Untersuchungen mit WIESE und GRADL in unserem Beobachtungsgut ? Wir stellen zunächst fest, daß wir eine Gruppe von 6 Fällen beobachten konnten, in denen nach klinisch exakt nachgewiesener Virushepatitis eine typische *Laennecsche Lebercirrhose* resultierte. Diese Möglichkeit ist zuerst von KALK klar gezeigt worden: 1947 konnte er in Serienuntersuchungen an Hepatitiskranken leberbioptisch, von RÖSSLE bestätigt, den Übergang in die Laennecsche Lebercirrhose feststellen. 1948 hat Frau SHERLOCK ganz entsprechende Befunde mitgeteilt, auch DIBLE in London 1951, dann THALER in Wien mit seinen Mitarbeitern 1951, 1952 AMANO in Japan. So können wir sagen, daß heute der mögliche Zusammenhang einer Lebercirrhose vom Laennec-Typ mit einer Virushepatitis anerkannt ist.

Wir müssen für diese Fälle annehmen, daß die Wucherung der Reticulumzellen besonders stark sein kann, so daß sich sekundär reichlich Reticulinfasern neubilden und unregelmäßige Narben die Leberläppchen durchziehen. Auf diese Weise wird das Leberparenchym in kleine Inseln aufgeteilt. Wenn solche Inseln regelmäßig nebeneinander gelagert in der ganzen Leber bestehen, dann resultiert daraus ein ganz charakteristisches Bild in der Oberflächenbeschaffenheit, das Ihnen allen bekannt ist: Die Inseln springen an der Oberfläche als kleine, etwa pfefferkorn- oder erbsgroße Knötchen in der Farbe des Leberparenchyms, also in der Regel gelbrot, oder gelbbraun hervor, zwischen diesen kleinen Knötchen liegen Einsenkungen durch die Narben. Dieselbe Struktur sehen wir auf der Schnittfläche: Parenchyminseln heben sich aus dem Niveau der Schnittfläche heraus, sie sind von schmalen grauen bis grauroten Einsenkungen umgeben. Ich führe Ihnen von den 6 Fällen einige Beispiele an:

Bei dem erstem Fall war die Hepatitis klinisch 4 Jahre vor dem Tod festgestellt worden. Eine Magen-Darm-Blutung hatte zum Tode geführt. Die Leber wog 1000 g, und wir sehen hier das typische Bild der Laennecschen Lebercirrhose mit diesen gleichmäßigen, körnigen Strukturen der Oberfläche und dazu auf einem Lupenbild das klassische histologische Bild. Bei einem zweiten Fall war die Virus-Hepatitis 8 Jahre zuvor abgelaufen. Der Tod trat ein durch eine Verblutung aus einem Oesophagusvarix. In einem 3. Fall war klinisch 2 Jahre vor dem Tode eine Virushepatitis beobachtet worden. Der Tod trat nicht durch die Lebererkrankung, sondern durch die Ruptur eines Aneurysmas an der Arteria cerebri media ein. Dadurch ist in diesem Falle die Lebercirrhose in einem früheren Stadium in unsere Hand gekommen. Die Hepatitis war in den 2 Jahren nie zur Ruhe gekommen, es hatte sich eine chronische Hepatitis entwickelt. (Projektion).

Ehe ich weitere posthepatitische Narbenprozesse bespreche, muß ich noch ein *zweites allgemeinpathologisch wichtiges Phänomen der Leberpathologie* erörtern. Ich habe Ihnen zuerst die Befunde vereinfachend so dargestellt, als ob es bei der Lebercirrhose nur einen Narbenprozeß gäbe. So einfach liegen die Dinge nicht. Vielmehr wird bei jeder Lebercirrhose, auch bei der Lebercirrhose nach Hepatitis, eine starke Regenerationstätigkeit des Leberparenchyms in Gang gebracht. Die Leber ist das regenerationsfähigste Organ, das wir haben. Beim Tier können wir $^2/_3$ der Leber resezieren, es bildet aus dem restlichen Drittel die Leber neu. Diese regeneratorische Fähigkeit hat auch die menschliche Leber, und sie beweist sie gerade bei der benignen Virushepatitis und bei den posthepatitischen Narbenprozessen. Schon die Leberinseln, die wir soeben bei der posthepatitischen Lebercirrhose sahen, sind zu einem großen Teil Parenchymregenerate, und nicht nur Reste stehengebliebenen Parenchyms. Nur so können wir verstehen, daß die eine Leber, die ich Ihnen als vorletzte zeigte, ein normales Gewicht hatte.

Noch eindrucksvoller tritt uns die Regeneration von Leberparenchym entgegen bei der zweiten Krankheit, die wir als posthepatitischen Narbenprozeß beobachten können, bei den *Narbenlebern nach Leberdystrophie*. Wir können hier geradezu einen Wettlauf beobachten zwischen der fortschreitenden Vernarbung von Reticulinfaserschwammstrukturen bis zur kollagenen Narbe einerseits und der Regeneration von Leberparenchym aus Resten des Leberparenchyms andererseits. Im akuten Stadium dieser — wie man sie auch genannt hat — malignen Hepatitis, sehen wir massive Nekrosen, bei denen der größte Teil des Leberläppchens, in der Regel vom Zentrum bis nahe an die Peripherie, vernichtet ist. Wird diese akute Phase überlebt, so kommt es zur Skeletierung der Reticulinfasern, zum Kollaps des Faserschwammes und sekundär zur Kollagenisierung dieser Strukturen. Gleichzeitig bilden sich aber aus dem Restparenchym kleinere und größere Leberparenchymknoten neu.

Gehen wir von diesen Überlegungen aus an die Analyse des Narbenbildes von vier Fällen nach akuter Dystrophie bei Virushepatitis heran. Im 1. Falle haben wir das Frühstadium vor uns, das nach der Monographie von KALK so selten in die Hand des Pathologen kommt, und zwar deshalb, weil in diesem Stadium in der Regel noch nicht der Tod eintritt.

In unserem Falle hatte vor $4^1/_2$ Jahren eine schwere Hepatitis bestanden, der Tod war nach einer Operation wegen eines Restempyems nach linksseitiger Lobektomie eingetreten. Wir fanden eine Leber, deren Oberfläche nicht besonders markant war, hier in diesen Gebieten fast glatt, erst recht in diesen Bereichen, aber wenn Sie genau hinsehen, so stellen Sie doch fest, daß hier und auch hier eine flache Einsenkung besteht, die auch durch die rotgraue Farbe vom Parenchym unterschieden war. Histologisch waren diese Einsenkungen Narben. Auf der Schnittfläche zeigte sich nun dieses Bild: alles was Sie auf der Schnittfläche hell sehen, ist erhaltenes Leberparenchym. Alles was Sie an dunklen Streifen erkennen, sind Narben, die aber histologisch noch ziemlich lebhaft infiltriert sind. In diesem Fall hat also nicht eine massive gleichmäßige Leberdystrophie zu einer subtotalen Nekrose geführt, sondern die dystrophische Nekrose hat sich auf bestimmte bandartige Zonen konzentriert. Nur in diesen Gebieten ist das Leberparenchym nekrotisch und verflüssigt, die Faserstrukturen sind kollabiert, alles andere ist erhalten (Projektion).

Das Bild dieses ersten Falles ist nicht die Regel, wenn der Tod eintritt. Vielmehr pfropft sich diesem Narbenbild nach Leberdystrophie meist eine sekundäre Umgestaltung des Leberparenchyms durch Regenerationsvorgänge auf, und zwar besonders in den Fällen, in denen die Zerstörungsprozesse in ausgedehnterem Maße die Leber befallen. Es entwickelt sich dann ein Bild, wie es 1895 von MARCHAND als knotige Hyperplasie der Leber beschrieben wurde, und wie es NAGAYO 1914 treffender als *postdystrophische Schrumpfleber* und KALK als *knotige Narbenleber* gekennzeichnet haben.

Sie sehen hier in einem unserer Fälle den linken Leberlappen auffallend verkleinert und narbig atrophisch. Am rechten Lappen dagegen sehen Sie, daß unregelmäßige Parenchymknollen vorspringen. Dabei sind größere Knoten zu sehen, aber hier auch kleinere. Histologisch sehen wir in dem narbig-atrophischen linken Leberlappen einen Kollaps des Reticulinfasersystems und dessen Kollagenisierung, und dazwischen nur kleine Reste von Epithel eingestreut. Im rechten Leberlappen haben wir dagegen zwischen breiten Narbenfeldern großknotige Parenchymregenerate.

Bei einem weiteren Fall hatte vor 5 Jahren eine Hepatitis bestanden, der Tod war im coma hepaticum eingetreten. Wiederum sehen Sie eine Leber, an der z. T. größere Knoten herausragen, z. T. auch körnige Strukturen und dazwischen tiefe narbige Einziehungen mit dem Bilde der Trichternarben, wie es Kalk charakterisiert hat (Projektion).

Wie hier zwischen linkem und rechtem Leberlappen große Unterschiede im Narbenbild bestehen, sehen wir in anderen Fällen auf die ganze Leber verteilt feinere Narben. Das sei in der folgenden Beobachtung veranschaulicht:

Vor 4 Jahren hatte eine Virushepatitis nach antisyphilitischer Behandlung bestanden, jetzt Ascites, Kreislaufversagen und Coma hepaticum. Die Leber wog 660 g. Sie zeigte einerseits grobe Einziehungen im Sinne der Trichterleber, außerdem aber auch feinkörnige Strukturen. Das Lupenbild solcher feingekörnter Abschnitte nähert sich dem der Laennecschen Cirrhose, aber man sieht die Parenchyminseln von breiten Bindegewebsfeldern dissoziiert, also ein Bild, das ausgedehnte kompaktere Parenchymnekrosen zur Voraussetzung hat, und das wir den dystrophischen Prozessen zuordnen müssen (Projektion).

Der zuletzt gezeigte Fall beweist, daß bei einer Leberdystrophie mit grobherdigem Parenchymuntergang auch Narbenprozesse der Leber resultieren können, die sich dem Bild der Lebercirrhose nähern, und zwar in den Gebieten, in denen nicht die groben Narben entwickelt sind.

In einer weiteren Gruppe konnten wir ein drittes Krankheitsbild als posthepatitischen Narbenprozeß beobachten. Davon haben wir 9 Fälle in die Hand bekommen. Dieses Bild scheint uns ganz besonders charakteristisch für die posthepatitischen Narbenzustände zu sein. Wir konnten das Folgende feststellen: Die Lebern dieser Gruppe waren im allgemeinen beträchtlich verkleinert. Auf den ersten Blick täuschten sie das Bild einer Laennecschen Lebercirrhose vor. Sie boten aber schon makroskopisch bei der Untersuchung der Schnittfläche ein Bild dar, welches für die Laennecsche Lebercirrhose nicht typisch ist.

Ich zeige Ihnen zunächst hier diese Leber, bei der wir zahlreiche dunkle Fleckchen sehen, dazwischen aber helle Narben, die für eine Laennecsche Lebercirrhose viel zu breit sind. In diesem Falle ist der Tod im coma hepaticum eingetreten, nachdem 7 Jahre vorher in russischer Kriegsgefangenschaft eine schwere Hepatitis abgelaufen war. — In dem nächsten Fall ist äußerlich ein Bild einer Laennecschen Lebercirrhose imitiert: die Oberfläche ist fein gekörnt, nur an einer einzigen Stelle fallen zusätzlich Trichternarben auf. Auf der Schnittfläche sehen wir aber sofort, daß zwar z. T. Regenerate dicht zusammenliegen, daß aber in anderen Gebieten große, dunkle Narbenfelder zu sehen sind. Im Lupenbild finden wir in der ganzen Leber insuläre Regenerate und dazwischen breite Narbenfelder. Wir müssen also auch hier annehmen, daß eine ausgedehnte Entparenchymisierung vorausgegangen ist, und daß in viel stärkerer Dissoziation als bei der Laennecschen Lebercirrhose Inseln neu gebildet sind (Projektion).

Diese letzte Gruppe, von der ich Ihnen zwei weitere ganz entsprechende Fälle zeige, müssen wir als einen Zustand *rezidivierender kleinherdiger Leberdystrophie* infolge Virushepatitis deuten. Es kommt in diesen Fällen nicht zur massiven Nekrose, die in der dystrophischen Schrumpfleber von Nagayo oder der Narbenleber von Kalk endigt, sondern hier wird kleinherdig Parenchym akut vernichtet und durch Kollapsstrukturen und schließlich durch kollagene Narben ersetzt. Der

Prozeß wiederholt sich häufiger, Regenerate werden nur kleinfleckig gebildet und so kommt es zu diesem Bild, welches eine Lebercirrhose imitiert.

Diese dritte Gruppe wird im allgemeinen im Schrifttum nicht klar herausgearbeitet. Ich finde aber in der Arbeit von BERGSTRAND aus dem Jahre 1930 eine Andeutung dieser Form, ohne daß er sich bereits damals auf die Virushepatitis bezog. Auch in jüngsten Arbeiten von THALER findet sich ebenfalls dieses Bild von den anderen Formen abgegliedert.

Wenn ich zum Schluß noch zu der Gruppe übergehe, bei der wir eine Virushepatitis in der Anamnese nicht sicher nachweisen, aber vermuten konnten, so stellen wir fest, daß genau die gleichen Narbenprozesse, die ich Ihnen eben aufgezeigt habe, in den drei Grundtypen stereotyp wiederkehren. Wir können daraus nur entnehmen, daß wir mit den analysierten Narbenzuständen heute auf Schritt und Tritt rechnen müssen, und daß in einem Teil der Fälle, bei denen in der Anamnese eine Virushepatitis nur angedeutet war, doch eine Virushepatitis vorausgegangen ist.

Bioptische Diagnostik mit besonderer Berücksichtigung der Beziehung zwischen Struktur und Funktion*

Von

H. Kalk (Kassel)

Mit 4 Abbildungen

Wenn wir im folgenden nahezu ausschließlich von der bioptischen Diagnostik der Leberkrankheiten sprechen, so muß gleich am Anfang gesagt werden, daß zu einer umfassenden Diagnostik der Leberkrankheiten selbstverständlich auch die ausführliche Anamnese, die Analyse der Beschwerden und die genaue körperliche Untersuchung gehört. Ohne diese bleibt jede Untersuchung eines Leberkranken Stückwerk. Die sorgfältige Palpation der Leber ergibt oft, ja sogar meist wichtigere Bausteine für die Diagnose als die eingehendste Untersuchung mit Leberfunktionsproben.

Die bioptischen Untersuchungen, die wir vorgenommen haben, bestehen in der Laparoskopie und der Leberpunktion. Nahezu sämtliche Arbeiten, die sich bisher mit der Frage der Beziehung zwischen Struktur und Funktion beschäftigen (Krarup (*27*), Popper u. Mitarb. (*32, 33, 34, 40*), Axenfeld u. Brass (*2*), Bock u. Mitarb. (*5*), Küchmeister (*28*) sind mit Hilfe der blinden Leberpunktion entstanden, nur die Arbeiten von Kalk u. Wildhirt (*24*), H. Broicher u. H. Odenthal (*6*) machen eine Ausnahme.

Es ist von uns schon wiederholt darauf hingewiesen worden [z. B. Kalk (*14,15*), daß beide Methoden zu verschiedenen diagnostischen Ergebnissen führen müssen:

1. weil bei blinder Punktion die herdförmigen Veränderungen der Leber häufig nicht betroffen werden,

2. weil es bei diffusen Leberkrankheiten doch immer einmal normale oder annähernd normale Bezirke in der Leber gibt, die zufällig bei der blinden Punktion getroffen werden und dann einen normalen histologischen Befund vortäuschen (z. B. bei Cirrhose, bei Narbenleber, bei partieller Dystrophie),

3. weil es bei manchen Leberkrankheiten schwierig ist, auch bei pathologischem Befund im histologischen Präparat allein die Diagnose zu klären. So kann z. B. die Differentialdiagnose Cirrhose oder Narbenleber, mechanischer oder parenchymatöser Ikterus nach dem histologischen Präparat allein sehr schwierig oder unmöglich sein.

Umgekehrt erlebt man Fälle, bei denen die Laparoskopie allein ohne Punktion nicht ausreicht. So gibt es Cirrhosen (vor allem cholangitischer Genese, aber auch posthepatitischer Herkunft), die bei nur makroskopischer Betrachtung eine glatte, unveränderte Leberoberfläche bieten und erst bei histologischer Untersuchung

---

* Aus der Medizinischen Abteilung des Stadtkrankenhauses Kassel (Leitender Arzt: Prof. Dr. H. Kalk).

des Punktates erkennbar werden. Auch vermag manchmal die Betrachtung einer krankhaft veränderten Leberoberfläche (z. B. bei Cirrhose und Narbenleber) zwar die Diagnose zu klären, gibt aber keine Auskunft über die Aktivität eines Prozesses. Auch die Erkennung einer Leberzellverfettung ist oft nicht durch die Laparoskopie allein, sondern nur durch die Punktion möglich.

Nur die *Verbindung von Laparoskopie und Leberpunktion kann zu den besten diagnostischen Ergebnissen führen* und damit auch Grundlagen liefern für eine Erörterung über die Beziehung von Struktur und Funktion. Was die Auswertung des bei der Leberpunktion gewonnenen Punktates anbetrifft, so genügt die gewöhnliche mikroskopische Untersuchung des gewonnenen Schnittes nicht, es muß auch das Ausstrichpräparat, das Hepatogramm, untersucht und mit den verschiedensten Methoden bearbeitet werden [s. H. E. BOCK u. Mitarb. (5)].

Nun zu den *Leberfunktionsproben*:

Wir haben gestern ausführlich über sie gesprochen, und es hat sich gezeigt, wie zahlreich sie sind und wie verschiedenartig in ihrer Wertigkeit. Es ist für eine Klinik, auch wenn sie noch so gut eingerichtet ist, heute nicht mehr möglich, in jedem Fall sämtliche Leberfunktionsproben durchzuführen. Man muß sich jeweils die wichtigsten und entscheidendsten heraussuchen und dabei auf gewisse Standardproben einigen.

Für die nachfolgenden Untersuchungen haben wir folgende Leberfunktionsproben als Standardverfahren verwandt:

  I. Serumeiweißuntersuchungen:
    1. Blutkörperchensenkungsgeschwindigkeit,
    2. Gesamteiweiß im Serum mit Albumin- und Globulinbestimmung,
    3. Takata-Reaktion (in der Modifikation von MANCKE-Sommer),
    4. Grossche Probe,
    5. Formolgel-Probe,
    6. Thymol-Probe,
    7. Weltmannsche Probe,
    8. Elektrophorese des Serums.
 II. Gallenfarbstoffverarbeitung:
    1. Bilirubin im Serum mit Bestimmung des direkten und indirekten Anteils,
    2. Gallenfarbstoff im Urin.
III. Kohlenhydratstoffwechsel:
    Galaktose-Probe.
 IV. Wasserstoffwechsel:
    6-Stunden-Wasserversuch nach WOLLHEIM.
  V. Entgiftung und Farbstoffausscheidung:
    Bromsulfaleinprobe.
 VI. Fermententgleisungen:
    Bestimmung der alkalischen Serumphosphatase.

In Einzelfällen fügen wir noch besondere Untersuchungsmethoden hinzu, wie die Bilirubinbelastungsprobe, die Serumeisen- und Kupferbestimmung, Rest-N-Bestimmung, Bestimmung der Prothrombinzeit und Xanthoproteinreaktion und andere Proben, die wir im einzelnen nicht aufführen wollen.

Wie Sie sehen, sind diese angeführten Proben durchaus nicht vollständig, aber auch hier zeigt sich in der Beschränkung der Meister.

Die Tatsache, daß von den verschiedenen Autoren ganz verschiedene Leberfunktionsproben in ihren Untersuchungen angewandt worden sind, erschwert den

Vergleich der einzelnen Arbeiten, besonders auch hinsichtlich der Frage der Korrelation zwischen Struktur und Funktion.

Ganz allgemein gelten für die Leberfunktionsproben hinsichtlich ihrer Bedeutung für die Diagnose folgende Einschränkungen:

1. ein erheblicher Teil von ihnen ist nicht leberspezifisch,

2. auch wenn sie sämtlich oder in ihrer überwiegenden Mehrzahl krankhaft ausfallen, so wird damit das Vorhandensein einer diffusen Leberschädigung und Leberkrankheit wahrscheinlich; der krankhafte Ausfall sagt aber nichts darüber aus, welcher anatomische Befund an der Leber vorliegt. Das kann nur die bioptische Methode.

Wir kommen unten noch einmal auf die Bedeutung der Leberfunktionsproben zurück.

Wir wollen die Leberkrankheiten unter dem Gesichtspunkt besprechen, wie weit bei ihnen eine Diagnostik mit Hilfe der Leberfunktionsproben allein oder mit zusätzlicher Zuhilfenahme der bioptischen Methoden möglich ist. Wir haben dabei insofern in unseren Statistiken eine Beschränkung vorgenommen, als wir als Repräsentanten der Leberfunktion den Ausfall der Eiweißlabilitätstests, der Galaktose-Probe, der Bromsulfaleinprobe gewählt haben und sie dem bioptischen Ergebnis gegenüberstellen.

Die Untersuchungen beruhen auf den Aufzeichnungen unserer Klinik von rund 2500 bioptisch untersuchten Leberkranken aus den letzten 5 Jahren, wobei ich meinen Mitarbeitern Wildhirt und Zöckler zu besonderem Dank verpflichtet bin.

1. Die umschriebenen (circumscripten) Leberkrankheiten

Sämtliche *Metastasen maligner Tumoren* lassen einen krankhaften Ausfall der Leberfunktionsproben vermissen, solange sie nicht zu einer Kompression des Ductus hepaticus oder Choledochus führen. Meist sind es Carcinommetastasen, in seltenen Fällen haben wir auch Metastasen von Sarkomen und Melanosarkomen, Hypernepromen, gesehen.

Selbst wenn die Leber weitgehend von Metastasen durchsetzt ist und nur noch wenig Leberparenchym übrig bleibt, fallen die Leberfunktionsproben immer noch negativ aus, ein Hinweis darauf, mit wie wenig Lebergewebe die Leber ihre Funktionen noch erfüllen kann. Nur die Laparoskopie vermag in solchen Fällen mit einem Blick die Diagnose zu klären.

Zu den umschriebenen Leberkrankheiten gehört im gewissen Sinne auch die Cystenleber. Sie ist keineswegs so selten, wie man nach der Literatur annehmen möchte. Wir haben in 18 Jahren 18 Fälle gesehen und ihr eine besondere Arbeit gewidmet [Kalk (*16*)]. Sämtliche Fälle gingen bis dahin unter anderen Diagnosen, wie zum Beispiel Carcinom, Hydrops der Gallenblase, Cholelithiasis, Peritonitis. In keinem Fall ergaben die Leberfunktionsproben einen krankhaften Ausfall, auch wenn die Leber weitgehend mit Cysten durchsetzt war. Erst die Laparoskopie ermöglichte die Diagnose.

Als Kuriosum will ich noch erwähnen einen Fall mit einer großen harten Leber ohne Funktionsstörungen, bei dem es sich um die Folgen einer Leberzerreißung nach Verschüttung im Kriege handelte. Auch er konnte nur durch die Laparoskopie aufgeklärt werden.

2. Die diffusen Leberkrankheiten

a) Hepatose. Wir wollen zunächst die Krankheiten besprechen, bei denen die nichtentzündliche Schädigung der Leberzelle in der Form der *Hepatose* im Vordergrund steht.

Die reine *Fettleber* ist der Prototyp einer Hepatose. Ihre Bedeutung als Vorkrankheit einer toxisch entstehenden Cirrhose ist bekannt.

In unserer Aufstellung finden sich 69 Fälle (s. Abb. 1). Der größte Teil zeigt einen völlig negativen Ausfall der Leberfunktionsproben. Das ist schon sehr bald den ersten Untersuchern, die sich mit der Frage Struktur und Funktion befassen, aufgefallen [POPPER u. Mitarb. (*32, 33*)] und ist um so auffallender, als doch zweifellos bei der Fettleber eine Funktionsstörung der Leberzelle vorliegt, und zwar in der Tätigkeit ihrer Fermente. Aber sie ist durch unsere groben Proben nicht faßbar. Andererseits zeigen unsere Untersuchungen, daß doch nicht bei allen Fettlebern die Leberfunktionsproben negativ ausfallen.

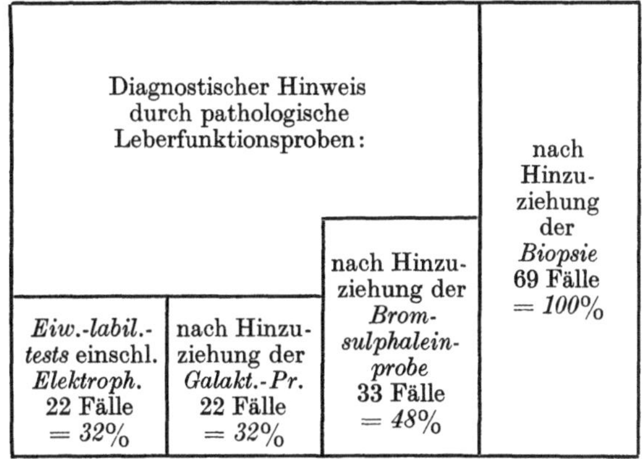

Diagnose in 52% der Fälle nur durch Biopsie möglich

Abb. 1. Diagnostischer Wert der Leberfunktionsproben und dre Biopsie bei Fettleber — 69 Fälle

Am häufigsten findet sich noch bei der Fettleber eine leichte Erhöhung des Bilirubins im Serum [vgl. auch ROBBERS und RÜMELIN (*36*)] und ein krankhafter Ausfall der Bromsulfaleinprobe. Es gibt zahlreiche Fälle, bei denen diese Proben die einzigen Hinweise sind. In einem Drittel etwa fallen auch Eiweißlabilitätstests krankhaft aus. Das sind die Fälle, bei denen sich schon Anzeichen einer Beteiligung des Mesenchyms melden. Denn auf die Dauer bleibt die Fettleber keine reine Hepatose, wie unsere bioptischen Untersuchungen, ebenso wie die anderer Autoren [WELLIN (*42*), GUY ALBOT u. Mitarb. (*11*), DAVIES (*8*)] zeigten, sondern der Übergang in die Cirrhose vollzieht sich unter entzündlichen Erscheinungen mit Beteiligung des Mesenchyms.

Die Fettleber gehört zu den *Thesaurismosen*. Von anderen Speicherkrankheiten haben wir bisher einmal einen *Morbus Gaucher* gesehen, der von uns seit 6 Jahren beobachtet und bioptisch kontrolliert wird. Er hat bisher nie einen krankhaften Ausfall der Leberfunktionsproben gezeigt.

Die zu den Thesaurismosen gehörige *Siderophilie* (Hämochromatose) haben wir in 5$^{1}/_{2}$ Jahren 27mal gesehen.

Das Verhalten der Siderophilie (Hämochromatose) ist nicht einheitlich [vgl. KALK (*17*)]. Handelt es sich um primäre Siderophilien und um frische Fälle, so weisen sie klinisch eine große harte Leber, lediglich eine geringe Erhöhung des Bilirubinspiegels und z. T. auch eine verstärkte Bromsulfaleinprobe auf. Verhältnismäßig spät erst, wenn es zur sekundären Bindegewebsvermehrung gekommen ist und schon eine Cirrhose besteht, werden die übrigen Leberfunktionsproben zunehmend pathologisch, wobei aber die Einschränkung der Leberfunktionen immer noch verhältnismäßig gering ist (vgl. Tab. 1). Es scheint so, als ob die Einlagerung von Hämosiderin allein — ähnlich wie die des Fettes in der Leberzelle — die Funktion der Leberzelle kaum berührt. Die wesentliche Störung der Leberfunktion beginnt erst mit der Reaktion am Mesenchym.

Bei den sekundären Siderophilien, also denen, bei denen die Eisenablagerung im Gefolge einer Cirrhose erscheint, fallen die Leberfunktionsproben, ebenso wie bei den anderen Cirrhosen, pathologisch aus (s. unten).

Die Diagnose der Siderophilie ist einzig und allein mit Hilfe der Leberpunktion möglich.

Bei den Kreislaufstörungen der Leber ist wohl neben einem mechanischen Moment die Hauptursache der Leberschädigung die Hypoxämie, der O_2-Mangel, also eine Leberzellschädigung vom Typ der Hepatose.

Zu diesen *Hepatosen* gehört die *Leberschädigung durch Rückstauung des Blutes* bei schweren Herzfehlern und die *Chiarische Krankheit* (Endophlebitis hepatica obliterans). Von Letzterer sahen wir in den letzten 5 Jahren 6 Fälle. Sie ist also keineswegs so selten, wie man glaubt. Die bei beiden auftretende, schwere Blutüberfüllung der Leber führt bei langem Bestehen zum Zugrundegehen des Lebergewebes — Stauungsatrophie vom Zentrum des Acinus ausgehend — und zur Fibrose. Auch dabei bleibt lange Zeit die Leberfunktion, gemessen an den Leberfunktionsproben intakt. Auch hier sind eine leichte Erhöhung des Bilirubinspiegels und eine pathologische Bromsulfaleinprobe neben einer Lebervergrößerung die einzigen klinischen Zeichen und erst die Leberbiopsie klärt die Diagnose, unterstützt von der Portographie.

Die *cholostatische Hepatose* wurde von Eppinger (*9*), später von Noel, Caroli und Paraf (*31*) und von Hanger und Gutmann (*12*) beschrieben und hat neuerdings in der deutschen Literatur durch H. Gros (*10*) und in der schweizerischen Literatur durch C. Maier und Rüttner (*30*) eine besondere Würdigung erfahren. Sie verläuft ganz unter dem klinischen Bild eines Verschlußikterus. Demgemäß sind die Leberfunktionsproben gänzlich normal, auch der Eisenspiegel, nur die alkalische Serumphosphatase ist erhöht. Laparoskopisch erscheint eine (sonst für den Verschlußikterus charakteristische) große grüne Leber, operativ wird aber

Tabelle 1. *Fälle von Siderophilie ohne wesentliche Störung der Leberfunktionsproben*

Name	Alter Jahre	Se-rum-Eisen g-%	Bili-rubin	Ta-kata	Gros	Thym.	Form.-gel.	Ges.-Eiweiß g-%	Alb. Glob.	Brom-sulf. %	Galak-tose	Biopsie
1. Stö. ♂	34	160	0,65	∅	1,38—2,34	∅	∅	6,67	4,65—2,02	0,5	∅	Mittelstarke Siderose mit geringer Fibrose
2. Mau. ♂	24	224	0,80	∅	1,35—2,40	+	∅	7,10	4,75—2,35	0	0,9 g	Starke Siderose, mäßige Fibrose
3. Hen. ♂	33	208	0,44	100	1,47—2,60	∅	∅	7,10	4,80—2,30	0	Spur	Starke Siderose, deutliche Fibrose
4. Dr. Jä. ♂	40	220	0,50	100	0,94—2,00	++	∅	6,70	3,75—2,95	10,5	2,4 g	Starke Siderose, beginn. Cirrhose
5. Fe. ♂	52	178	1,30	∅	1,22—2,30	+	∅	7,10	4,90—2,20	0	∅	Starke Siderose; zunehmende Entwickl. einer kompl. Cirrhose

kein Hindernis in den Gallenwegen gefunden. Im histologischen Bild fehlen anfangs sämtliche Zeichen eines Entzündungsvorganges, es finden sich lediglich starke Ablagerung von Gallenfarbstoff in den Leberzellen und Gallenthromben in den Capillaren (deshalb halte ich es auch nicht für richtig, von cholastatischer Hepatitis zu sprechen). Da die Leberfunktionsproben völlig oder nahezu normal ausfallen, ist mit ihrer Hilfe eine Diagnose nicht möglich. Aber auch die bioptischen Verfahren versagen bis zu einem gewissen Grade insofern, als sie ja zur Diagnose eines extrahepatischen Verschlusses verleiten, während offensichtlich ein intrahepatischer, ja intralobärer Verschluß besteht. Ich habe in der Laudaschen Klinik in Wien bei Thaler (*38*) 2 derartige Präparate von reinen und offenbar frühen Fällen gesehen, die Zeichen von Entzündung vermissen ließen. Das gleiche zeigten 2 kürzlich gesehene eigene Fälle. Nach diesen Befunden möchte ich annehmen, daß bei genauerer Untersuchung des histologischen Präparates doch eine differentialdiagnostische Unterscheidung von extrahepatischem Verschluß möglich ist. Die Gallenthromben haben dasselbe Kaliber wie beim mechanischen extrahepatischen Verschluß und finden sich ausschließlich in den Gallencapillaren und nicht — wie beim extrahepatischen Verschluß — auch in den kleinen Gallengängen, vor allem nicht im Bereich der Glissonschen Dreiecke. In späteren Stadien kommen sekundäre Veränderungen in Form von Rundzelleninfiltraten in den Glissonschen Feldern und auch innerhalb der Acini hinzu (1 Fall von Gros (*10*), 1 Fall von Kühn (*7*)] und auch Vermehrung des Bindegewebes (3 Fälle aus unserer Klinik), und dann werden in späten Stadien entsprechend den Symptomen einer biliären Cirrhose auch die Leberfunktionsproben pathologisch.

Schließlich entwickelt sich in manchen Fällen eine Cirrhose. Das Ganze verläuft stets unter einer ausgesprochenen Gelbsucht bei großer Leber und zunehmender Einschränkung der Leberfunktionen bei gleichzeitigem Bestehenbleiben der Zeichen eines mechanischen Verschlusses mit Hautjucken und erhöhter alkalischer Serumphosphatase, hohem Cholesterinspiegel im Serum und schwerer Ablagerung von Gallenfarbstoff in den Leberzellen bis zur galligen Nekrose und zahlreichen Gallenthromben. Wir glauben, daß das identisch ist mit der von Hanot ursprünglich beschriebenen Cirrhose-Form mit großer Leber und Ikterus. Dieses klinische Bild entspricht den ersten von Hanot beschriebenen Fällen von hypertrophischer Cirrhose, während er später andere Cirrhose-Formen hineinmischte. Damit würde die Hanotsche Cirrhose, an deren Existenz die meisten von uns nicht mehr glaubten, wiederauferstanden sein, wie Lauda (*29*) auch kürzlich ausführte, als sog. „primäre biliäre Cirrhose".

Das ganze Krankheitsbild ist das eines Verschlußikterus. Aber dieser Verschluß muß innerhalb der Leber in den Leberzellen liegen, nicht extrahepatisch in den großen Gallengängen.

Ätiologisch scheint oft eine toxische Ursache (Megaphen beziehungsweise Chlorpromazin, Largactil, Atophan) vorzuliegen, vielleicht auch eine Überempfindlichkeit gegen toxische Substanzen (Arsen) [Thaler und Wewelka (*38*)].

Das gleiche Bild sieht man bei Methyltestosteronverabreichung [S. E. Werner u. Mitarb. (*44*), Popper (*32*)]. *Wir halten die Krankheit nicht für identisch mit der sog. cholangiolitischen Verlaufsform der Hepatitis* (s. unten), wohl aber für zum mindesten verwandt mit der biliären xanthomatösen Cirrhose [Thannhauser und Mc Mahon (*39*)].

Mit einem gewissen Recht kann man hier *den durch einen mechanischen Verschluß der Gallenwege hervorgerufenen* Ikterus, den cholostatischen Ikterus, anschließen. Auch hier liegt ja eine nichtentzündliche Schädigung der Leberzellen, also eine Hepatose vor. Ursprünglich sind histologisch nur die Zeichen der Gallenstauung vorhanden, nicht die einer Entzündung. Massenhafte Ablagerung von Gallenfarbstoff bis zur galligen Nekrose einzelner Zellen und ganzer Gebiete (Galleninfarkt) in der Peripherie der Läppchen, Gallenthromben nicht nur feinen Kalibers in den Gallencapillaren wie bei der Hepatitis, sondern größeren Kalibers in den erweiterten kleinen und größeren Gallengängen, zum Teil mit eingedickter Galle und darum herumliegendem Hohlraum, und galligen Extravasaten in den Glissonschen Dreiecken [Popper (*32, 33*)]. Das Bemerkenswerte ist hier, wo es sich anfangs um eine reine Leberzellschädigung nicht-entzündlicher Genese handelt, im klinischen Bild das Hervortreten des Ikterus und bei den Leberfunktionsproben der negative Ausfall der Leberfunktionsproben, wie es ja seit Bauer für die Galaktoseprobe und später immer wieder für die anderen Leberfunktionsproben beschrieben worden ist. Die Bromsulfaleinprobe ist hier nicht verwertbar. Die Thymolprobe, die die feinste Serumlabilitätsprobe ist, fällt negativ aus, was mit Recht als wichtiges differentialdiagnostisches Zeichen gilt, die Grossche Probe, die Takatareaktion, die Albumin-Globulinwerte ebenso wie das Serumeisen, sind völlig normal, die Werte der alkalischen Serumphosphatase stark erhöht. Doch wollen wir hier nicht allzusehr auf die klinische Differentialdiagnose eingehen, uns kommt es hier nur auf das Wesentliche für das Problem Struktur und Funktion an. Da ist es dann wichtig zu wissen, daß mit längerer Dauer des Verschlusses und dem Auftreten sekundärer reaktiver Veränderungen am Mesenchym mit Vermehrung von Rundzellen, Histiocyten, Bindegewebsneubildung die anderen Leberfunktionsproben zunehmend pathologisch ausfallen, am ersten die empfindliche Thymolprobe, dann die Grossche Probe, die Verschiebung des Albumin-Globulinquotienten, zuletzt erst die viel trägere Takatareaktion. Hier wird die Parallelität von Reaktion am Mesenchym mit den Serumlabilitätstests ganz deutlich. Bei der durch mechanischen Verschluß bedingten Cirrhose, bei der meist die Cholangitis hinzutritt (was sich durch besondere Beschleunigung der Blutkörperchensenkungsreaktion verrät), wird schließlich das blutchemische Bild der echten Cirrhose erreicht. Es bleibt aber zwischen beiden Formen der Cirrhose ein wesentlicher Unterschied: gelingt die rechtzeitige Beseitigung des Hindernisses, so bilden sich bei der biliären und cholangitischen Cirrhose die Leberfunktionsproben zur Norm oder nahezu zur Norm zurück, während histologisch die bindegewebigen Veränderungen bestehen bleiben und nur die entzündlich-reaktiven Veränderungen am Mesenchym schwinden: wiederum zeigt sich die Parallelität von Serumlabilitätstesten und entzündlichen Erscheinungen am Mesenchym.

b) Hepatitiden. Gehen wir zu den *echten entzündlichen Veränderungen am Leberparenchym*, den *Hepatitiden*, über, so haben wir es dabei bei allen Hepatitiden, nicht nur denen der Hepatitis epidemica, mit 2 verschiedenen Reaktionen zu tun, nämlich einerseits mit einer Leberzellschädigung und andererseits mit einer Reaktion am Mesenchym, dem RES zu tun. Dabei gibt es bemerkenswerte Unterschiede: Es gibt einerseits Hepatitiden, die bevorzugt am Mesenchym, also mit einer Reaktion des RES ablaufen, ohne oder mit nur geringer Schädigung der Leberzelle — Prototyp die infektiöse Mononucleose [Kalk-Ulbricht (*23*)], die

Hepatitis bei Poliomyelitis [KALK (*21*)] — und andererseits solche, die neben der Reaktion am RES eine ausgesprochene Leberzellschädigung über die Einzelzellnekrose zur Gruppennekrose bis zur zentralen Nekrose, ja zur Zerstörung großer Teile des Epithels in der Form der akuten Lebernekrose (akute Leberdystrophie) aufweisen. Auch das RES ist in seiner Reaktion nicht gleich. Es gibt Formen, die vorwiegend — ich sage absichtlich vorwiegend — eine Reaktion im periportalen Mesenchym bieten und solche, bei denen vorwiegend die Kupfferschen Sternzellen reagieren.

Kommen wir noch einmal zur Hepatitis bei der *infektiösen Mononucleose* gewissermaßen als *Modell einer Hepatitis mit vorwiegender Reaktion am Mesenchym* zurück. Die Leberzellschädigungen dabei sind gering. Ich habe unter unserem reichen Material nur einmal einen Fall gesehen mit ausgesprochener Leberzellschädigung, die der einer Hepatitis epidemica vergleichbar gewesen wäre, und nicht einmal einen Fall, bei dem es zu einer chronischen Hepatitis mit Übergang in Cirrhose gekommen wäre, wie es in der amerikanischen Literatur [ALLAN und KELLNER (*1*)] beschrieben wird. Bei dieser Krankheit mit vorwiegender Reaktion am RES ist der Ikterus ausgesprochen selten.

Wir sahen unter 31 Fällen nur 3 mal eine Bilirubinerhöhung im Serum über 1 mg-%, dagegen sind die Serumlabilitätsreaktion sehr viel häufiger pathologisch, nämlich: 31 mal eine pathologische Grossche Reaktion, (davon

> 5 mal eine ausgesprochene Frühflockung),
> 15 mal eine positive Cadmiumsulfatreaktion,
> 10 mal eine positive Formolgelreaktion,
> 2 mal eine Takatareaktion von 50 mg-% (MANCKE-SOMMER),
> 3 mal eine Takatareaktion von 60 mg-%,
> 7 mal eine Takatareaktion von 70 mg-%.

Nun kann man hier freilich den Einwurf machen, die infektiöse Mononucleose sei eine Allgemeinerkrankung und der Ausfall der Serumlabilitätstests unspezifisch. Das trifft am ehesten noch auf die positive Cadmiumreaktion und vielleicht noch die Herabsetzung der Grosschen Probe, kaum aber mehr auf die Formolgel-Probe und die Takata-Reaktion zu. Bemerkenswert gering ist aber hinsichtlich des ausgesprochenen histologischen Befundes das Auftreten des Ikterus beziehungsweise der Bilirubinerhöhung.

Die *Hepatitis epidemica* und die *akute hämatogene infektiöse Hepatitis* (histologisch sind beide identisch) zeigen ausgesprochene pathologische Veränderungen, sowohl am RES, wie an den Leberzellen. Auf Einzelheiten des histologischen Befundes gehe ich nicht ein. Für die Frage der Korrelation von Struktur und Funktion ist dabei nicht allzuviel zu gewinnen, da eben beide Leberzelle und Mesenchym befallen sind und reagieren. Aber auf einen Punkt möchte ich doch hinweisen. Bei einer solchen diffusen Lebererkrankung mit einem so ausgesprochenen anatomischen Befund sollte man erwarten, daß in jedem Fall die Leberfunktionsproben krankhaft ausfallen. Das stimmt aber nicht. Zwar war bei 284 akuten Fällen von Hepatitis epidemica ein Ikterus immer vorhanden, dagegen fielen die Labilitätstests in ihrer Gesamtheit (die Bromsulfaleinprobe ist wegen des Ikterus nicht durchführbar) nur bei 173 Fällen = 61% krankhaft aus, ein Ergebnis, das uns sehr überrascht hat.

Bei der akuten Hepatitis finden wir im Stadium der Ausheilung nach Verschwinden des Ikterus häufig, daß die Leberfunktionsproben bereits normal ausfallen, die Kontrolle der Heilung durch die Biopsie aber anatomisch noch erhebliche krankhafte Veränderungen erkennen läßt. Deshalb sollte man sich gerade dann, wenn bei der Palpation noch eine große harte Leber nachweisbar ist, zur Kontrolle der Ausheilung zu einer Biopsie entschließen, sonst entgehen uns Fälle, die im Stadium klinischer Latenz in die Cirrhose übergehen. Hier im Ausheilungsstadium wird die Divergenz von Leberfunktionsproben und histologischem Befund besonders deutlich.

Eine besondere Verlaufsform stellt die cholangiolitische Verlaufsform der Hepatitis[1] dar (Watson und Hoffbauer (*41*)], wie sie besonders häufig bei der hämatogenen infektiösen Hepatitis (Serumhepatitis) beobachtet wird. Zwar sind die Leberfunktionsproben sämtlich schwer pathologisch, aber gleichzeitig sind auch Zeichen eines Verschlußikterus vorhanden, wie zum Beispiel Hautjucken und eine starke Erhöhung der alkalischen Serumphosphatase, so daß man im Einzelfall doch unsicher in der Diagnose wird. Deshalb wird dabei gelegentlich doch eine Probelaparotomie vorgenommen. Man kann sie sich ersparen, wenn man eine Laparoskopie mit Leberpunktion vornimmt. Bei der makroskopischen Betrachtung der Leber sieht man ähnlich wie beim Verschluß eine Grünfärbung oder Grünsprenkelung der Leber. Aber das Leberpunktat vermag die Situation diagnostisch zu klären. Man findet hierbei den mikroskopischen Befund einer schweren Hepatitis mit Infiltraten der periportalen Felder, einer Aktivierung der Capillarwandzellen, Rundzelleninfiltraten innerhalb der Acini und Einzelnekrosen, Gruppennekrosen, flächenförmigen Nekrosen, vor allem im Zentrum der Leberläppchen (sogenannte Trümmerzonen), daneben aber auch Zeichen von Gallenstauung in Form feiner, aber auch gröberer Gallenthromben in den Gallencapillaren, dagegen nicht in den größeren Gallengängen in den Glissonschen Dreiecken. Die cholangiolitische Verlaufsform der Hepatitis ist nicht identisch mit der oben beschriebenen cholostatischen Hepatose, wie einige Autoren anzunehmen scheinen, denn bei ihr finden sich eben doch Zeichen einer echten Entzündung, die bei der letzteren fehlen.

Die schwerste Verlaufsform der Hepatitis epidemica ist die *akute Lebernekrose* (so sollte man besser die akute Leberdystrophie nennen), die auch auf toxischer Basis entstehen kann. Es ist verständlich, daß bei dieser Krankheit im allgemeinen die Leberfunktionsproben einen krankhaften Befund aufweisen. Es gibt aber auch da Ausnahmen. Es gibt Fälle, bei denen die Dystrophie nur Teilgebiete der Leber befällt (*partielle Dystrophie*) und der restliche Teil des Leberparenchyms ausreicht, die Leberfunktionen aufrechtzuerhalten. Solche Fälle, die wir wiederholt gesehen haben, weisen dann entweder völlig normale Lebertests auf oder nur eine positive Bromsulfaleinprobe und eine geringe Bilirubinerhöhung im Serum. Erst bei der Laparoskopie erkennt man, daß Teile des Lebergewebes einer Dystrophie zum Opfer gefallen sind. Die Folgezustände dieser partiellen Dystrophie sind dann grobknotige Narbenlebern, in deren Anamnese man nichts von einer durchgemachten Hepatitis oder Dystrophie erfährt.

---

[1] Wir bezeichnen diese Verlaufsform der Hepatitis neuerdings als *Hepatitis mit cholostatischem Einschlag*, um eine Verwechslung mit der cholostatischen Hepatose zu vermeiden, die von einem Teil der Autoren auch als cholangiolitische Verlaufsform der Hepatitis bezeichnet wird.

Wird die akute Lebernekrose überstanden, so entsteht das Bild der *grob-
knotigen Narbenleber* (Kartoffelleber), wie sie schon von BERGSTRAND (*3*) auf
Grund von Sektionsmaterial mustergültig beschrieben wurde, deren Diagnose am
Lebenden aber erst durch die Laparoskopie ermöglicht wurde [s. bei KALK (*18*)].
Sie wissen aus früheren Ausführungen von uns [KALK (*18*)], daß wir sowohl auf
Grund des anatomischen wie des klinischen Befundes und der verschiedenen
Prognose die Narbenleber streng von der Cirrhose trennen.

Bei der reinen Narbenleber fallen die Leberfunktionsproben häufig normal aus,
und die Krankheit ist nur laparoskopisch zu erkennen. In manchen Fällen ist eine
Retention von Bromsulfalein als einziger pathologischer Befund nachweisbar.
Immerhin sieht man doch auch bei der histologischen Untersuchung, daß häufig
schwelende Entzündungsherde in dem neugebildeten Narbengewebe zurück-
bleiben. Das macht erklär-
lich, daß bei einem Teil
der Fälle von Narbenlebern
krankhafte Leberfunktionsproben gefunden werden. Im
einzelnen zeigt die Statistik
(s. Abb. 2), daß bei der Narbenleber in 30% krankhaft
veränderte Eiweißlabilitätstests gefunden werden, daß
Hinzunahme der Galaktose-
Probe den Ausfall krank-
hafter Leberfunktionsproben
auf 39%, die Hinzunahme
der Bromsulfalein-Probe auf
44% erhöht und daß in 56%
der Fälle die Diagnose nur
durch die Biopsie möglich ist.

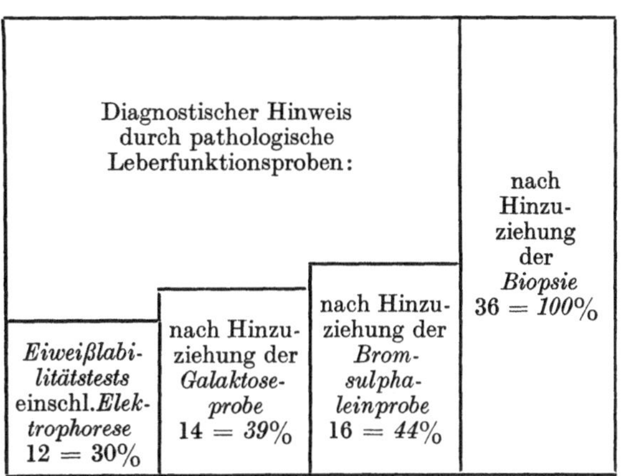

Diagnose in 56% der Fälle nur durch Biopsie möglich

Abb. 2. Diagnostischer Wert der Leberfunktionsproben und der
Biopsie bei Narbenleber — 36 Fälle

Der Grund dafür, daß die reinen Narbenlebern so häufig keine Störung der
Leberfunktionsproben aufweisen, liegt nicht nur darin, daß Teile des Leberparenchyms erhalten geblieben sind, sondern auch darin, daß kompensatorisch in weiten-
stem Maße neues Lebergewebe gebildet wird. Das geht so weit, daß geradezu eine
neue Leber gebildet werden kann, wie wir in 2 Fällen bioptisch durch wiederholte
Kontrolle nachweisen konnten. In anderen Fällen haben wir ähnliche, wenn auch
nicht so vollkommene Regenerationen nachweisen können [KALK und WILD-
HIRT (*25*)].

Die *Narbenleber* kommt häufig in *Kombination mit der Cirrhose* vor. Dabei ist
also das ursprünglich durch Nekrose zerstörte Parenchym durch Narbengewebe
ersetzt, gleichzeitig geht aber die Hepatitis chronisch weiter und endet in einer
Cirrhose. So sieht man zum Beispiel häufig bei einer Laparoskopie, daß ein Leberlappen (meist ist es der rechte) vorwiegend die Kennzeichen der Narbenleber aufweist, während der andere Lappen als Cirrhose imponiert.

Wir haben in unserer Statistik diese Kombinationsformen den Cirrhosen
zugerechnet (s. unten), denen sie ja auch in ihren Prognosen in dem klinischen
Verlauf gleichen.

Die akute Hepatitis heilt in manchen Fällen nicht aus und geht dann in die *chronische Hepatitis* über, an derem Ende die Cirrhose steht. Die einzelnen Zwischenstadien: große weiße Leber, große bunte Leber, Höckerleber sind von uns in früheren Arbeiten beschrieben worden. In diesen Zwischenstadien kann die chronische Hepatitis äußerlich vollständig latent verlaufen, ohne das Signal eines Ikterus [vgl. das Schema des Hepatitis-Verlaufes, bei Kalk (*19*)].

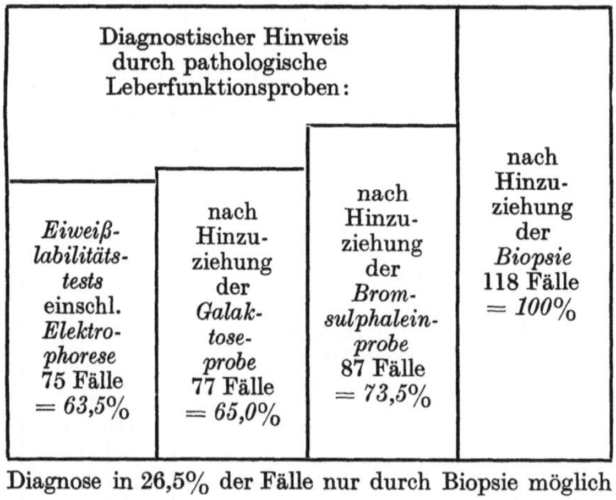

In unserem Material finden sich 118 bioptisch kontrollierte Fälle von chronischer Hepatitis. Dabei ergeben sich folgende Zahlen (s. Abb. 3).

Wir haben also damit zu rechnen, daß in 26,5% aller Fälle eine Diagnose der chronischen Hepatitis nur mit Hilfe der Biopsie möglich ist.

In einer früheren Arbeit kamen wir auf Grund kleineren Materials zu rund 30%. Das ist eine recht gute Übereinstimmung.

Diagnose in 26,5% der Fälle nur durch Biopsie möglich

Abb. 3. Diagnostischer Wert der Leberfunktionsproben und der Biopsie bei chronischer Hepatitis — 118 Fälle

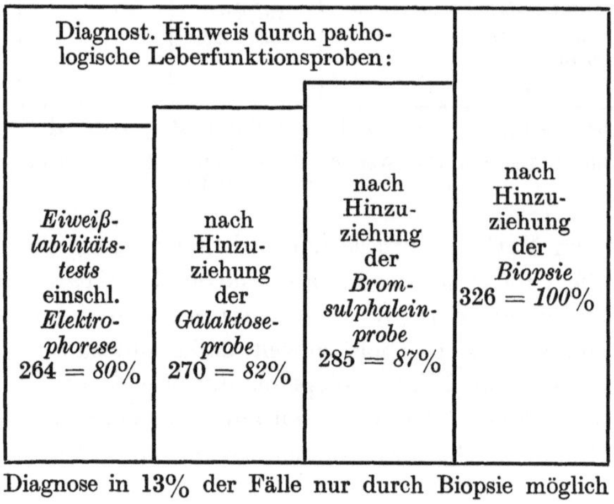

Die *Cirrhose* im Sinne Laënnecs ist das Endstadium einer chronischen Hepatitis oder einer langdauernden toxischen Schädigung des Leberparenchyms. Bei den schweren anatomischen Veränderungen, die die Cirrhose bietet, sollte man erwarten, daß in jedem Fall die Leberfunktionsproben pathologisch ausfallen. Das trifft aber durchaus nicht zu, wie unsere Zahlen zeigen. Wir unterscheiden hier zweckmäßigerweise zwischen kompensierten und dekompensierten Cirrhosen, wobei als dekompensierte Cirrhosen die aufgeführt sind, die mit Ascites einhergehen. Bei 326 kompensierten Cirrhosen fanden sich 41 = 13%, bei denen sämtliche Leberfunktionsproben negativ ausfielen und die Diagnose nur durch die Biopsie zu stellen war (Einzelheiten s. Abb. 4).

Diagnose in 13% der Fälle nur durch Biopsie möglich

Abb. 4. Diagnostischer Wert der Leberfunktionsproben und der Biopsie bei Cirrhose, kompensiert — 326 Fälle

Bei den dekompensierten Cirrhosen liegen allein schon wegen der schweren Verschiebungen der Serumeiweißkörper die Verhältnisse anders. Sie weisen nahezu sämtlich pathologische Leberfunktionsproben auf (Einzelheiten s. Tab. 2).

Tabelle 2. *Wert der Leberfunktionsproben und der Biopsie bei chronischen Leberparenchym-erkrankungen*

Art der Krankheit	Diagnostischer Hinweis durch patholog. Leberfunktionsproben			Diagnose nur durch Biopsie möglich
	Eiweißlabil. tests einschl. Elektroph.	Nach Hinzuziehung der		
		Galaktoseprobe	Bromsulf. probe	
	Fälle %	Fälle %	% Fälle	Fälle %
Chron. Hepatitis . . . 118 Fälle	75 = 63,5	77 = 65,0	87 = 73,5	31 = 26,5
Chron. Cholangitis . . 35 Fälle	13 = 37,0	13 = 37,0	21 = 60,0	14 = 40,0
Kompens. Cirrhose . . 326 Fälle	264 = 80,0	270 = 82,0	285 = 87,0	41 = 13,0
Dekomp. Cirrhose . . 64 Fälle	63 = 99,8	63 = 99,8	63 = 99,8	1 = 0,2
Narbenleber . . . . . 36 Fälle	12 = 30,0	14 = 39,0	16 = 44,0	20 = 56,0
Fettleber . . . . . . 69 Fälle	22 = 32,0	22 = 32,0	33 = 48,0	36 = 52,0
Gesamt 648 Fälle	449 = 69,2	459 = 71,0	505 = 78,0	143 = 22,0

Die Cirrhose weist von allen Leberkrankheiten die eindrucksvollsten klinischen und histologischen Befunde auf. Es ist deshalb immer wieder versucht worden, hier einen Zusammenhang zwischen Leberfunktion und anatomischen Befund zu finden. [POST und ROSE (*35*), SCHNEIDER u. Mitarb. (*37*), POPPER (*34*), WALD-STEIN u. Mitarb. (*35*)]. Man kann von vornherein sagen, daß solche Versuche zum Scheitern verurteilt sein müssen, da hier zu viele pathologische Prozesse neben-einanderlaufen und sich gegenseitig überdecken (Leberzelldegeneration und Re-generation, mesenchymale Reaktion mit Entzündung und Bindegewebsbildung, Gallengangswucherung und mechanische Abflußbehinderung, herabgesetzte Durchblutung u. a.).

Wir können hier nicht auf Sonderformen der Cirrhose, wie die cholangitische und biliäre Cirrhose eingehen, andeutungsweise ist das oben geschehen.

Ein interessantes Kapitel unter den Hepatitiden sind die Fälle von *granulo-matöser Hepatitis*. Das sind die Leberentzündungen, bei denen es zur Bildung von umschriebenen Granulomen, bestehend aus Rundzellen, Epitheloidzellen und Riesenzellen, kommt. Dazu gehört der Morbus Boeck, die Tuberkulose, die Brucellosen (bei uns besonders der Morbus Bang), die Beryllose, die Lympho-granulomatose, und wir sind überzeugt, daß es granulomatöse Hepatitiden gibt, deren Ätiologie und Erreger wir noch gar nicht kennen. *Für diese Hepatitiden ist es geradezu charakteristisch, daß bei ihnen die Leberfunktionsproben keinen krank-haften Ausfall zeigen.* So kann sich zum Beispiel beim Morbus Bang die gar nicht so seltene Folgekrankheit der Cirrhose völlig latent entwickeln [Näheres bei KALK und HEINEMANN (*22*)]. Auch die Laparoskopie läßt äußerlich oft keine krank-haften Veränderungen an der Leberoberfläche erkennen. Nur mit Hilfe der mikroskopischen Untersuchung des Leberpunktates ist die sichere Diagnose möglich. Wir haben solche Fälle granulomatöser Hepatitis mit Hilfe der Leber-biopsie über Jahre hinaus bioptisch verfolgt.

Bei der *Cholangitis* sind die Verhältnisse nicht einheitlich. Es hängt ganz von dem Stadium ab, wie lange die Krankheit besteht, wie oft sie zu akuten Schüben mit Schüttelfrost geführt hat. Hinsichtlich der Leberfunktionsproben fällt auf, daß die Blutkörperchensenkungsgeschwindigkeit besonders stark beschleunigt ist, daß im Anschluß an akute Schübe die Bilirubinwerte oft vorübergehend erhöht sind, daß die Bromsulfaleinprobe häufig pathologisch ist, daß aber demgegenüber die Serumlabilitätsproben und die Galaktose-Probe recht häufig normale oder nur

wenig pathologische Werte aufweisen. In unserem Material finden sich in 37%
krankhafte Eiweißlabilitätstests und positive Galaktose-Probe und in 60% eine
Retention von Bromsulfalein. Vorübergehende oder dauernde Bilirubinerhöhun-
gen im Serum weisen nahezu sämtliche Fälle auf (s. Tab. 2).

Eine statistische Übersicht von 648 Fällen in Tab. 2 gibt nochmal einen Überblick.

Die Zahlen der letzten Spalten deuten eindringlich darauf hin, wie häufig
eine sichere Diagnose durch die Biopsie möglich ist.

Es wäre falsch, danach die *Bedeutung der Leberfunktionsproben* zu unter-
schätzen oder gar für den praktischen Gebrauch daraus den Schluß zu ziehen, daß
sie überflüssig seien. Man muß sie nur in ihrer wahren Bedeutung erkennen, aber
auch in ihrer Beschränkung. Für die wissenschaftliche Forschung sind sie wertvoll und nicht zu entbehren. Für ihren praktischen Wert muß man sich darüber
klar sein, daß man aus ihnen keine anatomischen Diagnosen stellen kann, wie das
offenbar neuerdings, besonders an Hand der Elektrophorese versucht wird. Aber
in Verbindung mit gewissen klinischen Befunden (Hautzeichen, gestörte Leberfunktion, Palpation, Anamnese, Beschwerden) geben sie doch oft genügend Anhaltspunkte für eine richtige Diagnose, auch ohne bioptischen Befund. Auf
2 Gebieten sind sie auch praktisch von erheblicher Bedeutung, nämlich bei der
Verfolgung und Beurteilung des Krankheitsverlaufes nach einmal gestellter Diagnose
und *bei der Beurteilung der Leistungsfähigkeit der Leber*. Zum Ersten sei darauf
hingewiesen, daß zum Beispiel der Erfolg einer eingeschlagenen Therapie bei einer
Hepatitis oder Cirrhose sich zu allererst an dem Ausfall der Leberfunktionsproben
zeigt. Der Rückgang pathologischer Leberfunktionsproben kündigt hier oft die
eintretende Besserung an zu einem Zeitpunkt, an dem anatomisch noch keine
Veränderung zu erkennen ist. Man kann ja auch nicht so oft anatomische Kontrollen vornehmen, wie man Leberfunktionsproben vornehmen kann. Zum Zweiten sei darauf hingewiesen, daß die *Beurteilung der Leistungsfähigkeit der Leber* von
ausschlaggebender Bedeutung sein kann in bestimmten Situationen, zum Beispiel
für die Frage der Vornahme einer Operation. Gilt das schon im gewissen Sinne für
eine relative einfache Operation, wie die Cholecystektomie, so wird das besonders
wichtig bei der geplanten Durchführung einer Shunt-Operation bei portaler Hypertension [vgl. Kalk (*20*)]. Hier haben Blakemore (*4*) und seine Mitarbeiter
besonders eindrucksvoll gezeigt, wie weit Sterblichkeit und Erfolg von den einzelnen Leberfunktionsproben abhängt.

Aus unserem Überblick wären nun die Schlüsse zu ziehen hinsichtlich der
Korrelation zwischen Leberfunktionsproben und histologischem Befund. Es ist das ja
wiederholt versucht worden, zuerst von Krarup (*27*), später von Popper u. Mitarb.
(*32, 33, 34, 40*), von Kinsell u. Mitarb. (*26*), von Axenfeld und Brass (*2*),
Küchenmeister (*28*), Bock u. Mitarb. (*5*), von Kalk und Wildhirt (*24*) und von
Broicher und Odenthal (*6*). Im Anfang war man offenbar recht optimistisch
[vgl. zum Beispiel die erste amerikanische Arbeit von Popper u. Mitarb. (*33*)],
später hat man resigniert oder ist zum mindesten sehr viel vorsichtiger geworden
[vgl. die letzten Arbeiten von Popper (*32*), der sicher auf diesem Gebiet sehr
große Erfahrung besitzt].

Im einzelnen ihre Resultate zu diskutieren, halte ich für zwecklos. Die meisten Untersuchungen leiden entweder an dem Fehler der zu kleinen Zahl oder
daran, daß für die Analysen Krankheiten der Leber gewählt wurden, die (wie wir

oben bei der Cirrhose ausgeführt haben), die allerverschiedensten histologischen Prozesse nebeneinander aufweisen. Aufschlüsse lassen sich aber nur gewinnen, wenn man solche Krankheiten für die Analyse aussucht, die eine vorwiegende Beteiligung des einen oder anderen Systems aufweisen, wie wir das oben versucht haben.

Es ist sicher, daß zwischen dem für uns durch Leberfunktionsproben erfaßbaren funktionellen Verhalten der Leber und dem histologischen Befund oft ausgesprochene Divergenzen bestehen. Darauf haben alle Untersucher hingewiesen, die sich mit diesen Fragen beschäftigt haben. In einer großen Zahl von Fällen werden in der Leber krankhafte anatomische Befunde erhoben, bei denen die Leberfunktionsproben nichts Pathologisches aufzeigen. Das Umgekehrte, krankhafte Leberfunktionsproben — normaler histologischer Befund, kommt selten oder kaum vor, obwohl man auch etwas Derartiges durchaus erwarten sollte. Vielleicht gehört hierhin unsere Beobachtung, daß wir in 3 Fällen kurze Zeit nach einem durchgemachten Leberkoma histologisch keinen krankhaften Befund erheben konnten, so daß man an eine plötzliche Fermentblockade als Ursache des Versagens der Leberfunktion denken muß. Da anzunehmen ist, daß auch in der Leber die gestörte Funktion dem krankhaften anatomischen Befund vorausgehen dürfte, zeigt die Beobachtung eines ausgesprochenen krankhaften anatomischen Befundes bei normalen Leberfunktionsproben nur, wie wenig unsere doch recht plumpen Leberfunktionsproben dem feinen intracellulären Geschehen in der Leber gewachsen sind. Das wird sich erst ändern, wenn es mit biochemischen Methoden gelingt, die Stoffwechselvorgänge und insbesondere die fermentativen Prozesse in den Leberzellen im Punktionscylinder zu erfassen, womit wir seit einiger Zeit begonnen haben.

Weiter kann mit Sicherheit gesagt werden, daß *herdförmige, umschriebene Leberkrankheiten zu keinem krankhaften Befund der Leberfunktionsproben führen*; das gilt auch für die Leberkrankheiten, die mit einer umschriebenen Granulombildung einhergehen (granulomatöse Hepatitiden). Es müssen schon sehr große Teile des Lebergewebes, die der Vierfünftel-Resektion im Tierexperiment nahekommen, zerstört sein, ehe Leberfunktionsproben pathologisch werden. Das trifft auch auf manche Fälle partieller Lebernekrosen (akute Leberdystrophie) zu.

Wir haben oben *die* Krankheiten besonders herausgestellt, bei denen es zu einer Leberzellschädigung auf nichtentzündlicher Basis kommt, also die Hepatosen; dazu gehören die Fettleber, die primäre Siderophilie, die durch Kreislaufstörungen bedingte Stauungsleber, die cholostatische Hepatose und in gewissem Sinne auch der mechanische Verschluß. Ihnen allen ist gemeinsam, daß sie zunächst keine wesentlichen Leberfunktionsstörungen, insbesondere keine krankhaften Serumlabilitätstests aufweisen mit Ausnahme einer mehr oder weniger starken Bilirubinerhöhung im Serum und einer gestörten Bromsulfaleinausscheidung. Wir können daraus nur den Schluß ziehen, *daß sich eine Schädigung der Leberzelle am ehesten durch eine Störung in der Ausscheidung des Gallenfarbstoffes und des Bromsulphaleins verrät.* Beides sind gallengängige Farbstoffe und gerade für deren Ausscheidung hatte man früher vor allem das RES verantwortlich gemacht, während neuere Untersuchungen, insbesondere von V. HANZON, doch auf die Leberzelle als den Ort der Gallenfarbstoffausscheidung hinweisen (vgl. auch den Vortrag von H.A. KÜHN). Wir sehen weiter, *daß Störungen der Serumlabilitätstests in diesen Fällen erst dann sich bemerkbar machen, wenn Reaktionen am RES auftreten.* Diese beruhen am ehesten auf einer Vermehrung der Globuline, und zwar der γ-Globuline, von denen angenommen wird, daß ihre Bildung im RES erfolgt. Da Verschiebungen im Gesamteiweißgehalt des Serums — von wenigen, aber sehr interessanten Ausnahmen abgesehen — so gut wie gar nicht bei den Leberkrankheiten erfolgen, sondern nur Verschiebungen im Albumin-Globulin-Verhältnis im Sinne der Vermehrung der Globuline und Abnahme der Albumine, müßte man den primären, gewissermaßen aktiven Vorgang in der Vermehrung der Globuline sehen. Bisher war man geneigt, in der Verminderung der Albumine, die ja in der Leberzelle gebildet werden, einen Ausdruck der Leberzellschädigung zu sehen, in der Vermehrung der Globuline eher einen sekundären kompensatorischen Vorgang. Dem widerspricht aber, daß nach unseren Beobachtungen bei reiner Leberzellschädigung keine Abnahme der Albumine zu beobachten ist. Der Annahme, *daß die krankhaften Serumlabilitätstests etwas mit einer vermehrten Tätigkeit des RES* zu tun haben, entspricht auch, daß bei histologisch nachweisbarem Rückgang der Aktivität des RES, wie wir sie bei Beruhigung eines entzündlichen Prozesses bei einer Hepatitis, besonders einer Cirrhose sehen, am ehesten einen Rückgang der krankhaften Werte der Grosschen Reaktion erkennen, verbunden mit einer Abnahme der Globuline und Zunahme der Albumine. In diesem Stadium bleiben Thymolprobe, das Weltmannband und die offenbar träge Takatareaktion noch lange krankhaft verändert, wobei dahingestellt sei, ob dies auf einem Fortbestehen pathologischer Globuline [Wuhrmann und Wunderly (*43*)] beruht. Interessant ist jedenfalls, daß man in diesem Stadium des Rückgangs einer akuten Hepatitis gelegentlich vorübergehend eine Zunahme des Gesamteiweißes sieht bis auf Werte von 9 g-%, einfach deshalb, weil die Globuline sich nicht vermindern, während die Albumine bereits zunehmen, das scheint auf eine gewisse „Ataxie" in der Regulation des Albumin-Globulin-Verhältnisses in diesem Stadium der Hepatitis hinzuweisen.

In die Auffassung, daß die Globulinvermehrung gebunden ist an eine vermehrte Aktivität des RES, die Bilirubinerhöhung an eine Schädigung der Leberzelle, paßt recht gut die Beobachtung, daß bei der infektiösen Mononucleose, einem Prototyp einer Krankheit mit vorwiegender Beteiligung des RES, die krankhaften Veränderungen der Serumlabilitätstests (wenn sie überhaupt vorhanden sind) die Störung im Gallenfarbstoffwechsel weit überwiegen.

Die histologische und biochemische Beobachtung der Hepatitis und der Cirrhose ist für die Frage Struktur und Funktion wenig ergiebig, da — wie gesagt — beide Systeme, das Mesenchym und das Parenchym, im engeren Sinne (die Leberzelle) gleichzeitig befallen sind. Höchstens könnte man für die Anschauung, daß Ausdruck der Leberzellschädigung die Bilirubinerhöhung ist, mit einem gewissen Vorbehalt ins Feld führen, daß erfahrungsgemäß die Fälle die höchsten Werte für Bilirubin im Serum aufweisen, bei denen mikroskopisch die stärkste Leberzellschädigung im histologischen Schnitt und im Hepatogramm nachweisbar ist. Das gilt ganz besonders auch für die cholangiolitische Verlaufsform der Hepatitis und die akute Lebernekrose, die sich im allgemeinen durch besonders hohe Bilirubinwerte im Serum auszeichnen.

Zwischen der histologisch nachweisbaren entzündlichen Aktivität eines Prozesses und der Beschleunigung der Blutkörperchensenkungsgeschwindigkeit besteht zweifellos eine gewisse Beziehung. Inaktiv gewordene Cirrhosen und Narbenlebern weisen oft eine normale Senkungsgeschwindigkeit auf. Auch hier gibt es Ausnahmen, bedingt dadurch, daß ja die Beschleunigung der Senkungsgeschwindigkeit nicht nur Ausdruck einer einfachen Globulinvermehrung ist, sondern noch andere komplizierte Teilvorgänge eine Rolle spielen [s. bei WUHR-MANN-WUNDERLY (*43*)], wobei nur an das verschiedene Verhalten des Fibrinogens erinnert sei, das wahrscheinlich sowohl in der Leberzelle wie im RES gebildet wird.

Bemerkenswert ist, daß wir neuerdings immer häufiger Fälle von sogenannter Hepatitis erleben mit Hautjucken und normaler oder gar *langsamer* Senkung, wie man sie früher öfters beim sogenannten Icterus catarrhalis sah, Fälle, die offenbar der cholostatischen Hepatose nahestehen mit ausgesprochener Schädigung der Leberzellen ohne Beteiligung des Mesenchyms. Vielleicht stehen wir in dieser Beziehung vor einer Auferstehung des Icterus simplex catarrhalis als eines von der Hepatitis epidemica doch unabhängigen Krankheitsbildes.

„Struktur und Funktion"

Manches mag bei dieser Diskussion unklar bleiben und unbefriedigend erscheinen, und doch wie glücklich sind wir, daß wir an einem im Inneren des Körpers gelegenen parenchymatösen Organs dieses uns immer wieder bewegende Problem überhaupt diskutieren können. Dazu hat uns der Fortschritt der bioptischen Methoden verholfen.

Literatur

1. ALLEN, F. H., u. A. KELLNER: J. Amer. Med. Assoc. **1947**, 1548.
2. AXENFELD, H., u. K. BRASS: Wien. klin. Wschr. **1949**, 180.
3. BERGSTRAND, H.: Über die akute und chron. gelbe Leberatrophie. Leipzig: Thieme 1930.
4. BLAKEMORE, A, H., H. F. FITZPATRICK and D. V. HABEF: Portal Hypertension and its treatment with special references to cirrhosis of the liver. June 1953.
5. BOCK, H. E., W. MASSHOFF u. F. v. OLDERSHAUSEN: Klin. Wschr. **1952**, 297
6. BROICHER, H., u. H. ODENTHAL: Klin. Wschr. **1954**, 592—597.
7. CREUTZFELD, W., u. H. A. KÜHN: Dtsch. med. Wschr. **1954**, 1817.
8. DAVIES, H.: Lancet **1948**, 1, 317.
9. EPPINGER, H.: Die Leberkrankheiten. Wien: Springer 1937.
10. GROS, H.: Acta hepatologica **3**, 173 (1955).
11. GUY, ALBOT, HERMANN et CORTEVILLE: Presse méd. **1953**, 589.
12. HANGER, jr., F. M., u. A. B. GUTMANN: J. Amer. Med. Assoc. **115**, 263 (1948).
13. HANZON, V.: Acta physiol. scand. (Stockh.) **28**, Suppl. **101**, 268 (1952).
14. KALK, H.: Leitfaden der Laparoskopie. Stuttgart: Georg Thieme 1951.
15. — Fortschr. Med. **74**, 173 (1956).
16. — Dtsch. med. Wschr. **1954**, 911.
17. — 17. Verh. dtsch. Ges. f. Verd. u. Stoffwechselkrkh. Stuttgart: Georg Thieme 1954.
18. — Dtsch. med. Wschr. **1948**, 310 u. 379. — Cirrhose und Narbenleber. Stuttgart: Enke 1957.
19. — 15. Verh. dtsch. Ges. f. Verd. u. Stoffwechselkrkh. **1950**, 163. Leipzig: J. A. Barth 1952.
20. — Münch. med. Wschr. **1953**, 119 u. 141; Zbl. Chir. **79**, 875 (1954); Ther. Gegenw. **94**, 121 (1955).
21. — u. I. Faust: Dtsch. med. Wschr. **1953**, 1014.
22. — u. K. HEINEMANN: Z. klin. Med. **1949**, 430.
23. — u. J. ULBRICHT: Z. klin. Med. **148**, 265 (1951).
24. — u. E. WILDHIRT: Med. Klin. **1951**, 585.
25. — — Gastroenterologia (Basel) **85**, 250 (1956).
26. KINSELL, L. W., H. A. WEISS, S. D. MICHAELS, J. S. SHAVER and H. C. BARTON: Amer. J. Med. **6**, 192 (1949).
27. KRARUP, N. B.: Klin. Wschr. **1943**, 401.
28. KÜCHMEISTER, H.: Dtsch. Arch. klin. Med. **194**, 185—204 (1948).
29. LAUDA, E.: Med. Klin. **1956**, 557.
30. MAIER, C., u. J. R. RÜTTNER: Schweiz. med. Wschr. **1955**, 445.
31. NOEL, R., J. CAROLI et A. PARAF: Semaine Hôp. **194**, 1973.

32. POPPER, H.: Wien. klin. Wschr. **1953**, 722; Amer. J. Med. **16**, 98 (1954).
33. — F. STEIGMANN, K. A. MEYER, D. D. KOZOLL and M. FRANKLIN: Amer. J. Med. **6**, 278 (1949).
34. — S. S. WALDSTEIN and P. B. SZANTO: Amer. J. Clin. Path. **19**, 710 (1949); **20**, 724 (1950).
35. POST, J., and J. V. ROSE: Amer. J. Med. **8**, 300 (1950).
36. ROBBERS, H., u. K. RÜMELIN: Dtsch. Arch. klin. Med. **1955**, 502.; Acta hepatologica **3**, 102 (1953).
37. SCHNEIDER, E. M., J. R. BERMAN, E. A. GALL, L. SCHIFF, L. DOHN and CH. STARR: Amer. J. Med. **15**, 207 (1953).
38. THALER, H., u. F. WEWELKA: Wien. Z. klin. Med. **4**, 512 (1949).
39. THANNHAUSER, G., and MacMAHON: Ann. Int. Med. **30**, 121 (1949).
40. WALDSTEIN, S. S., H. POPPER, P. B. SZANTO and FR. STEIGMANN: Arch. Int. Med. **87**, 844 (1951).
41. WATSON, J., u. F. W. HOFFBAUER: Amer. J. Med. **25**, 195 (1946).
42. WELLIN, G.: Acta med. scand. (Stockh.) **268**, 1 (1952).
43. WUHRMANN, F., u. CHR. WUNDERLY: Die Bluteiweißkörper des Menschen, 2. Aufl. Basel: Benno Schwabe 1952.
44. WERNER, S. C., F. M. HANGER u. R. A. KRITZLER: Amer. J. Med. **8**, 325 (1950).

Diskussion
(Mit 1 Abbildung)

L. BENDA (Wien):

Ich möchte mir erlauben, darauf hinzuweisen, daß bereits 1941 ALBRICH, damals Assistent von Prof. EPPINGER, durch wiederholte Leberpunktionen an einem Fall den Übergang der Hepatitis in eine Lebercirrhose nachgewiesen und veröffentlicht hat.

Weiter möchte ich noch etwas zu den Ausführungen von Herrn Prof. BÜCHNER zur Ätiologie von fraglichen Hepatitisfällen und ihrer Bedeutung für die posthepatitische Cirrhose bemerken: Es liegen aus Deutschland heute schon genug Berichte vor, wonach der anikterische Verlauf der Hepatitis oder, wie es EPPINGER seinerzeit genannt hat, der Icterus sine ictero als gesichert angenommen werden kann. Wir wurden seinerzeit als Studenten bei EPPINGER immer dazu angehalten, in der Krankengeschichte bei einer Cirrhose nach einer vorangegangenen Hepatitis zu fragen. Wir sind heute um so mehr dazu geneigt, infolge der starken Durchseuchung der Bevölkerung durch Hepatitis, bei offenen Fragen der Ätiologie einer Cirrhose eine vorangegangene anikterisch verlaufende Hepatitis anzunehmen.

Ich möchte gerne noch etwas Herrn Prof. BÜCHNER zur Terminologie der Leberkrankheiten fragen: In den letzten Jahren wurde immer wieder im Rahmen des posthepatitischen Syndromes versucht, die Narbenleber oder Defektheilung gegenüber der Cirrhose abzugrenzen. Pathologisch-anatomisch ist ja diese Frage bereits durch die Arbeiten von RÖSSLE über die Fibrose und Sklerose der Leber gelöst. Nun wird aber immer mehr in der Klinik für posthepatitische Zustände der Ausdruck chronische Hepatitis verwendet, wobei manchmal nur zum geringsten Grade das Leberparenchym pathologisch verändert ist. So rechnet BECKMANN u. a. die persistierende Hyperbilirubinämie nach KÜHN zum Symptomkreis der chronischen Hepatitis. Die Cirrhose wird heute noch immer allgemein als eine chronische Entzündung bzw. als ein chronischer Entzündungsvorgang der Leber aufgefaßt, wobei, wie LAUDA erst kürzlich in seinen Ausführungen über die Cirrhose gesagt hat, keine Heilung möglich ist. Die Diagnose Cirrhosis hepatis ist immer eine infauste und letzten Endes muß der Patient an dieser Lebererkrankung zugrunde gehen. Ich möchte nun Herrn Prof. BÜCHNER gerne fragen, inwieweit heute noch der Begriff RÖSSLEs von der Cirrhose zutrifft, und wenn dies der Fall ist, inwieweit er dann von der klinischen chronischen Hepatitis nach BECKMANN zu unterscheiden ist. Vielleicht scheinen dem Pathologen diese Fragen der Terminologie nicht so wichtig, aber für den Kliniker sind sie von entscheidender Bedeutung, von vielleicht noch größerer Bedeutung sind sie für den Gutachter. Vielleicht wäre gerade dieses Symposion geeignet, diese offenen und mir sehr wichtig und dringlich erscheinenden Fragen der Leberpathologie und Klinik der Leberkrankheiten zu diskutieren.

Zu Herrn Prof. KALK möchte ich noch sagen, daß nicht der Ductus choledochus oder hepaticus verschlossen sein muß, um bei einer Metastasenleber einen Ikterus zu erzeugen. Diffus ausgedehnte Metastasen können ohne Verschluß des Ductus choledochus oder hepaticus ebenfalls zu einem Ikterus führen.

K. STUCKE (Würzburg):

Vom chirurgischen Standpunkt aus darf ich zu den Ausführungen von Herrn KALK über die *cholostatische Hepatose* einige Ergänzungen bringen:

In den letzten Jahren wurden uns mehrfach von internistischer Seite, insbesondere von der Wollheimschen Klinik, Patienten mit einem hartnäckigen Ikterus überwiesen.

Auf Grund der Vorgeschichte, der klinischen und insbesondere der Laboratoriumsdaten, bestand der dringende Verdacht auf einen mechanisch bedingten Ikterus, höchstwahrscheinlich durch einen Stein bzw. eine Narbe in den extrahepatischen Gallenwegen hervorgerufen. In vielen Fällen hatte der Ikterus intermittierenden Charakter. Die laparoskopische Untersuchung zeigte das Bild der „grünen Verschlußleber". Alle internen Behandlungsmaßnahmen hatten nur vorübergehenden oder gar keinen Erfolg. Unter der Diagnose eines mechanischen Verschlußikterus wurde nun *laparotomiert*. Dabei zeigte sich, daß fast regelmäßig der Choledochus sehr eng gestellt, ja sogar spastisch kontrahiert zu sein schien, der große Gallengang war in entzündliche, gelbgrünlich verfärbte Drüsenpakete eingebettet, die sehr weich und zerfließlich waren. Die Darstellung des Choledochus machte deshalb technisch gewisse Schwierigkeiten, zumal die Blutungsneigung aus diesen Drüsen heraus relativ groß war. Der Choledochus wurde in üblicher Weise zwischen zwei Haltefäden eröffnet und durch seine Durchgängigkeit überprüft. Besonders bewährte sich hier die Cholangiographie. Dabei zeigte sich, daß zwar die großen Gallenwege nicht durch Steine oder sonstige mechanische Hindernisse verlegt waren, andererseits war jedoch das Lumen sämtlicher Gallengänge sehr eng. Galle floß nur sehr spärlich ab, eine Druckerhöhung lag in keinem Falle vor. Auch die Sondierung der Gallenwege zur Vaterschen Papille und in die beiden Lebergänge hinein ergab freie Passage. Die Gallenblase war von normaler Größe. Am Gallenblasenhals fanden sich gleichartige vergrößerte Lymphdrüsen, die Gallenblase war nur schwer ausdrückbar. Die Galle selbst sah weißlich-oliv aus und war klar. Auf Grund der schon früher von chirurgischer Seite gemachten guten Erfahrungen mit einer *Entlastungsbehandlung* legten wir ein sog. Kehrsches T-Drain in den Choledochus ein, um die lebensbedrohliche Gallenstauung zunächst einmal zu beseitigen. Schon nach relativ kurzer Zeit kam der Gallenfluß in Gang, der Ikterus ging zurück, die Serumbilirubinwerte fielen zur Norm ab. Etwa nach 3 Wochen konnten wir das Drain ziehen, nachdem vorher noch einmal eine Cholangiographie vorgenommen war. Man sah, daß nunmehr der Choledochus sehr viel weiter und sehr viel besser durchgängig war. Die Patienten konnten alle beschwerdefrei entlassen werden. Ob allein die *Entlastung* zu einer Besserung der cholostatischen Hepatose führt oder das *chirurgische Manipulieren am Leberhilus* wie eine Sympathektomie im Sinne einer vegetativen Umstimmung sich günstig auswirkt, ist schon früher diskutiert, aber bisher nicht eindeutig geklärt worden. Histologisch zeigten die untersuchten Lymphdrüsen das Bild einer unspezifischen Entzündung.

Ferner darf ich zu den Ausführungen von Herrn BÜCHNER und Herrn KALK über das „Regenerationsvermögen" der Leber etwas sagen. Es ist durch zahlreiche Tierexperimente erwiesen, daß man große Teile der Leber resezieren kann, ohne daß funktionelle Einbußen eintreten. Aus dem Ende des vorigen Jahrhunderts liegen Untersuchungen durch v. MEISTER, PONFICK u. a. vor, daß man praktisch die ganze Leber sukgessive Lappen für Lappen wegnehmen kann, und daß es genügt, wenn $^1/_6$ des ursprünglichen Parenchymgewebes stehenbleibt. Die Leber hat eine ausgesprochen große Tendenz zum Wiederwachsen, wobei umstritten ist, ob es sich um eine echte Regeneration oder nur eine Hyperplasie des Restgewebes handelt. Schon aus der alten griechischen Mythologie ist diese Neubildung des Lebergewebes gut bekannt. Prometheus wurde täglich von einem Adler die Leber zerfleischt, die in der Nacht immer wieder wuchs. Die Leber arbeitet mit einer sehr großen *Leistungsreserve* und einem erheblichen *Potential*.

Die modernen Methoden der *Leberresektion* bauen sich auf diesen grundlegenden Kenntnissen des „Regenerationsvermögens" der Leber auf. Früher wurden Resektionen meistens aus einer gewissen Notlage heraus bei Leberrupturen, starken Blutungen oder bei Zufallsbefunden, z. B. bei Tumoren in „atypischer" Weise vorgenommen. In Chirurgenkreisen bestand wegen des Risikos einer großen Blutung eine ausgesprochene „Leberfurcht". Erst in neuester Zeit ist man dazu übergegangen, *anatomiegerechte* Leberresektionen durchzuführen. Man teilt die Leber gemäß ihrer Gefäßversorgung in eine „rechte" und in eine „linke" Leber, die aber nicht der äußeren, sichtbaren Lappenteilung durch das Ligamentum falciforme entspricht. Nach dem Gefäß- und Gallengangsaufbau läßt sich die Leber ähnlich wie die Lunge in verschiedene Segmente einteilen. Die Gliederung erfolgt meistens nach der Aufteilung der

10*

Vena portae bzw. der Arteria hepatica. Durch genaue anatomische Studien ist man heutzutage über den Gefäßverlauf gut orientiert. Diese Kenntnisse haben sich die Chirurgen zunutze gemacht, indem nunmehr exakt die entsprechenden Gefäße präliminar unterbunden werden. So ist es möglich, sowohl rechts- und linksseitige Hepatektomien als auch Lobektomien durchzuführen, während die Resektion einzelner Segmente bisher noch recht erhebliche technische Schwierigkeiten bereitet und auch wohl kaum größere praktische Bedeutung gewinnen dürfte. Die Nomenklatur der einzelnen Segmente ist noch umstritten. Es zeichnet sich aber auch hier eine internationale Einigung ab. — Bisher wurden etwa 1300 Resektionen der Leber durchgeführt, davon etwa 200 anatomiegerechte. In der Chirurgischen Univ.-Klinik Würzburg sind in den letzten 10 Jahren 5 Resektionen durchgeführt worden.

Zusammenfassend kann man feststellen, daß auf Grund der neuartigen Erkenntnisse über die große Leistungsreserve des Lebergewebes und die Anatomie die Leberresektionen wohlbegründete Operationen zu werden beginnen und sich hier ganz neue Möglichkeiten einer ökonomischen Leberchirurgie abzeichnen.

H. Gros (Mainz):

Zunächst möchte ich klarstellen, daß die Bezeichnung „cholostatische Hepatitis" nicht von mir stammt sondern von Caroli. Ich hatte sie zunächst übernommen, um die Übereinstimmung unserer Fälle mit denen von Caroli herauszustellen. Ich habe dann bei den Fällen, die jegliche Entzündungserscheinungen vermissen ließen, von „posthepatitischer Cholostase" gesprochen. Wir haben bei unseren Fällen nicht den geringsten Zweifel, daß es sich um posthepatitische Folgezustände gehandelt hat. Dafür sprachen vor allem die charakteristischen Prodromalerscheinungen mit Gelenkbeschwerden usw. Die Patienten hatten keinerlei Medikamente erhalten, nach denen solche intrahepatischen Stauungszustände ebenfalls beschrieben worden sind. Herr Kalk unterscheidet streng zwischen cholostatischer Hepatose und cholangiolitischer Hepatitis. Ich möchte zur Diskussion stellen, ob nicht doch Beziehungen zwischen beiden Krankheitsbildern bestehen. Die Gemeinsamkeiten sind meines Erachtens recht auffallend: Hepatitisanamnese (unbeschadet der Tatsache, daß auch nach Neosalvarsan, Testosteron und Megaphen intrahepatische Cholostasen auftreten können), klinisches Bild des Verschlußikterus mit normalen Funktionsproben und hohen Cholesterin- und alkalischen Phosphatasewerten, bei der Laparoskopie grüne Leber und im Punktat eine intrahepatische Cholostase. Der einzige und meines Erachtens nicht unbedingt grundsätzliche Unterschied ist das Fehlen cholangiolitischer Veränderungen bei der cholostatischen Hepatose. Das wesentliche Moment scheint mir in beiden Fällen eine funktionelle Störung zu sein, d. h. eine allergische bzw. toxische Permeabilitätsstörung im Bereich der Cholangiolen. Ich halte es für durchaus denkbar, daß es hier Übergänge gibt. Die bisherigen Erfahrungen sind wohl noch zu gering, um diese Frage entscheiden zu können.

F. von Oldershausen (Berlin):

Meine Diskussionsbemerkung stützt sich auf etwa 3000 Biopsien, die von Herrn Professor Bock an der Tübinger und Marburger Klinik durchgeführt wurden. Ich möchte vorwiegend auf einige Ausführungen von Herrn Professor Kalk eingehen. Zunächst zu den umschriebenen Leberschädigungen. Wir haben an der Tübinger Klinik eine relativ große Zahl von Leberechinokokken beobachtet, dabei findet man eigentlich doch in der Mehrzahl pathologische Leberfunktionsproben, zumindest pathologische Eiweißlabilitätsproben. Zur Frage der Fettleber: Wir sind mit Herrn Professor Kalk ganz einig, daß hier häufig die Leberfunktionsproben versagen. Ich möchte aber dazu sagen, daß der Fettgehalt der Leber oft ein durchaus transitorischer ist. Ich habe selbst in Südamerika (an der Psychiatr. Univ.-Klink in Concepción, Chile) zwei Jahre lang versucht, die Alkoholschäden der Leber näher zu analysieren, und dabei feststellen können, daß der Fettgehalt der Leber außerordentlich rasch wechseln kann, in Übereinstimmung mit amerikanischen Untersuchungen von Seife u. Mitarb. Bei der Fettleber hierzulande spielt meines Erachtens das starke Übergewicht vieler Patienten eine Rolle, man sollte diesen Faktor nicht vernachlässigen.

Zur Einteilung von Herrn Professor Kalk hinsichtlich der primären und sekundären Sideropenien: Sicherlich ist dies zunächst noch ein Sammeltopf. Wir verfügen übrigens über eine Anzahl von Beobachtungen, wo im Anschluß an einen kongenitalen oder erworbenen hämolytischen Ikterus sich eine hämosiderotische Lebercirrhose ausgebildet hat. Ich möchte gerne Herrn Professor Heilmeyer fragen, wieweit ihm analoge Beobachtungen bekannt sind.

Zur Frage der Cirrhose beim Budd-Chiari-Syndrom. Es mag ja sein, daß Herr Professor KALK darunter eine echte Cirrhose gesehen hat. Bei unseren Fällen handelte es sich jedoch um Picksche Stauungscirrhosen. Ich meine, man sollte an der Terminologie in dem Sinne festhalten, daß die Picksche Stauungscirrhose keine eigentliche Cirrhose ist.

Zur Frage, wie weit die cholangiostatische Hepatose identisch ist mit dem M. HANOT: Nach den Beschreibungen von HANOT, CAROLI, CAZAL u. a., ist diese Erkrankung jedenfalls immer mit entzündlichen Erscheinungen verbunden. Insofern kann ich Herrn Professor KALK nicht recht geben, wenn man nun so sehr das Nichtentzündliche herausstreicht und die hier besprochenen Erscheinungsbilder mit dem M. HANOT verwechselt. Auch der Wiedereinführung des „Icterus catarrhalis" kann ich nicht beistimmen (zumindest solange nicht erst virologische bzw. serologische Methoden ausgearbeitet sind, die eine Abgrenzung der Virushepatitis erlauben). Die „biliäre Cirrhose" ist meines Erachtens etwas zu kurz gekommen. Wir finden in unserem Krankengut von über 300 bioptisch laparoskopisch bzw. autoptisch gesicherten Cirrhosen in etwa 20% der Fälle biliäre Cirrhosen bzw. Cirrhosen, bei denen bereits über viele Jahre eine Cholelithiasis oder Begleitcholangitiden vorhanden waren, die sich dann z. T. aber später auch als echte Laennecsche Cirrhosen auswiesen. Der Übergang in eine Lebercirrhose kann aber eben über viele Jahre erfolgen, und man kann katamnestisch sehr schwer sagen, wie weit hier nun die Gallensteine oder ein anderer Faktor, etwa ein Infekt, eine Rolle spielen. Ich möchte das Polyätiologische bei der Lebercirrhose hier doch noch etwas mehr herausstellen. Auch bei der Virushepatitis können ja durch ihre Begleit- oder Folgecholangitis im späteren Verlauf häufig Mischbilder entstehen.

Eine Bemerkung noch einmal zur „granulomatösen Hepatitis" (unabhängig von der Terminologie). Wenn Herr Professor KALK Cirrhosen nach granulomatösen Hepatopathien gesehen hat, so möchte ich ihn fragen, auf welche Vorgänge diese Cirrhosen zurückzuführen sind, wenn sie eben nicht mit Leberparenchymschäden stärkerer Art einhergehen.

Die blinde Leberpunktion hat sich bei uns durchaus bewährt. Man sollte doch gerade bei Verlaufsbeobachtungen die blinde Leberpunktion nicht so sehr zurückstellen. Wir führen häufig zunächst zur diagnostischen Abklärung eine Laparoskopie durch und danach im weiteren Verlaufe Blindpunktionen, um dann bei späteren Kontrollen vielleicht noch einmal eine Laparoskopie vorzunehmen; aber man kann ja die Laparoskopie nicht so oft wiederholen wie Blindpunktionen.

M. KNEDEL (Marburg/L.):

Es erscheint zweckmäßig, hier etwas zum Chemismus der oft fälschlicherweise als „Leberfunktionsproben" bezeichneten Eiweiß-Labilitätsreaktionen zu sagen. Wir haben aus der Erkenntnis heraus, daß man nicht überall und nicht bei jedem Patienten laparoskopieren kann, und aus der Notwendigkeit, auch die funktionelle Diagnostik zu verfeinern, den Reaktionschemismus der Takata-Reaktion (in der Ausführung nach MANCKE-SOMMER) und des Weltmannschen Coagulationsbandes untersucht. Herr Professor SCHULTZE von den Behringwerken Marburg hatte uns seinerzeit die ersten Reinfraktionen zur Verfügung gestellt; später haben wir uns derartige Fraktionen mit einem eigenen präparativen elektrophoretischen Trennungsverfahren hergestellt.

Wenn man zu einem normalen Serum (Mancke-Sommer 100 mg-%, Weltmannsches KB 6.—7. R.) eine reine γ-Fraktion vom normalen Menschen in vorausberechnetem Anteil in steigenden Mengen hinzugibt, so findet man — wie beim pathologischen Zustand, z. B. bei schwerem diffusem Leberschaden — einen zunehmend pathologischen Wert, der bis zu einem Mancke-Sommer von 30 mg-% und darunter gehen kann. Gibt man zu einem normalen Serum hingegen α_2-Globulin in steigender Konzentration hinzu (z. B. so viel, daß ein relativer Anteil von 50% α_2-Globulin im Serum erreicht wird), so bleibt die Mancke-Sommer-Reaktion normal. Daraus haben wir den Schluß abgeleitet, daß es vorwiegend die Globuline vom Charakter der γ-Fraktion sind, die eine Mancke-Sommer-Reaktion pathologisch werden lassen. Bei unseren Modellversuchen war dabei eine weitgehende Konzentrationsabhängigkeit zu erkennen. Diese Versuche haben wir inzwischen erweitert, indem wir vergleichsweise auch γ-Globuline von Hepatitiden, chronischen Leberschäden u. ä. in gleicher Weise zu einem Normalserum zusetzten. Dabei konnten wir keinen signifikanten Unterschied gegenüber dem mit dem Normalserum bzw. dem daraus präparierten γ-Globulin durchgeführten Versuch feststellen.

Wenn man nun zu einem Cirrhose-Serum (das einen Mancke-Sommer von 30 mg-% bei einem relativen γ-Globulinanteil im Serum bis etwa zu 50% hat) in steigenden Mengen eine α_2-Fraktion hinzugibt, so kann man die schwer-pathologischen Labilitätsreaktionen wieder „normalisieren". Die Mancke-Sommer-Reaktion wird negativ. Das tritt ein, obwohl durch die Zugabe der α_2-Fraktion das Serum eigentlich „noch pathologischer" wird; es zeigt sich also, daß die Mancke-Sommer-Reaktion hier trotz zunehmender Dysproteinämie normalisiert werden kann.

Die gleichen Untersuchungen am Weltmannschen Coagulationsband ergeben: Zugabe von γ-Globulin verlängert das Weltmannsche KB, Zugabe von α_2-Globulin verkürzt es. Man kann auch ein pathologisch verkürztes Weltmann-Band durch Zugabe von γ-Globulin normalisieren oder sogar verlängern, gleichfalls ein pathologisch verlängertes Weltmann-Band durch Zugabe von α_2-Globulin normalisieren oder verkürzen.

Sowohl für die Mancke-Sommer-Reaktion als auch für das Weltmannsche Coagulationsband gibt es also rein aus den Modellversuchen Verhältnisse im Serumeiweißspektrum, bei denen diese Labilitätsreaktionen auf Grund dieser experimentell geschaffenen Grundlagen „stumm" ausfallen. Für das Weltmannsche Coagulationsband war dieser Befund bereits bekannt. Für die Mancke-Sommer-Reaktion konnten wir ihn durch diese Modellversuche sichern.

Eine Analyse von mehreren hundert Fällen von Lebererkrankungen, bei denen wir bei der Elektrophorese-Untersuchung des Serums erhebliche Verschiebungen mit stärkerer γ-Globulinvermehrung sahen, trotzdem aber eine normale Mancke-Sommer-Reaktion und ein nicht verändertes bzw. normales Weltmannsches KB bestand, bestätigt nun, daß wir bei der klinischen Anwendung der Labilitätsreaktionen immer wieder mit derartigen Verhältnissen rechnen müssen. Es zeigt sich, daß die Labilitätsreaktionen vom Typ der Takata-Reaktion nur bei reinen γ-Globulinerhöhungen zuverlässig anzeigen. Es sind das die Fälle der chronischen, diffusen Lebererkrankungen, der chronischen Hepatitiden, der Cirrhosen. Wenn zusätzliche akute, subakute oder subchronisch-entzündliche Faktoren vorliegen, wenn wir also im Elektrophoresebild auch eine α_2-Zunahme sehen, fallen diese Labilitätsreaktionen nicht so stark pathologisch oder überhaupt nicht pathologisch aus. Das ist besonders bei cholangitischen Leberschäden und Leberschäden mit anderen entzündlichen Begleiterkrankungen der Fall. So kann man z. B. fertige cholangitische Cirrhosen sehen, bei denen während eines frischen entzündlichen Schubs des Gallenwegsprozesses die Labilitätsreaktionen vorübergehend gebessert oder normal ausfallen. Rein chronische entzündliche Momente, die selbst eine γ-Vermehrung bedingen, wirken hingegen nicht in dieser Weise, und gerade sie sind es, die ja praktisch die gleichen Wirkungen auf die Eiweißlabilitätsreaktionen ausüben, wie sie auch durch die γ-Vermehrungen der chronischen Leberschäden verursacht werden. Bekanntlich fallen in einem großen Anteil der Fälle von Carcinomen die Labilitätsreaktionen ebenfalls negativ aus. Auch hier kann man das als „stummen" Reaktionsausfall infolge gleichzeitiger Vermehrung der α- und der γ-Globuline erklären.

Wir haben diese Untersuchungen nunmehr auch dahingehend erweitert, daß wir die Wirkung spezieller Proteide auf den Chemismus der Labilitätsreaktionen untersucht haben. Es handelt sich um die Glykoproteide, also Eiweißkörper mit erheblicherem Anteil an Kohlenhydratgruppen. Diese treten im Serum vermehrt bei Entzündung und Gewebszerfall auf, und sie sind es, die sinngemäß die gleiche Wirkung ausüben wie sie vorher von den α_2-Globulinen geschildert wurde. Vielleicht wird darüber hinaus die chemische Bestimmung der proteingebundenen Kohlenhydrate im Serum (und zwar der proteingebundenen Hexosen und des Hexosamins) noch wesentliche Bedeutung auch im Rahmen der Leberdiagnostik gewinnen. Nach unseren Untersuchungen haben chronische, diffuse Lebererkrankungen vom Typ der chronischen Hepatitis und Cirrhose, aber auch schon Hepatitiden, erniedrigte oder normale Werte von Glykoproteiden im Serum, hingegen Fälle von Carcinom, auch Lebercarcinom, erhöhte Werte. Wenn es sich auch an größeren Untersuchungsreihen erweisen wird, daß hier eine Differenzierung möglich ist, kann unter Umständen eine diagnostische Hilfe bei der Ermittlung einer Ursache für einen Verschlußikterus oder für die Klärung einer Lebervergrößerung erwartet werden, bei der ein chronisch-diffuser Schaden nicht vorliegt.

H. Thaler (Wien):

Ich glaube, daß der Vortrag von Herrn Professor Büchner für niemanden, der sich mit der Pathogenese der posthepatitischen Cirrhose näher befaßt, einen Wunsch offengelassen hat.

Ich möchte deshalb nur eine kleine Illustration zu seinen Ausführungen bringen und eine Frage
an ihn richten.

Herr Professor Büchner hat ausgeführt, daß der cirrhotische Umbauprozeß nach Hepatitis durch die Parenchymnekrose verursacht wird. Das skeletierte und kollabierte Gerüstwerk der Sinusoide kann schon 5 Monate nach der Nekrose zu einer bindegewebigen, von Pseudotubuli durchwachsenen Narbe umgestaltet sein und dadurch unkenntlich werden. In einzelnen Fällen bleiben die Kollapsfelder aber erstaunlich lange erhalten und heben sich durch ihre zarten, feingewellten, parallel verlaufenden Faserstrukturen, die nur eine schwache Binde-

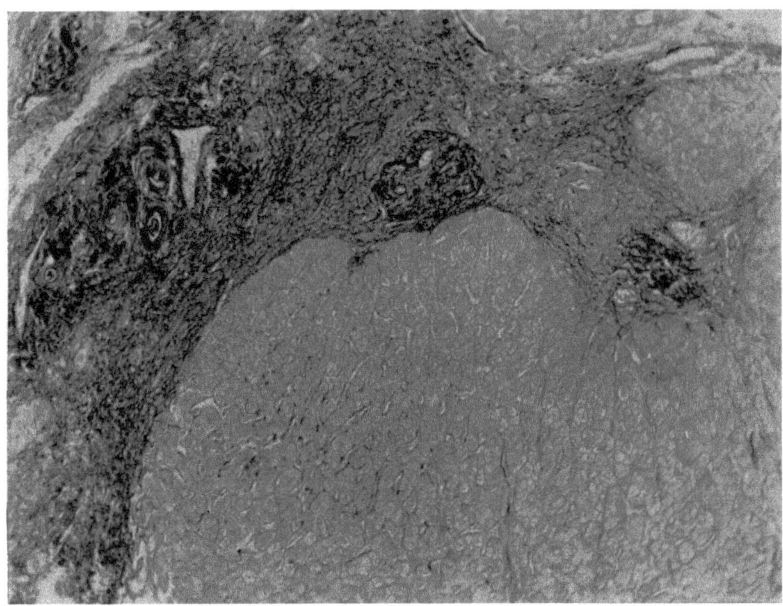

Abb. 1. 38jähriger Mann, 18 Monate nach Hepatitis epidemica. Drei ehemalige Periportalfelder, die durch ihre dicken, grobgewellten kollagenen Fibrillen noch gut kenntlich sind, in einem Kollapsfeld mit zarten, feingewellten schwach färbbaren Faserstrukturen (Gitterfasern). MALLORY, 100:1

gewebsreaktion geben, deutlich von der groben und kollagenreichen Struktur der früheren Periportalfelder ab (Abb. 1). Dieser Befund kann gelegentlich die Klassifizierung derjenigen feinknotigen posthepatitischen Cirrhosen ermöglichen, die mit der sog. alkoholischen Cirrhose sonst völlig architektonisch übereinstimmen.

Meine Frage ist folgende: Die posthepatitischen Narbenprozesse haben nicht nur eine gemeinsame Ursache, sondern auch eine gemeinsame pathogenetische Grundlage: die hepatitische Nekrose. Je nach der Anordnung und Ausdehnung des Parenchymausfalles resultieren feinknotige Cirrhosen mit schmalen Bindegewebssepten (Laennecsche Cirrhose), feinknotige Formen mit breiteren Bindegewebsbändern und schließlich grobknotige und grobknollige Formen (Narbenlebern). Zwischen diesen Formen sind die Übergänge fließend, und auch bei den grobknolligen Formen finden sich, wie von Herrn Professor Büchner dargestellt, feinknotige Areale mit typischen Pseudolobuli. Nach der Lage der Dinge erscheint es mir ebenso unmöglich, von der Cirrhose auf der einen Seite und der Narbenleber auf der anderen Seite eine klare pathologisch-anatomische Definition zu geben, wie beide Veränderungen scharf voneinander zu trennen; es sei denn, man nehme willkürlich an, bei welcher Knotengröße und Bindegewebsbreite die Cirrhose aufhöre und die Narbenleber anfinge. Meine Frage an Herrn Professor Büchner geht nun dahin, ob er es nicht auch für klarer und zweckentsprechender hielte, die Zweiteilung Cirrhose-Narbenleber fallen zu lassen und lediglich von einer posthepatitischen Cirrhose zu sprechen, die durch die Angabe des vorherrschenden Knotentyps näher gekennzeichnet werden könnte.

Herr Professor KALK hat auch die Frage des cholangiolitischen Typs der Virushepatitis angeschnitten, die ebenso ein nomenklatorisches wie ein morphologisch-funktionelles Problem darstellt. Wie schon erwähnt, wurde diese Bezeichnung von WATSON und HOFBAUER geprägt, die 8 entsprechende Fälle veröffentlichten. Schon in der Originalpublikation wird eindeutig festgestellt, daß bei einem Teil der Fälle nicht nur cholangiolitische Veränderungen, sondern überhaupt Entzündungserscheinungen in den Periportalfeldern gefehlt haben. Wie mir HOFFBAUER persönlich mitteilte, wollten die Autoren mit der Bezeichnung cholangiolitischer Typ der Virushepatitis weniger einen morphologischen als einen funktionellen Zustand charakterisieren, da sie sich vorstellen, daß der Ikterus durch Abdiffundieren von Gallenfarbstoff durch die Wand der Cholangiolen zustande komme. Da aber die Bezeichnung „cholangiolitisch" in der pathologischen Anatomie für einen wohlumgrenzten und gut faßbaren Zustand reserviert ist, nämlich einer Entzündung der Cholangiolen und ihrer Umgebung, muß sie für diese Form der Hepatitis als irreführend abgelehnt werden.

Wir hatten Gelegenheit, 13 derartige Fälle bioptisch zu untersuchen. Die Patienten hatten anfänglich das übliche klinische Bild der akuten Virushepatitis geboten, ein bereits in diesem Stadium punktierter Fall hatte die typischen Veränderungen der Virushepatitis gezeigt. Im weiteren, oft monatelangen Krankheitsverlauf normalisierten sich die Serumlabilitätsproben allmählich, während der Ikterus unverändert bestehen blieb. Die nunmehr durchgeführten Biopsien ergaben ein weitgehend normales histologisches Bild: Es fanden sich lediglich sog. Gallethromben und ein vermehrter Bilirubingehalt der Leberzellen in den Läppchenzentren, gelegentlich eine mäßig entzündliche Reaktion in den Periportalfeldern. Parenchymnekrosen wurden immer vermißt. Der histologische Befund stand somit in einem auffälligen Gegensatz zur Intensität der Gelbsucht. Wir möchten daraus folgern, daß es sich beim sog. cholangiolitischen Typ der Virushepatitis um nichts anderes als die protrahierte Verlaufsform der gewöhnlichen Virushepatitis handelt. Wir sind der Ansicht, daß sich hier die parenchymatösen Leberveränderungen gesetzmäßig zurückbilden, während eine isolierte Störung der sekretorischen Leberfunktion bestehen bleibt, wie dies auch GROS annimmt. Hierfür spricht auch das meist prompte Abblassen der Gelbsucht nach operativen abdominellen Eingriffen irgendwelcher Art.

E. RISSEL (Wien):

Die pathologisch-anatomische Feststellung des Bestehens einer Lebercirrhose gibt keinen sicheren Aufschluß über den Ablauf der Erkrankung. Der Klinker betrachtet die Cirrhose als eine Krankheit, die einmal in wenigen Monaten, aber, wie wir wissen, auch in Jahren und Jahrzehnten ablaufen kann, und es wäre die Frage zu erheben, ob es irgendwelche histologischen Kriterien gibt, die über den Ablauf oder die Prognose Aufschluß geben können. Es scheint ja auch noch nicht geklärt, warum der einmal in Gang gekommene cirrhotische Prozeß in einem Fall usque ad finem abläuft, während er im anderen Falle scheinbar lange stationär bleiben kann. Wir wissen auch, daß eine Lebercirrhose manchmal als zufälliger Sektionsbefund erhoben wird, ohne daß die Krankheit klinisch wesentliche Symptome gemacht hätte.

Ich möchte mir erlauben, Herrn Professor KALK zu fragen, ob er als erfahrener Kliniker wirklich der Ansicht ist, daß, wie in der einen Tabelle angeführt, man in 52% der Fälle die Diagnose Fettleber nur mit der Biopsie stellen kann. Ich möchte doch annehmen, daß man mit dem Erheben einer genauen Anamnese und mit dem Palpationsbefund häufiger wie nur in 48% der Fälle die Diagnose Fettleber machen kann. Die Frage einer reinen cholostatischen Cirrhose möchte ich noch offenlassen, denn ich glaube, daß auch heute noch die Ansicht EPPINGERs, daß eine reine Cholostase ohne sekundäre Infektion, die allerdings beim Gallengangsverschluß fast immer dazu kommt, keine Cirrhose erzeugt, zu Recht besteht. Ich möchte auch noch darauf hinweisen, daß bei hochgradigen Metastasierungen in der Leber, bei denen fast kein Leberparenchym mehr gefunden werden kann, Leberfunktionsstörungen auftreten können.

H. STAUB (Basel):

Wir haben wohl alle nicht erwartet, daß eine 100%ige Übereinstimmung zwischen bisher üblicher Morphologie und Leberfunktion resultieren wird. Das sind zwei Kollektive, die aus vollkommen heterogenen Untersuchungsarten hervorgehen. Einmal stammt das bioptische Material nur aus einem eng begrenzten Ort, und über die Beschaffenheit der größten Masse der Leber wird nichts bekannt. Andererseits geben die bisher üblichen histologischen Untersuchungsmethoden öfters nur die Relation Bindegewebe zu Leberzellmenge wieder, was wieder nichts über die Funktion aussagt. Schließlich kann die Leberzellfunktion histologisch erst besser beurteilt werden, wenn enzymchemische Histologie und evtl. Mitochondrien-Morphologie sich weiter entwickeln. Die Untersuchungen von Herrn EGER gehen in dieser Richtung. Herr SCHAETZ aus Berlin hat Befunde erwähnt, die vielleicht auch mit dem Ribonucleinsäuresystem zusammenhängen.

Eine grobe Orientierung über die Menge an funktionstüchtigen Leberzellen gibt schließlich die Bromsulphaleinclearance.

L. HEILMEYER (Freiburg):

Ich kann die Frage, ob Lebercirrhosen bei hämolytischem Ikterus häufiger vorkommen als sonst, mit „Nein" beantworten. Wir kennen das im allgemeinen nicht. Natürlich kann ein hämolytischer Ikterus einmal eine Hepatitis bekommen und dann eine Lebercirrhose. Die umgekehrte Frage, ob ein hämolytischer Ikterus nach Hepatitis entsteht, ist viel mehr diskutiert worden. In diesem Punkte sind wir allmählich einig, unsere Auffassung ist etwas strenger geworden. Wir glauben nicht, daß jede Bilirubinämie, die nach Hepatitis zurückbleibt, etwa hämolytisch ausgelöst sein kann. Ich habe ja selbst einmal einen solchen Fall beschrieben, aber wir haben inzwischen sehr exakte Nachprüfungen dieser Frage angestellt, und wir können heute nur sagen, daß es mit der Chrommethode gemessen zwar eine gewisse Verkürzung der Lebensdauer der Erythrocyten während der floriden Phase der Hepatitis zu geben scheint. Bei den Restbilirubinämien nach Hepatitis fanden wir aber die Erythrocytenlebenszeit praktisch normal. Wir können also heute sagen: Der hämolytische Ikterus ist als Folge einer Hepatitis, falls es ihn überhaupt gibt, äußerst selten.

Fortsetzung der Diskussion S. 167 ff.

Bemerkungen zur Entstehung der toxischen Lebernekrose und ihren Beziehungen zum Properdinsystem*

Von

W. Eger (Göttingen)

Mit 5 Abbildungen

Um die morphologische Problematik der experimentellen toxischen Leberschädigung aufzuzeigen, soll die Tetrachlorkohlenstoffvergiftung der Allylalkoholnekrose gegenübergestellt werden. Beide Gifte unterscheiden sich wesentlich sowohl durch ihre Wirkung auf die Gesamtleber wie auf das Leberläppchen, allerdings unter der Voraussetzung, daß die Gifte oral verabreicht werden.

Tetrachlorkohlenstoff schädigt die Leber diffus und gleichmäßig in allen Lappen, die eine gelbliche Farbe annehmen. Nach Allylalkohol treten fleck- und segmentförmige Nekrosen und Schädigungsfelder von weißlicher, grünlicher oder schmutzig dunkelroter Farbe auf. Die Schädigungsbezirke grenzen sich meist verhältnismäßig scharf gegen das erhaltene Lebergewebe ab.

Im histologischen Bild beginnt die Tetrachlorkohlenstoffschädigung im Läppchenzentrum und schreitet nach der Peripherie fort. Bei der Allylalkoholvergiftung nimmt sie von den periportalen Feldern ihren Ausgang und greift auf die Läppchenperipherie über. Im ersten Fall schwellen die Zellen um die Zentralvenen ödematös auf, können vacuolisieren und schließlich mit großtropfiger Verfettung kollabieren und untergehen. Die Grenzen dieser Schädigungsfelder gegen das erhaltene umgebende Lebergewebe sind unscharf. Durch die Allylalkoholvergiftung werden in erster Linie die Capillaren und Zellwände betroffen, die eine erhöhte Durchlässigkeit für Blutflüssigkeit und schließlich für die cellulären Bestandteile zeigen. Das Blut umspült die Zellverbände und isoliert die Zellen. Das Cytoplasma coaguliert und nimmt im Hämatoxylin-Eosinschnitt eine hellrote Farbe an. Es wandern Leukocyten ein. Der Schädigungsbereich ist auch histologisch gegen das erhaltene Lebergewebe scharf begrenzt.

Die eben geschilderten Unterschiede kommen eindrucksvoll im histochemischen Fermentbild zum Ausdruck, wozu sich die Darstellung der alkalischen Phosphatase besonders eignet. Damit soll nicht gesagt werden, daß diese Fermentsysteme von den beiden Giften spezifisch geschädigt werden.

Nach Tetrachlorkohlenstoffvergiftung schwindet zugleich mit dem Auftreten des Zellödems im Läppchenzentrum die Aktivität der Phosphatase besonders an den Zellgrenzen und den Capillarwänden. Die unter normalen Verhältnissen klar gezeichneten Zellbegrenzungen verwischen sich. Das Cytoplasma nimmt mehr eine homogene Schwärzung an. Bei weiterem Fortschreiten der Störung wird die

---

* Aus dem Pathologischen Institut der Universität Göttingen (Direktor: Professor Dr. F. Feyrter).

Schwärzung als Ausdruck der Fermentleistung nicht nur innerhalb der Zellen, sondern auch von Zelle zu Zelle und in größeren Zellkomplexen ungleichmäßig und fleckig. Man erhält den Zustand einer Fermententgleisung, die bei gewöhnlicher Anfärbung der Präparate nicht zu erkennen ist. Entscheidend dürfte aber nicht der Zustand der Fermentstörung, sondern der fortschreitende Vorgang einer Desorganisation der Fermentketten und -netze sein, die sich aus der sinnvollen Ord-

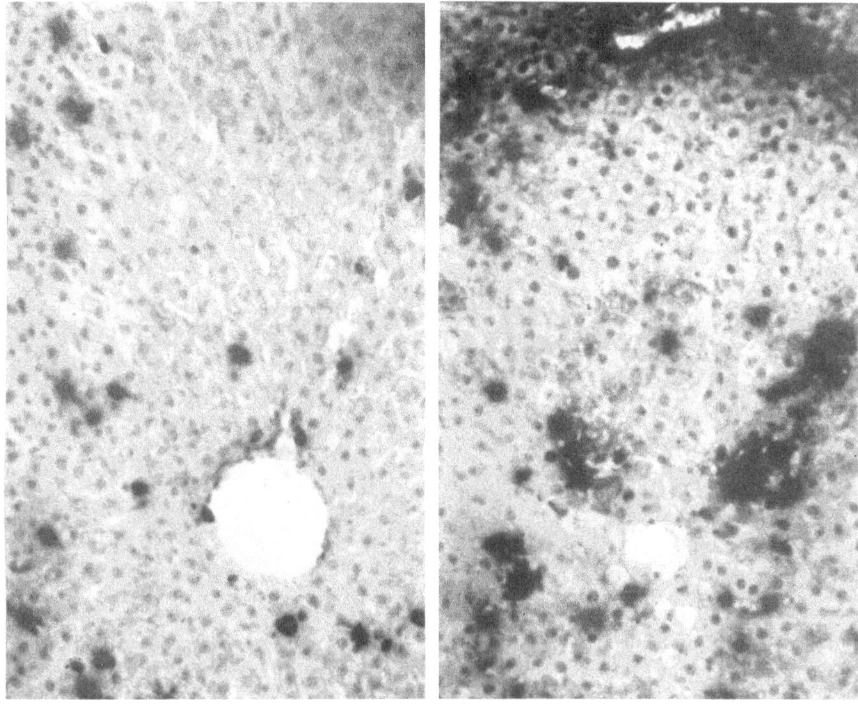

Abb. 1. Alkalische Phosphatase des Leberläppchens a) 1 Std., b) 6 Std. nach Fütterung mit Tetrachlorkohlenstoff. Bei *a* um die Zentralvene wechselnde Intensität der Kern- und Cytoplasmareaktion. Zum Teil Schwund der Zellgrenzen. Bei *b* vollausgebildeter dysenzymatischer Zustand im zentralen Funktionsfeld des Leberläppchens. Unregelmäßige klecksige Phosphatasereaktion. Schwund der Zellgrenzen, unterschiedliche Reaktion der Kerne und des Cytoplasmas.

nung von Synthese und Hydrolyse entwickelt und in einer alleinigen Hydrolyse endigt, wobei durch die Schädigung Proteasen im Sinne von UNGAR aktiviert und frei werden. Die Zelle stirbt gewissermaßen an ihrer eigenen Fermentarbeit. Diesen Vorgang bezeichne ich als *Dysenzymie* (s. Abb. 1a u. b).

Bei der Allylalkoholvergiftung ist die dysenzymatische Zone nur schmal und geht sofort in ein Gebiet von fast absoluter Fermenthemmung über (s. Abb. 2). Nur die eingewanderten Leukocyten heben sich in den Schädigungsfeldern durch eine kräftige Fermentaktivität heraus. Der Ausfallsherd ist scharf begrenzt.

Wie kommt diese unterschiedliche Angriffsweise der Gifte zustande? Man muß mehrere Faktoren berücksichtigen, die von der Art und Menge des Giftes, von dem Weg, auf dem es an das Leberparenchym herantritt und von dem Aufbau des Läppchens bestimmt werden.

Die Lokalisation der Allylalkoholschädigung ist insofern verhältnismäßig einfach zu erklären, als das Gift vom Magen und Darm her über die Pfortaderverzweigung in die Leber gelangt und von hier aus über die periportalen Felder an das Leberparenchym herantritt. Es erscheint also verständlich, wenn der Filterschwamm des Parenchyms, das die periportalen Felder umgibt, zuerst betroffen wird und die Giftwirkung mit dem Blutstrom sich allmählich auf die Peripherie der Läppchen ausbreitet.

Nach der Tetrachlorkohlenstoffvergiftung nimmt bei oraler Verabreichung das Gift denselben Weg. Trotzdem treten die für den Morphologen sichtbaren Ver-

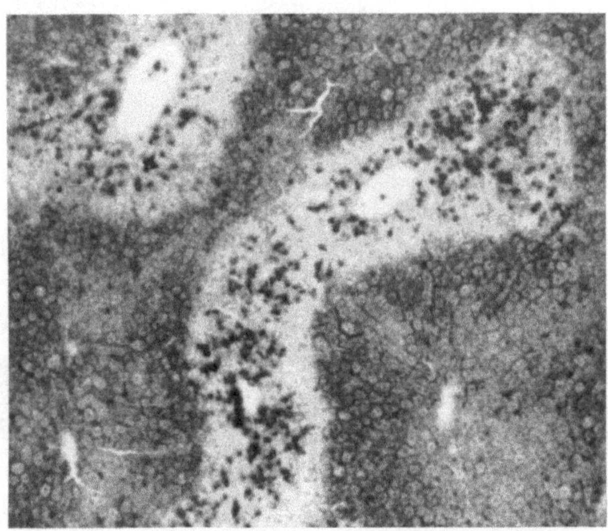

Abb. 2. Phosphatasereaktion 4 Std. nach Allylalkoholvergiftung. Vollständige Hemmung der Phosphatasereaktion in den periportalen und peripheren Funktionsfeldern. Scharfe Grenze zu dem erhaltenen Leberläppchen. (Die schwarzen Punkte in den Ausfallsherden sind phosphataseaktive eingewanderte Leukocyten)

änderungen zuerst im Läppchenzentrum auf. Das Gift überspringt also die periportalen Felder und die Läppchenperipherie.

Man hat zur Erklärung dieses eigenartigen Phänomens verschiedene Hypothesen aufgestellt und für diese Erscheinung letzten Endes Sauerstoffmangel verantwortlich gemacht. HIMSWORTH nimmt an, daß durch die Schwellung der Leberzellen bei Tetrachlorkohlenstoffvergiftung die Capillaren hochgradig eingeengt würden und nur wenig Blut durchließen. Das Sauerstoffgefälle innerhalb der Läppchen von der Peripherie zum Zentrum würde dadurch verstärkt und erreichte schließlich einen solchen Grad, daß die Sauerstoffversorgung nicht mehr gewährleistet sei. Das Läppchenzentrum ginge also an dem Sauerstoffmangel zugrunde.

Nach dieser Vorstellung ist also die Tetrachlorkohlenstoffvergiftung und ihre Auswirkung im Läppchenzentrum eine Frage des Sauerstoffmangels. Diese Erklärung wird schon dadurch weitgehend hinfällig, daß nach Untersuchungen von DANIEL u. Mitarb. durch Tetrachlorkohlenstoffvergiftung weder eine Drucksteigerung im Pfortaderkreislauf noch eine Herabsetzung der Leberdurchblutung eintritt. Aus der menschlichen und experimentellen Pathologie und Morphologie ist jedem Untersucher die pralle Füllung von gesunden Lebern mit Glykogen und

Fett und die hochgradige Einengung der Capillaren durch die mit den Speicher-
stoffen vollgestopften Leberzellen bekannt. Es treten aber unter diesen Bedingungen keineswegs gehäuft oder sogar regelmäßig zentrale Nekrosen auf. STILLE
und WACHTER finden nach Tetrachlorkohlenstoffvergiftung zentrale Läppchen-
nekrosen auch ohne Zellödem.

Zur Erklärung dieses eigenartigen Phänomens möchte ich deshalb auf einen
anderen Gesichtspunkt hinweisen, der nicht nur für diesen speziellen Fall gilt,
sondern auch allgemeinpathologisch von Bedeutung ist. Meine Untersuchungen an

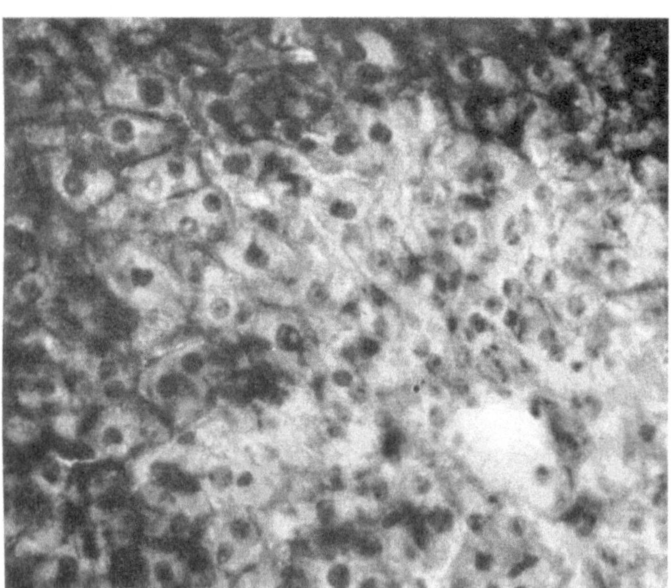

Abb. 3. Dysenzymatische Zone im periportalen Feld der Leber nach Allylalkoholvergiftung. Aufhebung der
Zellgrenzen. Unterschiedliche Kernfärbbarkeit. Wechselnde Reaktion des Cytoplasmas

menschlichen Lebern und im Experiment über die Fett- und Glykogenverteilung
im Leberläppchen haben gezeigt, daß das Läppchen funktionell gegliedert ist und
man ein zentrales und peripheres Funktionsfeld unterscheiden muß. Diese Ansicht
wird durch den histochemischen Nachweis der Fermentverteilung im Leberläppchen unterstrichen. Die alkalische Phosphatase, die Lipase und die Succino-
dehydrase sind eindeutig nach diesem System aufgegliedert. Bei der Phospho-
amidase und sauren Phosphatase ist diese Differenzierung nicht so deutlich ausgebildet. Die unterschiedliche funktionelle Gliederung wird auch die Affinität der
mit dem Blutstrom heranflutenden Stoffe, sowohl echter Metaboliten, wie auch
von Toxinen, zu den Funktionsfeldern bestimmen, ebenso wie jeder Wirkstoff
infolge seiner eigenartigen chemischen Konstitution an seinem Erfolgsorgan zum
Tragen kommt. Auf das immer wieder zitierte Beispiel vom Schlüssel und dem
passenden Schlüsselloch soll in diesem Zusammenhang nur hingewiesen werden.
Für den Tetrachlorkohlenstoff und seine Wirkung auf das Leberläppchen liegt eine
solche Annahme um so näher, als die Lipase vor allem im Läppchenzentrum ver-
ankert ist.

Wie kommt es nun zum Zelltod durch die Giftwirkung ? Dazu sind 2 Wege zu diskutieren. Einmal kann die oben schon geschilderte Fermentstörung oder- entgleisung entstehen, die sich fortlaufend entwickelt und als fermentatives Geschehen die Zelle zur Gewebsauflösung bringt. Diesen Vorgang würde man als Autolyse bezeichnen. Abgeschwächte Kernreaktion und Schwund der Zellgrenzen charakterisieren das histochemische Bild. Oder die Giftwirkung ist so stark und spezifisch, daß es zu einer absoluten Fermenthemmung kommt und jede biologische Reaktion innerhalb der betroffenen Zelle sistiert.

Bei dem ersten Weg gehe ich vom Zellödem aus, das anfangs gerade bei der Tetrachlorkohlenstoffvergiftung zu sehen ist. Dieses Zellödem mit einem aufgelockerten schaumigen Protoplasma, in dem die vermehrte Wasseraufnahme offensichtlich noch strukturgebunden ist, und mit dem vergrößerten lichten Kern ist nicht Ausdruck einer Zellschädigung, sondern einer übersteigerten funktionellen Leistung, aus der sich unter Lösung des strukturgebundenen Wassers sowohl der Zellkollaps wie die vacuolige Degeneration bis zum Zelltod entwickelt, wobei auch hier wieder dysenzymatische Vorgänge die entscheidende Rolle spielen (s. Abb. 1). Die Leberzelle geht an ihrer übersteigerten Anforderung, die durch die Entgiftung des Tetrachlorkohlenstoffes an sie gestellt wird, zugrunde.

Dieses Prinzip des Unterganges aktiv tätiger Zellen läßt sich auch an anderen Organen zeigen. In früheren Experimenten wies ich darauf hin, daß beim akuten Kochsalzentzug, abgesehen vom Lipoidschwund der Nebennierenrinde, eine ödematöse und vacuolige Schwellung der Zellen, besonders der Zona fasciculata, als Ausdruck einer funktionellen Belastung auftritt. Diese Veränderungen wurden bis dahin von DIETRICH und SIEGMUND als toxische Schädigung gedeutet. In weiteren Versuchen der gleichen Art ließ sich bei graviden Ratten nach Exstirpation der einen Nebenniere diese Belastung bis zu Nekrosen in der anderen Nebennierenrinde steigern. Ähnliche Bilder lassen sich auch in weiteren innersekretorischen Drüsen zeigen.

Die Größe der Lebernekrose wird durch die Stärke der Giftwirkung, andererseits durch die Resistenz des Organismus und des betreffenden Organs bestimmt. Diese Resistenz ist im Experiment von der Tierrasse, dem Geschlecht und der vorausgegangenen Fütterung abhängig. Es ist bisher rätselhaft, welches greifbare substantielle System diesem Resistenzmechanismus zugrunde liegt. Die Stärke der Giftwirkung geht in der Regel mit der Menge des verabreichten Giftes parallel und läßt danach ohne weiteres Schlüsse auf die Giftmenge zu. Umgekehrt macht allein schon die Bestimmung einer relativen Resistenzgröße des Organismus erhebliche Schwierigkeiten. Ein absolutes Maß hat man bisher nicht gekannt.

Zu dieser Frage dürfte das von PILLEMER beschriebene Properdinsystem einen wesentlichen Fortschritt bedeuten. Als grundsätzlichen Punkt möchte ich aber herausstellen, daß PILLEMER das Properdinsystem als natürlichen Resistenzfaktor des Organismus gegen Infektionen ansieht, während es nach meiner Annahme darüber hinaus einen allgemeinen Resistenzfaktor gegen schädigende äußere Einflüsse bedeutet. Es würde zu weit führen, wenn ich erläuterte, auf Grund welcher Überlegungen eine solche Annahme nahelag. Sie veranlaßte die folgenden Experimente, die von 2 Voraussetzungen ausgehen:

1. Die Größe der Lebernekrose ist von der Resistenz des Organismus gegenüber der Intoxikation abhängig. Das Ausmaß der Leberschädigung kann im Allylalkoholtest bestimmt werden und gibt einen Anhalt über die Resistenzlage einer Tiergruppe im Vergleich zu einer Kontrollgruppe.

2. Der Properdinspiegel im Blut ist Ausdruck der Resistenzlage und Resistenzänderung. Man kann nach PILLEMER *den Properdinspiegel durch mengenmäßig abgestufte Injektionen von Zymosan, bzw. Dextran senken oder steigern und dadurch die Resistenz herabsetzen oder erhöhen. Diese Resistenzänderung wird sich im Allylalkoholtest an dem Ausmaß der Leberschädigung bestimmen lassen, die Größe der Lebernekrose aber bei der Richtigkeit der eben erläuterten Arbeitshypothese umgekehrt verhalten, wie der Properdinspiegel im Blut.*

Die für meine Versuche entscheidenden Experimente PILLEMERs hatten ergeben, daß nach intravenöser Injektion von 5 mg/kg bei Mäusen der Properdinspiegel im Serum innerhalb von 2 Std. abfällt und in den nächsten Tagen auf das Zwei- bis Dreifache des Ausgangswertes ansteigt. Nach Injektion der 20fachen Menge von Zymosan kommt es zu einem stärkeren Abfall des Properdin, also zu einer stärkeren Resistenzlosigkeit, die über mehrere Tage anhält und erst nach 6—10 Tagen zum ursprünglichen Wert zurückkehrt. Ratten sollen sich ähnlich verhalten.

Da Zymosan für solche Versuche zunächst nicht zur Verfügung stand, verwandte ich hochmolekulares Rohdextran von 500000—1 Mill. Molekülgröße, das ich Ratten in entsprechenden Mengen und in entsprechenden Zeitabständen im voraus injizierte. Dann wurden die Tiere wie üblich gegen eine Kontrollgruppe zum gleichen Zeitpunkt mit Allylalkohol vergiftet, getötet und ausgewertet.

Auf die Wiedergabe der Vorversuche, die die obige Annahme schon weitgehend bestätigten, und der Einzelwerte kann ich verzichten. Das Ergebnis der Hauptversuche soll in einer Kurve demonstriert werden, die das Verhalten der Resistenz, gemessen an der Größe der Lebernekrose, in den einzelnen Zeitintervallen wiedergibt (s. Abb. 4).

Nach kleinen Dextrandosen nimmt im Vergleich zur Kontrolle innerhalb von 8 Std. die Nekrose als Ausdruck der Resistenzsteigerung ab und erreicht zu diesem Zeitpunkt das Maximum, um im Zeitintervall von 24 und 48 Std. allmählich wieder anzusteigen. Bei 4- und 5tägiger Vorausbehandlung entspricht die Nekrosegröße fast wieder dem Kontrollwert.

Bei der Injektion von hohen Dextranmengen tritt zunächst im Zeitintervall von 8 Std. ebenfalls ein Resistenzanstieg auf, der aber nun sofort in eine signifikante Zunahme der Nekrose innerhalb von 24 und 48 Std. umschlägt und allmählich auf den Ausgangswert zurückgeht.

Die Versuche mit Zymosan, das mir dankenswerterweise Herr RUHENSTROTH zur Verfügung stellte, zeigen im Prinzip dasselbe Verhalten. Allerdings ist bemerkenswert, daß die Tiere, die die entsprechend hohe Dosis von Zymosan bekommen, nach 14 Std. spontan eingehen und zum Teil fein gesprenkelte Lebernekrosen, vor allem aber einen völligen Zusammenbruch der Nebennierenrinde mit hämorrhagischer Destruktion aufweisen. Dieser letzte Befund zeigt, daß die Nebenniere an diesem Geschehen über ein gewöhnliches Maß hinaus beteiligt und diese Zymosanmenge viel zu hoch ist, um Resistenzverschiebungen analog den Dextranversuchen zu erhalten. Vielleicht ist das von mir verwandte Zymosan wesentlich aktiver, als das von PILLEMER benutzte. Der Stoff soll nach ROWLEY ein chemisch uneinheitlicher Körper sein, so daß dieser Autor ein Lipopolysaccharid für diese Versuche empfiehlt, das von WESTPHAL in Freiburg hergestellt wird.

Dagegen entspricht der Effekt der niedrigen Zymosandosierung ganz dem Ergebnis der Dextranversuche. Nach anfänglicher Verkleinerung der Nekrose innerhalb 8 Std. nimmt die Leberschädigung in charakteristischer Weise wieder zu (s. Abb. 5).

Um einen anhaltenden Nekroseschwund, bzw. eine Resistenzsteigerung analog den Dextranversuchen zu erzielen, wurde die Menge des injizierten Zymosan herabgesetzt, aber noch nach 2maliger Verdünnung derselbe Resistenzablauf in den einzelnen Zeitintervallen erreicht. Erst bei 1000facher Verdünnung kommt es zu einer signifikanten Nekroseabnahme, die sich über 2 Tage verfolgen läßt.

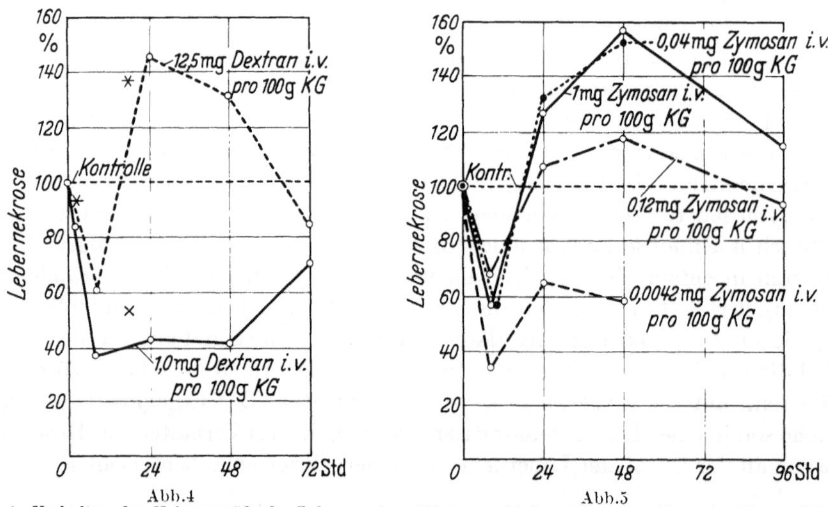

Abb. 4. Verhalten der Nekrosegröße der Leber nach zeitlich verschiedener Vorbehandlung der Tiere mit hohen und niedrigen Dosen von Dextran. Nach niedrigen Dosen von Dextran Abnahme der Nekrose in einem Zeitabstand von 8 Std. und allmähliche Zunahme bis zum Ausgangswert in einem Vorbehandlungszeitraum von etwa 4—5 Tagen. Nach hohen Dosen von Dextran vorübergehende Abnahme der Nekrose mit darauffolgender Zunahme, die sich in dem Vorbehandlungszeitraum von 2—5 Tagen verfolgen läßt.

Abb. 5. Verhalten der Nekrosegröße der Leber nach zeitlich verschiedener Vorbehandlung der Tiere mit hohen und niedrigen Dosen von Zymosan. Das Verhalten der Nekrosen entspricht dem der Dextrantiere, allerdings bei anderer Dosierungsgröße.

Wenn man die Versuchsergebnisse mit denen von PILLEMER *vergleicht, die als Ausgangspunkte dieser Experimente dienten, und auf der einen Seite das Verhalten des Properdinspiegels, auf der anderen die Nekrosegröße der Leber als Ausdruck der Resistenz des Organismus ansieht, so stimmen die Ergebnisse im Prinzip überein.* Nach geringen Zymosanmengen tritt eine Resistenzsteigerung, nach großen Zymosandosen eine vorübergehende Resistenzminderung auf. Nur in den anfänglichen Zeitintervallen entspricht die Nekrosegröße nicht den Erwartungen. Nach den PILLEMERschen Versuchen sinkt nämlich der Properdinspiegel bei beiden Dosierungsmengen innerhalb von 2 Std. ab. In beiden Fällen ist aber, gemessen an der Lebernekrose, nicht eine Resistenzminderung, sondern eine Resistenzsteigerung nachzuweisen, die bei niedriger Dosierung anhält, bei hoher Dosierung nur vorübergehend ist. Wie dieser Umkehreffekt zu erklären ist, darüber läßt sich vorläufig nichts sagen.

Im übrigen bestätigt aber das Versuchsergebnis die vorangestellte Annahme, daß das Properdinsystem ein allgemeiner Resistenzfaktor ist, an dem sich die Leber anscheinend weitgehend beteiligt.

Mit dieser Feststellung werden eine ganze Reihe von Problemen, die in das Gebiet der Resistenz fallen, angerührt und erhalten neue Gesichtspunkte, unter denen sie zu betrachten sind, zumal nach den oben erwähnten Befunden auch die Nebennierenrinde weitgehend daran beteiligt zu sein scheint. Ich kann diese Probleme nur schlagwortartig nennen.

Dextran ist ein Histaminfreisetzer und bildet im Serum Anaphylatoxin (HAHN). Die Entstehung des letzteren Stoffes in Abhängigkeit von niederen- und hochmolekularen Dextranen und die Parallele zur Beeinflussung des Properdinspiegels des Blutes ist verblüffend. Histamin spielt wiederum eine Rolle im Stress- und Schockgeschehen und übt eine besondere Wirkung auf die Nebennierenrinde aus. Histamin wird als stoffliche Grundlage der Röntgenschädigung diskutiert. Properdin ist besonders empfindlich auf Röntgenstrahlen, nimmt also bei Strahleneinwirkung im Blut sehr ab. Meines Erachtens gehört auch in diesen Bereich die Traumaresistenz mit ihrer Abhängigkeit vom Hypophysen- und Nebennierensystem und ihren Beziehungen zur Histaminfreisetzung (UNGAR, NOBLE), worauf neuerdings KOSLOWSKI an Hand entsprechender Versuche aufmerksam macht und zu der ich ein eigenes Experiment beisteuern kann.

Wenn man Ratten am Tage vor der Vergiftung mit Allylalkohol laparotomiert und ihnen zusätzlich die Milz entfernt, so tritt im Vergleich zu Kontrolltieren eine Resistenzsteigerung, ausgedrückt durch eine Abnahme der Lebernekrose (siehe folgende Tabelle), auf.

Tabelle 1

Tier Nr.	Versuch	Durchschnittliche Nekrosegröße der Leber	Durchschnittsgewicht der Tiere in g
A 1 1448—1457	♂ Kontrolle	$44,4 \pm 4,5$	237
A 1 1425—1434	♂ Scheinoperation	$34,9 \pm 5,2$	221
A 1 1415—1424	♂ Milzexstirpation	$24,8 \pm 2,9$	190
Differenz zur Kontrolle		$19,6 \qquad t - 3,6$	$p - 0,001$
Differenz zur Scheinoperation		$10,1 \qquad t = 1,74$	$p = 0,098$

Dieser Punkt dürfte vor allem für den Chirurgen von Interesse sein. Und schließlich muß man auch an die Frage der unspezifischen Reiztherapie denken, die aber keine exakte Grundlage hat, so lange man nicht die Ausgangslage des Organismus und den weiteren Verlauf der Resistenz durch entsprechende Bestimmungen festlegen kann. Es tauchen also eine Fülle von Problemen auf, die in neuer Sicht und nach neuen Gesichtspunkten ihrer Bearbeitung harren.

Diskussion

H. SCHÖN (Erlangen):

Ich möchte an Herrn EGER noch eine etwas biochemisch anmutende Frage richten. Es ist ja bekannt, daß der Allylalkohol *nicht* körpervertraut ist. Er wird allerdings von der Alkohol dehydrogenase in vivo ebenso gut wie Äthylalkohol abgebaut, d. h. oxydiert. Aus dem Allylalkohol entsteht dadurch Acrolein, das seinerseits zur entsprechenden Säure (Acrylsäure) durch die Aldehyddehydrogenase oxydiert werden kann.

$$\begin{array}{ccccc}
H_2C & & H_2C & & H_2C \\
\parallel & & \parallel & & \parallel \\
HC & \longrightarrow & HC & \longrightarrow & HC \\
\mid & & \mid & & \mid \\
HCOH & & HCO & & COOH
\end{array}$$

Der toxische Effekt dürfte aber erst den Oxydationsprodukten und *nicht* dem Alkohol zukommen, wobei es offenbleiben muß, ob das Acrolein oder die Acrylsäure das Toxin darstellt. Durch Einverleibung des Aldehyds wird man diese Frage im Tierversuch kaum klären können, weil Aldehyde sehr oxydationsempfindlich sind.

Dieser biochemische Vorgang ist natürlich sehr wesentlich in bezug auf Ihre Untersuchungen über die Wirksamkeit lipotroper oder der sog. nekrotropen Stoffe, ganz besonders von Antibiotica (Aureomycin, Penicillin). Denn erst durch die fermentative Leistung des Organismus entsteht das schädigende Agens. Die von Ihnen getesteten Substanzen könnten sowohl körpereigenes Ferment in seiner Aktivität mindern, oder aber der Entgiftung der toxischen Abbauprodukte des Allylalkohols dienen. Über eine besondere Leberschutzwirkung ist damit aber noch nichts ausgesagt. Schließlich wäre auch noch denkbar, daß die zugrunde liegende Schädigung dieselbe bleibt, und nur die morphologische Antwort der Leberzelle eine andere wird. Richtlinien für die Therapie möchte ich aus diesen Untersuchungen nur mit aller Vorsicht ableiten.

W. Eger (Göttingen):

Nach den Untersuchungen von Eppinger und seiner Schuie sind die Abbaustufen des Allylalkohols nicht für den Leberschaden verantwortlich zu machen, sondern der Allylalkohol bzw. das Allylformiat selbst. Das schließt zunächst nicht aus, daß für die Ingangsetzung der Leberschädigung der Abbauvorgang notwendig ist.

Die Erzeugung experimenteller Lebercirrhose durch Thioacetamid*

Von

Curt H. Schwietzer und Georg Schaetz (Berlin-Dahlem)

Mit 4 Abbildungen

In den vergangenen Jahren haben wir eine Anzahl chemischer Verbindungen auf ihre Eigenschaft, eine echte Lebercirrhose zu erzeugen, untersucht. Chronische Alkoholintoxikation, verbunden mit Eiweißmangel und hohen Eisengaben, führte ebensowenig zum Ziel wie langdauernde Verfütterung von Heliotropin, Pulegon oder die Inhalation von Chloroform bzw. Tetrachlorkohlenstoff. Zwar sind alle diese und noch viele andere Stoffe ausgeprägte Lebergifte und rufen in entsprechender Dosis schwere Schäden hervor, doch vernarben die Nekrosen bei dem starken Regenerationsvermögen der Leber sehr schnell, es entsteht eine Narbenleber, aber keine Cirrhose. Im Verlaufe unseres Suchens nach geeigneten Substanzen stießen wir im anglo-amerikanischen Schrifttum auf einige Mitteilungen (1, 2, 3), nach denen Thioacetamid (TAA) schwere Leberschäden, u. a. auch Lebercirrhose, verursachen soll. (TAA wurde noch vor etwa 10 Jahren in den USA zur Verhütung der Orangenfäule auf Citrusfrüchte gesprüht. Nach längerem Genuß von Saft aus besprühten Früchten beobachtete man Leberintoxikationen, die man auf das dem Saft beigemischte TAA zurückführen konnte.) Wir haben entsprechende Versuche angestellt und können jetzt mit der angeführten Fütterungstechnik in 100% eine echte Lebercirrhose bei der Ratte erzeugen.

Experimenteller Teil

(Schwietzer)

Als Grundkost erhalten unsere Versuchstiere ein Gemisch aus 20 Teilen Trockenbrot, 20 Teilen Kleie, 25 Teilen Brotmehl, 35 Teilen Kartoffeln und dem üblichen Salzgemisch. 60 Teile dieser Grundmasse werden mit 40 Teilen Wasser vermengt. Von dieser Kost erhält jede Ratte täglich 40—45 g (entsprechend etwa 15 g KH und 2 g Protein) und ausreichend Wasser. War vorher eine andere Kost verabfolgt, so läßt man die Tiere sich über etwa 14 Tage auf diese einstellen. Vom Thioacetamid werden täglich 35 mg lose über das Futter gestreut. Die Ratten zeigen keine Abneigung gegen das TAA-haltige Futter.

Bei der wöchentlich einmal stattfindenden Wägung verzeichnet man schon nach 8 Tagen einen deutlichen Gewichtsverlust. Als einziges äußeres Krankheitszeichen ist nach einiger Zeit ein struppiges Fell und kurz vor dem Tode Unsicherheit beim Laufen und Zittern der Extremitäten zu beobachten. In der letzten

---

* Aus dem Bundesgesundheitsamt, Max von Pettenkofer-Institut, Abteilung für Physiologie und Pharmakologie, Berlin-Dahlem.

Lebenswoche ist der Gewichtsabfall besonders stark. Die meisten Tiere sterben zwischen dem 100. und 130. Tag, schwächliche und besonders leichte Tiere können schon nach 50 Tagen eingehen, besonders kräftige leben bis zum 165. Tag. Wir wählten im allgemeinen männliche Ratten im Gewicht von 180—240 g, doch ist das Ausgangsgewicht von verhältnismäßig geringem Einfluß auf die Überlebenszeit. In nur einem einzigen Fall — bei insgesamt 60 mit TAA vergifteten Tieren — beobachteten wir eine 165 Tage überschreitende Überlebenszeit. Dieses Tier hatte ein Ausgangsgewicht von 100 g und starb nach 294 Tagen mit einem Endgewicht von 80 g. Das Endgewicht liegt bei fast allen Tieren um 95 g. Weibliche Ratten überleben bedeutend länger. So waren aus einem Kollektiv von 12 weiblichen Tieren bis zum 165. Tag nur 5 eingegangen. Auch das Endgewicht liegt bei den weiblichen Ratten mit 75 g erheblich niedriger als bei den männlichen. Die meisten Tiere wurden morgens verendet aufgefunden, schwer moribunde Tiere wurden getötet.

Pathologischer Teil

(Schaetz)

Die ersten Veränderungen, die nach Rather (3) schon vom 2. Tag der TAA-Vergiftung an feststellbar sein sollen, bestehen in einer ganz charakteristischen Vergrößerung der Zellelemente der Rattenleber. Das Cytoplasma schwillt, z. T. unter Vacuolenbildung, und nimmt bei HE-Färbung mehr eosinophile Tönung an. Die Kerne erscheinen ebenfalls stark aufgebläht und zeigen kaum mehr Chromatinstruktur, während der monströs vergrößerte, meist rundlich-ovoide Nucleolus alles Chromatin in sich admassiert zu haben scheint. (Einwanderung der Ribonucleoproteine des Cytoplasmas nach Opie. Ähnliche Nucleolenveränderungen, wenn auch geringere, kennt man nur von Stadien des Buttergelbcarcinoms der Rattenleber und in den Regeneraten teilresezierter Rattenlebern.) Diese Kern- und Nucleolenschwellungen sind anfangs im mikroskopischen Schnitt in ganz

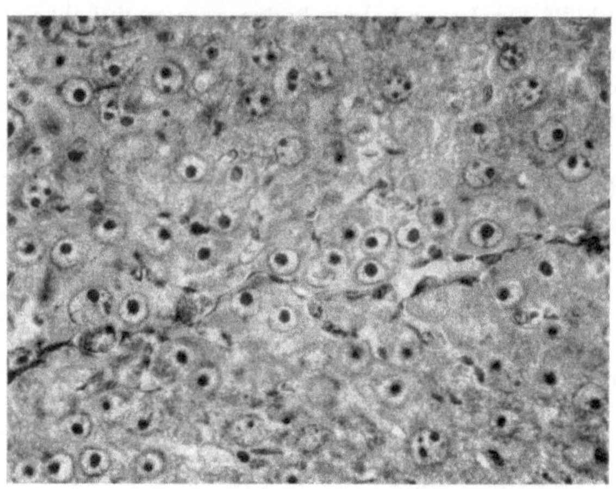

Abb. 1. TAA-Vergiftung von 28 Tagen: Beginnende Cirrhosefaserbildung längs der durch Makronucleolie angedeuteten Acinusgrenze. Weigert-van Gieson-Fbg. 160fach vergr.

charakteristischer Weise verteilt; in Form eines Netzwerkes folgen sie scheinbar der Läppchenperipherie (Abb. 1). In diesen Bezirken, die, ins Dreidimensionale übertragen, ein Wabenwerk darstellen, entwickeln sich dann später auch die ersten cirrhotischen Bindegewebslamellen, indem die Retikulinfasern Kollagencharakter annehmen. Sie scheinen dabei immer von einem portalen oder venösen Bindegewebsherd auszugehen, so daß man auch auf sich entgegenwachsende, zarte Cirrhosemembranen stoßen kann. Die zentralen Läppchenpartien sind weniger durch Nucleolenvergrößerungen als durch vermehrte oder zerfallende oder sich auflösende Nucleolen charakterisiert. Solche Veränderungen sind sowohl in geschwollenen als auch in nicht vergrößerten Kernen zu beobachten, so daß als schwerste TAA-Schädigung optisch leere Kernblasen gefunden werden. Auch bei völligem Schwund der Kerne sind die Leberzellbalken (?) noch erhalten und auch ganz frei von resorptiven Infiltraten. Es entwickelt sich also eine rein toxische Nekrobiose, die noch vor jeder Bindegewebsneubildung einsetzt. Mit zunehmender Cirrhose verwischen sich die Unterschiede zwischen Läppchenperipherie und Läppchenzentrum.

Rundliche eosinophile Kern- und Zelleinschlüsse sind selten.

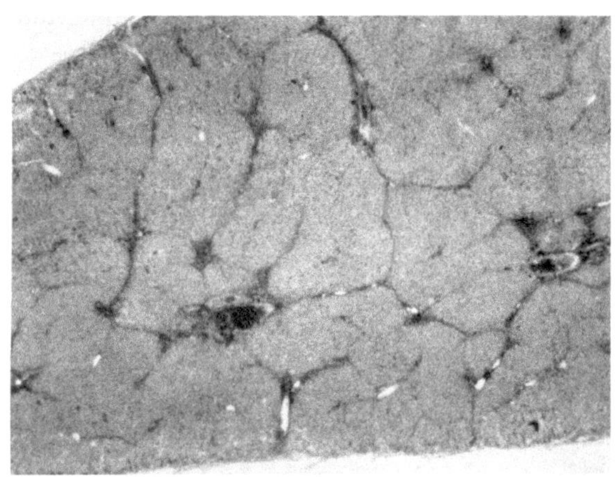

Abb. 2. TAA-Vergiftung von 148 Tagen: Scharfer Leberrand mit ausgesprochener, noch fortschreitender Cirrhose. Weigert-van Gieson-Fbg. 17 fach vergr.

Die Cirrhosemembranen sind anfangs von wechselndem Zellgehalt und haben erst später vermehrte Reticulumzellen und Fibroblasten, z. T. auch Rundzellen, diffus und herdförmig eingestreut. Gallengangswucherungen, die von anderen Autoren besonders hervorgehoben werden (3), sind erst in späteren Stadien und nur selten vorhanden und haben dann meist adenomatös-cystischen, fast tumorähnlichen Charakter.

Schon nach 30 tägiger TAA-Fütterung läßt sich eine zart-lamellöse Andeutung des cirrhotischen Bindegewebes als feines Netz erkennen (Abb. 1) und nach 100 tägiger Fütterung ist die Cirrhose eindeutig. In den kleinen Lappen und an den scharfen Rändern der großen — wo man auch bei normaler menschlicher Le-

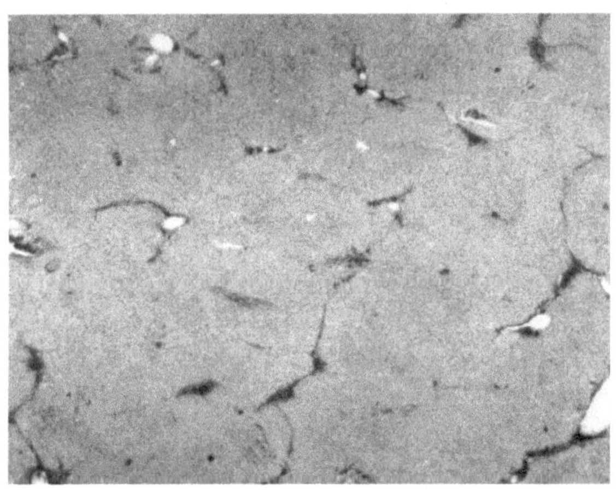

Abb. 3. TAA-Vergiftung von 148 Tagen: Dicker Teil des gleichen Leberlappens wie Abb. 2. Geringere Cirrhose als dort. Weigert-van Gieson-Färbg. 17 fach vergr.

ber oft cirrhoseähnliche Befunde hat — ist ein fast zusammenhängendes cirrhotisches Bindegewebsnetz mit und ohne Zellvermehrung zu beobachten (Abb. 2), während in den dicken Teilen der großen Lappen der cirrhotische Prozeß sehr viel schwächer entwickelt ist, so daß er z. T. noch fast am Anfang zu stehen scheint (Abb. 3). (Dies muß mit den wechselnden Durchblutungs- und Funktionsverhältnissen der verschiedenen Leberteile zu tun haben. Büchner hat Bilder von der menschlichen Cirrhose gezeigt, auf denen ebenfalls eine stärkere Ausbildung am scharfen Leberrand zu erkennen war. Wir erinnern an die Untersuchungen von Knopp, Berlin, über die Gefäßverteilung der Leber, wonach die Kuppe des rechten Leberlappens das Hauptfunktionsgebiet des Organs ist.)

Neben den cirrhotischen Veränderungen besteht noch eine Hämosiderose der porto-biliären Felder und des umschließenden Cirrhosegerüstes. Die Einlagerung von turnbullblau-positivem Eisenpigment entspricht wiederum dem allgemeinen Cirrhoseschema, daß die dickeren Leberteile in den Reticulumzellen eine wesentlich geringere Eisenspeicherung haben als die Ränder und die kleinen Lappen, in welchen oft große Eisenpigmentklumpen eingelagert sind.

In dem kräftigen, narbigen Bindegewebswabenwerk der voll entwickelten Cirrhose, das z. T. starke Rundzell- und Reticulum vermehrung aufweist (siehe Abbildung 4), sind die

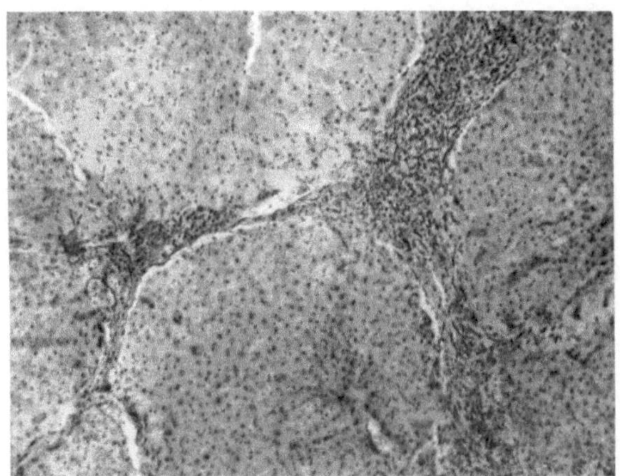

Abb. 4. TAA-Vergiftung von 293 Tagen. Hochgradige Cirrhose mit starken Rundzell-Infiltraten. Oben kleines Adenom mit helleren Zellen. HE-Färbg. 40fach vergr.

rundlichen und länglichen Leberparenchymreste noch von den gleichen charakteristischen Zell- und Kernveränderungen befallen wie zu Beginn der Vergiftung. Freilich ist die Nucleolen- und Kernvergrößerung nicht mehr so hochgradig, doch zeigt der Kernschwund in Form der scheinbar chromatinlosen Kernblasen die noch fortwirkende Parenchymschädigung an. Auch frei im Läppchenparenchym endende, dünnere Cirrhosemembranen deuten an, daß der Prozeß noch im Fortschreiten begriffen ist. Fraglich bleibt, ob eine geringe Anzahl von Leberzellen mit gut färbbaren Kernen und dunklem, fast homogenem und basophilem Cytoplasma, Zeichen von Regeneration sind.

Neu ist bei länger überlebenden Tieren das Auftreten von großzelligen Adenomen, deren geschwollenes Cytoplasma ausgesprochen eosinophil und schwach verfettet ist und vielfach kugelige und schollige Einschlüsse enthält, deren Kerne bzw. Nucleolen häufiger in Zerfall und Auflösung begriffen sind und die so besonders widerstandslos erscheinen. Die Adenome sind ausgesprochen kugelig und die sie umgenbende cirrhotische Bindegewebskapsel ist gedehnt und verdünnt.

Setzt man nach 100 Tagen die TAA-Vergiftung ab und hält die Tiere noch weitere 35 Tage am Leben, so bilden sich die Zell- und Kernveränderungen weitgehend zurück, so daß wieder gut gefärbte Kerne mit noch etwas körnigem Chromatin auftreten. Die Leberparenchymschädigung scheint also reversibel zu sein, während die Fibrose in dieser Zeit anscheinend nicht zurückgeht. Auch resorptive Infiltrate sind im cirrhotischen Bindegewebe noch vorhanden.

Die Ausscheidung des TAA durch die Nieren dürfte in der gleichen Form erfolgen, in der es durch die Leber aufgenommen wird. Die Tubuli contorti zeigen nämlich nephronenweise die gleichen Kernveränderungen wie die Leber, nur in geringerem Grade: Vergrößerung und Abblassung der Kerne mit deutlicher Vergrößerung des nun stark hervortretenden Nucleolus. Es muß dahingestellt bleiben, inwieweit diese Nephrose bei chronischer TAA-Vergiftung am Eintritt des Todes mit beteiligt ist.

Zusammenfassend müssen wir zugeben, daß wir durch die TAA-Vergiftung eine der menschlichen Lebercirrhose nur ähnliche Erkrankung experimentell bei der Ratte erzeugen können. (Vielleicht ist die tägliche Gabe von 35 mg TAA zu hoch, eine geringere Dosis würde eine langsamere Entwicklung bedingen, die dann unter Umständen der menschlichen Cirrhose ähnlicher ist; vielleicht hat aber auch jede Tiergattung ihre eigene Reaktion auf ein hepatotropes Gift.) Wenn man sich aber an die Definition ROESSLEs hält, daß Cirrhose „eine bestimmt geartete Entzündung ist, die mit Einbuße von Lebergewebe einhergeht", so muß man zugeben, daß die TAA-Cirrhose der Rattenleber ein Modellbeispiel bietet, das nicht nur zum Studium der Morphogenese der Lebercirrhose, sondern auch zur Prüfung von Leberschutzstoffen geeignet erscheint.

Literatur

1. AMBROSE, A. M., F. DeEds, and L. J. RATHER: J. Ind. Hyg. Tox. **31**, 158.
2. FITZHUGH, O. G., and A. A. NELSON: Science (Lancaster, Pa.) **108**, 626 (1948).
3. RATHER, L. J.: Bull. Johns Hopkins Hosp. **88**, 38 (1951).

Diskussion

Fortsetzung von S. 153

F. BÜCHNER (Freiburg), Schlußwort:

Ich danke zunächst sehr für viele Anregungen, die sich aus der Diskussion ergeben haben. Ich darf versuchen, sie einzeln zu beantworten. Beginne ich mit der Beantwortung der Frage von Herrn RISSEL nach der Zeitdauer, die bis zum Beginn einer Cirrhose vergeht, so kann ich nur sagen: Unsere jüngste Lebercirrhose, die allerdings nicht die Todesursache war, sondern ein Nebenbefund bei Aneurysma der Arteria cerebri media mit Ruptur, hatte zwei Jahre seit der akuten Virushepatitis gedauert. Die übrigen Fälle erstreckten sich über 4—11 Jahre. Auf Grund der bioptischen Untersuchungen möchte ich eine Zeit von 1—2 Jahren als den Durchschnitt bis zur Ausbildung einer posthepatitischen Lebercirrhose ansehen.

Herr Professor STAUB hat eine sehr wichtige Frage angeschnitten, die sich ja auch gleichzeitig an Herrn SCHÄTZ wendet. Wir haben festgestellt, daß an den Leberepithelien bei der Virushepatitis ganz ähnliche Veränderungen auftreten, wie sie von Herrn SCHÄTZ nach dem Cirrhose-erzeugenden Gift beobachtet wurden. Herr Professor ALTMANN hat ausführlich über dieses Phänomen gearbeitet, er hat gezeigt, daß die Nucleolen bei der Virushepatitis sich wesentlich vergrößern, daß die Kerne diese Nucleolen ausschleusen, und daß anschließend vermehrt Ribonucleinsäuren im Cytoplasma auftreten. Die Virushepatitis beginnt also mit einer Aktivierung der Leberparenchymzellen, und erst dann folgt ihre Schädigung und z. T. ihr Untergang.

Damit sind wir aber auch schon gleich bei einem wichtigen Punkt angekommen, der den Vortrag von Herrn SCHÄTZ angeht. Wir möchten vorschlagen, daß Herr SCHÄTZ einmal Punktatuntersuchungen bei solchen Experimenten durchführt, so daß er eine *Serie* von Bildern in die Hand bekommt. Denn bei der Virushepatitis sehen wir sowohl diese Vergrößerung der Kerne und die Nucleolenausstoßung als auch die Nekrose. Alles steht hier auf des Messers Schneide. Ob die Zelle durch ihren vermehrten Einsatz von Ribonucleinsäuren ihr Leben erhalten kann, das ist im Einzelfalle nicht entschieden. Und so möchten wir annehmen, daß auch Ihre experimentelle Cirrhose im Leberparenchym beginnt und nicht nur auf einen Mesenchymschaden beruht.

Ich darf dann Herrn BENDA danken für seinen Hinweis. Ich möchte jedoch betonen, daß in den älteren Arbeiten die Punktatdiagnose Cirrhose noch nicht völlig eindeutig war. Erst nachdem KALK 1947 uns in Punktatserien dieses Phänomen gezeigt hat, war der Beweis erbracht und ebenso durch die folgenden Arbeiten. Die anikterische Verlaufsform der Hepatitis ist mir selbstverständlich bekannt, damit aber auch die Möglichkeit der Entwicklung einer posthepatitischen Cirrhose ohne voraufgehenden Ikterus. Wichtig war mir nur, in der Aufteilung meines Beobachtungsgutes die schärfste Kritik als Pathologe anzuwenden. Ich kann nur da eine Virushepatitis als abgelaufen anerkennen, wo eine klinisch manifeste mit Ikterus einhergehende Krankheit diagnostiziert wurde. Ich habe ja ausdrücklich betont, daß ich annehme, daß auch in der anderen Gruppe, in der klinisch diese Diagnose nicht gestellt war, nicht selten eine Hepatitis abgelaufen war. Ich bin also durchaus mit Herrn BENDA einig.

Darf ich noch Herrn THALER antworten. Diese Frage hat uns auch sehr bemüht. Ich muß sofort sagen, es gibt Grenzfälle, bei denen wir nicht entscheiden können: Sollen wir das noch in die klassische Laennecsche Cirrhose oder in eine posthepatitische Cirrhose unseres Typs 3 einordnen.

Am Schluß darf ich zu den Ausführungen von Herrn EGER Stellung nehmen, die wesentlich hierher gehören. Die Untersuchungen von Herrn EGER bringen neue Anregungen, und es lohnt sich, sie weiter zu verfolgen. Es ist aber an der Tatsache nicht zu zweifeln, daß im Lebergewebe nach Störungen der Oxydationen läppchenzentrale Nekrosen auftreten können. Dabei ist ja nicht jede Oxydationshemmung durch Sauerstoffmangel im Blut hervorgerufen, es können auch im Stoffwechsel der Zelle die Oxydationen gehemmt werden. Ein Vorstadium dieser Nekrosen ist die Veränderung, die von Herrn KÜHN diskutiert wurde bei seinem Bericht über die Experimente von HANZON, nämlich die vacuolige Veränderung. Im Parenchym treten Vacuolen auf, die mit Wasser gefüllt sind. Unter Sauerstoffmangel hat die Epithelzelle nicht mehr die notwendige Energie, den Wassertransport ausreichend zu regulieren. In Experimenten, über die wir gerade kürzlich in der Medizinischen Gesellschaft berichteten, hat Frau MÖLBERT dieses Phänomen elektronenoptisch gezeigt. Am gleichen Tier treten nach Minuten schon diese Vacuolen auf. Wird Sauerstoff geatmet, so verschwinden sie wieder. Sie können aber auch in Nekrosen übergehen. Die Mitochondrien, nach denen in der Diskussion auch von Herrn STAUB gefragt wurde, quellen dabei maximal auf und verlieren elektronenoptisch ihre innere Membranstruktur. Biochemisch ist diesem Phänomen nach DUSPIVA und NOLTENIUS, sowie BASSI und BERNELLI eine Verminderung der ATP zugeordnet. Nun hat Herr EGER mit Tetrachlorkohlenstoff gearbeitet, und er hat darauf hingewiesen, daß GLYNN und HIMSWORTH am Institut von CAMERON 1948 die Meinung vertreten haben, durch Tetrachlorkohlenstoff würde eine Schwellung der peripheren Epithelien hervorgerufen und dadurch würden die Capillaren abgeklemmt. Das schien uns nie einleuchtend. Wir haben vielmehr angenommen, daß der Tetrachlorkohlenstoff ein oxydationshemmendes Gift sei. Das wurde im vorigen Jahr am Cameronschen Institut durch CHRISTI und JUDAH exakt nachgewiesen: Sie haben gezeigt, daß 10 Std. nach der Vergiftung die Oxydationen auf das schwerste gehemmt sind, und eine Reihe Dehydrasen im Citronensäurezyklus ausfallen. Tetrachlorkohlenstoff ist also ein Dehydrasengift und hemmt dadurch die Oxydationen. Wenn wir heute mit Giften arbeiten, müssen wir grundsätzlich fragen, ob diese Gifte oxydationshemmend wirken. Wir wissen das von Arsen, Phosphor, Chloroform, die das gleiche Phänomen der Nekrosen in der Leber auslösen. Wir kennen durch die Arbeiten von FLECKENSTEIN eine Serie von Dehydrasengiften, die alle durch Hemmung der Dehydrasen die Oxydationen zur Insuffizienz bringen. Ich möchte annehmen, daß diese Gedanken mit in Ansatz gebracht werden müssen, wenn wir die Befunde von Herrn EGER richtig interpretieren wollen.

G. SCHAETZ (Berlin):

Ich bin von Herrn Professor BÜCHNER durchaus richtig apostrophiert worden. Ein ganz kurzes Wort: Die Amerikaner haben herausgebracht, daß bei der Thioacetamidvergiftung der Ratte das Ribonucleoprotein von dem Plasma der Zelle in den Nucleolus wandert, es ist da

vermehrt nachzuweisen; es reagiert der Körper der Zelle nicht mehr basophil, sondern eosinophil. Herr Büchner hat mich nicht richtig verstanden, ich habe nicht gesagt, daß der Schaden
primär ein mesenchymaler wäre, ich habe gerade gezeigt, daß zuerst das Parenchym verändert
ist: Zellen und die Kerne sind vergrößert. Ich habe natürlich bei der Kürze der Zeit keine
Bilder zeigen können, bei denen die Kernblasen eindrucksvoll sind, bei denen also der Kern nur
aus einer Membran besteht. Es ist also der Parenchymschaden das erste.

H. Kalk (Kassel) Schlußwort:

Herr Benda hat die Frage angeschnitten, was ist Cirrhose, was ist chronische Hepatitis ?
Dazu kann ich folgendes sagen: Eine chronische Hepatitis ist eine chronische Entzündung der
Leber, bei der eine Veränderung und ein Umbau der Leberstruktur bis zur Pseudoacinus-
bildung noch nicht stattgefunden hat. Das Charakteristische sowohl der Cirrhose als der
Narbenleber ist eine Veränderung der Struktur. Das andere sind ja alles nur Zweiterscheinun-
gen. Solange *nur* eine Entzündung da ist, kann ich nur von einer chronischen Hepatitis
sprechen und nicht von einer Narbenleber. Erst, wenn die ursprüngliche Leberstruktur zerstört wird, dann liegt eine Cirrhose oder eine Narbenleber vor. Das ist insofern auch wichtig,
als dann die Durchblutungsverhältnisse völlig andere sind als in der normalen Leber.

Etwas schwieriger ist die andere Frage, was ist Narbenleber, was ist Cirrhose ? Und da
müßte ich eigentlich ganz von vorn anfangen, und dabei käme heraus, daß ich auch mit Herrn
Büchner nicht ganz einer Meinung bin. Ich möchte auf Grund meiner Erfahrungen glauben
und annehmen, daß (und da stehe ich in striktem Gegensatz zu Herrn Thaler) Narbenlebern
immer auf dem Boden größerer dystrophischer Bezirke entstehen. Was dann, wie Herr Büchner ganz richtig gesagt hat, sich vollzieht, das ist die Ausbildung breiter Narben. Die Cirrhose
entsteht meiner Ansicht nach (und das kann ich mit fortlaufenden bioptischen Untersuchungen
belegen) *nicht* zentral. Sie entsteht von der Peripherie des Acinus aus. Bei den Dystrophien
dagegen kommt es zu *zentralen* Nekrosen und Narbenbildungen, die sich miteinander verbinden.

Die Cirrhose auf dem Boden der chronischen Hepatitis, aber auch die andere Cirrhose entsteht so, daß von der Peripherie aus die Einwanderung von Rundzellen, Fibroblasten und
Fibrocyten erfolgt (erläutert durch Skizze an der Tafel).

Es besteht also ein ganz grundsätzlicher Unterschied in der Entstehung von Cirrhose und
Narbenleber. Es ist aber auf Grund des histologischen Befundes manchmal schwer zu sagen,
ob es sich um eine Cirrhose oder um eine Narbenleber handelt. Es gibt ja auch Cirrhosen, die
ganz breite Bindegewebsfelder haben. Man kann eine Entscheidung treffen, wenn man
laparoskopisch die Leber vor Augen hat, denn da sieht man bei der Dystrophie große nekrotische und atrophische Bezirke und narbige Einziehungen. Aber darüber müßte man sich noch
sehr lange unterhalten.

Zu Herrn Stucke wollte ich noch ganz kurz sagen, daß cholostatische Hepatosen auch in
Berlin schon in den Jahren 1928—1932 häufig aufgetreten sind, und da hatte man auch schon
die Schwierigkeit der Differentialdiagnose, ob es sich um einen parenchymatösen oder mechanischen Ikterus handelte. Kam es dabei unter der falschen Annahme eines mechanischen Verschlusses zur Operation, so wurde ein T-Drain in den Choledochus eingelegt, das längere Zeit
liegen blieb. In manchen Fällen kam es dann zu einer eindeutigen Besserung, in anderen Fällen
aber ging trotz diesem Eingriff die cholostatische Hepatose weiter.

Herr Gros sprach von Übergangsformen zwischen cholostatischer Hepatose und cholangiolitischer Verlaufsform der Hepatitis. Nun, wir wollen doch ganz klare Verhältnisse schaffen.
Da steht doch einwandfrei folgendes fest: Wir sehen Fälle vom klinischen Bild des Obstruktionsikterus, bei denen wir histologisch *keine* Entzündungszeichen haben —, das ist die cholostatische Hepatose. Und wir sehen auf der anderen Seite Fälle, die zwar klinisch auch eine
Ähnlichkeit mit einem Verschlußikterus haben, die aber histologisch das Bild einer schweren
Hepatitis darstellen, mit starker Gallenfarbstoffablagerung und Gallenthrombenbildung. Das
ist die cholangiolitische Verlaufsform der Hepatitis. Beide — cholostatische Hepatose und
cholangiolitische Verlaufsform der Hepatitis — sind auch klinisch voneinander verschieden,
denn in dem einen Falle haben wir *keine* Störung der Leberfunktionsproben, insbesondere der
Labilitätstests — das sind die cholostatischen Hepatosen —, und in dem anderen Falle sehen
wir eine schwere Störung der Serumeiweißverhältnisse — das sind die mit cholangiolitischer
Verlaufsform der Hepatitis. Gemeinsam sind beiden Formen die Erhöhung der alkalischen
Serumphosphatase und das Hautjucken als Zeichen dessen, daß intrahepatisch bei beiden ein

Verschluß besteht, sei es in den Gallencapillaren oder eine Sperre in den Leberzellen. Jedenfalls sollte man sich bemühen,- cholostatische Hepatose und cholostatische Hepatitis auseinanderzuhalten.

Nun zu Herrn von OLDERSHAUSEN. Daß der Fettgehalt der Leber wechseln kann — entschuldigen Sie —, das ist eine Banalität. Das wissen wir alle. Und es ist selbstverständlich auch bekannt, daß, wenn ein Alkoholiker eine Fettleber hat, und wir lassen den Alkohol weg und legen ihn ins Bett, nach 8 oder 14 Tagen das Fett aus der Leber verschwunden ist. Aber es gibt auch Fettlebern, bei denen geht das Fett trotz Anwendung lipotroper Substanzen eben nicht weg. Besteht das 10 Jahre lang, dann kommt es auf dem Boden dieser Fettleber zur Cirrhose. Wir können hier nicht im einzelnen auf die Genese der Fettleber eingehen. Es gibt Fettlebern, deren Ursache in irgendwelchen Stoffwechselstörungen liegt, die trotz aller ärztlicher Bemühungen konstant jahrelang bestehen bleiben.

Und dann wollte ich Herrn von OLDERSHAUSEN sagen: Ich habe kein Wort davon gesagt, daß auf dem Boden einer Kreislaufstauung *immer* echte Cirrhosen entstehen. Da müssen Sie mich falsch verstanden haben. Was bei der langdauernden großen Kreislaufstauung entsteht, sind im allgemeinen keine echten Cirrhosen, sondern Atrophien und Fibrosen. Aber ich muß doch sagen, daß, wenn man sich gerade bei lange bestehenden Mitralklappenfehlern und Rechtsinsuffizienz im Laparoskop die Lebern ansieht, dann entdeckt man doch auch eine ganze Menge *echter* atrophischer Cirrhosen. Deren Entstehung hängt wahrscheinlich doch mit dem lange bestehenden Sauerstoffmangel zusammen.

Nun zur blinden Leberpunktion. Wir machen sie ja auch, vor allem dann, wenn wir vorher den Kranken schon einmal laparoskopiert hatten. Dann nehmen wir zur Kontrolle des Krankheitsverlaufes auch die blinde Leberpunktion vor, oder dann, wenn aus besonderen Gründen (z. B. Verwachsungen nach einer früheren Operation) eine Laparoskopie nicht durchführbar ist. Es muß durchaus nicht immer laparoskopiert werden, aber ich muß Ihnen ehrlich sagen, daß ich vor jeder blinden Punktion etwas Angst habe; vor einer gezielten Leberpunktion nicht. Die Zahl der Zwischenfälle ist bei der blinden Leberpunktion doch erheblich größer.

Herr THALER sprach über die Bezeichnung „cholangiolitische Verlaufsform der Hepatitis". Ich verweise auf das, was ich zu Herrn GROS gesagt habe. Der Ausdruck ist unglücklich, aber er ist nun einmal geprägt und geläufig geworden. Man wollte doch damit sagen, daß in solchen Fällen eine besondere Verlaufsform der Hepatitis mit Verschlußsymptomen vorliegt.

Herr RISSEL, selbstverständlich kann auch ich eine Fettleber nur durch die Palpation diagnostizieren, aber es ist doch ganz schön, wenn man auch histologisch weiß, daß das, was man fühlt, wirklich eine Fettleber ist und nicht etwa eine chronische Hepatitis mit negativen Leberfunktionsproben. Das gilt auch, obwohl ich weiß, daß gerade die Fettleber eine recht charakteristische Konsistenz bei der Palpation aufweist.

Es wurde hier diskutiert, wie rasch eine Cirrhose entstehen kann. Wir haben in einem Fall die Entwicklung innerhalb von 8 Monaten bioptisch verfolgen können.

In meinem Vortrag wurde herausgestellt, daß zwischen dem funktionellen Verhalten der Leber und dem histologischen Befund oft ausgesprochene Divergenzen bestehen. Es gibt immer wieder Fälle, die normale Funktionsproben und histologisch dabei schwere pathologische Befunde haben. Man muß sich aber fragen: Warum kommt denn eigentlich das Umgekehrte kaum vor, daß pathologische Veränderungen der Leberfunktionsprüfungen vorliegen, während gleichzeitig ein normaler histologischer Befund besteht? Das sollte man doch eigentlich häufig erwarten, aber das findet man merkwürdigerweise sehr selten. Zu diesem Kapitel könnten wir eine Beobachtung anführen an 2 Fällen von Leberkoma, bei denen wir kurze Zeit nach dem Leberkoma mit schweren Leberfunktionsstörungen punktiert hatten, bei denen wir anatomisch aber gar nichts fanden. Das läßt den Gedanken aufkommen, ob solche Fälle nicht plötzlich einmal auf dem Boden einer Fermentblockade der Leberzellen entstehen können. Man müßte doch annehmen, daß die gestörte Funktion den anatomischen krankhaften Veränderungen meist vorausgeht. Wenn unsere Resultate das nicht erkennen lassen, so beweist das meiner Ansicht nach nur, daß unsere Leberfunktionsproben noch zu grob sind. Das wird sich vielleicht dann ändern, wenn man dazu übergeht, die Fermente bzw. ihre Aktivität in den Leberpunktaten zu bestimmen, womit wir uns seit 1 Jahr beschäftigen.

Physiologie und Klinik des Urobilinstoffwechsels

Von

R. Duesberg (Mainz)

Mit 3 Abbildungen

Bis vor einigen Jahren schien es, als ob das Problem des Gallenfarbstoffwechsels hinreichend geklärt sei; es war eine standardisierte Lehrmeinung entstanden. Wir glaubten, über die Herkunft des Gallenfarbstoffes, d. h. seine Entstehung aus Blutfarbstoff und über seine Umwandlungsprodukte hinreichend orientiert zu sein und waren der Meinung, aus den erhaltenen Ergebnissen weitgehende Rückschlüsse hinsichtlich der Bilanz ziehen und auf die Produktivität des Knochenmarkes schließen zu dürfen, so daß sich Klinik und Physiologie diesem Thema weniger intensiv widmeten und vermeintlich aktuelleren Fragen zuwandten. Bei einer erneuten Besinnung müssen wir heute feststellen, daß inzwischen unvorhergesehene Entdeckungen gemacht worden sind und daß durch sie unsere bisherigen Ansichten zu einem großen Teil vollkommen umgeworfen wurden. Insbesondere sind die früheren Bilanzen in keiner Weise mehr stichhaltig, ein einfacher Rückschluß aus der Menge des anfallenden Gallenfarbstoffes auf die Zahl der untergehenden Blutkörperchen ist keineswegs statthaft und schließlich sind die Abbauprodukte des Hämoglobins unter neuen Aspekten zu betrachten.

Ich darf zunächst rekapitulieren, daß bei der Auflösung roter Blutkörperchen innerhalb kurzer Zeit Gallenfarbstoff spontan entsteht, daß diese Bildung der Farbstoffe aus Hämoglobin nicht an ortsansässige Zellen gebunden ist, daß auch in Körperflüssigkeiten, Plasma, Exsudaten usw. unverzüglich eine Gallenpigmentbildung einsetzen kann, wobei ein wirksames Fermentsystem die Umwandlung des in freier Lösung für den Organismus giftigen Blutfarbstoffes in ungiftige, exkretionsfähige Gallenfarbstoffe gewährleistet. Die Leistungsfähigkeit dieses Fermentsystems ist außerordentlich groß. So ist aus quantitativen Untersuchungen bekannt, daß in extremen Fällen 100 g und mehr Hämoglobin abgebaut und zu Bilirubin umgewandelt werden können — gegenüber einer normalen Tagesquote von etwa 8 g (berechnet aus dem Verschleiß der zirkulierenden Erythrocyten). Die einzelnen Schritte der Umwandlung des roten Blutfarbstoffes in Gallenpigmente sind in Abb. 1 dargestellt. Als Ausgangssubstanz ist das — noch über 2 Carboxylgruppen an die Eiweißkomponente gebundene — Protoporphyrin aufgezeichnet. An der verwundbarsten Stelle dieses Tetrapyrroles, der α-Methinbrücke zwischen Ring A und B setzt der Abbau durch Anlagerung einer OH-Gruppe ein (die gegenüberliegende γ-Methinbrücke ist durch die an Ring C und B befindlichen Propionsäurereste geschützt). Im weiteren Verlauf des Umwandlungsprozesses wird die Hydroxygruppe am α-C-Brückenatom zu einer Ketogruppe oxydiert, und es entsteht der als Ketohämochromogen-Globin bezeichnete

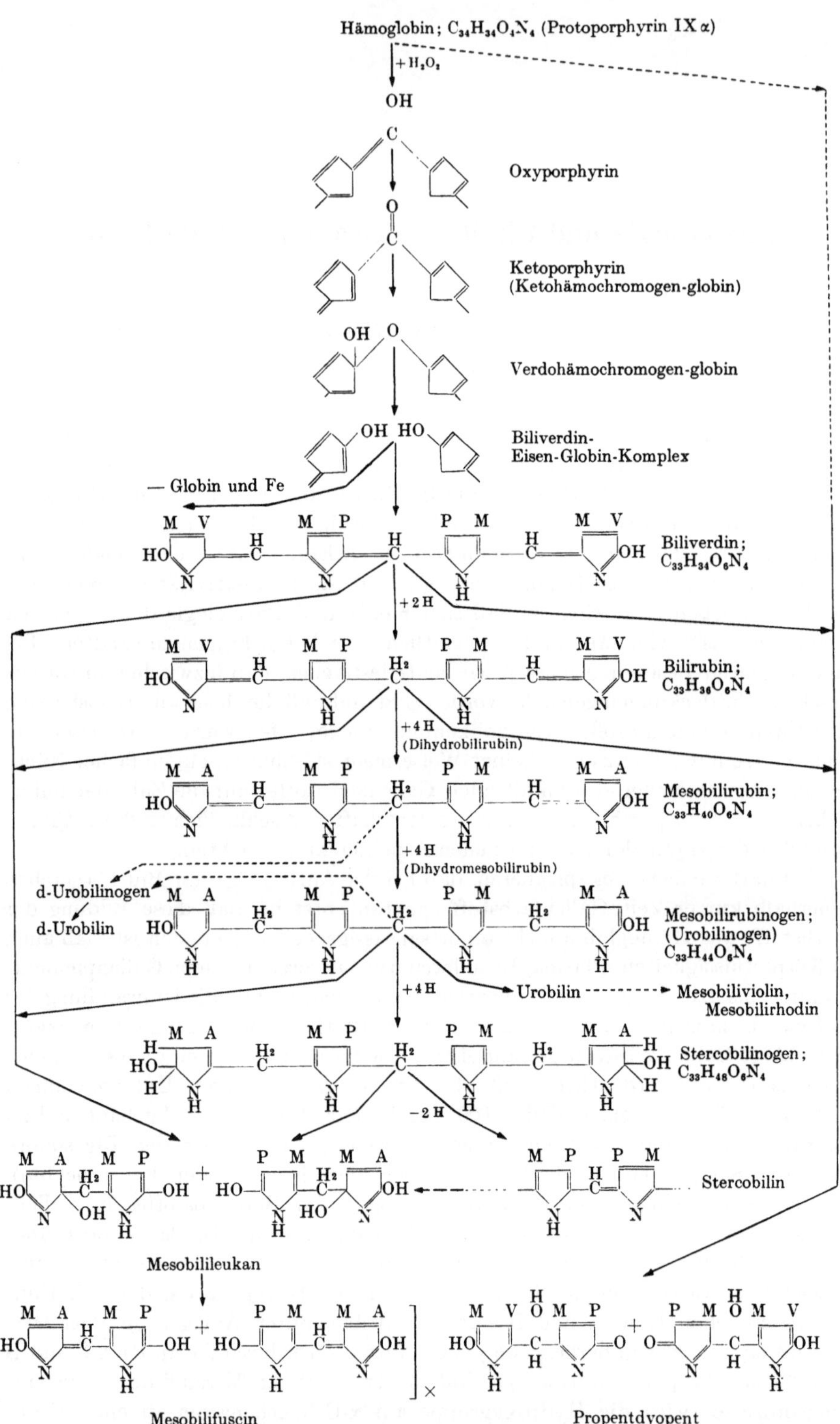

Abb. 1. Gallenfarbstoffbildung (M = Methyl-, V = Vinyl-, A = Äthyl-, P = Propionsäure-Gruppen)

Farbstoff. Diese Substanz ist als Intermediärprodukt bei der künstlichen Darstellung des Gallenfarbstoffes isoliert und sichergestellt worden. Zwischen Keto-Hämochromogen-Globin und der Stufe des Verdo-Hämochromogen-Globins liegt das Verdoglobin, über dessen endgültige Formulierung noch keine Einigung besteht. Wir finden dieses durch seine grüne Färbung auffällige Pigment bei exzessiven hämolytischen Prozessen, z. B. bei der experimentellen Phenylhydrazinvergiftung, in großer Menge in der Milz angereichert. Mit der Bildung des Verdo-Hämochromogens ist eine irreversible Abbaustufe erreicht — da jetzt das die Ringe A und B verbindende Kohlenstoffatom bereits fehlt. In einem weiteren Schritt erfolgt die hydrolytische Öffnung des Tetrapyrrolringsystems und der erste echte Gallenfarbstoff, das Biliverdin-Globin liegt (als Tetrapyrrolkette) vor. Das Biliverdin, ein uns aus der Klinik vertrauter Farbstoff, ist zunächst noch an das Globin gebunden; aus ihm entsteht dann reduktiv — wahrscheinlich über ein Bilirubinglobin — das Bilirubin. Das Globin wird als hochwertiges Eiweiß im Organismus zurückgehalten. während die chromophore Gruppe als ideal ausscheidungsfähiges Produkt den Körper durch die Galle verläßt. Diese Reaktionen sind durch Reagenzglasversuche genügend gesichert. Zwischenprodukte lassen sich im Tierversuch wie auch beim Menschen immer wieder auffinden, so daß an diesem Prozeß keine wesentlichen Zweifel mehr bestehen.

Das Bilirubin ist das Hauptausscheidungsprodukt der Leber; erst wenn der Gallensaft in der Gallenblase konzentriert worden oder durch den Choledochus dem Duodenum zugeführt ist, sind die nächsten bei der Reduktion auftretenden Farbstoffe zu finden. Gelegentlich ist dies auch dann der Fall, wenn eine bakterielle Besiedlung der Gallenwege eingetreten ist. Auch das Zellsystem der Gallenblase und der Gallenwege ist offenbar in beschränktem Umfang in der Lage, aus Bilirubin über Mesobilirubin das Mesobilirubinogen (Urobilinogen) zu bilden.

Verfolgen wir den Abbauweg des Hämoglobins weiter, so sehen wir nach den vor oder in der Leber ablaufenden Prozessen der Biliverdin- bzw. Bilirubinbildung als ersten im Darm gelegenen Prozeß die Reduktion des Bilirubins zu dem um 4 Wasserstoffatome reicheren Mesobilirubin, das bereits vor längerer Zeit aus dem Dünndarm isoliert werden konnte. Unter dem Einfluß der physiologischen Darmflora laufen weitere Reduktionen an der noch viergliedrigen Pyrrolkette ab und es entstehen das schon 44 Wasserstoffatome enthaltende, mit Urobilinogen identische Mesobilirubinogen und schließlich das Stercobilinogen mit 48 H-Atomen; beide Stoffe lassen sich mit der Ehrlichschen Aldehydreaktion im Stuhl nachweisen. Im Stercobilinogen haben wir eine Substanz vor uns, die quantitativ als eines der Hauptprodukte des Hämoglobinabbaus mit dem Stuhl entleert wird. An der Luft kann dann durch Oxydation das Stercobilin entstehen, das optisch aktiv ist — linksdrehend — und daher auch linksdrehendes Stercobilin genannt wird, während das Urobilin, welches das Oxydationsprodukt des Mesobilirubinogens darstellt, optisch inaktiv ist. Nun haben uns die Untersuchungen von SIEDEL[1] gelehrt, daß bei der Reduktion zu Stercobilinogen die Umwandlung des Gallenfarbstoffes nicht stehenbleibt, sondern daß weitere Abbauprodukte möglich sind, bzw. daß sogar normalerweise bis über 50 % des ausgeschiedenen Bilirubins als Mesobilileukan im Stuhl erscheinen. Das Mesobilileukan entsteht durch oxydative Spaltung der die

---

[1] SIEDEL, W., u. H. MÖLLER: Hoppe-Seylers Z. **259**, 113 (1939).

Ringe C und D verbindenden Kohlenstoffbrücke und stellt die beiden Hälften des Stercobilinogens oder des Stercobilins dar. Wahrscheinlich liegt in den Bilifuscinen, den Polymerisationsprodukten des Mesobilileukans, das Urochrom B Heilmeyers vor, das er vor etwa 30 Jahren als einen bei erhöhtem Blutabbau vermehrt im Urin ausgeschiedenen Farbstoff beschrieben hatte. Ob nun noch eine weitere Aufspaltung dieser Dipyrrole zu Monopyrrolen vorkommt. ist bislang unbekannt, ich möchte es aber annehmen.

Will man eine quantitative Feststellung über die Menge des ausgeschiedenen Bilirubins bzw. Porphyrins an den Abbauprodukten vornehmen, so müßten auf alle Fälle zwei getrennte Arbeitsgänge durchgeführt werden, einmal zur Bestimmung des Stercobilinogens und einmal zur Messung der Mesobilileukane, welche bei Luftzutritt spontan zu Mesobilifuscinen polymerisieren und die normale Braunfärbung des Stuhles bedingen. Mesobilileukane erscheinen bei Resorption auch im — dann braun gefärbten — Urin, vor allem bei präikterischen und postikterischen Zuständen. Nun ist es aber bisher nicht möglich, die Mesobilileukane bzw. das Mesobilifuscin quantitativ zu erfassen; hier würde also bei einer Bilanzaufstellung eine erhebliche Lücke vorhanden sein.

Außer diesem insbesondere mengenmäßig vom Körper am häufigsten gewählten Abbauweg gibt es noch einige Nebenreaktionen. So kann bei ikterischen Zuständen vor allem in der Niere sowohl aus Biliverdin als auch aus Bilirubin das von Bingold[1] erstmals nachgewiesene und von H. Fischer dann identifizierte Propentdyopent gebildet werden, das durch energische Amalgamreduktion als Natriumsalz sichtbar und nachweisbar wird und ebenfalls eine hälftige Spaltung des Bilirubins darstellt. Es kommt — allerdings nur in geringen Mengen — sogar vor, daß aus Protoporphyrin unter Umgehung des Abbaus über Bilirubin direkt Propentdyopent entsteht, und zwar dann, wenn hämolysiertes und damit seines Katalaseschutzes beraubtes Blut die Nieren durchströmt. Weitere Nebenprodukte sind das aus dem Urobilin oxydativ entstehende Mesobiliviolin und Mesobilirhodin, welches Isomere des Mesobilirubins sind; sie unterscheiden sich nur dadurch vom Mesobilirubin, daß die Methylbrücke in einem Fall am rechten, im andern am linken äußeren Pyrrolkern vorhanden ist. Sie sind quantitativ nie in größerer Menge vorhanden, unterscheiden sich in der Stärke der Ehrlichschen Reaktion vom Mesobilirubinogen und sind vorläufig nur als Hinweis auf die Vielzahl der Abbaumöglichkeiten von Bedeutung.

Zu diesem schematischen Abbau sind noch einige Erläuterungen zu geben und zwar zunächst, um alte Meinungen zu revidieren: Auf Grund von zahlreichen Untersuchungen hatte ich selbst die Ansicht vertreten, daß nur aus dem intakten Hämoglobinmolekül Bilirubin hervorgehen könne. daß also die Globinkomponente von notwendiger Bedeutung sei. Wenn auch inzwischen (in vitro) der direkte Abbau von Hämatin und Protoporphyrin zu Bilirubin nachgewiesen wurde. ist auch heute noch biologisch daran festzuhalten, daß die Bilirubinbildung sich wesentlich schneller vollzieht, wenn sich am Hämatin bzw. am Protoporphyrin eine Eiweißkomponente befindet; auch ist bis heute nicht erwiesen. ob sich nicht Protoporphyrin oder Hämatin intermediär an Albumine kuppeln und daß durch diesen Protoporphyrin- oder Hämatin-Albumin-Komplex die Umwandlung in

---

[1] Bingold, K.: Erg. inn. Med. **60**, 1 (1941).

Bilirubin leichter vonstatten geht. Eines aber ist sicher: nämlich, daß aus Protoporphyrin und Hämatin letztlich Bilirubin entsteht. Im übrigen muß hervorgehoben werden, daß auch unter pathologischen Bedingungen nur Protoporphyrin zur Bildung von Chromogen-Protein-Komplexen befähigt ist, insbesondere haben sich Eiweißverbindungen des Kopro- oder Uroporphyrins bisher nicht nachweisen lassen; auch konnte in Isotopenversuchen nachgewiesen werden, daß sowohl Kopro- wie Uroporphyrin, ohne in den Gallenfarbstoffwechsel einzutreten, unverändert ausgeschieden werden. Das ist, zumal im Hinblick auf die häufig interessierenden Bilanzuntersuchungen eine sehr wesentliche Beschränkung. Weiterhin ist darauf hinzuweisen, daß unter bestimmten Bedingungen aus Mesobilirubin — im Gegensatz zu dem normalerweise gefundenen, optisch inaktiven Urobilinogen — rechtsdrehendes Urobilinogen entstehen kann. Diese Verbindung ist unlängst durch den ehemaligen Fischerschüler WATSON[1] erstmals isoliert und identifiziert worden. Bei seinen Versuchen über das Auftreten von Bilirubinabkömmlingen nach vorheriger Sterilisation des Darmes mit antibiotischen Substanzen stellte WATSON fest, daß bei allmählichem Absetzen der Antibiotica als erstes Reduktionsprodukt des Bilirubins ein rechtsdrehendes Urobilinogen auftrat; erst nach weiterer Zunahme der Darmbesiedelung erschienen dann die uns bisher bekannten Reduktionsprodukte. Nun, diese Feststellung hat bereits vor 25 Jahren HEILMEYER — allerdings mit einer anderen Methode — gemacht: Die Rolle des Darmes und der Darmbakterien war damals noch keineswegs klar und um einen endgültigen Beweis für die Reduktionsvorgänge jenseits der Leber (also im Darm) zu erhalten, exenterierte er Hunde und stellte fest, daß Reduktionsprodukte wie Urobilin, Stercobilin usw. dann nicht mehr vorhanden waren. Was damals durch Exenteration erreicht wurde, konnte nun mit den modernen Möglichkeiten der Antibioticabehandlung bestätigt werden. Weiterhin ist folgendes festzuhalten: WATSON hatte bereits vor 20 Jahren Mesobilirubin mit Stuhl (also mit Colibakterien) inkubiert und nachgewiesen, daß daraus Mesobilirubinogen (Urobilinogen) und Stercobilinogen entstanden. Das war eine Feststellung, die den Ansichten BAUMGÄRTELs absolut widersprach und immerhin schon vorlag, als BAUMGÄRTEL seine Theorien entwickelte. WATSON[2] hat sich dann nochmals die Mühe gemacht und hat mit Isotopen markiertes Urobilinogen mit Stuhl inkubiert und fand wiederum erhebliche Mengen von (markiertem) Stercobilinogen. Damit ist, so glaube ich, ein endgültiger Beweis für den direkten Abbauweg des Bilirubins über Mesobilirubin, Urobilinogen und Stercobilinogen geliefert, und BAUMGÄRTELs Ansichten, nach welchen eine dualistische Entstehung des Stercobilinogens und Urobilinogens aus Bilirubin zu fordern — insbesondere auch ein Übergang des Urobilinogens in Stercobilinogen abzulehnen war, sind hinreichend widerlegt. Ich möchte damit unterstreichen, daß das Mesobilirubinogen ein physiologisches Zwischenprodukt bei der Stercobilinogenbildung darstellt; seine mengenmäßige Umwandlung, d. h. der endgültige Gehalt des Stuhles an Stercobilinogen bzw. Urobilinogen kann jedoch durch Störungen der Darmflora sowie durch andere gastrointestinale Erkrankungen (z. B. Obstipation oder Diarrhoen) beeinflußt werden.

---

[1] WATSON, C. J.: Bull. Univ. Minn. Hosp. **24**, 166 (1952).
[2] WATSON, C. J., u. Mitarb.: J. of Biol. Chem. **208**, 543 (1954).

Nun zur Frage der eventuellen Rückresorption. Sie wissen, daß uns die Rückresorption früher außerordentlich interessiert hat, denn ihr haben wir die erste Leberfunktionsprobe zu verdanken. Vor 25 oder 30 Jahren gab es im klinischen Laboratorium als einzige Leberfunktionsprüfung die Ehrlichsche Aldehydreaktion, auf die ich auch heute nicht völlig verzichten möchte. Unsere jetzigen, allerdings noch nicht endgültig bewiesenen Auffassungen über den Vorgang der Rückresorption lassen sich dahingehend zusammenfassen, daß Urobilinogen wie auch Stercobilinogen vom Darm aus resorbiert und entweder über den Pfortaderkreislauf der Leber oder über den Hämorrhoidalplexus der Niere zugeführt werden können. In beiden Organen wird ein Teil dieser Tetrapyrrole oxydativ zu Mesobilileukanen gespalten und (gemeinsam mit unverändertem Farbstoff) mit der Galle oder dem Urin ausgeschieden.

Unserer früheren Annahme, daß die chromophore Gruppe des Blutfarbstoffes ein biologisch sehr wertvolles Produkt sei, mit dem der Organismus ökonomisch umgehe und der rückresorbierte Anteil wieder in das Hämoglobin eingebaut werde, stehen die in den letzten Jahren gewonnenen Erkenntnisse entgegen, daß nach Zufuhr isotopenmarkierter Stercobilinogene oder Urobilinogene diese entweder unverändert oder als Bruchstücke — immer aber quantitativ — ausgeschieden werden. Wir können daraus schließen, daß der Organismus in keiner Weise auf die Rückresorption dieser Pyrrolkerne angewiesen und in der Lage ist, sich jederzeit diese Farbstoffe in genügender Menge aus ihren Bauteilen selbst herzustellen. Wenn ich also den enterohepatischen Kreislauf noch einmal summarisch betrachte, so ist an folgendem festzuhalten: Wenn ein Bilirubinmolekül die intrahepatischen Gallenwege verlassen hat, so befindet es sich bereits außerhalb des Körpers; es ist zwar noch ein loser Kontakt vorhanden, der zu einer Rückresorption Anlaß geben kann, aber diesem Bilirubin ist kein steuerndes Fermentsystem beigegeben, das eine gleichmäßige Abbaurichtung vorschreiben würde. Es ist der Willkür der im Darm herrschenden Besiedlungsverhältnisse oder enteritischen Prozessen preisgegeben, ist eine für den Körper nicht mehr gebrauchswürdige Substanz und wird als ein Produkt, das bereits in Fäulnis ist, ausgeschieden, wobei wir noch nicht wissen, ob nicht auch Monopyrrole mit dem Stuhl oder dem Urin freigesetzt werden.

Neben den bisher aufgezeigten, mehr dem physiologischen Bereich zugehörigen neuen Erkenntnissen dürfen die erheblichen, insbesondere durch die Markierung der interessierenden Stoffe mit Isotopen erreichten Fortschritte der klinischen Forschung nicht unerwähnt bleiben. Während wir bisher geglaubt hatten, daß die Quelle der Gallenfarbstoffe nur in dem zirkulierenden und alternden Erythrocyten gegeben sei, hat man durch Verfütterung von N^{15}- oder C^{14}-Glykokoll Erythrocytengenerationen markieren können und bei Verfolgung ihres Lebensablaufs festgestellt, daß nur 60—70% des ausgeschiedenen Urobilins von den alternden Erythrocyten geliefert werden. Woher stammen die übrigen 30—40%? Wie aus Abb. 2 ersichtlich ist, wird peroral oder i. v. verabreichtes isotopenmarkiertes Glykokoll rasch resorbiert und in die prosthetische Gruppe des Hämoglobins eingebaut, so daß eine schnelle Anreicherung des zirkulierenden Blutes mit markierten Erythrocyten resultiert. Nach der normalen Lebenszeit von 100—120 Tagen verschwindet das markierte Protoporphyrin unter Ausscheidung von markiertem Stercobilin aus dem zirkulierenden Blut. Was mir aber bedeutungsvoller erscheint, ist die Tatsache, daß bereits in den ersten Tagen nach intravenöser oder peroraler Verabreichung von markiertem Glykokoll eine nicht durch die Erythrocytenalterung zu erklärende hohe Ausscheidung von markiertem Stercobilin vorhanden ist. Dieses Stercobilin stammt nun aus dem Protoporphyrin und Hämatin (Hämin) erythroblastischer Zellen; d. h. die erythroblastischen Zellen produzieren die Farbstoffkomponente — wahrscheinlich im Gegensatz zur Globinsynthese — im Überschuß. Der reichliche Protoporphyringehalt junger Erythrocyten ist also nicht in seinem ganzen Umfange zur Bildung von Hämoglobin prädestiniert, sondern stellt eine Luxusproduktion dar. Es besteht somit eine Diskrepanz zwischen Globinbildung und Protoporphyrinaufbau

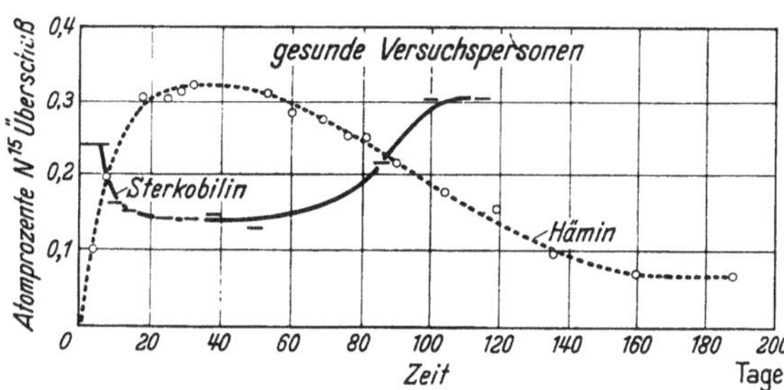

Abb. 2. N^{15}-Konzentration in Hämin und Stercobilin nach 2 tägiger intravenöser Gabe von N^{15}-markiertem Glykokoll. (LONDON, WEST, SHEMIN und RITTENBERG, 1950[1])

und die auf diese mangelnde Synchronisation zurückzuführende Ausscheidung von Stercobilinkörpern wird unter normalen Bedingungen auf 10—20% der Gesamtausscheidung berechnet. Ähnliche Untersuchungen hat man auch bei der perniziösen Anämie angestellt[2] und fand, daß die Ausscheidungsmengen hier wesentlich größer sind. Betrachtet man die bei diesem Krankheitsbild ausgeschiedenen Farbstoffmengen (Abbildung 3), so müßte man eine ungeheure Produktion von jungen Erythrocyten, d. h. eine etwa wie beim hämolytischen Ikterus wesentlich gesteigerte Regeneration errechnen; eine in der Peripherie nachweisbar gesteigerte Regeneration ist im Vollstadium der Perniciosa jedoch nicht zu beobachten, und man muß daher die erhöhte Stercobilinausscheidung der vorher geschilderten Dissoziation zwischen Globin- und Porphyrinsynthese im Erythroblasten zuschreiben. Diese Befunde haben unsere schon vor einer Reihe von Jahren ausgesprochene Vermutung, ob nicht das bei der

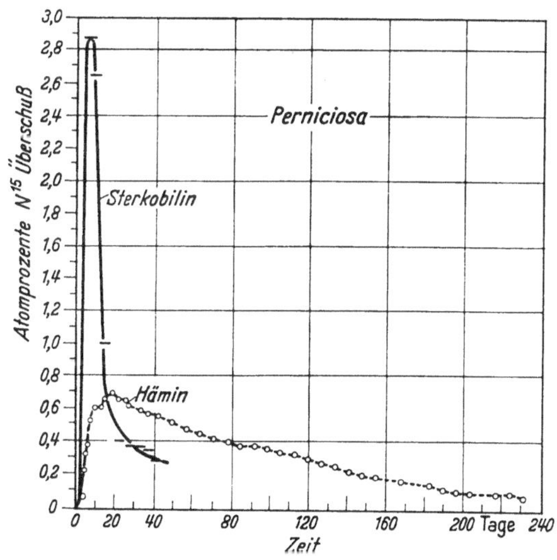

Abb. 3. Legende siehe Abb. 2

Perniciosa in Stuhl und Urin vermehrt ausgeschiedene Porphyrin und das Plasma-Hämatin direkt aus der erythroblastischen Zelle stammen, eine wesentliche Stütze

---

[1] LONDON, J. M., R. WEST, D. SHEMIN, D. RITTENBERG: J. of Biol. chem. **184**, 351 (1950), und C. H. GRAY, A. NEUBERGER, P. H. A. SNEATH: Biol. Chem. J. **47**, 87 (1950).

[2] LONDON, J. M., u. R. WEST: J. of Biol. Chem. **184**, 359 (1950).

verliehen. Weitere Untersuchungen mit markiertem Glykokoll widmeten sich der Erforschung der kongenitalen Porphyrie. Die hierbei gewonnenen Ergebnisse (Gray u. Mitarb. 1950) zeigen eine exzessive Bildung von Stercobilin schon in den allerersten Tagen nach Glykokollapplikation, was als Hinweis auf die höchstgesteigerte Tätigkeit des erythroblastischen Markes gewertet werden muß. Untersuchungen bei anderen Anämien, insbesondere beim hämolytischen Ikterus, liegen noch nicht vor.

Aus der Kenntnis der Überschußproduktion des Knochenmarkes lernen wir, daß — abgesehen von ihrer unterschiedlichen Höhe bei den einzelnen Formen der Blutfarbstoffwechselstörungen — zu den im ersten Teil skizzierten Möglichkeiten bei Bilanzuntersuchungen auch von dieser Seite ein außerordentlicher Unsicherheitsfaktor erwächst (bei der Porphyrie als dem extremsten Fall hat man z. B. festgestellt, daß in den ersten Tagen 90% des ausgeschiedenen Stercobilins nicht aus zirkulierenden Erythrocyten, sondern aus diesen „schnellen Knochenmarksfraktionen" stammen).

Von den übrigen, ein Protoporphyrin als prosthetische Gruppe tragenden Eiweißen kommt lediglich der Leberkatalase wegen ihrer kurzen Halbwertszeit (4—5 Tage) und dem damit zwangsläufig schnellen Umsatz bei Bilanzuntersuchungen eine gewisse Bedeutung zu, während die aus dem Myoglobin stammenden Beträge wegen dessen trägem Stoffwechsel vernachlässigt werden können. Als letzte Berichtigung früherer Annahmen muß erwähnt werden, daß nach den neueren Untersuchungen nicht, wie wir bisher glaubten, nur das Knochenmark in der Lage ist, Protoporphyrin herzustellen, sondern daß ebenso die Leberzelle, die Muskelzelle, ja man kann wohl annehmen, jede Zelle, die ein Atmungsferment wie Cytochrom C enthält, zur Porphyrinsynthese befähigt ist.

Um abschließend den Gallenfarbstoffwechsel in seiner Gesamtheit nochmals zu überblicken, lassen Sie uns den Weg eines markierten Glykokolls verfolgen. Mit dem Blutstrom gelangt es direkt in das Knochenmark, wo die erythroblastischen Zellen diese Substanz gierig in sich aufnehmen. Dann gesellt sich aktivierte Bernsteinsäure (Succinylcoenzym A) hinzu, die letztlich aus Acetat über den in jeder Zelle vorhandenen Citronensäurezyklus — davon sprach ja gestern bereits Herr Professor Felix — gebildet und ausgeschleust wird, wobei aus den beiden Molekülen Glykokoll und Bernsteinsäure δ-Amino-Lävulinsäure entsteht. Durch Kondensation zweier derartiger Verbindungen wird der erste Pyrrolkern, das Porphobilinogen, gebildet, in den also das markierte Glykokoll eingebaut ist. Durch Anlagerung weiterer Porphobilinogenmoleküle synthetisiert die Knochenmarkszelle schließlich Tetrapyrrole, Uroporphyrine, deren Isomerentyp enzymatischen Steuerungen unterliegt, so daß in der Hauptsache der Typ III gebildet wird. Durch schrittweise Decarboxylierung der Uroporphyrine entsteht Protoporphyrin IX α, das nun also das markierte Glykokollmolekül enthält (es hätte im Organismus nur ein kurzes Dasein gehabt und wäre rasch ausgeschieden worden, wenn sein Einbau in Uroporphyrin I oder Koproporphyrin erfolgt wäre). Der einzuschlagende Lebensweg bietet noch zwei weitere Möglichkeiten: Das Glykokoll kann in der erythroblastischen Überschußproduktion verwandt und in diesem Fall bald ausgeschieden werden, oder aber es erklimmt die höchste Stufe des Daseins, die ihm vergönnt ist, es wird zu einem fertigen Hämoglobinmolekül in einen Erythrocyten eingebaut, mit dem es 120 Tage lang lebt. Schließlich gelang dieses Molekül zum Abbau und wird als Bilirubin ausgeschieden, wobei es im weiteren den vielfältigen enteralen

Umbauprozessen ausgesetzt wird, um endlich den Körper in dieser oder jener Gestalt zu verlassen und in den anonymen Schoß der Natur zurückzukehren.

Zusammenfassend läßt sich sagen, daß

I. die Herkunft der Bilirubinoide aus mehreren Quellen zu denken ist, wobei der Hauptanteil zwar von den gealterten roten Blutkörperchen geliefert wird, die erythroblastische Luxusproduktion an Protoporphyrin jedoch vor allem unter krankhaften Bedingungen außerordentliche Beträge erreichen kann.

II. Hat sich herausgestellt, daß die Protoporphyrinsynthese aus Glykokoll und Acetat für den Organismus immer ein sehr simples und leichtes Unterfangen ist und daß dieser Prozeß nicht nur in der erythroblastischen Knochenmarkszelle, sondern praktisch in jeder Körperzelle vor sich gehen kann.

III. Sind durch Isotopenversuche die Ansichten einer nur intrahepatischen Urobilinogenbildung eindeutig widerlegt und der enterale Abbau des Bilirubins über Mesobilirubinogen zu Stercobilirubinogen bewiesen worden.

IV. Konnte inzwischen auch ein Abbau nicht an eiweißgebundenem Hämatin und Protoporphyrin zu Gallenfarbstoffen beobachtet werden.

V. Muß insbesondere bei Bilanzaufstellungen der Abbau zu Dipyrrolen berücksichtigt werden und

VI. ist darauf hinzuweisen, daß die Bilirubinabbauprodukte für den Organismus vollkommen wertlose Materialien darstellen und daß eine Wiederverwertung einmal verwandter Pyrrolkerne nicht nachzuweisen ist.

Literaturübersicht in R. Duesberg und D. Mohring: Handbuch der gesamten Hämatologie, Band II (im Druck).

Diskussion

L. Heilmeyer (Freiburg):

Ich danke Herrn Duesberg, der sich allzu bescheiden als Mitläufer in der Forschung bezeichnet hat. Ich bin tief bewegt, daß er meine geringen Verdienste auf diesem Gebiet so stark betont hat. Wir glaubten vor 23 Jahren durch viele Versuche nachgewiesen zu haben, daß die Urobilinkörper einzig und allein durch die bakterielle Reduktion entstehen, eine Meinung, die dann 20 Jahre lang vollständig umgekehrt worden ist. Es ist nun sowohl für Herrn Duesberg als auch für mich befriedigend, daß wir nicht umsonst gegen diesen Strom der Meinungen gestanden sind. Ich werde nachher noch einige Beweise aus der alten Zeit dafür anführen.

Über neuere Ergebnisse der Urobilinforschung

Von

Dr. Torben K. With (Svendborg, Dänemark)

Der klassischen Theorie nach wird Bilirubin im Dickdarm quantitativ in Urobilinogen verwandelt, und ein Teil davon wird resorbiert; der Hauptteil wird mit der Galle ausgeschieden und erreicht in dieser Weise wieder den Darm. Das ist das sog. entero-hepatisch zirkulierende Urobilin. Das nicht resorbierte Urobilin erscheint im Stuhl, und die mit dem Stuhl ausgeschiedene Urobilinmenge wird als ein quantitativer Ausdruck von Urobilinogenproduktion und Hämoglobinabbau angesehen. Von dem resorbierten Urobilin wird normalerweise nur ein kleiner Teil im Harn ausgeschieden; bei herabgesetzter Leberfunktion wird dieser Teil bedeutend größer — Urobilinurie. Beim Gallengangsverschluß kommt kein Bilirubin in den Darm, und Urobilinogen wird nicht gebildet.

Die Forschung der letzten, etwa zehn Jahre hat aber gezeigt, daß diese klassische Theorie nicht haltbar ist. Erstens wissen wir, daß „Urobilin" aus mindestens zwei Substanzen — Stercobilin und Urobilin IX, α — zusammengesetzt ist, die an gewissen Punkten Verschiedenheiten aufweisen, chemisch sowohl als biologisch. Zweitens können wir keinen quantitativen Zusammenhang zwischen Hämoglobinabbau und Urobilinausscheidung erwarten. da beim Hämoglobinabbau bedeutende Mengen von Dipyrrolgallenfarbstoffe gebildet werden können. Drittens ist die Hypothese über die enterohepatische Zirkulation des Urobilins kaum haltbar.

Die Forschungsresultate bis 1953 sind in meiner Monographie "Biology of Bile Pigments" diskutiert. Hier sollen die später erschienenen Arbeiten kurz durchgegangen werden.

Der Urobilinstoffwechsel ist scheinbar sehr kompliziert, aber das. wenigstens teilweise, infolge Nomenklaturschwierigkeiten. Ich habe in meiner Monographie die folgende Nomenklatur empfohlen: Als Sammelbezeichnung für alle Urobilinstoffe „*Urobilinoide*"; für die Farbstoffe „*Urobiline*", für die farblosen Vorstadien „*Urobilinogene*" oder „*Urobilin-Chromogene*". Für *Urobilinogen IX, α* — Fischers *Hemibilirubin* oder *Mesobilirubinogen* — die Lembergsche Bezeichnung „*Mesobilane*" und für *Urobilin IX, α* „*Mesobilene-b*", für die *Tetrahydroverbindungen* derselben *Stercobilinogen* und *Stercobilin*. Neulich hat aber Watson eine noch einfachere Nomenklatur vorgeschlagen: *l-Urobilin = Stercobilin*; *i-Urobilin = Mesobilene-b*. da es optisch inaktiv ist; dazu kommt die von ihm beschriebene rechtsdrehende Form *d-Urobilin* (Watson et al.. 1954).

Außer diesen Schwierigkeiten der Nomenklatur sind aber auch gewisse Divergenzen zwischen Baumgärtels deutscher und Watsons amerikanischer Schule vorhanden. die noch nicht geklärt sind.

Nach Baumgärtel wurd nur l-Urobilinogen im Dickdarm bei bakterieller Hydrierung von Bilirubin gebildet. während i-Urobilinogen nur extraintestinal gebildet wird und niemals im Darme vorkommt. Er betrachtet es als ausgeschlossen, daß l-Urobilinogen aus i-Urobilinogen bei bakterieller Hydrierung gebildet werden kann.

Es ist aber WATSON und Mitarb. (LOWRY u. a., 1954) gelungen, diesen Prozeß durchzuführen. Sie benutzten mit schwerem Stickstoff markiertes Bilirubin und i-Urobilinogen, welche teils *in vitro* mit Fäkalbakterienkulturen inkubiert, teils peroral Versuchspersonen eingegeben wurden. In beiden Fällen konnte kristallinisches l-Urobilin isoliert werden. So ist es mit Sicherheit bewiesen, daß l-Urobilinogen aus i-Urobilinogen durch bakterielle Reduktion gebildet werden kann, und BAUMGÄRTELs Behauptung, daß dies unmöglich sei, kann deshalb nicht richtig sein. Der von BAUMGÄRTEL beschriebene Bildungsprozess des Stercobilinogens kann deshalb nicht der einzige sein.

In dieselbe Richtung deutet die Isolierung von Dihydromesobilirubin aus dem Stuhl eines Falles von hämolytischem Ikterus von GÖRGES und GOHR (1954), da Dihydromesobilirubin eine Zwischenstufe im Reduktionswege vom Bilirubin zum l-Urobilinogen darstellt.

Das von WATSON und Mitarbeitern beschriebene und genau studierte *d-Urobilinogen* spielt auch eine wichtige Rolle. Es kommt in den Faeces nach langdauernder Behandlung mit Antibiotica der Tetracyclingruppe regelmäßig vor (SBOROV, JAY u. WATSON, 1951; WATSON et al., 1954) und kann über i-Urobilinogen in l-Urobilinogen umgebildet werden. Möglicherweise kann es als normale Zwischenstufe zwischen Bilirubin und Stercobilin im Darm auftreten, aber dies ist nicht geklärt.

Neulich haben WATSON u. LOWRY (1956) und LOWRY u. Mitarb. (1956) sowohl d-Urobilinogen als d-Urobilin im kristallinischen Zustand isoliert; die Strukturformeln sind aber noch nicht bekannt. Die Drehung des polarisierten Lichtes dieser Substanzen ist sehr bemerkenswert; für d-Urobilin ist sie so hoch wie $[\alpha]\,\dfrac{20}{d} = +\,5000°$; der korrespondierende Wert für l-Urobilin (Stercobilin) ist nur $-\,3500°$. Für die Chromogene sind die Werte viel geringer: $+\,74°$ für d-Urobilinogen, $-\,16,7$ für l-Urobilinogen. WATSON u. Mitarb. (WATSON, 1953; WATSON et al., 1953) haben sowohl vereinfachte Methoden für die Präparation von kristallinischem l-Urobilin und i-Urobilin aus Faeces angegeben, als auch eine Methode zur Gewinnung von kristallinischem i-Urobilin aus Bilirubin; die letztgenannte Präparation gab eine Ausbeute von annähernd 20%. Es ist aber noch nicht gelungen, das l-Urobilinogen (Stercobilinogen) kristallinisch darzustellen.

Während die amerikanische Schule die obengenannten bedeutungsvollen Arbeiten über Bildung und Präparation der Urobilinoide geleistet hat, haben deutsche Forscher mit analytischen Methoden gearbeitet. STICH und GOHR u. Mitarb. (1951, 1953, 1954) haben mit der Mesobiliviolinreaktion gearbeitet; STICH hat die Pentdyopentreaktion studiert und mit chromatographischer Trennung von Gallenfarbstoffen gearbeitet, sowohl Säulenchromatographie (1952) als Papierchromatographie (1953), und BECKMANN (1954) hat eine einfache Methode für papierchromatographische Trennung von l-Urobilin und i-Urobilin angegeben. Auch die Papierelektrophorese ist zur Anwendung gekommen (VERSCHURE u. HOEFSMIT, 1956).

Systematische Untersuchungen an Patientenmaterial mit diesen neuen Methoden habe ich aber nicht gefunden. Doch haben MAIER u. SCHWARTZ (1953)

69 Fälle verschiedener Formen von Ikterus studiert und fanden im allgemeinen gute Übereinstimmung zwischen dem Ausfall der Mesobiliviolinreaktion und BAUMGÄRTELs Theorie — das heißt, daß bei hämolytischen Ikterusformen l-Urobilin dominiert, und daß beim totalen Gallengangsverschluß nur i-Urobilin vorkommt. Größeres Material dieser Art mit ausführlicher Dokumentation würden von bedeutendem Interesse sein.

Neue experimentelle Beiträge zur Beleuchtung der intestinalen und extraintestinalen Urobilinbildung habe ich nicht gefunden. Ich möchte aber hier den sehr wertvollen Beitrag von BILLI u. HEILMEYER von 1933 nennen; diese Studien mit exenterierten Hunden sollten mit moderner Analysenmethodik wiederholt werden (vgl. WITH, 1954, S. 78).

Auch die japanischen Arbeiten von NORO (1951) müssen besprochen werden, obwohl sie nur in kurzem Referat zugänglich sind. NORO behauptet, daß Urobilinogen teils als dibasische Säure, teils als Ester und teils als Alkalisalz ausgeschieden wird. Unter normalen Verhältnissen und beim Gallengangsverschluß dominiert der Ester, aber bei Leberschaden die freie Säure. In einigen Fällen von Leberschaden und paroxysmaler Hämoglobinurie fand er ein Übergewicht von i-Urobilin mit der Mesobiliviolinreaktion. Bei Inkubation von Lebergewebe in vitro mit Bilirubin und Biliverdin wurde vorwiegend Stercobilinogen gebildet — also im Gegensatz zu BAUMGÄRTELs Ansicht. Waren aber die Leberzellen pathologisch verändert, wurde i-Urobilinogen gebildet. Eine Nachprüfung seiner Versuche würde interessant sein.

Die wichtigen Untersuchungen über Bildung von *Dipyrrolgallenfarbstoffen* wurden von STICH u. STÄRK (1953) durch chromatographische Analyse des Urochroms B weitergeführt. Die erhaltenen Fraktionen zeigten dieselben Eigenschaften wie synthetische Mesobilifuscine (Körper II) und Mesobilifuscine aus Stuhl. So wurde auch in dieser Weise bestätigt, daß der Hämoglobinabbau zu Dipyrrolfarbstoffen ebenso wichtig ist wie sein Abbau zu Bilirubin.

Zum Schluß soll erwähnt werden, daß BALIKOV (1955) die Extraktion des Urobilinogens mit Äther studiert hat. Er fand, daß die Essigsäurekonzentration in den alkalischen ferrohydroxydhaltigen Reduktionsmischungen aus Harn und Stuhl nach TERWENs Methode wichtig war. Essigsäurekonzentrationen zwischen 0,1 und 50% wurden geprüft, und nur 1—2% gaben eine vollständige Extraktion.

Literatur

BALIKOV, B.: Clin. Chemistry 1, 264 (1955).
BAUMGÄRTEL, Fr.: Physiologie und Pathologie des Bilirubinstoffwechsels als Grundlagen der Ikterusforschung. Stuttgart: Thieme 1950.
BECKMANN, W.: Ärztl. Forsch. 8, 473 (1954).
BILLI, A., L. HEILMEYER u. F. PFOTENHAUER: Z. exper. Med. 91, 720 (1933).
GOHR, H.: Fortschr. Med. 71, 19 u. 413 (1953).
— Laboratoriumsbl. (Bayer) 30 (1954).
— u. T. GÖRGES: Dtsch. Gesundheitswesen 1951, 818 u. 1245.
GÖRGES, T., u. H. GOHR: Dtsch. Z. Verdauungskrkh. 14, 187 (1954).
LOWRY, P. T., R. CARDINAL, S. COLLINS and C. J. WATSON: J. of Biol. Chem. 218, 641 (1956).
— S. COLLINS, A. GRAHAM and N. R. ZIEGLER: Trans. Assoc. Amer. Physicians 67, 242 (1954).
— N. R. ZIEGLER, R. CARDINAL and C. J. WATSON: J. of Biol. Chem. 208, 543 (1954).

MAIER, C., u. K. J. SCHWARTZ: Praxis (Bern) **42**, 156 (1953).

NORO, T.: Igaku Kenkyu (Japan) **21**, 853 (1951).

SBOROV, V. M., A. R. JAY and C. J. WATSON: J. Labor. a. Clin. Med. **37**, 52 (1951).

STICH, W.: Röntgen- u. Laboratoriumspraxis 5, 74, 152, 174, 265 (1952).

— R. KEHL u. H. R. WALTER: Z. physiol. Chem. **292**, 178 (1953).

— u. G. STÄRK: Naturwiss. **40**, 56 (1953).

VERSCHURE, J. C. M., and F. M. C. HOEFSMIT: Clin. Chim. Acta 1, 38 (1956).

WATSON, C. J.: J. of Biol. Chem. **200**, 691 (1953).

— and P. T. LOWRY: J. of Biol. Chem. **218**, 633 (1956).

— — P. T. LOWRY, V. E. SBOROV, W. H. HOLLINSHEAD, S. KOHAN and H. O. MATTE: J. of Biol. Chem. **200**, 697 (1953).

WITH, T. K.: Biology of Bile Pigments. Monographie. Kopenhagen: A. Frost-Hansens Verlag 1954 (523 S., 2118 Literaturhinweise).

Diskussionsbemerkung
zum Urobilin- und Bilirubinstoffwechsel

Von

W. Stich (München)

Mit 3 Abbildungen

Zum Urobilin- und Bilirubinstoffwechsel möchte ich über einige Ergebnisse eigener Untersuchungen berichten, die im Laufe der letzten 10 Jahre durchgeführt wurden. Es ist allerdings vieles darüber schon erwähnt worden, so daß ich mich kurz fassen kann.

Zu Beginn möchte ich darauf hinweisen, daß mir vom klinisch-chemischen Standpunkt aus *die Nomenklaturvorschläge von* C. J. Watson *nicht geeignet* erscheinen, weil sie sich von der üblichen Nomenklatur der organischen Chemie unterscheiden. Vom klinischen Standpunkt aus empfiehlt sich die alte Nomenklatur von Hans Fischer: Urobilin entspricht Urobilin IX, α, Sterkobilin entspricht einem Tetrahydro-Urobilin und schließlich d-Urobilin (strukturell noch nicht gesichert). Herr Professor Siedel wird darüber vom Standpunkt des Chemikers sicher noch eine Stellungnahme abgeben.

Noch *eine Forderung* wollte ich eingangs zum Ausdruck bringen: Es ist notwendig, daß man die ganzen *Untersuchungen über biologische Pyrrolfarbstoffe mit chemisch reinen Präparaten* durchführt. Wir hatten hier den großen Vorzug, daß wir in Zusammenarbeit mit Herrn Professor Siedel stets chemisch reines und synthetisches Urobilin und Bilirubin für unsere Untersuchungen verwenden konnten. Die üblichen Präparate, z. B. Bilirubin Homburg, sind dafür ungeeignet, weil sie ein Gemisch von Bilirubin mit umgebauten und zum Teil schon abgebauten Produkten darstellen.

Unsere eigenen Untersuchungen wurden mit der *Pentdyopent-Reaktion* (Bingold) nach Oxydation mit Hydroperoxyd durchgeführt. Nur das Urobilin zeigt einen Abbau zu Urobilin-Propentdyopent, während das Stercobilin infolge seiner Hydrierung nicht durch Hydroperoxyd abgebaut werden kann. Der Abbau des Urobilins führt zu einem ganz bestimmten Propentdyopent-Gemisch, welches nach der Reduktion mit Natriumdithionit in alkalischer Lösung ein Pentdyopent-Gemisch (Urobilin-Pentdyopent)·mit charakteristischem Spektrum bei 522 mμ ergibt (siehe Abb. 1).

Zur praktischen Vergleichsspektroskopie kann Eosin A (522 μ) angewandt werden! Nachdem die Spektren der einzelnen Pentdyopent-Gemische je nach Herkunft verschieden sind, kann die Reaktion für Urobilin als spezifisch gelten: Pentdyopent-Gemische aus Hämoglobin. Hämatin und Hämin bei 525 mμ, aus Bilirubin bei 529 mμ (Vergleichsspektroskopie mit Erythrosin 529 mμ!). aus

Mesobilirubin bei 518 mμ, aus Urobilin bei 522 mμ und aus Cytochrom C bei 525 mμ. Die verschiedenen Spektren werden durch die Art der β-Substituenten hervorgerufen.

Wir haben außerdem noch Untersuchungen mit der *Mesobiliviolin-Reaktion* durchgeführt, die sich auf Grund papierchromatographischer Studien für die

Vorstufen der Pentdyopentreaktion

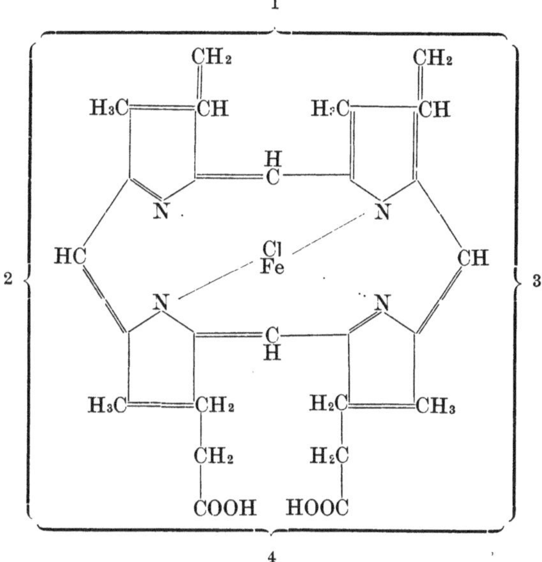

XX Protohämin IX

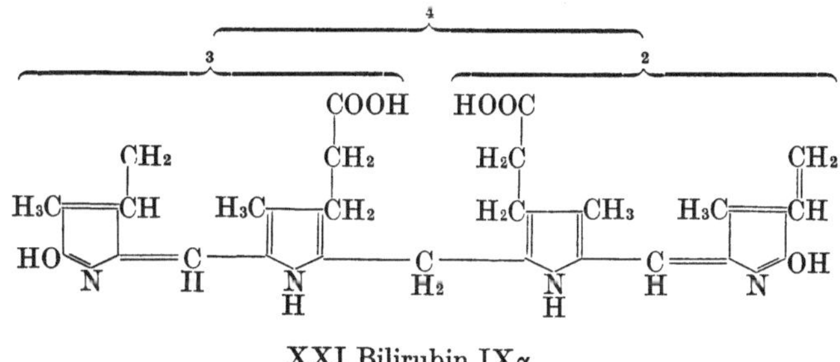

XXI Bilirubin IXα

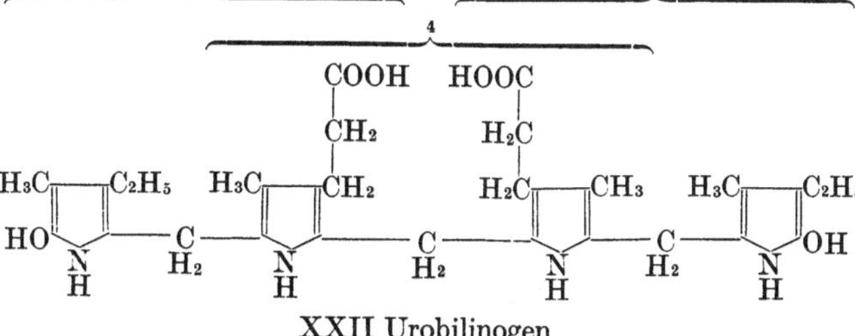

XXII Urobilinogen

Abb. 1. Spaltungsmöglichkeiten der natürlichen Blut- und Gallenfarbstoffe in Pentdyopentkörper

                    W. Stich:

Trennung von Stercobilin und Urobilin sehr geeignet erwies, da nur Urobilin durch Eisenchlorid-Salzsäure zu Mesobiliviolin und Mesobilirhodin dehydriert werden kann.

In den letzten Jahren haben wir uns noch damit beschäftigt, *einen papierchromatographischen Weg zur Trennung von Urobilin und Stercobilin* zu finden. Herr Dr. With hat darauf bereits hingewiesen. Jedoch muß ich seinen Optimismus etwas dämpfen, denn es ist uns mit der Papierchromatographie bisher noch nicht gelungen, diese beiden Stoffe signifikant zu trennen.

Es ist wohl ein geringer Unterschied der R_F-Werte von Urobilin (0,65) und Stercobilin (0,67) vorhanden, doch kann damit für praktische Untersuchungen an biologischem Material noch kein analytischer Nutzen gezogen werden. Dagegen können Bilirubin und auch Mesobilirubin mittels ihrer R_F-Werte gut differenziert werden. Auch mit anderen Lösungsmittelgemischen ist uns eine sichere Trennung von Urobilin und Stercobilin noch nicht gelungen (siehe Tab. 1).

Tabelle 1. *R_F-Werte der Gallenfarbstoffe bei der Papierchromatographie*

Gallenfarbstoff	R_F-Wert			
	2,4-Lutidin, Wasser 1 : 1, 15° C, Papier Schleicher & Schüll 2043 b	70% Methanol, 20% Wasser, 4% Ammoniak, 20°, Papier Schleichner & Schüll 1705	40% Aceton, 50% Wasser, 10% Ammoniak, 20°, Papier Schleicher & Schüll 1705	30% Aceton, 50% Wasser, 20% Ammoniak, 20°, Papier Schleicher & Schüll 1705
Bilirubin	0,86	0,730	0,531	0,385
Mesobilirubin	—	0,700	0,542	0,430
Urobilin	0,65	0,697	0,868	0,827
Stercobilin	0,67	0,772	0,885	0,810
Neoxanthobilirubinsäure	0,75	0,658	0,708	0,577

Die Untersuchung von biologischem Material hat mit den bereits erwähnten orientierenden Reaktionen bisher zu folgenden Ergebnissen geführt:

Beim gesunden Menschen wird im Harn nur Stercobilin ausgeschieden. Wir sprechen daher von *physiologischer Stercobilinurie.* Man kann auch eine sehr große normale Harnmenge einengen und extrahieren; es läßt sich nur Stercobilin nachweisen. Dagegen lassen sich beim Leberkranken im Harn eindeutig Stercobilin und Urobilin gemeinsam nachweisen. Auch bei anderen Krankheitszuständen, etwa bei hämolytischen Anämien, sind stets Stercobilin und Urobilin gemeinsam nachweisbar. Das *Auftreten von Urobilin im Harn weist stets auf einen pathologischen Zustand* hin.

In den *Faeces von Gesunden* findet man *praktisch nur Stercobilin,* während Urobilin bzw. Urobilinogen nicht nachgewiesen werden können. Mit der Säulenchromatographie lassen sich ganz geringe Mengen von Mesobilirubin und Kopromesobiliviolin nachweisen, letzteres stammt wohl vom Urobilin ab.

Beim gesunden Menschen dominiert also eindeutig das *Stercobilin bzw. Stercobilinogen* in den Exkreten.

Unter pathologischen Verhältnissen findet sich *bei perniciösen Anämien* eine *quantitativ erhöhte Stercobilinurie und Stercobilinausscheidung in den Faeces. Vorwiegende Stercobilinurie* läßt sich *bei hämolytischen Anämien,* bei *Malaria* und beim *Abklingen eines hepatocellulären Ikterus* nachweisen. *Reine Urobilinurie* kann *bei totalem Verschluß-Ikterus* gefunden werden. *Beträchtliche Urobilinurien* finden sich *bei Leberschäden aller Art*, besonders im Anfang. In den Faeces überwiegen zu jeder Zeit Stercobilin bzw. Stercobilinogen. Eine endgültige Klärung des Bilirubinumbaus zu Stercobilin, Urobilin IX, α- und d-Urobilin bzw. eine klare *Übersicht über das quantitative Vorkommen der einzelnen Urobilinkörper* unter physiologischen und pathologischen Verhältnissen kann meines Erachtens erst erwartet werden, wenn entsprechende einfache und leistungsfähige mikroanalytische Methoden zu ihrer einwandfreien Identifizierung vorliegen. Am geeignetsten wären hier eine papierchromatographische Methode. Daß die Verhältnisse nicht so einfach liegen, ergibt sich auch aus der heutigen Mitteilung von C. J. WATSON, unter Berücksichtigung seiner Isotopenversuche, wobei er sehr wechselnde Verhältnisse angetroffen hat.

Zum Schluß möchte ich noch auf Untersuchungen, welche wir gemeinsam mit Professor W. SIEDEL und Dr. F. EISENREICH durchführten, aufmerksam machen. Wie haben den berühmten Versuch F. VON MÜLLERs unter neueren Gesichtspunkten wiederholt. Wir haben bei einem Patienten mit totalem Choledochus-Verschluß 150 mg chemisch-reines Bilirubin mit der Duodenalsonde verabreicht. Obwohl wir genaueste Analysen durchführten, ließen sich in Faeces und Harn nur 18 mg Stercobilinogen, das sind 12% der erwartenden Menge, auffinden. Wo der Rest verblieb, konnte zunächst nicht entschieden werden. Auch von C. J. WATSON sind solche Untersuchungen durchgeführt worden, wobei große Substanzverluste auftraten. 15—17% Stercobilinogen wurde von ihm maximal nach oralen Bilirubingaben erfaßt.

Im Anschluß an frühere Untersuchungen von W. SIEDEL über das Bilifuscin konnte nun neuerdings gemeinsam mit Professor W. SIEDEL und Dr. F. EISENREICH Licht in diese Probleme geworfen werden. Es hat sich zeigen lassen, daß nicht nur Hämoglobin und Hämin, sondern auch Bilirubin, Urobilinogen und Stercobilinogen oxydoreduktiv leicht in die Vorstufe der Bilifuscine, das Promesobilifuscin oder Mesobilileukan umgewandelt werden können. Dieser oxydoreduktive Abbau kann in vitro mit Natriumamalgam-Sauerstoff oder mit Leberbrei durchgeführt werden (s. Abb. 2).

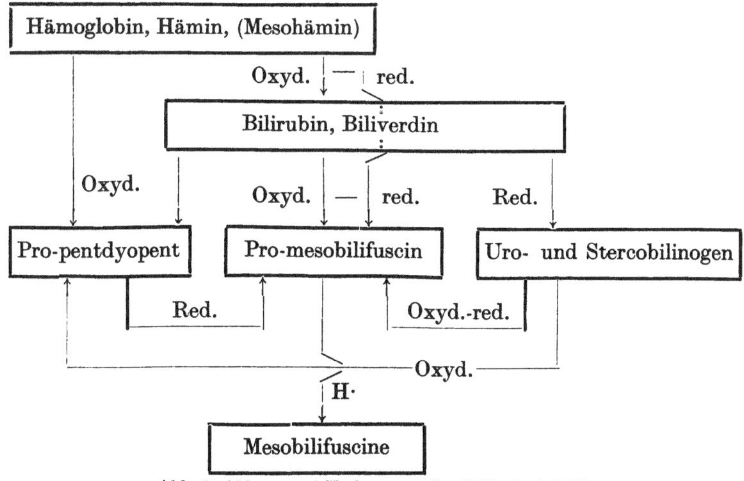

Abb. 2. Abbau- und Umbauwege der Gallenfarbstoffe

Auch des Propentdyopent kann reduktiv in Promesobilifuscin umgewandelt werden. Unter dem Einfluß von H-Ionen wird das farblose Promesobilifuscin schnell in die gefärbten Mesobilifuscine verwandelt. Ob es sich dabei um Polymerisation oder nur um Assoziation handelt, kann noch nicht entschieden werden. Für das Promesobilifuscin bzw. Mesobilileukan wurde von W. Siedel, W. Stich und F. Eisenreich folgende Formulierung vorgeschlagen (s. Abb. 3).

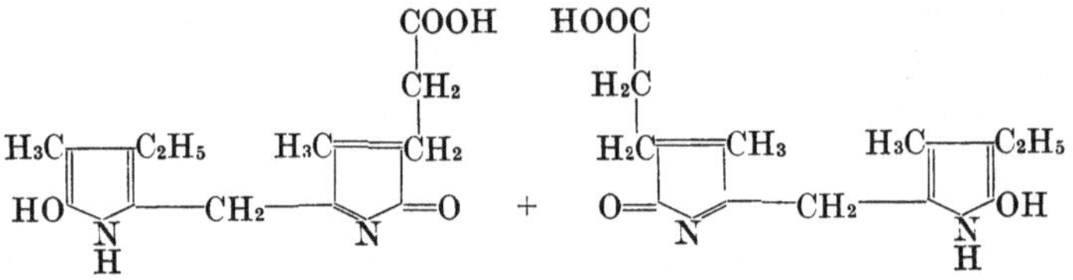

$$\text{COOH} \qquad \text{HOOC}$$
$$|\qquad\qquad |$$
$$\text{CH}_2 \qquad\quad \text{H}_2\text{C}$$

$$H_3C{-}C_2H_5 \quad H_3C{=}CH_2 \quad + \quad H_2C{=}CH_3 \quad H_3C{-}C_2H_5$$
$$HO{-}N{-}CH_2{-}N{=}O \qquad O{=}N{-}CH_2{-}N{-}OH$$

Abb. 3. Vorläufige Formulierung Promesobilifuscin (Mesobilileukan)

Der oxydoreduktive Weg darf heute wohl als Hauptweg des Blutfarbstoffabbaus angesehen werden. Schon der Abbau des Hämoglobins über Verdoglobin zu Biliverdin und Bilirubin geschieht oxydoreduktiv. Der oxydative Weg vom Hämoglobin zum Propentdyopent kann wohl leicht in vitro mit Hydroperoxyd und Katalaseausschaltung durchgeführt werden, dagegen spielt dieser Weg in vivo physiologisch keine Rolle. Nur unter bestimmten pathologischen Verhältnissen kann mit dem oxydativen Hämoglobinabbau selbst gerechnet werden, ein endgültiger Beweis steht noch aus. Dagegen werden Bilirubin und Urobilin in vivo leicht zu Propentdyopent oxydativ abgebaut. Der rein reduktive Weg führt vom Bilirubin zu Urobilinogen und Stercobilinogen.

Der eigentliche Endabbau der Gallenfarbstoffe führt zum zweikernigen Promesobilifuscin (Mesobilileukan) bzw. den Mesobilifuscinen.

Der oxydoreduktive Abbau der Gallenfarbstoffe geht nach unseren Untersuchungen nicht nur im Darm, sondern auch in der Leber vor sich. Das Zustandekommen der Uro- und Stercobilinogenurie bei Leberschädigungen darf heute wohl so verstanden werden, daß die Leberzellen eine Verminderung ihrer Fähigkeit zum oxydoreduktiven Abbau erlitten haben, so daß das im Darm resorbierte Uro- und Stercobilinogen die Leber durchläuft und über die Niere im Harn ausgeschieden wird. Schon früher hat K. Felix in vitro zeigen können, daß Leberbrei zugesetztes Urobilinogen zu farblosen Produkten abbauen kann. Nach unseren vorläufigen Schätzungen wird mindestens 40—50% des Bilirubins bzw. Uro- und Stercobilinogens oxydoreduktiv zu Mesobilifuscin abgebaut. Rechnet man dazu die tatsächliche tägliche Ausscheidung von 180—200 mg Sterco- und Urobilinogen, so kommt man bei Annahme der Lebensdauer der Erythrocyten mit 100 Tagen, wie sie sich aus Isotopenversuchen ergeben hat, den Verhältnissen wesentlich näher, als wenn man nur die bisher bekannten Gallenfarbstoffe heranzieht.

Die Urobilin- und Urobilinogen-Gruppe*

Von

C. J. Watson (Minneapolis, USA)

Die Bezeichnung „Gruppe" wird absichtlich gebraucht, da es zunehmend klar geworden ist, daß mindestens 3 Substanzen in verschiedenem Ausmaß an den Reaktionen beteiligt sind, die früher zur Charakterisierung von Urobilin und Urobilinogen verwandt wurden. Es wird in der folgenden kurzen historischen Übersicht deutlich, daß die Bezeichnungen Urobilin und Urobilinogen am besten zu dieser Gruppe von Substanzen passen. Seit der Zeit der Entdeckung des Urobilins 1868 bis zur Kristallisation von Mesobilirubinogen durch Hans Fischer 1911 waren die Kenntnisse über die Natur von Urobilin und Urobilinogen sehr unvollkommen, und erst durch die Isolierung von kristallisiertem Stercobilin 1931 und seinem nachfolgenden Vergleich mit dem aus kristallisiertem Mesobilirubinogen erhaltenen Urobilin wurde es klar, daß mindestens zwei verschiedene Glieder der Urobilin-Gruppe existieren. Es dürfte nicht nötig sein, hier eine Übersicht über die Literatur der Entwicklung unserer Kenntnisse dieser Stoffgruppe im einzelnen zu geben. Die ältere Literatur wurde von Meyer-Betz 1913 zusammengestellt. In der Harvey-Vorlesung des Autors 1948 wurde der Versuch unternommen, die äußerst wichtigen Arbeiten der dazwischenliegenden Zeit zu berücksichtigen. Torben Withs Monographie über Gallenpigmente 1945 bringt eine umfassende Übersicht über die Literatur. Es dürfte aber nützlich sein, in tabellarischer Form einige der wichtigsten Meilensteine dieser Entwicklung zusammenzustellen.

Entdeckung von Urobilin in Urin und Galle.	Jaffé, 1868
Identifizierung einer ähnlichen Substanz aus den Faeces, genannt Stercobilin.	van Lair u. Masius, 1871
Amalgam-Reduktion von Bilirubin in vitro mit Gewinnung von einer Substanz vom Urobilin-Typ („Hydrobilirubin"); Erkenntnis, daß Bakterien in ähnlicher Weise Bilirubin reduzieren können.	Concept der enterogenen Natur von Urobilin. Maly 1871/72
Nachhaltige Stützung der enterogenen Theorie. Vorübergehendes Erscheinen von Urobilin in Faeces und Urin bei einem Fall mit komplettem Gallengangsverschluß nach Fütterung von urobilinreicher Schweinegalle.	F. v. Müller, 1892
Klare Erkennung und Benennung des Chromogens Urobilinogen.	Le Nobel, 1887
Nachweis einer positiven Aldehydreaktion im Urin bei vielen Fällen von Leberkrankheiten.	Paul Ehrlich, 1901

* Übersetzt und reproduziert mit Erlaubnis der Herausgeber, aus dem ersten E. T. Bell-Vortrag der Minnesota Pathologischen Gesellschaft "The pyrrol pigments and hemoglobin metabolism", veröffentlicht in Minnesota Medicine, **39**, 294, 403 und 467 (1956).

Aus der Abteilung für Innere Medizin, University of Minnesota Medical School and Hospital, Minneapolis, Minn., USA.

Hinsichtlich Einzelheiten einschließlich Referate siehe Original.

Erkenntnis, daß die Aldehyd-reagierende Substanz von EHRLICH Urobilinogen ist.	NEUBAUER, 1903
Isolierung von kristallisiertem Mesobilirubinogen nach Amalgam-Reduktion von Bilirubin.	HANS FISCHER, 1911
Isolierung eines kristallisierten Urobilinogens aus menschlichem Urin; Identifizierung mit kristallisiertem Mesobilirubinogen.	H. FISCHER u. MEYER-BETZ, 1911
Synthese von Mesobilirubinogen.	FISCHER u. ADLER, 1931
Isolierung von kristallisiertem Stercobilin aus Faeces und Urin.	WATSON, 1931—1933
Amalgam-Reduktion von Stercobilin ergibt ein von Mesobilirubinogen verschiedenes Chromogen.	WATSON, 1932
Isolierung von kristallisiertem Urobilin IX α^1 („K-Urobilin") nach Oxydation von Mesobilirubinogen in vitro; Unterscheidung dieses Urobilins von dem aus Faeces und Urin isolierten Stercobilin.	WATSON, 1934; LEMBERG 1935
Synthese von Urobilin IX α.	SIEDEL u. MEIER, 1936
Stercobilin als stark linksdrehend erkannt, Urobilin aus Mesobilirubinogen optisch inaktiv.	FISCHER, HALBACH u. STERN, 1935
Isolierung eines rechtsdrehenden oder d-Urobilins aus infizierter Fistelgalle.	SCHWARTZ u. WATSON, 1942
Isolierung von d-Urobilin aus Faeces von Patienten, nach Gabe von Breit-Spektrum-Antibiotica.	SBOROV, JAY u. WATSON 1949
Umwandlung von Mesobilirubinogen in Stercobilin.	WATSON, SBOROV u. SCHWARTZ, 1942
Umwandlung von N_{15}-markiertem Mesobilirubinogen in Stercobilin	LOWRY u. WATSON, 1954
Isolierung von kristallisiertem d-Urobilinogen und Mesobilirubinogen aus menschlichen Faeces. — d-Urobilinogen erweist sich als isomer mit Dihydromesobilirubin.	LOWRY u. WATSON, 1955
Umwandlung von d-Urobilinogen zu Mesobilirubinogen durch Amalgam-Reduktion.	LOWRY u. WATSON, 1955

Es ist einfach und logisch, die drei Glieder[2] der Urobilin-Gruppe auf Grund ihrer deutlich verschiedenen optischen Aktivität zu bezeichnen. d-Urobilin $\left(\alpha\frac{d}{20°} + 5000\right)$, i-Urobilin (inaktiv) und l-Urobilin oder Stercobilin $\left(\alpha\frac{d}{20°} - 4000\right)$. Das letztere ist von der i- und d-Form leicht zu unterscheiden, auch durch die Ferrichlorid-Methode von LEMBERG, eine Modifikation des von FISCHER und NIEMANN angegebenen Verfahrens, oder durch Herstellung von Mesobiliviolin aus Mesobilirubinogen. Mit dem Lemberg-Test gibt d-Urobilin gewöhnlich eine grünblaue oder meergrüne Farbe, i-Urobilin eine blaue oder blauviolette, während l-Urobilin braungelbe oder meist leicht gelbrötliche Farbtöne gibt. Die Spektral-Absorptionskurven der gefärbten End-Lösungen sind im allgemeinen gut brauchbar zur Unterscheidung von Mischungen. Neue Methoden der Kristallisation, die auf Mikrogramm-Mengen anwendbar sind, sind kürzlich beschrieben worden. Ebenso erlaubt eine relativ einfache Methode die Gewinnung von i-Urobilin aus Bilirubin über Mesobilirubinogen, und zwar ohne Konzentrierung oder Kristallisation der letztgenannten Substanz.

Die genaue Rolle des d-Urobilinogens auf dem normalen Weg der Bilirubin-Reduktion zu Stercobilinogen ist noch nicht klar, aber die oben erwähnten,

---

[1] IX α bezeichnet einfach eine Konfiguration, die dem Protoporphyrin IX des Hämoglobins entspricht. Dabei wird der Porphyrinring an der α-Methenbrücke geöffnet zur Bildung von Gallenpigment. Viele andere Urobilin-Isomere sind theoretisch möglich und einige sind auch synthetisiert worden, aber in der Natur sind keine anderen als die vom Typ IX gefunden worden. IX α gehört ebenso zu den i- wie l- und d-Urobilinogenen und sollte deshalb nicht dazu verwandt werden, nur die i-Form zu bezeichnen.

[2] Es muß betont werden, daß die drei Glieder nicht Isomeren sind.

zusammen mit LOWRY durchgeführten Untersuchungen zeigen die Möglichkeit, daß es ein normales Zwischenprodukt sein könnte, das gewöhnlich durch die normale Darmflora weiter reduziert wird. d-Urobilin ist nun gelegentlich in den Faeces oder Urin bei Fällen nachgewiesen worden, bei denen vorher keine Breit-Spektrum-Antibiotica gegeben worden waren, oder wo diese seit langem nicht angewandt worden waren. Im Hinblick auf letztere Beobachtung muß jedoch eine Wirkung von längerer aber unterschiedlicher Dauer angenommen und die Möglichkeit in Betracht gezogen werden, daß d-Urobilinogen nur in Anwesenheit einer abnormen Bakterienflora gebildet wird. Weitere Arbeiten über diese Frage sind im Gange. Man bemerkt, daß der oben gegebene Überblick nur eine Annahme berücksichtigt, nämlich die einer enterogenen Bildung der Substanzen der Urobilin-Gruppe. Diese ist allgemein anerkannt, ja sie scheint unwiderlegbar auf Grund einer Unzahl von Untersuchungen, einschließlich die von FRIEDRICH V. MÜLLER, McMASTER u. Mitarb. und vielen anderen, wie in den oben erwähnten zusammenfassenden Referaten von MEYER-BETZ, WATSON und WITH ausgeführt wird. In diesen Arbeiten findet sich auch eine Diskussion von anderen bemerkenswerten Theorien, der hepatogenen und der histiogenen. Neuerdings hat BAUMGÄRTEL in München eine dualistische Theorie vorgebracht, die besonders in Europa beträchtliches Aufsehen erregt hat und deshalb diskutiert werden muß. Diese Theorie wurde in die oben gegebene Übersicht nicht einbezogen, da sie — wie aus dem Folgenden hervorgehen wird — in starkem Gegensatz zu vielen anderen gut begründeten Tatsachen steht und nach Ansicht des Autors nicht durch andere beweisende Beobachtungen gestützt wird, weder früher noch neuerdings. Nach BAUMGÄRTEL entsteht Mesobilirubinogen ausschließlich in der Leber, oder — genauer — durch ein Enzym in stagnierender Leber-Galle; Stercobilinogen dagegen nur durch bakterielle Tätigkeit in den Faeces. BAUMGÄRTEL hat oft behauptet, daß Mesobilirubinogen nicht zu Stercobilinogen umgewandelt wird und nicht umgewandelt werden kann, trotz der früher in diesem Laboratorium durchgeführten Arbeiten, wie sie in der obigen Übersicht erwähnt werden, und trotz der neueren, zusammen mit LOWRY durchgeführten Untersuchungen, in denen klar gezeigt wurde, daß Mesobilirubinogen durch die Tätigkeit der Bakterien zu Stercobilinogen umgewandelt wird. Nach BAUMGÄRTEL und seinen Anhängern, besonders STICH und RUDOLPH, ist die beste Bedingung für die Mesobilirubinogen-Bildung in der Leber eine Leberschädigung mit gleichzeitiger Gallenstauung. Das charakteristische Fehlen von Urobilinogen in Urin und Faeces beim kompletten Gallengangsverschluß oder schwerer Leberschädigung mit völligem Sistieren des Gallenflusses wird von BAUMGÄRTEL mit einem ,,Block'' des notwendigen Enzyms erklärt. Er nimmt an, daß, wenn der Serum-Bilirubinspiegel genügend erhöht ist, automatisch die Aktivität der Dehydrogenase gehemmt wird, die für die Bildung von Mesobilirubinogen notwendig ist. Jedoch vernachlässigt diese Theorie vollständig die früheren ausgezeichneten Untersuchungen von ELMAN und McMASTER, die bei ihren Hunden mit kompletter Gallenfistel ohne Gallenabflußhindernis keinerlei Urobilinogen-Bildung feststellen konnten, auch bei verschiedenen Formen und Graden der Leberschädigung. Sie berücksichtigt auch nicht die überzeugenden Exenterations-Experimente von HEILMEYER u. Mitarbeitern. Dabei wurde die totale Entfernung des Darmes bei Hunden von einem vollständigen Verschwinden des Urobilins aus dem Urin gefolgt, und es erschien auch nicht wieder, auch wenn hämolysiertes Blut oder Hämin parenteral injiziert wurde, obgleich bei Kontrolltieren eine derartige Injektion regelmäßig von einer Zunahme des Urobilins in Faeces und Urin gefolgt war. Wenn Baumgärtel diese Experimente gekannt hat, ist es schwer zu verstehen, auf welcher Basis er die Schlußfolgerung zur Stütze seiner These von der hepatogenen Entstehung von Mesobilirubinogen gezogen hat. Billi und Heilmeyer beobachteten, daß Urobilin und Indican im Urin dieser exenterierten Tiere 9 oder 10 Tage nach der Operation wieder erschienen, aber nur im Gefolge der Entstehung einer offensichtlichen Fäulnis im Magen und Duodenal-Blindsack. Baumgärtel deutet das Wiedererscheinen von Urobilin im Urin zu dieser Zeit als Folge einer enzymatischen Bildung von Mesobilirubinogen in der gestauten Galle, aber dies erklärt schlecht das gleichzeitige Erscheinen von Indican sowie von Urobilin und Indican im Erbrochenen, das offensichtlich in Beziehung zu der bakteriellen Infektion stand, wie Billi und Heilmeyer betonen. Neuerdings untersuchte W. C. Meyer einen Fall mit Dünndarm-Fistel, in welchem bemerkenswerterweise Körper der Urobilin- und Urobilinogen-Gruppe in den Faeces, im Dünndarminhalt aus der Fistel und in der Duodenal-Galle vollständig fehlten.

Baumgärtel hat wiederholt behauptet, daß steriler „Leberbrei" in der Lage sei, Bilirubin zu Mesobilirubinogen in vitro umzuwandeln. Wir haben dies noch nicht bestätigen können, weder bei Benutzung von steriler Rattenleber, noch mit überlebender Rattenleber, die 8—12 Std. lang eine relativ normale Galle ausschied. Nichtstoweniger ist es denkbar, daß unter bestimmten eigentümlichen Bedingungen eine gewisse Reduktion des Bilirubins auch ohne Bakterien stattfinden kann. Dies wäre aber nur schwerlich ein Beweis dafür, daß die Leber der einzige oder bedeutendste Ort der Mesobilirubinogen-Bildung in vivo ist. Neuere, zusammen mit Graham. Ziegler und Lowry durchgeführte Untersuchungen in unserem Laboratorium, die ergeben haben, daß Bakterien leicht die Umwandlung von d-Urobilinogen zu Mesobilirubinogen und weiter zu Stercobilinogen vollziehen können, ebenso wie das vorübergehende Verschwinden aller drei Substanzen nach Aureo- oder Terramycin-Therapie und ihr Wiedererscheinen nach Absetzen der Antibiotica nach einiger Zeit in der angeführten Reihenfolge, läßt sich nur schwer mit irgendeiner anderen als der enterogenen Theorie erklären. Baumgärtel hat gegen diese Aureomycin-Versuche mit dem Einwand argumentiert, daß Aureomycin die Leber schädige und die enzymatische Bildung von Mesobilirubinogen störe. Eine spätere Mitteilung von Gohr und Mitarbeitern war in diesem Zusammenhang von Bedeutung. Sie fanden, daß die i-Urobilinurie (nicht die Stercobilinurie) bei Fällen mit Leberschädigung nach Aureomycin-Gaben bestehen bleibt. Die Bedeutung von d-Urobilin wurde nicht berücksichtigt, noch haben Baumgärtel und andere Anhänger seiner Theorie es in ihre Überlegungen einbezogen. Nach unseren Erfahrungen verursacht Aureo- und Terramycin regelmäßig ein vorübergehendes Verschwinden der Urobilinogen-Gruppe aus dem Urin, und wenn es wieder erscheint, erscheint es in der d-Form, welche — wie bereits betont — leicht durch die Tätigkeit gewisser Kotbakterien aus Bilirubin gebildet und leicht durch bakterielle oder andere Reduktion in Mesobilirubinogen umgewandelt wird.

Es würde jedoch nicht überraschen, wenn i-Urobilin in gewissen Stadien bei solchen Fällen gefunden würde, ja es wäre das sogar zu erwarten auf Grund unserer neueren Beobachtungen, daß nach Absetzen des Aureomycins die Faeces eine Zeitlang d-Urobilin enthalten, später i-Urobilin und noch später l-Urobilin oder Stercobilin. Diese Reihenfolge ist von größter Bedeutung im Hinblick auf die enterogene Entstehung aller drei Stoffe. BAUMGÄRTEL und ZAHN teilten folgende Beobachtung mit: Wenn große Mengen Dihydrostreptomycin peroral einem Patienten mit Lebercirrhose gegeben wurde, der vorher beträchtliche Mengen von Urobilinogen im Urin ausschied, so verschwand das Urobilin und Urobilinogen aus den Faeces, während der Urin positiv blieb. Dies wurde als Aufhebung der bakteriellen Stercobilinogen-Bildung bei fortgesetzter hepatischer Bildung von Mesobilirubinogen gedeutet. LOWRY und ich (unveröffentlicht) waren aber nicht in der Lage, dies zu bestätigen, da in unseren Experimenten Dihydrostreptomycin in gleicher Menge wie es BAUMGÄRTEL und ZAHN angewandt hatten, nicht imstande war, die Darmflora genügend zu hemmen, um die Urobilin-Körper wirklich vollständig aus den Faeces verschwinden zu lassen. Dieses Unvermögen war auch zu erwarten auf Grund vieler anderer Untersuchungen über die Wirkung verschiedener Antibiotica auf die Darmflora.

BINGOLD und STICH haben neuerdings eine Übersicht über Untersuchungen der letzten Jahre gegeben, die der Frage gewidmet sind, ob BAUMGÄRTELs Theorie durch klinische Beobachtungen über die relative Menge von i- und l-Urobilin (Stercobilin) in verschiedenen Krankheitsstadien gestützt werden kann. Sie gründen ihre Schlußfolgerungen im wesentlichen auf die früheren Arbeiten von STICH, in denen die Pentdyopent- und Mesobiliviolin-Reaktion benutzt wurden, und auf den nachfolgenden Befund von verschiedenen anderen Untersuchern mit Hilfe der letzteren dieser beiden Methoden, und stellten fest, daß unter normalen Bedingungen und in Fällen von vermehrter hämolytischer Aktivität, wie bei perniziöser Anämie, Stercobilinurie charakteristisch ist, während bei Leberkrankheiten i-Urobilin für gewöhnlich überwiegt, wenn sie es auch gelegentlich zusammen mit Stercobilin fanden. Sie stimmen mit BAUMGÄRTEL überein in der Annahme, daß bei vollständigem Fehlen der Urobilin-Körper im Urin bei Fällen von schwerem parenchymatösem Ikterus, wie z. B. bei infektiöser Hepatitis, der ursächliche Faktor durch den Blut-Bilirubinspiegel dargestellt wird. Sie stellen sich vor, daß bei seinem Ansteigen die cellulär-fermentative Umwandlung von Bilirubin zu Urobilinogen in der geschädigten Leberzelle zunehmend gestört wird bis zu einem Punkt, wo es gänzlich verschwindet. Interessanterweise beobachteten sie in diesen Fällen eine Stercobilinurie während der abklingenden Phase des Ikterus und konnten nicht erklären, warum sie bei dem offensichtlichen Fortbestehen einer Leberfunktionsstörung in diesem Stadium kein i-Urobilin fanden. Obgleich die funktionelle Leberschädigung offensichtlich zu diesem Zeitpunkt noch andauert, fanden sie kein i-Urobilin. STICH weist darauf hin, daß Urobilinogen oft im Urin und Faeces bei Patienten mit komplettem mechanischem Gallengangsverschluß nachweisbar ist. In unseren früheren Untersuchungen dieser Seite des Urobilinogen-Problems ist der komplette Gallengangsverschluß — meistens Folge eines Carcinoms des Pankreas oder des Gallenganges — durch die Ausscheidung von weniger als 5 mg Urobilinogen pro Tag in den Faeces und weniger als 0,3 mg im 24-Std.-Urin charakterisiert. Auf Grund früherer Untersuchungen wird allgemein angenommen, daß diese Spuren von Bilirubin abstammen, das aus Colon-Epithelien frei geworden ist, die in die Faeces abgeschilfert sind, und daß dieses Bilirubin dann in gewöhnlicher Weise zu Urobilin-Körpern reduziert wird.

Stich betont, daß in dieser Situation nur Mesobilirubinogen oder i-Urobilin gebildet wird, und er glaubt, daß die im Urin vorhandenen Spuren in der stagnierenden Galle oberhalb des Hindernisses entstehen, die in den Faeces vorkommenden Spuren dagegen durch die Wirkung cellulärer Enzyme in den Darm-Epithelien auf das Bilirubin. Er berücksichtigt offensichtlich nicht die Möglichkeit, daß die bakterielle Reduktion des Bilirubins unter dem Einfluß der abnormen Wirkung der Acholie nur bis zu d- oder i-Urobilin fortschreiten könnte und nicht bis zu der l-Form (Stercobilin). Einige Hinweise auf diese Möglichkeit wurden in unserem Laboratorium vor einigen Jahren gefunden durch die Beobachtung, daß Stercobilin nicht aus Mesobilirubinogen (i-Urobilinogen) gebildet wird, wenn man in vitro acholischen Stuhl zusetzt, in Gegensatz zu den Beobachtungen, die man bei Zugabe von normalen Faeces machen kann.

In den vergangenen 2 Jahren sind in unserem Laboratorium Untersuchungen durchgeführt worden im Hinblick auf das relative Mengenverhältnis von i-, d- und l-Urobilinkörpern im Urin bei verschiedenen Krankheitsgruppen, besonders bei hämolytischen und Leberkrankheiten. Durch diese Untersuchungen konnte die Ansicht von Baumgärtel, Stich u. a. nicht bestätigt werden, daß es eine relativ strenge Trennung zwischen diesen beiden Hauptgruppen gibt, was das Verhältnis i- und d-Urobilin einerseits, l-Urobilin andererseits angeht. In wenigen Worten: Sowohl die kristallinen Substanzen als auch ihre Mutterlaugen, aus Urin und Stuhl gewonnen, wurden bei verschiedenen Fällen untersucht und kein übereinstimmendes Bild erhalten. In den Fällen mit Leberschaden wurde ebensoviel Stercobilin gefunden wie in den hämolytischen Fällen, und das gleiche gilt für i- und d-Urobilin. Die Ergebnisse dieser Untersuchungen werden andernorts im einzelnen mitgeteilt. Diese Beobachtungen, zusammen mit der Tatsache, daß Mesobilirubinogen durch die Darmflora zu Stercobilinogen umgewandelt wird und daß die Darmbakterien unter verschiedenen Umständen Bilirubin entweder zu d-, i- oder l-Urobilin umwandeln; ebenso, daß Mesobilirubinogen (i-Urobilinogen) regelmäßig in den Faeces vorkommt, beweist eindeutig, daß die Leber — wenn sie überhaupt einen Anteil an der Urobilinogen-Bildung hat — dies nur zu einem kleinen und unbedeutenden Ausmaß bewerkstelligt, und daß im allgemeinen der intestinale Ursprung der Urobilin-Körper bei weitem der bedeutendste ist.

Trennung, Nachweis und klinische Bedeutung der Abbauprodukte des Bilirubins, insbesondere von Urobilin(ogen) und Stercobilin(ogen)

Von

H. GOHR (Köln/Rhein)

Mit 9 Abbildungen

Die verschiedenen Auffassungen über gewisse Fragen auf dem Gebiet des Bilirubinstoffwechsels zeigen uns, wie schwierig diese Vorgänge zu übersehen sind. Mich hat die Unspezifität und die leichte Störbarkeit der Ehrlich-Aldehydreaktion veranlaßt, dieses für die Leberfunktion so wichtige Kapitel etwas genauer zu studieren. Die grundlegenden Arbeiten von H. FISCHER, SIEDEL, V. DOBENECK, WATSON, BAUMGÄRTEL, BINGOLD, STICH u. a. haben unsere Kenntnisse ziemlich weit vorangetrieben. Aber in manchen Punkten, wie z. B. in der Frage der Urobilinogen- und Stercobilinogenentstehung sind die Ansichten der verschiedenen Autoren noch nicht ganz einheitlich. Ferner wissen wir über die klinische Bedeutung der Leukane und Fuscine noch wenig Bescheid.

Ich habe nun im Rahmen meiner Arbeiten über Diagnostik und Therapie der Leberkrankheiten zusammen mit meinen Mitarbeitern eigene Untersuchungen zur Grundlagenforschung und auch über die klinische Bedeutung der Gallenfarbstoffe durchgeführt. Ich will auf einige mir wichtig erscheinende Ergebnisse dieser Arbeiten kurz eingehen.

I. Verteilung der verschiedenen Abbaustoffe des Hämoglobinstoffwechsels im menschlichen Darm

Zunächst haben wir mit Unterstützung des Gerichtsmedizinischen Institutes der Universität Köln (Dir. Obermed.-Rat Dr. SCHWELLNUS) Untersuchungen über die Verteilung der verschiedenen Abbaustoffe des Hämoglobins im menschlichen Darm durchgeführt. Diese Untersuchungen sind ausführlich in einer Arbeit mit FINCKE und MEERBECK[1] publiziert. Ich will kurz auf die Methodik und die wesentlichen Befunde eingehen. Im ganzen wurde bei 20 Fällen der Inhalt von Jejunum, Ileum und Colon in der unten beschriebenen Weise untersucht. Methodik und Ergebnisse sind in dem folgenden Abschnitt und in Tab. 1 zusammengefaßt.

Methodik

Zur Untersuchung kam der Darminhalt von Leichen, die kurz nach dem Tode obduziert wurden und bei denen irgendwelche groben organischen Veränderungen nicht nachgewiesen werden konnten. Es handelte sich um ausgewählte Fälle aus

---

[1] Z. Verdauungs- u. Stoffwechselkrkh. **12**, 287 (1952).

dem gerichtsmedizinischen Institut. Die Todesursache war meist grobe äußere Gewalteinwirkung. Der Darminhalt konnte in diesen Fällen innerhalb weniger Stunden nach dem Tode entnommen und untersucht werden.

Je nach der Menge wurde entweder der gesamte Inhalt oder nur ein Teil des Inhaltes von Jejunum, Ileum und Colon entnommen. Die untersuchte Menge betrug durchschnittlich 150—200 g. Der Darminhalt wurde zunächst zerkleinert, mit Eisessig angesäuert und durchgearbeitet. Der dabei entstehende Brei wurde dann längere Zeit mit 200 cm³ Chloroform durchgeschüttelt und die entstehende Emulsion durch Zentrifugieren in einer großen Zentrifuge getrennt. Die Chloroformauszüge wurden filtriert und konzentriert. Da es mit den allgemein üblichen Verfahren nicht immer möglich war, die einzelnen Gallenfarbstoffe zu unterscheiden, wurde die chromatographische Adsorptionsanalyse herangezogen. In umfangreichen Vorversuchen wurden geeignete Adsorptions- und Lösungsmittel ausgesucht, sowie das Verhalten von einzelnen Gallenfarbstoffen und von Gallenfarbstoffgemischen untersucht. Eine bestimmte Talkumsorte erwies sich als Adsorptionsmittel zweckmäßig. Die Entwicklung des Chromatogramms wurde mit einem Chloroform-Äthergemisch vorgenommen. An der Talkumsäule erfolgte die Adsorption der einzelnen Gallenfarbstoffe von oben nach unten in folgender Reihenfolge:

Fuscine

Stercobilin

Mesobilirhodin

Urobilin

Mesobiliviolin

Biliverdin

Bilirubin

Nach diesen Vorversuchen wurden nun die Chloroformextrakte der Darminhalte in der beschriebenen Form chromatographiert. Die an der Talkumsäule adsorbierten Stoffe wurden in vielen Fällen schon durch die Haftfestigkeit und die Lage ihrer Adsorptionszonen sowie deren Untersuchung mit der Quarzlampe erkannt. Wo dies nicht direkt möglich war, oder wo gewisse Zweifel bestanden, wurden die einzelnen Stoffe durch Anwendung von Chloroform-Äther-Gemisch, Chloroform-Methanol-Gemisch, Methanol und Eisessig von der Säule gespült. Mit den so isolierten Fraktionen wurden folgende Proben zur Identifizierung der Substanzen vorgenommen:

1. Spektroskopische Prüfung.
2. Prüfung im UV-Licht.
3. Schlesinger-Reaktion vor und nach Jodmethanolzusatz mit spektroskopischer Untersuchung.
4. Mesobiliviolin-Reaktion mit spektroskopischer Untersuchung.
5. Gmelin-Reaktion mit methanolischer Brom- oder Jodlösung.
6. Pentdyopent-Reaktion.

Auf diese Weise gelang es bis zu einem gewissen Grade, die an sich schwierige Trennung und den Nachweis der einzelnen Gallenfarbstoffe und exogenen Pigmente durchzuführen.

Die Befunde bestätigen die Anschauung, daß das sich im oberen Teil des Darmes (Jejunum und Ileum) befindliche Bilirubin während der Darmpassage fast ganz in Stercobilinogen und zum Teil in Leukane und Fuscine verwandelt. Das Vorhandensein geringer Mengen Urobilinogen in fast allen Extrakten des Darminhaltes sowohl des Colons als auch der oberen Darmabschnitte läßt zunächst zwei Erklärungsmöglichkeiten zu. Entweder wird das präenteral gebildete Urobilinogen mit der Galle in den Darm geführt und bei der Darmpassage nicht restlos resorbiert. Es verbleibt dann in geringer Konzentration im Darm. Oder aber das Urobilinogen entsteht aus Bilirubin im Darm durch bakterielle Reduktion. Das reichliche Vorkommen von exogenen Pigmenten, insbesondere von Chlorophyllabbauprodukten im Darm ist darauf zurückzuführen, daß die Untersuchungen im Frühjahr und Sommer durchgeführt wurden, also zu einer Zeit, wo reichlich Obst und Gemüse gegessen wurde.

II. Einfluß der Antibiotika auf die bakterielle Reduktion des Bilirubins im Darm (Urobilinogenentstehung)

Zur Prüfung der Frage der Urobilinogenentstehung und auch der Bewertung der Gallenfarbstoffreaktionen haben wir in zwei weiteren Arbeiten mit Görges, Bolte und Diensberg[1],[2] den Einfluß der Antibiotika Aureomycin, Terramycin, Resulfon und Taleudron auf die bakterielle Reduktion des Bilirubins bei normalen Menschen, bei Patienten mit Hepatitis und Lebercirrhose, die eine Urobilinogenurie zeigten und bei Patienten mit gesteigerter Erythrocytolyse, die vermehrt Stercobilinogen ausschieden, untersucht. In der Zeit, da wir diese Untersuchungen durchgeführt und ausgewertet haben, waren uns ähnliche Arbeiten von Baumgärtel und Watson nicht bekannt. Einige Ergebnisse dieser Arbeiten sind in den Tabellen 2—4 dargestellt.

Beim Gesunden (Tab. 2) wurden im Stuhl hauptsächlich Stercobilin(ogen), manch-

[1] Z. inn. Med. 8, 372 (1952).
[2] Z. inn. Med. 9, 421 (1953).

Tabelle 1. *Untersuchungen über die Verteilung verschiedener Abbaustoffe des Hämoglobinstoffwechsels im menschlichen Darm*

	1	2	3	4	5	6	7	8	9	10	11	12	13	14	15	16	17	18	19	20
Jejunum																				
Bilirubin	+	+	+	(+)	+	+	(+)	(+)	+	(+)	(+)	(+)	+	+	+	+	+	+	+	+
Urobilin	?	?	+	+	(+)	+	∅	∅	∅	(+)	?	?	?	?	(∅)	?	?	+	∅	?
Stercobilin	∅	∅	∅	∅	∅	∅	∅	∅	∅	∅	∅	∅	∅	∅	+	∅	∅	∅	∅	∅
Fuscine	+	+	+	∅	∅	+	+	+	+	+	(+)	+	+	(+)	(+)	(+)	+	+	+	(+)
exogene Pigmente	+	(+)	∅	∅	∅	+	+	+	(+)	(+)	(+)	++	+	+	(+)	∅	(+)	++	(+)	+
Ileum																				
Bilirubin	+	(+)	+	∅	+	++	+	+	∅	+	+	+	+	+	+	+	+	+	+	+
Urobilin	+	(+)	+	?	?	+	?	∅	∅	(+)	?	∅	?	?	?	(+)	(+)	?	(+)	(+)
Stercobilin	∅	∅	∅	∅	∅	∅	∅	∅	∅	∅	∅	∅	∅	∅	∅	∅	∅	∅	∅	∅
Fuscine	+	+	+	+	(+)	+	+	+	(+)	+	+	+	+	+	+	+	+	(+)	+	+
exogene Pigmente	+	+	∅	+	(+)	(+)	+	++	+	+	(+)	++	(+)	(+)	+	(+)	(+)	++	(+)	+
Colon																				
Bilirubin	(+)	∅	∅	∅	∅	(+)	∅	∅	∅	(+)	(+)	∅	∅	∅	(+)	(+)	∅	(+)	(+)	∅
Urobilin	∅	+	+	+	(+)	+	+	∅	∅	+	+	∅	∅	+	(+)	+	+	+	+	+
Stercobilin	++	++	++	++	++	++	-+	++	++	++	++	++	++	++	++	++	++	++	++	++
Fuscine	+	+	+	+	+	+	+	+	+	+	+	+	+	+	+	+	+	+	+	+
exogene Pigmente	++	+	+	(+)	++	(+)	+	+	++	(+)	+	++	++	++	(+)	++	(+)	(+)	(+)	+

Tabelle 2. *Untersuchungen über den Einfluß von Terramycin, Aureomycin und Resulfon auf die bakterielle Reduktion des Bilirubins im Darm (Urobilinogenentstehung)*

| Tag | Stuhluntersuchung | | | | Harnuntersuchung | | | | Mbv. | |
	Bact. coli	Bilirubin	Stercobilin	Uro-bilin	Ehrl. Reaktion	Schles. Reaktion	Pdp.	Bili-rubin	Uro.	Sterco.
28. 7.	+	—	++	(+)	(+)	(+)	—	—	—	+

29., 30. 7. und 1. 8. 16 g Resulfon und 4 g Aureomycin

Tag	Bact. coli	Bilirubin	Stercobilin	Uro-bilin	Ehrl. Reaktion	Schles. Reaktion	Pdp.	Bili-rubin	Mbv. Uro.	Mbv. Sterco.
29. 7.	+	—	++	?	—	(+)	—	—	—	+
30. 7.	+	?	+	(+)	—	(+)	—	—	—	+
1. 8.	+	(+) (+)	(+)	+	—	—	—	—	—	(+)
2. 8.	—	++	(+)	(+)	—	—	—	—	—	—
3. 8.	—	+++	—	—	—	—	—	—	—	—
4. 8.	+	+++	—	(+)	—	—	—	—	—	—
6. 8.	+	+++	(+)	(+)	—	—	—	—	—	+
9. 8.	+	(+)	+	(+)	—	(+)	—	—	—	+
10. 8.	+	—	+	+—	—	(+)	—	—	—	+

Normalfall:
Stuhluntersuchung: Stercobilinogen verschwindet, Bilirubin wird vorübergehend positiv. Urobilinogen bleibt schwach positiv.
Harnuntersuchung: Die physiologische Stercobilinogenurie verschwindet.

mal geringe Mengen von Urobilin(ogen) aber kein Bilirubin festgestellt. Im Harn fanden wir nie Urobilin(ogen), wohl aber zeitweise eine physiologische Stercobilin(ogenurie). Durch die Wirkung der antibiotischen Substanzen auf die Darmflora. die bakteriologisch kontrolliert wurde, kam es zu einem Absturz des Stercobilinogens und zum Auftreten von Bilirubin im Stuhl. Im Harn verschwand gleichzeitig die Stercobilinogenurie.

Tabelle 3. *Untersuchungen über den Einfluß von Terramycin, Aureomycin und Resulfon auf die bakterielle Reduktion des Bilirubins im Darm (Urobilinogenentstehung)*

| Tag | Stuhluntersuchung | | | | Harnuntersuchung | | | | Mbv. | |
	Bact. coli	Bilirubin	Sterco-bilin	Uro-bilin	Ehrl. Reaktion	Schles. Reaktion	Pdp.	Bili-rubin	Uro.	Sterco.
28. 7.	+	—	++	(+)	+	++	++	+++	+	?
1. 8.	+	—	++	(+)	++	+++	+	—	++	(+)
2. und 3. 8. 4 g Terramycin: alle 8 Std. 1 g										
2. 8.	+	—	++	(+)	++	+++	—	—	++	(+)
3. 8.	+	—	++	+	++	+++	+	—	++	(+)
4. 8.	—	+	(+)	+	+	++	+	—	(+)	?
6. 8.	—	+++	—	+	+	+	(+)	—	++	—
7. 8.	—	+++	—	(+)	(+)	+	(+)	—	(+)	—
8. 8.	+	+++	—	(+)	—	—	(+)	—	+	—
10. 8.	+	(+)	+	(+)	—	—	(+)	—	++	—

Lebercirrhose mit Urobilinogenurie:
Stuhluntersuchung: Stercobilinogen vorübergehend negativ und entsprechend Bilirubin stark positiv. Schwache Urobilinogen-Reaktion bleibt.
Harnuntersuchung: Urobilinogenurie (Pdp und Mbv positiv) bleibt erhalten.

Bei Leberkranken mit Urobilinogenausscheidung (Tab. 3) blieb diese erhalten, wenn es sich nicht um akut-infektiöse. sondern um chronische Hepatopathien wie Lebercirrhose handelte. obwohl der Darm durch Antibiotika bakterienfrei gemacht worden war. Mbv-Reaktion und Pdp-Reaktion blieben positiv. Im Stuhl wurde der Stercobilinogennachweis unter dem antibiotischen Einfluß vorübergehend negativ und der Bilirubinnachweis eindeutig positiv. Der Nachweis von Urobilinogen blieb schwach positiv.

Tabelle 4. *Untersuchungen über den Einfluß von Terramycin, Aureomycin und Resulfon auf die bakterielle Reduktion des Bilirubins im Darm (Urobilinogenentstehung)*

| Tag | Stuhluntersuchung | | | | Harnuntersuchung | | | | | |
---	Bact. coli	Bilirubin	Stercobilin	Uro-bilin	Ehrl. Reaktion	Schles. Reaktion	Pdp.	Bili-rubin	Mbv. Uro.	Mbv. Sterco.
6. 7.	+	—	++	(+)	(+)	(+)	—	—	—	++
7. und 8. 7. 4 g Terramycin: alle 8 Std. 1 g										
7. 7.	+	—	++	+	(+)	++	—	—	—	+++
9. 7.	+	?	++	(+)	—	+	—	—	—	++
11. 7.	—	++	+	(+)	—	(+)	—	—	—	+
12. 7.	—	+++	+—	(+)	—	—	—	—	—	(+)
13. 7.	—	+++	—	+	—	—	—	—	—	—
14. 7.	—	+++	—	(+)	—	—	—	—	—	—
18. 7.	+	(+)	+	(+)	—	—	—	—	—	—
20. 7.	+	(+)	+	(+)	—	(+)	—	—	—	(+)
22. 7.	+	—	++	(+)	—	+	—	—	—	+
25. 7.	+	—	+++	?	(—)	++	—	—	—	+

Perniziöse Anämie mit Stercobilinogenurie.
Stuhluntersuchung: Stercobilinogen wird vorübergehend negativ und Bilirubin positiv.
Harnuntersuchung: Die pathologische Stercobilinogenurie verschwindet.

Bei Prozessen mit gesteigerter Erythrocytolyse (Tab. 4) ließ sich die vorgefundene starke Stercobilinogenurie vorübergehend durch die antibiotische Therapie beseitigen. Im Stuhl wurde die stark positive Stercobilin(ogen)-Reaktion schwächer und zum Teil negativ, der Bilirubinnachweis vorübergehend positiv. Geringe Mengen Urobilin(ogen) ließen sich auch hier manchmal im Stuhl nachweisen.

Diese Beobachtungen lassen sich nach unserer Ansicht so deuten, daß Urobilinogen wenigstens zu einem gewissen Teil präenteral fermentativ gebildet werden kann und daß das Stercobilinogen enteral aus dem Bilirubin durch bakterielle Reduktion entsteht.

Für diese Annahme spricht auch die von uns beobachtete Urobilinogenurie bei totalem Choledochusverschluß. Auch die von anderer Seite beobachtete Gallenfarbstoffausscheidung beim Neugeborenen mit Leberlues zeigt Urobilinogenausscheidung im Harn. Da zu diesem Zeitpunkt die Darmflora noch nicht ausgebildet ist, kann eine bakterielle Bildung in diesem Falle nicht möglich sein.

Bei unseren Versuchen fanden wir, daß gewisse Hepatitiden durch Terramycin und Aureomycin gebessert wurden. Dann wurden natürlich auch die Gallenfarbstoffreaktionen gebessert oder normalisiert. Bei Lebercirrhose und Stauungsleber blieben die Gallenfarbstoffreaktionen meist unverändert bei dieser Therapie.

Bei weiteren Untersuchungen mit Antibiotica, vor allem mit Terramycin machten wir die Beobachtung, daß unter Umständen bei Leberschäden mit Urobilinogenurie und Bilirubinurie die Ehrlich-Reaktion, die Schlesinger-Reaktion und die Mesobiliviolin-Reaktion unter dem Einfluß der antibiotischen Therapie

negativ werden können. Der Nachweis von Bilirubin und Pentdyopent wurde
davon nicht betroffen. Diese Beobachtung veranlaßte uns zu der Erklärung, daß
die Verhältnisse im Urobilinogenstoffwechsel doch noch komplizierter sind, als
wir sie bis dahin angenommen hatten. Es empfiehlt sich daher immer bei antibio-
tischer Therapie zur Prüfung der Leberfunktion außer dem Gallenfarbstoffwechsel
auch noch andere Partialfunktionen der Leber wie Eiweißstoffwechsel (Takata-
Reaktion, Flockungszahl-Reaktion, Weltmann-Band), Kohlenhydratstoffwechsel
(Galactoseprobe) und andere zu kontrollieren.

Neben Urobilinogen und Stercobilinogen wird von MEIER noch das Vorkommen eines 3. Urobilinkörpers beschrieben, der eine positive Ehrlich-Reaktion, aber
negative Schlesinger-Reaktion und im Spektroskop eine Bande von $510-495$ mμ
bei der Kupfer-Reaktion geben soll.

Die Beobachtung, daß im Körpersubstrat die Ehrlich-Reaktion positiv und die
Schlesinger-Reaktion negativ sein kann, ist für die Bewertung beider Reaktionen
wichtig. Auch wir haben im Rahmen unserer Arbeiten auf diesem Gebiet festgestellt, daß beim Vorkommen bestimmter Substanzen in den Körpersubstraten
die Ehrlich-Reaktion positiv und die Schlesinger-Reaktion negativ sein kann. In
diesem Zusammenhang möchte ich zunächst auf unsere Arbeit mit GÖRGES und
THIESEN[1] über den Einfluß peroraler Aufnahme von Chlorophyllpräparaten auf
die Gallenfarbstoffreaktionen hinweisen.

III. Untersuchungen über den Chlorophyllstoffwechsel bei peroraler Aufnahme von Chlorophyllpräparaten und seinen Einfluß auf die Gallenfarbstoffreaktionen

Versuchsanordnung und Methodik

Zur Ausführung unserer Versuche beim Menschen wurden nur klinisch vollkommen
gesunde Personen ausgesucht, die keine positiven Gallenfarbstoffreaktionen im Harn, insbesondere keine positive E.A.R. zeigten. Diese Personen erhielten bei sonst normaler Kost
als Zulage Chlorophyllpulver oder ein wäßriges Chlorophyllpräparat in verschiedener Menge
peroral verabreicht. Darauf wurde die Ausscheidung im Harn genau untersucht. Zu diesem
Zweck wurde der Urin in 12 Std.-Portionen gesammelt und damit die spezifischen und unspezifischen Gallenfarbstoffreaktionen sowie die Prüfung auf Abbauprodukte des Chlorophylls
durchgeführt. Im einzelnen wurden folgende Bestimmungen angestellt.

1. Ehrlich-Reaktion (E.A.R.) in der Kälte und in der Wärme.

2. Schlesinger-Reaktion (Sch.R.). Diese Reaktion wurde nur nach Oxydation mit alkoholischer Jodlösung ausgewertet.

3. Pentdyopent-Reaktion (Pdp.R.). Reduktion des alkalischen Harns mit Natriumhydro-
sulfit vor und nach Oxydation mit Wasserstoffsuperoxyd.

4. Mesobiliviolin-Reaktion (Mbv.R.). 250 cm³ der 12 Std.-Portionen wurden nach An-
säuern mit Eisessig durch Chloroform extrahiert. Nach Abdampfen des Chloroforms wurde
der Rückstand in Alkohol aufgenommen und mit Ferrichlorid dehydriert. Anschließend
wurde in Chloroform ausgeschüttelt und der Chloroformextrakt mit alkoholischer Zinkacetatlösung versetzt. Diese Lösung wurde dann stufenphotometrisch und spektrographisch untersucht. Die Reaktion wurde als negativ bezeichnet, wenn keine Mbv.-Banden zu erkennen
waren.

5. Darstellung des „roten Farbstoffes" und Prüfung auf Fluorescenz. Die restliche
Portion des 12 Std.-Harns wurde mit Eisessig angesäuert und mit Äther ausgeschüttelt. Der
abgetrennte Äther wurde mit 1 cm³ konzentrierter Salzsäure versetzt. Bei positiver Reaktion
trat Rotfärbung ein. Die Probe wurde jeweils unter der UV-Lampe auf Fluorescenz geprüft.

---

[1] Z. Verdauungs- u. Stoffwechselkrkh. **12**, 129 (1952).

Zusammenfassung der Ergebnisse

Es wurde die Beeinflussung der Ehrlich-Aldehyd-Reaktion mit p-Dimethyl-aminobenzaldehyd durch den Chlorophyllstoffwechsel bei peroraler Verabreichung von Chlorophyllpräparaten im menschlichen Organismus untersucht. Dabei wurde folgendes festgestellt.

Wir konnten durch perorale Aufnahme von Chlorophyllpräparaten bei entsprechender Dosierung im Harn eine eindeutig positive E.A.R. in der Kälte beobachten, während die gleichzeitig im Harn angestellte Sch.R. nach vorheriger Oxydation mit Jod negativ ausfiel. Bei fortlaufender Zufuhr geringer Chlorophyllmengen, die bei einmaliger Verabreichung keinen Einfluß zeigten, wurde nach einigen Tagen durch Kumulation die E.A.R. ebenfalls positiv. Weiter konnten wir bei gleichzeitiger Verabreichung von geringen Chlorophyllmengen und Alkohol eine positive Reaktion beobachten, die wir aber nicht wie andere Autoren auf Leberschädigung, sondern auf eine durch den Alkohol bedingte Beeinflussung des Chlorophyllstoffwechsels zurückführen.

Die chemische Struktur des bei Chlorophyllzufuhr die E.A.R. beeinflussenden Körpers ist bisher nicht bekannt. Der Ausfall der Sch.R., der Pdp.R. und Mbv.R. schließt ein Bilirubinoid aus. Wir konnten im Harn durch Ausschütteln mit Äther und anschließender Extraktion mit Salzsäure einen roten Körper nachweisen, der sich stets bei deutlich positivem Ausfall der E. A.R. vorfand. Es muß sich hierbei um ein Chlorophyllabbauprodukt handeln. Eine Porphyrinstruktur ist wenig wahrscheinlich, da sich weder eine Fluorescenz noch typische Porphyrinbanden nachweisen lassen. Wir nehmen an, daß es sich bei diesem roten Farbstoff um die Verbindung handelt, die J. Brugsch als Chlororubin bzw. Chlororubinogen bezeichnet hatte. Es wird noch einmal auf die Unspezifität der E.A.R., die für die Diagnostik der Leberkrankheiten und Krankheiten mit vermehrter Erythrocytolyse wichtig ist, hingewiesen.

Die Beobachtung der positiven Ehrlich-Reaktion und negativen Schlesinger-Reaktion wird also durch das Auftreten eines Chlorophyll-Abbauproduktes, und zwar Chlororubinogen bzw. Chlororubin bei vermehrter Aufnahme von chlorophyllhaltiger Nahrung bzw. Chlorophyll-Präparaten erklärt.

Außer dem Auftreten von Chlorophyll-Abbauprodukten mit besonderer Reaktionsart erscheint mir das Vorkommen von Dihydromesobilirubin in den Faeces von Menschen wichtig, das von Görges[1] und mir erstmalig gefunden wurde.

IV. Untersuchungen über das Vorkommen
von Dihydromesobilirubin in den Faeces beim Menschen

Extraktion und Gewinnung

Eine Stuhlportion (2 kg) eines an hämolytischem Ikterus erkrankten Patienten wurde im Mörser fein zerrieben, leicht mit Essigsäure angesäuert, mehrmals mit Chloroform extrahiert, zentrifugiert und filtriert. Der Chloroformextrakt wurde im Vakuum eingeengt, getrocknet und an einer Al_2O_3-Säule mit Chloroform chromatographiert. Nach längerem Abwaschen ließ sich eine dunkelgelbe Fraktion lösen. Diese Chloroformfraktion wurde auf etwa 10 cm³ eingeengt und mit 100 cm³

---

[1] Z. Verdauungs- u. Stoffwechselkrkh. **14**, 187 (1954).

warmem Petroläther versetzt. Nach Abfiltrieren vom Niederschlag schied sich
aus dem Filtrat ein gelber kristalliner Körper ab, Ausbeute: 7 mg.

Die aus dem Stuhl in der beschriebenen Weise isolierte Substanz zeigt also
nach unserer Untersuchung folgende charakteristische Eigenschaft. Es liegt ein
gelber kristalliner Körper vor, der sich leicht in Chloroform mit intensiv gelber
Farbe löst. Er gibt keine Fluorescenzreaktion nach SCHLESINGER. Bei den
Reaktionen nach EHRLICH und GMELIN tritt Violettfärbung ein infolge Dehydrierung zu Mesobiliviolin. Konzentrierte Schwefelsäure bewirkt Grünfärbung
unter Bildung von Glaukobilin. Die Diazokupplung ist die gleiche wie bei Bilirubin und Mesobilirubin. Auch mit Eisenchlorid ist leicht eine Überführung in
Mesobiliviolin möglich. Bei der Natriumamalgamreduktion wird in wenigen
Minuten eine Hydrierung zu Urobilinogen erreicht. Der Stoff ist ferner sehr
empfindlich gegen Luftsauerstoff. Die geschilderten Eigenschaften des isolierten
Körpers entsprechen genau den Eigenschaften des auf chemischem Wege von
H. FISCHER und BAUMGARTNER hergestellten Dihydromesobilirubins.

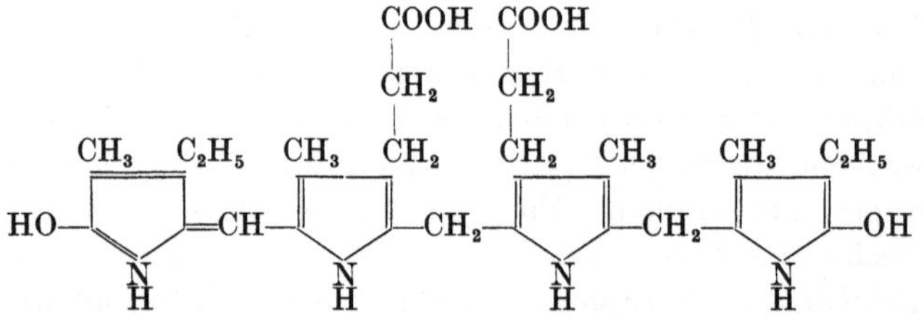

$$\text{Dihydromesobilirubin} \quad C_{33}H_{42}O_6N_4 \quad \text{F. } 278\text{—}284°$$

Damit ist unseres Wissens erstmalig der Nachweis von Dihydromesobilirubin
im biologischen Substrat geführt worden. Dieser Befund muß beim Nachweis
der Gallenfarbstoffe in der Körpersubstanz berücksichtigt werden, denn die
MbvR. ist sowohl bei Gegenwart von Urobilinogen als auch von Dihydromesobilirubin positiv. Über die weitere Bedeutung des Dihydromesobilirubins im
Stoffwechselgeschehen werden wir später an anderer Stelle berichten.

V. Papierchromatographische Untersuchungen über Nachweis und Auftrennung der Gallenfarbstoffe

Sehr aufschlußreich sind auch unsere papierchromatographischen Untersuchungen über Nachweis und Auftrennung der Gallenfarbstoffe. Unsere Untersuchungen auf diesem Gebiet sind noch nicht abgeschlossen, aber ich habe den
Eindruck, daß die Papierchromatographie in Verbindung mit der Prüfung im
UV-Licht auf dem Gallenfarbstoffgebiet ähnliches leisten kann wie die Papierelektrophorese bei der Erforschung des Bluteiweißbildes. Ich habe kürzlich mit
GÖRGES, KERSTEN und HEINEN[1] über unsere Arbeiten in dieser Richtung berichtet
und möchte auch hier auf einige unserer Beobachtungen hinweisen.

Unsere Untersuchungen befassen sich zunächst mit der Frage, ob sich in dem
allgemeinen Verhalten der verschiedenen Bilirubinoide bei der Papierchromatographie und der chemischen Struktur eine Beziehung zeigt. Hierbei erwies sich
die auf- und absteigende Chromatographie als zweckmäßig und ausreichend.

---

[1] Z. inn. Med. **11**, 310 (1956).

Bei dem Nachweis und der Trennung der Farbstoffe der Gmelin- und Mbv-Reaktion war die Rundfilterchromatographie besonders wertvoll. Bei der wichtigen Differenzierung zwischen Urobilin und Stercobilin ergaben sich einige Schwierigkeiten. Es wurde daher diese Trennung mit Hilfe der Mbv-Reaktion durchgeführt, die sich ja papierchromatographisch gut darstellen läßt. Ich bringe zunächst eine Abbildung (Abb. 1) über die Wanderung von Bilirubin und Urobilin-ähnlichen Stoffen bei der aufsteigenden Papierchromatographie.

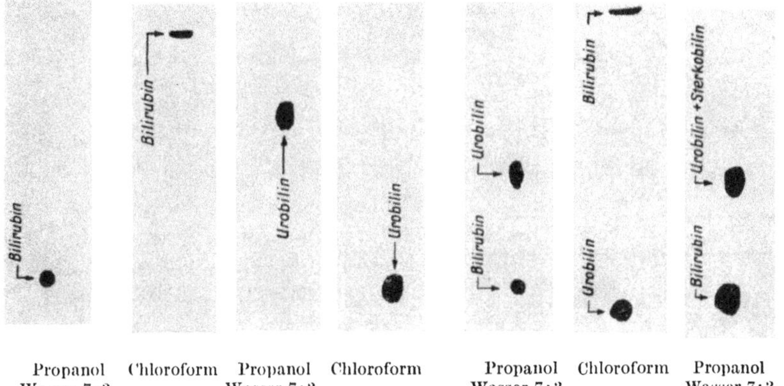

Abb. 1. Wanderung von Bilirubin und Urobilin bei der aufsteigenden Papierchromatographie.
Gallenfarbstoffe mit ms-Methylen-Brücke: 1. Bilirubin, 2. Dihydrobilirubin, 3. Mesobilirubin, 4. Dihydromesobilirubin, 5. Urobilinogen, 6. Stercobilinogen. Gallenfarbstoffe mit ms-Methin-Brücke: 1. Biliverdin, 2. Glaukobilin, 3. Purpurine, 4. Choleteline, 5. Mesobiliviolin, 6. Mesobilirhodin, 7. Urobilin, 8. Stercobilin. Als Lösungsmittel und Papiersorte für die angeführten Chromatogramme wurde gewählt: 1. Propanol-Aqua bidest. im Verhältnis 7:3, 2. Chloroform. Papiersorte: Schleicher & Schüll 2043b. Die Untersuchung über das unterschiedliche Verhalten der Bilirubinoide bei der auf- und absteigenden Papierchromatographie führt zu folgendem Ergebnis. Bilirubin und die Gallenfarbstoffe mit der ms-Methylen-Brücke wandern mit Chloroform aber nicht mit Propanol. Urobilin und die Gallenfarbstoffe mit der ms-Methin-Brücke wandern mit Propanol und nicht mit Chloroform. Benzol zeigt als Lösungsmittel bei der Papierchromatographie ein ähnliches Verhalten wie Chloroform.

Im nächsten Bild bringe ich die Ergebnisse der Untersuchung der Gmelin-Reaktion. Es gelang uns mit der Papierchromatographie alle Oxydationsstufen darzustellen, die SIEDEL u. Mitarb. mit komplizierten chemischen Methoden erstmalig nachgewiesen haben.

Zu diesem Zweck stellten wir uns zunächst die für unsere Versuche notwendigen Farbstufen folgendermaßen her. Bilirubin (Homburg) wurde in verdünnter Natronlauge gelöst, mit Essigsäure angesäuert und mit Chloroform ausgeschüttelt.

Die Chloroform-Lösung wurde an einer Aluminiumoxyd-Säule gereinigt und die gereinigte Bilirubinlösung mit Brommethanol nach SIEDEL oxydiert. Auf diese Weise war eine genaue Dosierung der Oxydation und eine genaue Darstellung der Farbstoffe zu erreichen. Zur Gewinnung der einzelnen Farbstoffe unterbrachen wir bei den jeweiligen Oxydationsstufen die Oxydation, wuschen das Brommethanol mit Wasser aus.

Nach Herstellung der Farbstoffe wurde ihr Verhalten bei der Ringchromatographie unter Verwendung verschiedener Lösungsmittel und Lösungsmittelgemische geprüft. Zur Entwicklung des Papierchromatogrammes der mit Brommethanol angesetzten Gmelin-Reaktion sind nach unserer Erfahrung die in Abb. 2 angegebenen Bedingungen zweckmäßig.

Die charakteristischen Eigenschaften der einzelnen Oxydationsstufen bei der Gmelin-Reaktion, insbesondere die R_f-Werte sind aus folgender Tabelle ersichtlich.

Tabelle 5. *Charakteristika der einzelnen Farbstoffe der Gmelin-Reaktion*

Name	Farbe	Absorption	Farbe des Zn-Salzes	Absorption Zn-Salz	Fluorescenz Zn-Salz	R_f
Bilirubin	gelb	im roten und blauen Ende des Spektrums	—	—	—	0,93
Biliverdin	blaugrün	im roten Ende des Spektrums	—	—	—	0,55
Bilipurpurin . . .	rot	I. 535 mμ	blau	I. 622 mμ II. 572 mμ (schwach)	rot	0,64
Bilicholetelin . . .	gelb	515 mμ	gelb	515 mμ	grün	0,76

Tabelle 6. *Farbenspiel bei der Gmelin-Reaktion*
(nach SIEDEL)

	Farbe	Mischfarbe
Bilirubin: Mesobilirubin:	gelb	⎱ grün
Biliverdin: Glaukobilin:	blau	⎰ ⎱ violett
Bilipurpurin: Mesobilipurpurin:	rot	⎰ ⎱ orange
Choletelin: Mesobilicholetelin:	gelb	⎰

Ähnlich wie bei der Gmelin-Reaktion erwies sich auch bei der Mesobiliviolin-Reaktion (Mbv-Reaktion) die Ringchromatographie als zweckmäßig. Nach langwierigen papierchromatographischen Voruntersuchungen und Prüfung der geeigneten Lösungsmittel kamen wir zu dem Ergebnis, daß folgende Untersuchungstechnik zum Nachweis der bei der Mbv-Reaktion auftretenden Farbstoffe, insbesondere des Mesobiliviolins, geeignet ist (Abb. 3).

Es lagen also bei dieser papierchromatographischen Auftrennung der Mbv-Reaktion zwei rot-fluoreszierende und zwei grün-fluoreszierende Stoffe vor, die sich ziemlich gleichartig verhielten und nur durch den R_f-Wert unterschieden.

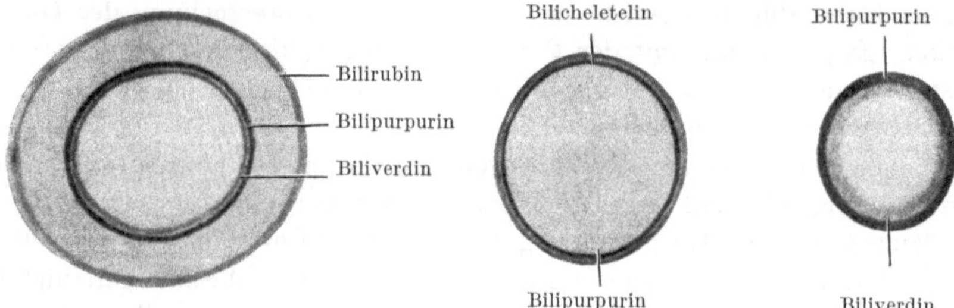

Abb. 2. Oxydationsstufen der Gmelin-Reaktion. 1. Entwicklungsflüssigkeit = 0,5 ml Benzol, + 1,8 ml Chloroform, + 0,5 ml Methanol. 2. Chromatographisches Papier: Schleicher & Schüll Nr. 2043b. Versuchstemperatur 18° C. In den folgenden Chromatogrammen sind verschiedene Oxydationsstufen der Gmelin-Reaktion dargestellt.

Die weiteren Untersuchungen machen es wahrscheinlich, daß die Stoffe I und II die Ester der Stoffe III und IV sind. Der Stoff III konnte als Mesobiliviolin und der Stoff IV als Urobilin identifiziert werden, das sich bei der Mbv-Reaktion nicht umgewandelt hatte. Auf eine weitere Auftrennung des Mesobiliviolins in Mesobiliviolin und Mesobilirhodin wurde vorläufig verzichtet. Sie ist ebenso wie die Verseifung der Ester wissenschaftlich interessant und wird von uns weiter verfolgt. Für die praktische Beurteilung der Mbv-Reaktion genügen die bisherigen Ergebnisse. Durch das Auftreten der 4 verschiedenen Farbringe unter den angegebenen Bedingungen ist der positive Ausfall der Mbv-Reaktion charakterisiert.

Papierchromatographische Untersuchungen von Urobilin und Stercobilin

Während sich die bisher besprochenen Gallenfarbstoffe eindeutig papierchromatographisch nachweisen und identifizieren ließen, ist die Trennung von Urobilin und Stercobilin nach wie vor schwierig. Wir haben wohl die beiden Stoffe mit einer Lösung aus 0,02 cm³ Methyl-Äthyl-Keton + 1,8 cm³ Chloroform + 0,3 cm³ Methanol auseinanderziehen können, es lagen aber die R_f-Werte noch sehr nahe zusammen. Nach Besprühung mit alkoholischer Zinkacetatlösung waren die beiden grün-fluoreszierenden Stoffe nicht scharf genug voneinander getrennt. Nach unseren Versuchen eignet sich zur Differenzierung von Urobilin(ogen) und Stercobilin(ogen) vorerst noch am besten der Umweg über die Mbv-Reaktion. Danach wird mit der Lösung, in der Urobilin(ogen) oder Stercobilin(ogen) nachgewiesen werden soll, die Mbv-Reaktion zunächst in bekannter Weise durchgeführt. Die dabei resultierende Chloroformlösung der Bilirubinoide wird jetzt papierchromatographisch mit Cyclohexan, Chloroform und Methanol untersucht. Ergibt sich das schon beschriebene Mbv-Chromatogramm, so deutet dies auf die Anwesenheit von Urobilinogen. Stercobilinogen gibt dieses Chromatogramm nicht. Das seltener vorkommende Dihydromesobilirubin gibt auch die Mbv-Reaktion, deshalb muß dieser Stoff bei der Beurteilung berücksichtigt werden. Das Problem der direkten Trennung von Urobilin und Stercobilin ist aber nach wie vor eine wichtige Aufgabe der Papierchromatographie.

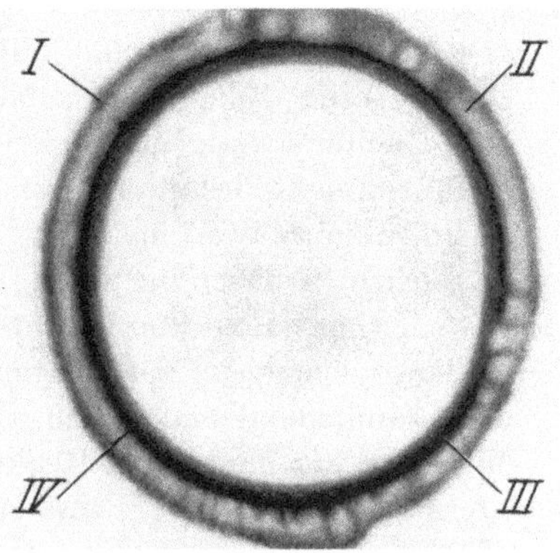

Abb. 3. Mesobiliviolin-Reaktion. Ausführung der Reaktion: Die urobilin(ogen)haltige Lösung wird mit Eisessig angesäuert und mit Chloroform ausgeschüttelt. Nach Abtrennung der Chloroformlösung wird diese eingedampft und der Rückstand mit Alkohol aufgenommen. Nach Zusatz von Ferrichlorid-Salzsäure wird kurz aufgekocht, mit Wasser verdünnt und mit Chloroform ausgeschüttelt. Der farbstoffhaltige Chloroformextrakt wird dann mit der Rundfiltermethode unter Einhaltung folgender Bedingungen chromatographiert. 1. Lösungsmittel 0,5 ml Cyclohexan, 1,8 ml Chloroform, 0,1 ml Methanol. Beachtenswert ist noch, daß eine Erhöhung der Methanolkonzentration eine schärfere Abgrenzung der Ringe ergibt, die aber sehr eng zusammenliegen. 2. Chromatographisches Papier Schleicher & Schüll 2043b. 3. Versuchstemperatur 18° C.

	Farbe	Zn-Salz Farbe	Zn-Salz Fluorescenz	R_f-Wert
Stoff I	violett	blau	rot	0,86
Stoff II	gelb	orange	grün	0,74
Stoff III	violett	blau	rot	0,65
Stoff IV	gelb	orange	grün	0,58

VI. Klinische Bewertung der Gallenfarbstoffe nach den neuesten Erkenntnissen

Die Auswertung dieser Befunde ist sehr wichtig für die Ermittlung der Hämoglobinabbaubilanz und die Feststellung des Alters der Erythrocyten. Bei der vollständigen Bilanz müssen außer den bisher für diesen Zweck benutzten Tetrapyrrolen Urobilin(ogen) und Stercobilin(ogen) noch die Endprodukte mit zwei Pyrrolkernen vor allem Bilifuscin und Mesobilifuscin, sowie ihre Vorstufen, die Leukane, berücksichtigt werden. Während nach der alten Vorstellung eine Lebensdauer der Erythrocyten von 180 Tagen errechnet wurde, müßte diese Zahl bei Berücksichtigung der Leukane und Fuscine niedriger werden. Diese Probleme sind in der Literatur vielfach besprochen und es liegen ja auch Untersuchungen vor allem über die Bestimmung des Alters der Erythrocyten mit Hilfe der Isotopentechnik vor. Ich brauche auf diese Dinge hier nicht weiter einzugehen.

Die für die Praxis und Klinik wichtigsten Folgerungen der neuen Anschauung liegen in der richtigen Bewertung der Gallenfarbstoffreaktionen. Unter Berücksichtigung der neuen Erkenntnisse sind für die Beurteilung der Störung im Gallenfarbstoffwechsel folgende Nachweise wichtig.

1. Im Serum: Direktes und indirektes Bilirubin.

2. Im Harn: Bilirubin, Urobilin(ogen), Stercobilin(ogen), Propentdyopent.

Zum Nachweis der genannten Stoffe dienen folgende Reaktionen:

1. Bestimmung des direkten und indirekten Bilirubins im Serum.

2. Bilirubinnachweis im Harn nach Gmelin.

3. Ehrlich-Reaktion im Harn.

4. Schlesinger-Reaktion im Harn.

5. Pentdyopentreaktion im Harn.

6. Mesobiliviolin-Reaktion im Harn.

Mit Hilfe der genannten Reaktionen habe ich zusammen mit meinen Mitarbeitern Görges, Fincke, Bitschnau, Aschoff[1] u. a. an einem großen Krankenmaterial die Störung des Gallenfarbstoffwechsels bei den verschiedenen Leberschäden mit und ohne Ikterus und auch bei Blutkrankheiten verfolgen können.

Die Methodik der einzelnen Reaktionen ist schon oft in der Literatur besprochen. Nach unserer Erfahrung ist bei der Bewertung der Pdp- und Mbv-Reaktion die Anwendung der typischen Farbkurve dann zweckmäßig, wenn die Erkennung mit dem bloßen Auge Schwierigkeiten macht. In den folgenden Abbildungen bringe ich für die Anwendung dieser Reaktion einige Beispiele (Abb. 4, 5, 6).

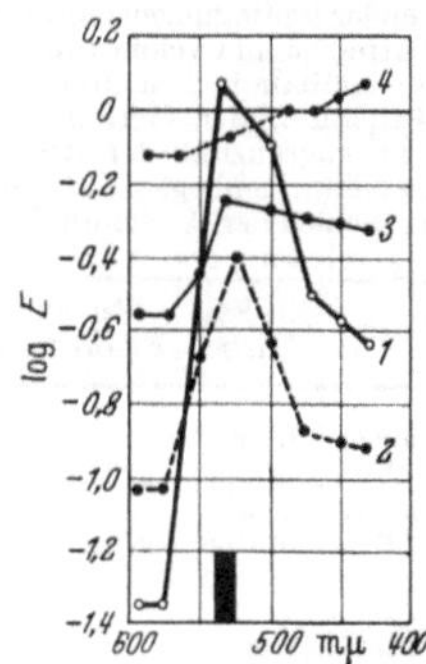

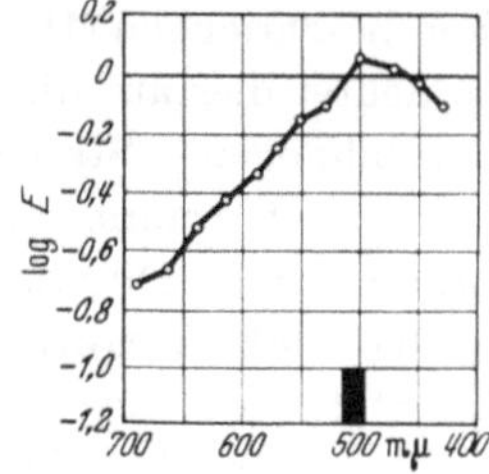

Abb. 4   Abb. 5

Abb. 4. Pentdyopentkurven nach Oxydation. Diagnosen: Kurve 1: Abklingende Hepatitis. Kurve 2: Beginnende Lebercirrhose, Kurve 3: Mitralinsuffizienz, Kurve 4: Normalfall

Abb. 5. Mesobiliviolin-Kurve nach Jodzusatz; Bildung des Zinksalzes des Oxourobilins. Bande im Spektroskop: 510—480 mμ. log-E-Werte im Stufenphotometer:
S 43: —0,09 S 45: —0,01 S 47: 0,02 S 50: 0,07 S 53: 0,12 S 55: 0,16
S 57: —0,25 S 59: —0,36 S 61: —0,42 S 64: —0,53 S 66: —0,67 S 69: —0,74

Bei unseren Untersuchungen über den diagnostischen Wert der oben angeführten Nachweismethoden 1.—6. ergab sich folgendes.

Direktes und indirektes Bilirubin im Serum:

Das Bilirubin kommt als direktes und indirektes Bilirubin im Serum vor. Normalerweise enthält das Blut etwa 0,5 mg-% indirektes Bilirubin. Die Er-

---

[1] Fortschr. Med. **71**, 19 (1953).

höhung des indirekten Bilirubins ohne Bilirubinurie deutet auf pathologischen Blutzerfall, wie er bei hämolytischem Ikterus, Perniciosa und Malaria vorkommt. Die Erhöhung des direkten Bilirubins mit Bilirubinurie deutet auf parenchymatösen oder mechanischen Ikterus.

Gallenfarbstoffreaktionen im Harn.

Bei den mit Ikterus einhergehenden Leberkrankheiten zeigen die Störungen des Gallenfarbstoffwechsels einen charakteristischen Verlauf (Abb. 7).

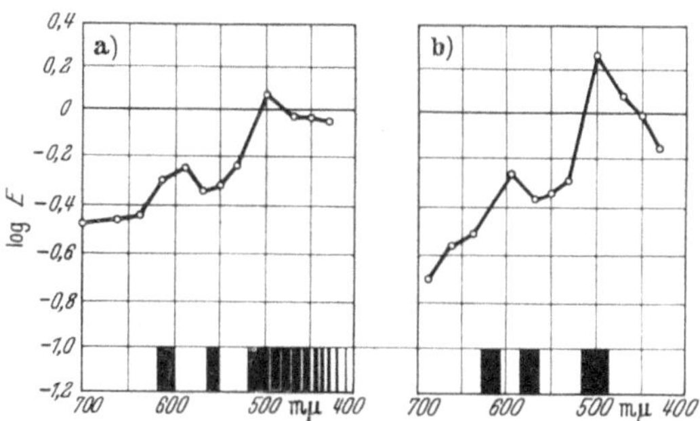

Abb. 6a. Typische Farbkurve der Zinksalze des Mesobiliviolins im Stufenphotometer Mbv-R bei Lebercirrhose Diagnose: Lebercirrhose mit Ikterus. Takata 2—10 +. Harnreaktionen Bilirubin: + +; Schlesinger: + +. Banden im Spektroskop: I. 615—605 mμ, II. 560—550 mμ, III. Endabsorption 510 mμ.
log-E-Werte im Stufenphotometer: S 43: —0,03 S 45: —0,03 S 47: —0,02 S 50: —0,04 S 53: —0,22 S 55: 0,32 S 57: —0,34 S 59: —0,24 S 61: —0,28 S 64: —0,42 S 66: —0,44 S 69: 0,47
Abb. 6b. Typische Farbkurve der Zinksalze des Mesobiliviolins im Stufenphotometer. Mbv.R bei abklingender Hepatitis. Diagnose: Abklingende Hepatitis epidemica. Takata R: 4—5 +. Harnreaktionen: Bilirubin: —; Schlesinger: + +. Pentdyopent: + +. Banden im Spektroskop: I 625—610 mμ, II. 580—560 mμ, III. 510—485 mμ
log-E-Werte im Stufenphotometer: S 43: —0,14 S 45: +0,06 S 47: +0.09 S 50: +0,26 S 53: —0,26 S 55: 0,32 S 57: —0,37 S 59: —0,24 S 61: —0,38 S 64: —0,53 S 66: —0,56 S 69: —0,68

Im Harn trat zuerst Propentdyopent, dann Urobilinogen und schließlich Bilirubin auf. Auf der Höhe des Ikterus kann reine Bilirubinurie bestehen. Mit Besserung der Erkrankung geht die Bilirubinurie zurück, die Urobilinogenausscheidung steigt nochmals an, um dann mit abklingendem Ikterus ebenfalls zurückzugehen.

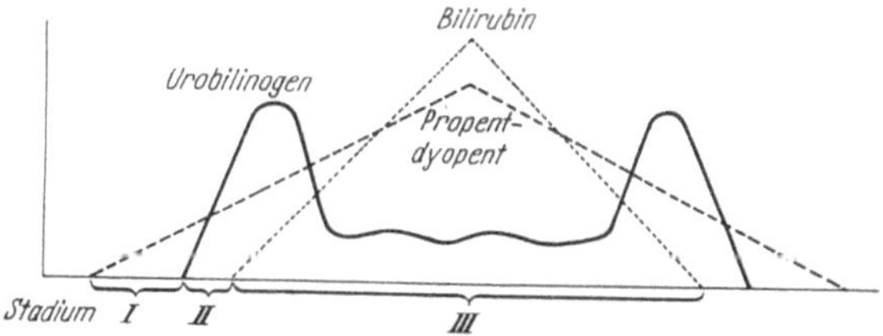

Abb. 7.   Gallenfarbstoffausscheidung bei Leberkrankheiten

Die Propentdyopenturie verschwindet zuletzt. Auch beim mechanischen Ikterus können Propentdyopent, Urobilinogen und Bilirubin auftreten. Bei Krankheiten mit vermehrtem Blutzerfall wie perniziöse Anämie, hämolytischer Ikterus und Malaria wurde eine vermehrte Stercobilinogen-Ausscheidung beobachtet. Bei Perniciosa kann der Erfolg der Therapie an der Abnahme der Stercobilinogenurie verfolgt werden, wie aus Abb. 8 hervorgeht.

Im Rahmen unserer Untersuchungen konnten wir auch bei Herzinsuffizienz eine vermehrte Stercobilinogenurie und bei länger dauernder Stauungsleber zeitweise eine Urobilinogenurie feststellen, die auf Herztherapie wieder zurückging.

Diese Ausführungen zeigen, daß die zum Teil neuen Erkenntnisse auf dem Gebiet des Gallenfarbstoffwechsels nicht nur einen Fortschritt in der Grundlagenforschung bedeuten, sie haben auch Wert für die Praxis der Leberkrankheiten und Blutkrankheiten. Trotz dieser Fortschritte sind nicht alle Fragen gelöst. So wissen wir z. B. verhältnismäßig wenig über den Chemismus und die klinische Bedeutung der Fuscine und Leukane. Ferner ist auch eine bessere Trennungsmöglichkeit von Urobilin(ogen) und Stercobilin(ogen) wünschenswert. Die Frage

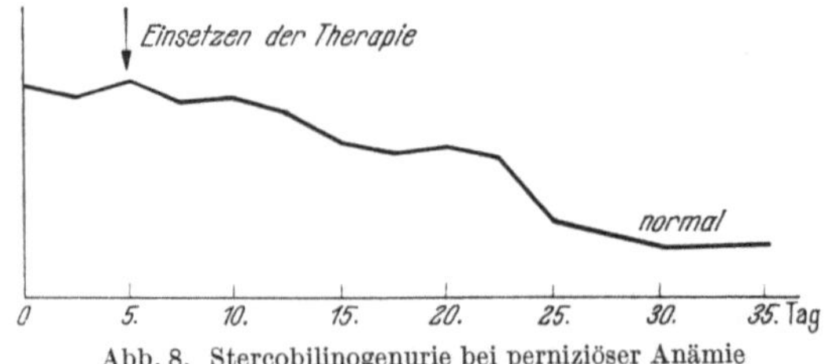

Abb. 8. Stercobilinogenurie bei perniziöser Anämie

der Urobilinogenentstehung scheint mir immer noch nicht restlos geklärt. Nach unseren Untersuchungen ist neben Stercobilinogen auch Urobilinogen im Darm und zum Teil auch im Stuhl mit der Mbv-Reaktion nachweisbar. Wir konnten außerdem beim hämolytischen Ikterus in den Faeces Dihydromesobilirubin feststellen, das als Zwischenstufe zwischen Bilirubin und Urobilinogen bei der chemischen Reduktion nachgewiesen ist. Diese Beobachtungen lassen sich zwar im Sinne der enteralen Urobilinogen-Entstehung deuten, aber sie zwingen nicht unbedingt zu dieser Annahme.

Die besprochenen antibiotischen Versuche, wonach in bestimmten Fällen bei der Entkeimung des Darms in Stuhl und Harn Urobilinogen nachweisbar blieb, während Stercobilinogen in Stuhl und Harn vorübergehend verschwand, deuten ebenso wie das Vorkommen von Urobilinogenurie bei totalem Choledochusverschluß darauf hin, daß unter gewissen Umständen auch präenteral oder, wie

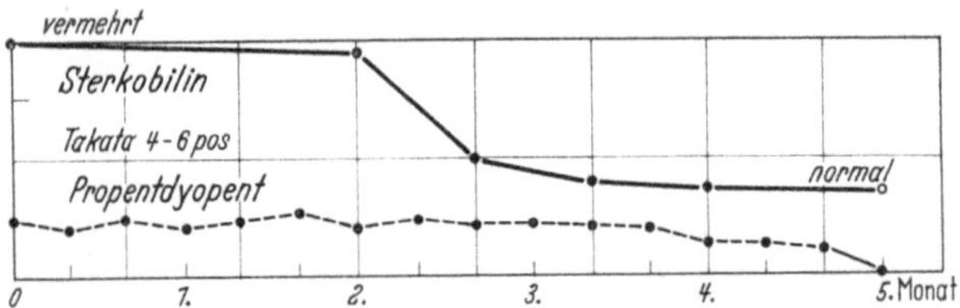

Abb. 9. Stercobilinogenurie bei dekompensiertem Mitralvitium

Siedel annimmt, in der Darmwand eine Urobilinogenentstehung möglich sein kann, die nicht durch Antibiotika beeinflußt wird. Nach diesen Überlegungen hat es den Anschein, als ob der menschliche Organismus beide Entstehungsarten des Urobilinogens durchführen kann.

Aber selbst wenn die Frage der Urobilinogenentstehung in dem einen oder anderen Sinne gelöst ist, bleibt immer noch die Frage nach der Bedeutung der Fuscine und Leukane offen. Hierzu müssen genaue quantitative und qualitative Nachweismethoden entwickelt werden. Es ist anzunehmen, daß die in letzter Zeit immer weiterentwickelte Papierchromatographie uns bei der weiteren Forschung auf diesem schwierigen Gebiet nützlich sein wird.

Über die Konstitution des D-Urobilins und des Stercobilins

Von

W. Siedel (Frankfurt/Main)

Die Ausführungen beschränken sich auf die Konstitutionsprobleme des Stercobilins und insbesondere des D-Urobilins, einer urobilinoiden Substanz, die von C. J. Watson u. Mitarb. 1942 in infizierter Fistelgalle und später auch in Faeces nach Gabe von Aureomycin und Terramycin gefunden worden ist. Da die neue Substanz die Ebene des polarisierten Lichtes nach rechts dreht, wurde von C. J. Watson die Bezeichnung D-*Urobilin* (bzw. D-*Urobilinogen* für das Hydrierungsprodukt) vorgeschlagen. Weiter schlägt Watson nunmehr vor, das *linksdrehende Stercobilin* in L-*Urobilin* und das *inaktive Urobilin* (= Urobilin-IX, α) in *i-Urobilin* umzubenennen. Da die drei genannten Verbindungen sich in den Bruttoformeln bis zu 6 H-Atomen unterscheiden, die mit D und L gekennzeichneten Verbindungen keine strukturchemischen Antipoden sind und auch das inaktive Urobilin nicht etwa eine Racemform darstellt, sind die neuen Bezeichnungen vom Standpunkt des Chemikers aus nicht vertretbar. Sie würden zu weitgehenden Mißverständnissen führen. Es wird deshalb vorgeschlagen, die bisherigen Bezeichnungen *Urobilin* und *Stercobilin*, die in den allgemeinen Gebrauch übergegangen sind, beizubehalten. Für das D-*Urobilin* Watsons käme eventuell die Bezeichnung *Dehydro-urobilin* oder besser *Dehydro-urobilin* D in Frage. Die Frage der zukünftigen Bezeichnung wird mit Herrn Watson geklärt werden.

Die Frage nach der Konstitution des D-Urobilins rollt auch gleichzeitig das Konstitutionsproblem des Stercobilins auf, dem von H. Fischer u. Mitarb. die folgende Formel zuerteilt worden war.

$$\text{Stercobilin (nach Fischer, Halbach und Stern)}$$

In dieser Formel ist die Anordnung der vier sog. „überzähligen" H-Atome in den beiden basischen Kernen von H. Fischer willkürlich (in α- und β-Stellung) vorgenommen worden. Neue Beobachtungen bei der Hydrierung der Gallenfarbstoffe sowie bei Anlagerungsreaktionen veranlassen jetzt, anzunehmen, daß die Hydrierung des Bilirubins zum Urobilinogen über die *Zwischenstufe A* verläuft, bei der nach Reduktion der beiden Vinylgruppen des Bilirubins lediglich eine Anlagerung von zwei Molekülen Wasserstoff an die beiden Doppelbindungen der außenständigen Methinbrücken stattgefunden hat. Von hier aus führt eine einfache Verschiebung zweier Wasserstoffatome direkt zum *Urobilinogen*. Tritt

Bilirubin
$C_{33}H_{36}O_6N_4$

$+4 H_2$

Zwischen-
produkt A
$C_{33}H_{44}O_6N_4$
$Prs = -CH_2$
CH_2COOH

Umlagerung, doppelseitig

Urobilinogen
$C_{33}H_{44}O_6N_4$

$-H_2$

Urobilin
$C_{33}H_{42}O_6N_4$

$+2 H_2$

Stercobilinogen
$C_{33}H_{48}O_6N_4$

$-H_2$

Stercobilin
$C_{33}H_{46}O_6N_4$

Umlagerung, einseitig

Zwischen-
produkt B
$C_{33}H_{44}O_6N_4$

$-H_2$

D-Urobilinogen
$C_{33}H_{42}O_6N_4$

D-Urobilin
$C_{33}H_{40}O_6N_4$

$(+ =$ asymmetr. C-Atome$)$

diese Umlagerung nicht ein, dagegen eine weitere Anlagerung von zwei Molekülen Wasserstoff an die vom N ausgehenden Doppelbindungen der Pyrroleninringe, so resultiert das *Stercobilinogen*.

Nimmt man nun an, daß die Umlagerung bei Zwischenstufe A nur einseitig eintritt im Sinne des Zwischenproduktes B und daß dann anschließend eine Dehydrierung im Sinne der gestrichelten Linie stattfindet, so entsteht ein Konstitutionstyp, der alle Bedingungen erfüllt, die Zusammensetzung, chemisches und optisches Verhalten des D-*Urobilinogens* bzw. des daraus durch Dehydrierung gebildeten D-*Urobilins*, verlangen.

Im Hinblick auf die eben geschilderten (fermentativ verlaufenden) Hydrierungs- und Dehydrierungsprozesse darf man schließen, daß die Bildung des D-Urobilinogens keinem fermentativ neuartigen Chemismus zu verdanken ist. Sie ordnet sich vielmehr zwangsläufig in das Geschehen der fermentativen Hydrierung des Bilirubins ein und weist bestenfalls auf eine fermentative Blockierung hin, wie sie ja bei der Einwirkung von Aureomycin oder Terramycin auf die Bakterienflora des Darmes gut denkbar ist.

Das vorstehende Schema zeigt, daß die Auffindung weiterer Hydrierungs-Zwischenprodukte des Bilirubins noch durchaus möglich ist.

Diskussion
Mit 1 Abbildung

L. Heilmeyer (Freiburg i. Br.):

Zunächst scheinen mir die Versuche von Herrn Gohr, in denen der ganze Darm von oben nach unten durchuntersucht wurde, sehr verdienstvoll. Die Ergebnisse sprechen meines Erachtens aber doch mehr für die Auffassung von Herrn Watson. Denn er fand bei einer ganzen Anzahl von *Gesunden* Urobilin im Darm. Bei diesen besteht sicher *keine* Leberschädigung. Was Herr Stich vorher nicht bestätigen konnte, das ist hier in diesen Versuchen eindeutig bewiesen. Es läßt sich nämlich *Urobilin* in den oberen Darmabschnitten nachweisen und auch in den unteren kommt es noch vor, aber je weiter man nach unten kommt, desto mehr *Stercobilin* findet sich. Das spricht doch sehr dafür, daß mit zunehmender Hydrierung durch die Darmbakterien schließlich Stercobilin entsteht. Mit einer extraintestinalen Entstehung des Urobilins beim Gesunden hat nicht einmal Herr Baumgärtel gerechnet. Das sind also wunderschöne Befunde, Herr Gohr, im Sinne unserer alten Auffassung von der rein enterogenen Entstehung *aller* Urobilinkörper. Herr Baumgärtel hat in seinem Buch unsere früheren Hundeversuche zitiert. Bilirubin ist zunächst, in den ersten zwei Tagen nach der Entdarmung, nicht im Harn gewesen. Dank der hervorragenden Operationstechnik von Billi gelang es, die Hunde wochenlang am Leben zu erhalten, nachdem wir den Darm unmittelbar an der Einmündung der Papilla Vateri bis zum Anus abgesetzt hatten. Die Tiere wurden mit Traubenzuckerlösung ernährt und sind dabei herumgesprungen. Nach 2 Tagen war noch Urobilin im Harn, damals — das war vor 20 Jahren — konnten wir leider noch nicht zwischen Urobilin und Stercobilin unterscheiden. Aber am 3. Tag sind sämtliche Urobilinkörper aus dem Harn verschwunden. Vom 3. bis zum 8. Tag waren bei dem einen Hund keinerlei Urobilinkörper mehr nachweisbar. Natürlich auch kein Urobilin, denn diese Methode erfaßt ja beide Reduktionsprodukte. Auf dem Wege der Reduktion zu Urobilinogen haben wir das untersucht. Am 9. Tag, erwähnt Herr Baumgärtel — das stimmt in unserem Protokoll — kommen die Urobilinkörper wieder, vom 9. bis zum 21. Tag sind sie wieder nachweisbar. Herr Baumgärtel deutet diese Befunde nun folgendermaßen: Zuerst bestand eine Gallenstauung, bei den Hunden trat dann Bilirubin im Harn auf. Es waren also die gleichen Verhältnisse wie beim Verschlußikterus: Das Ferment ist dann in der Leber blockiert, der Harn ist dann frei von Urobilin. Dann löst sich der Gallengangsverschluß wieder, und es erscheint wieder Urobilin. Baumgärtel hat aber nicht die 3. Kolumne meiner Protokolle abgedruckt, die in der Originalarbeit veröffentlicht sind und das *Indican* betrifft. Das Indican ist in den ersten zwei Tagen nachweisbar, genau so lange wie das Urobilin, dann verschwindet es für die Dauer von 8 Tagen, und am 9. Tag *tritt Indican wieder auf*, d. h., also zu diesem Zeitpunkt ist eine bakterielle Zersetzung eingetreten. Wir konnten das Indican auch im Erbrochenen nachweisen, es ist also gar kein Zweifel, daß eben am 10. Tag bei dieser abnormen Situation Bakterien aufgetreten sind. Warum Herr BAUMGÄRTEL meine Indican-Befunde ignoriert, weiß ich nicht. Sie passen natürlich nicht zu seiner Theorie. Und deshalb wurden diese Hundeversuche in den vergangenen Jahren hierbei unterschlagen. Wir haben noch weitere Untersuchungen gemacht, und zwar beim Neugeborenen. Wenn das Neugeborene zur Welt kommt, hat es keine Bakterien im Darm. Und da fehlen Indican und Urobilin in den ersten sechs Stunden vollständig. Schon in den folgenden Stunden — die Bakterienbesiedlung des Neugeborenen-Darmes geht offenbar außerordentlich rasch — tritt Indican und Urobilin auf, immer zusammen zur gleichen Zeit. Das kann man nur so deuten, daß dann die Bakterien gewachsen sind und Indican und natürlich auch Urobilin gebildet haben. Dann folgen die Versuche mit Aureomycin, Terramycin und Streptomycin. Wir haben sie an meiner Klinik durch einen Doktoranden nachmachen lassen

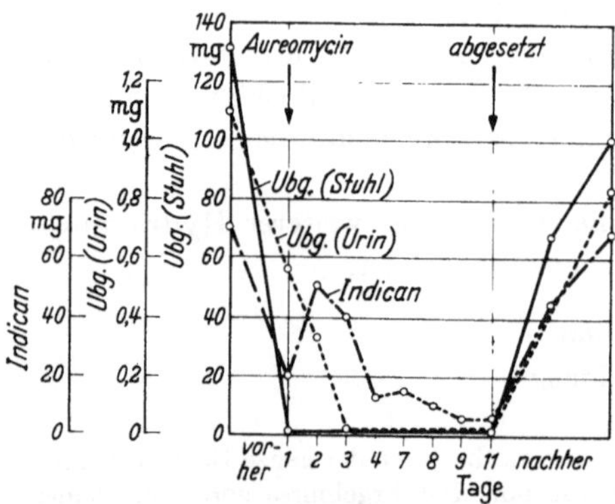

Abb. 1. Verhalten der Urobilinkörper und des Indican in Stuhl und Harn nach Entkeimung des Darmes durch Aureomycin

(Abb. 1). Dabei hat sich gezeigt, daß es gar nicht so leicht ist, den Darm vollständig bakterienfrei zu machen. Deshalb genügt es nicht zu sagen, man habe Aureomycin zugesetzt. Man muß die Bakterien nachweisen. Auch Herrn GOHR muß ich sagen, daß wir immer noch Bakterien fanden, auch nach 3, 4 und 5 Tagen. Erst, wenn die Bakterien verschwunden waren, am 6. Tag, dann war auch das Indican verschwunden. Ich empfehle deshalb immer, bei diesen Urobilinversuchen gleichzeitig das Indican zu untersuchen. Dann kommt man nämlich darauf, daß immer ganz genau in dem gleichen Moment, in dem das Indican verschwindet, auch alle Urobilinkörper verschwinden. Das war in allen Versuchen so. Herr KÜHN wird noch über klinische Versuche berichten, bei denen die Ergebnisse ebenfalls nicht so im Sinne des Urobilin-Stercobilin-Dualismus ausfielen, wie das bislang behauptet worden ist, daß nämlich bei Leberkrankheiten nur Urobilin und kein Stercobilin auftritt und umgekehrt. Sie sehen meistens Mischungen beider Reduktionsprodukte, wobei das eine oder das andere überwiegt oder mehr oder weniger vorhanden ist. Soviel zur Verteidigung unserer Ansicht gegen BAUMGÄRTEL.

Herr STICH und Herr GOHR haben sehr schön gezeigt, wie man mit der Papierchromatographie Trennungen der Gallenfarbstoffe durchführen kann. Ich möchte vorschlagen, mit der Hochspannungselektrophorese einmal solche Trennungen vorzunehmen. Ich lade Herrn STICH und auch Herrn SIEDEL und seine ganze Gruppe ein, 8 Tage zu uns zu kommen. Wir haben ja leider nicht das Glück, die Schüler von Herrn FISCHER hier bei uns zu haben.

Wir haben auch vor 25 Jahren schon folgende Untersuchungen durchgeführt: Wenn man Phenylhydrazin gibt, bekommt man eine schwere Hämolyse. Wir haben bei Versuchstieren die Gesamtblutmenge bestimmt und das gesamte zirkulierende Hämoglobin berechnet, und haben dann ausgerechnet, wieviel Hämoglobin am Ende des Phenylhydrazinversuches fehlt. Da waren dann z. B. 300 g Hämoglobin verschwunden. Wir haben gleichzeitig die gesamten Farbstoffe, die wir damals erfassen konnten, im Stuhl bestimmt, und da fehlten zu meinem Leidwesen von den Urobilinkörpern etwa 30%. Wir haben damals angenommen, daß diese 30% wahrscheinlich dem Wiederaufbau dienen. Wir hatten die Vorstellung, daß der Organismus nicht so verschwenderisch umgeht mit diesen uns so kostbar erscheinenden Farbstoffen. Aber Herr DUESBERG hat ja heute sehr schön gezeigt, daß der Körper unglaublich verschwenderisch damit verfährt. Ich habe allerdings gleich damals die braunen Farbstoffe mitbestimmt, die wir vom Urochrom A abgetrennt und als *Urochrom B* bezeichnet hatten. Sie sind mit Ammonsulfat fällbar, während Urochrom A nicht fällbar ist. Wir konnten auf Grund vieler Tierversuche und anderer Untersuchungen zeigen, daß diese Farbstoffe mit dem Hämoglobinstoffwechsel aufs engste gekoppelt sind, woraus wir gefolgert hatten, daß das Urochrom B ein

Bestandteil der Blutfarbstoffabbauprodukte ist. Wir waren damals der Meinung, daß das, was wir an Urochrom B im Harn gefunden hatten, in den Rest eingeht, den wir nicht quantitativ erfassen konnten, weil wir gar nicht wußten, was Urochrom B ist. Es mußte also noch etwas da sein, was die Lücke ausfüllte. Und ich freue mich, daß wir heute feststellen können, daß Urochrom B wahrscheinlich mit Bilileukan identisch ist. Bilanzmäßig würde das ungefähr hinpassen.

H. A. KÜHN (Freiburg i. Br.):

Ich möchte kurz über Untersuchungen berichten, die wir mit Herrn TEETZMANN vor einigen Jahren durchgeführt haben, wobei wir der Frage nachgegangen sind, inwieweit die Trennung der Reduktionsprodukte Urobilinogen und Stercobilinogen durch die Mesobiliviolin- und die Pentdyopentreaktion von klinischem Wert für die Differentialdiagnose ist. Diese Ergebnisse haben uns damals schon stutzig gemacht, ob die Baumgärtelschen Ergebnisse richtig sein könnten, weil wir so außerordentlich wenig Gesetzmäßigkeiten feststellen konnten. Sie sehen in der Tabelle (Tab.1) das Ergebnis der Untersuchung von 100 Harnen, die eine positive Urobilinogen-Reaktion gaben, mit der Mesobiliviolinreaktion und der Pentdyopentreaktion.

Tabelle 1. *Ergebnisse der Harn-Untersuchung auf Bilirubin, Urobilin und Stercobilin bei verschiedenen Erkrankungen*

Zahl der Fälle	Krankheitsgruppe	Urobilin Stercobilin Bilirubin	Urobilin Stercobilin	Urobilin Bilirubin	Stercobilin Bilirubin	Stercobilin	Bilirubin
36	Hepatitis	4	12	3	4	9	4
10	Zustand nach Hepatitis . .					10	
4	Lebercirrhosen		4				
6	Maligne Tumoren		2	1		2	1
9	Krankheiten mit erhöhter Hämolyse[1]		2			7	
19	Herzinsuffizienz.		7			12	
18	Andere Erkrankungen[2] . .		2			16	

Man erkennt, wie außerordentlich wechselnd die Ergebnisse sind. Bei der Hepatitis wurde in 29% der Fälle nur Stercobilin gefunden. Bei posthepatitischen Zuständen, besonders Hyperbilirubinämien, mit einer stark positiven Aldehydreaktion wurde sogar ausschließlich Stercobilinogen gefunden, kein Urobilinogen. Bei Lebercirrhosen fand sich zum Teil Urobilinogen zusammen mit Stercobilinogen, bei Erkrankungen mit gesteigerter Hämolyse, nicht ausschließlich Stercobilinogen, sondern in einzelnen Fällen auch wiederum beide Farbstoffe zusammen. Schließlich wurde bei Herzinsuffizienz, bei schweren Stauungslebern, mit starker Urobilinogenreaktion, bei denen man unbedingt eine Leberschädigung annehmen mußte, ebenfalls in einem großen Teil der Fälle, in 36%, ausschließlich Stercobilinogen nachgewiesen. Ich glaube also, daß auch diese Untersuchungen darauf hinweisen, daß das Erscheinen des einen oder anderen Farbstoffes im Urin kaum von größerer differentialdiagnostischer Bedeutung ist.

---

[1] 1 Bronzediabetes, 2 Lymphogranulomatosen, 1 Bantische Krankheit, 2 Milztumoren, 2 Fälle von kongenitalem hämolytischem Ikterus, 1 Hämolytische Anämie durch Kälteagglutinine.

[2] 1 Ulcus duodeni, 1 Cholecystektomie, 1 Eisenmangelanämie, 1 Konstitutionelle Hyperbilirubinämie, 1 Pneumonie, 1 Endocarditis septica, 1 Myokarditis, 1 Gastroduodenitis, 1 Hyperthyreosen, 1 Cholecystopathie, 1 Essentielle Hypertonie, 1 Zustand nach Billroth II, 1 Vegetative Dystonie, 1 Fall mit Bandwurm, 1 Latente Tetanie, 1 Körperlicher Schwächezustand, 1 nicht näher geklärtes Krankheitsbild.

R. Duesberg (Mainz):

Schlußwort

Ich glaube, man muß Herrn Watson auch historisch verstehen. Ihm war es ja dadurch gelungen, Stercobilin von Urobilin zu trennen, was bis dahin eines war, daß das eine optisch aktiv war und das andere optisch inaktiv, und er dann also das Linksurobilin getrennt hat und jetzt noch ein Rechtsurobilin findet, und so ist es psychologisch zu erklären, daß er zunächst diesen Namen wählt. Aber er ist ein so Zünftiger, daß er bestimmt dem Chemiker den Vorrang gibt und seiner Nomenklatur sich fügen wird. Vielleicht darf ich aber doch als Schlußwort noch folgendes aussprechen. Ein solches Schlußwort ist ja ein wissenschaftliches Purgatorium, ich meine das weniger in Hinsicht auf die Seele und die Moral, als auf Spreu und Weizen. Und es kommt ja darauf an, daß hier bei der Überschüttung mit neuen Mitteilungen und Publikationen wir, die wir Kliniker sind und sein möchten, einmal uns zusammenfinden und uns über das Wesentliche unterhalten, was an Neuem gekommen ist, und den Ballast von uns werfen. Und in diesem Sinne habe ich geglaubt, das Referat ausnutzen zu sollen.

Über Lippia-Ikterus
und andere Formen von Ikterus
infolge toxischer Lähmung der exkretorischen Leberfunktion

Von

Torben K. With (Svendborg, Dänemark)

Die Pathogenese der verschiedenen Ikterusformen ist noch nicht endgültig klargelegt, und man muß deshalb alle Mittel benutzen, um neues Licht auf die Probleme der Gelbsucht werfen zu können. Ein solches Mittel ist der Lippia-Ikterus, eine Vergiftung, zuerst bei Schafen in Südafrika beobachtet und verursacht von der Pflanze Lippia rehmanni, Pears.

Mehrere Pflanzen sowohl in Südafrika als auch in vielen anderen Ländern — z. B. Norwegen — können ähnliche Formen von Ikterus hervorrufen, aber der Lippia-Ikterus ist eingehender studiert worden als die übrigen. Seine Pathogenese wurde durch die schönen Arbeiten von Quin u. Mitarb. (1933—1936) klargelegt, und später folgte die chemische Reindarstellung der aktiven Giftstoffe von Rimington u. Mitarb. (1937) und die Erforschung ihrer Konstitution von Barton u. Mitarb. (1954).

Pathognomonisch für den Lippia-Ikterus und verwandte Formen von Gelbsucht ist die Kombination von Ikterus und schweren phototoxischen Reaktionen der Haut in Form einer Dermatitis, sich steigernd bis zur Gewebsnekrose und mit schweren Ödemen. Der pathogenetische Mechanismus dieses charakteristischen Syndroms ist der folgende: Die Exkretion von Farbstoffen wie Bilirubin und Porphyrinen mit der Galle wird gelähmt; Retention von Bilirubin im Gewebe verursacht Ikterus; Retention von Phylloerythrin aus den großen Mengen Chlorophyll der Ernährung ergibt Photosensibilisierung. Unter normalen Verhältnissen wird das im Darmtraktus von Chlorophyll gebildete Phylloerythrin mit der Galle ausgeschieden. Werden große Dosen von Phylloerythrin normalen Tieren injiziert, erscheinen phototoxische Reaktionen, wenn die Tiere dem Licht der Sonne ausgesetzt werden. Werden Lippiavergiftete Tiere im Dunkeln gehalten, kommt nur Gelbsucht vor und die phototoxische Reaktion bleibt aus. Gibt man den Tieren das Lippia-Toxin mit chlorophyllfreier Ernährung zusammen, entsteht nur ein Ikterus und keine Photosensibilisierung.

Ich werde hier nicht näher auf die interessante phototoxische Reaktion eingehen; sie ist im einzelnen beschrieben in den Arbeiten von Quin, in der Monographie von Clare (1952) und zuletzt von Ender (1955). Für uns ist nur der Lippia-Ikterus von Interesse, und dieser Teil des Syndroms wurde am schönsten von Quin (1936) und später mit gereinigtem Lippiagift von Rimington u. Mitarb.

(1937) beobachtet. QUIN gab jungen Schafen Alkoholextrakt aus 500 g Lippia (reife Pflanzen, im Sommer gesammelt); bei einigen dieser Tiere wurde die Galle vor und während des Versuches gesammelt durch Gallenblasenfistel mit doppelter Ligatur und Durchschneiden des Choledochus. Andere Tiere wurden zu verschiedenen Zeiten nach der Vergiftung getötet, um die Organe zu untersuchen.

Alle Tiere zeigten nach etwa 24 Std. Gelbsucht, die ein paar Tage bestehen blieb, dann allmählich zurückging und nach 10—14 Tagen ganz verschwunden war. Die Galle zeigte das sehr bemerkenswerte Verhalten, daß ihre Farbe ganz verschwand, ohne daß die Gallensekretion ganz aufhörte. Die Entfärbung der Galle war schon 5 Std. nach der Vergiftung deutlich und kulminierte nach etwa 24 Std. mit ganz farbloser wasserähnlicher Galle. Gewiß nahm die Gallenmenge während der Vergiftung stark ab — z. B. von etwa 150 ml vor der Vergiftung, über etwa 60 ml nach 24 Std., bis etwa 5 ml am Höhepunkt derselben, aber eine beachtenswerte Gallenmenge wurde stets sezerniert, auch nachdem vollständige Entfärbung eingetreten war. Diese totale Entfärbung der Galle blieb etwa drei Tage bestehen, wonach die Farbe der Galle wieder zunahm, um etwa 10 Tage nach der Vergiftung wieder normal zu werden. Im Blutplasma wurden parallele Veränderungen gefunden, es wurde gelb, mit direkter Diazoreaktion und Kulmination während der Periode mit farbloser Galle.

Pathologisch-anatomische Untersuchungen an den getöteten Versuchstieren zeigten keine bemerkenswerte Funde; auch bei den Tieren, die während der Kulmination des Ikterus getötet wurden, zeigten sich keine Abnormitäten im Lebergewebe, außer der Gallenfärbung. Dasselbe wurde beim Ikterus nach Vergiftung mit Narthecium ossifragum in Norwegen von ENDER (1955) beschrieben.

Interessant ist, daß die direkte Diazoreaktion im Serum positiv ist. Da das Bilirubin retiniert wird, weil es die Leberzellen nicht passieren kann, ist dies mit der klassischen Hypothese kaum vereinbar, die besagt, daß nur Bilirubin, das die Leberzellen passiert hat, die direkte Reaktion gibt.

Die Pathogenese des Lippia-Ikterus ist noch nicht genau bekannt; ich habe (WITH, 1955) früher darauf aufmerksam gemacht, daß es sich um einen reinen Retentionsikterus oder einen lymphogenen Mechanismus handeln könne in dem Sinne, wie ich in meinen Arbeiten über Ikterusgenese (WITH, 1947, 1949) und meiner Monographie (WITH, 1954) beschrieben habe. Im letzteren Fall kann man sich denken, daß die Sekretion des Bilirubins als Folge der Lippiavergiftung in die Lymphcapillaren anstatt die Gallencapillaren erfolgen könnte. Daß wir ein Lebergift von ganz neuem Charakter vor uns haben, ist unmittelbar ersichtlich, da alle anderen bisher bekannten Lebergifte wie Phosphor, Kohlenstofftetrachlorid usw. schwere pathologisch-anatomische Leberschäden hervorrufen, ein Befund, den QUIN (1936) selber hervorhob.

Noch bedeutungsvoller wird der Lippia-Ikterus, wenn wir erfahren, daß eine Erbkrankheit bei Schafen in Neu-Seeland beschrieben worden ist, die denselben Symptomenkomplex zeigt. CUNNINGHAM, HOPKIRK u. FILMER (1942) beschrieben Lämmer mit Hyperbilirubinämie, normaler Lebermorphologie und phototoxische Reaktion, dann beginnend, wenn sie, 4—6 Wochen alt, anfingen, Pflanzen zu fressen. CLARE (1944) zeigte, daß Phylloerythrin das photosensibilisierende Agens war;

gleichzeitig im Serum und Harn in abnorm hohen Mengen anwesendes Kopro-porphyrin — meistens Typus III — war ohne Bedeutung. HANCOCK (1950) zeigte, daß diese Anomalie als einfach recessiver Faktor im Sinne MENDELS vererbt wurde.

Es ist merkwürdig, daß diese für die Leberpathologie so interessanten veterinär-medizinischen Beobachtungen so lange für die Humanmedizin unbekannt bleiben konnten. Ich selber wurde ganz zufällig auf sie aufmerksam, als ich veterinär-medizinische Arbeiten über Porphyrie im "Onderstepoort Journal of Veterinary Medicine" suchte, und ich wurde unmittelbar von den großen Möglichkeiten der Lippiagifte für die Ikterusforschung beeindruckt.

Bisher liegen nur einige schön durchgeführte Untersuchungen an Schafen vor, die aber nicht primär im Hinblick auf die Erforschung der Ikteruspathogenese durchgeführt wurden. Es bleibt z. B. übrig, die Bedeutung der Lymphe mit Lymphfisteln zu studieren, und es fehlen auch quantitative Bestimmungen von direktem und indirektem Bilirubin in Blutplasma und Galle mit moderner Methodik. Leberbiopsien während des Verlaufes der Vergiftung sind weiter eine interessante Möglichkeit. Die Vergiftung ist bisher nur an Schafen studiert worden. Es steht noch aus, Hunde, Kaninchen, Meerschweinchen, Ratten usw. zu untersuchen, ehe wir die Möglichkeiten dieses neuen Werkzeuges der Ikterusforschung durchgearbei-tet haben.

Es ist erwähnenswert, daß die Vergiftung nicht sehr ernst ist, wenn man die phototoxische Reaktion verhindern kann. Weiter haben wir die Möglichkeit, mit reinen Giftstoffen zu operieren; RIMINGTON u. Mitarb. (1937) führten die Rein-darstellung des Lippiagiftes durch und nannten ihn Icterogenin, sie zeigten, daß es sich um ein Triterpenoid handelte. Von der reinen Substanz war 1,5 g genug, um deutliche Hyperbilirubinämie beim Schafe hervorzurufen. Icterogenin wird nach diesen Untersuchern in Blättern der Lippiapflanze gebildet und in den Wurzeln gespeichert. Sie fanden in Blättern etwa 0,1 % Icterogenin, in Wurzeln etwa 0,7 %, und in Wurzelknollen etwa 2 %. Die Stengel der Pflanze waren so gut wie frei vom Icterogenin.

Ich habe durch die Liebenswürdigkeit von Herrn O. A. LEISTNER, Leiter der Division of Botany, Department of Agriculture, Pretoria, Südafrika, eine Portion von Lippia-Samen erhalten, und Professor, Dr. phil. T. BÖCHER von der Kopen-hagener Universität und Obergärtner FLOTOV am Botanischen Universitätsgarten, Kopenhagen, haben mir bei der Züchtung dieser Samen geholfen. Ich kann Ihnen einige Lippiapflanzen hier zeigen und zur Verfügung stellen.

Es ist mir bekannt, daß englische Forscher bereits Versuche mit Icterogenin geplant haben (vergleiche RIMINGTON, 1955). Leider habe ich bisher selbst keine Gelegenheit gehabt, experimentelle Arbeiten mit Lippia-Vergiftung zu beginnen. Ich hoffe, daß diese kurze Mitteilung das Interesse der Deutschen Ikterusforscher wecken kann, und es würde mich sehr freuen, experimentelle Arbeiten von deut-schen Untersuchern über diese interessanten Ikterusformen angeregt zu haben.

Literatur

BARTON, D. H. R., and P. DE MAYO: J. Chem. Soc. 1954, 887, 901.
— — E. W. WARNHOFF, O. JEGER and G. W. PEROLD: J. Chem. Soc. 1954, 3689.
CLARE, N. T.: New Zealand J. Sci., Techn., Sect. A 25, 202 (1944).

Clare, N. T.: Photosensitazation in Diseases of Domestic Animals. Review Series No. 3 of The Commonwealth Bureau of Animal Health, Farnham Royal, Bucks, England 1952.

Cunningham, I. H., C. S. M. Hopkirk and J. F. Filmer: New Zealand J. Sci. Tech., Sect. A 24, 185 (1942).

Ender, F.: Nord. Veterinaermed. 7, 329 (1955).

Hancock, J. J.: New Zealand J. Sci. Techn., Sect. A 32, 16 (1950).

Quin, J. I.: Onderstepoort J. Vet. Sci. 1, 459, 505 (1933).

— Onderstepoort J. Vet. Sci. 7, 351 (1936).

Rimington, C.: Lancet 1955 I, 772.

— J. I. Quin and G. S. C. Roets: Onderstepoort J. Vet. Sci. 9, 225 (1937).

With, T. K.: Acta med. scand. (Stockh.) 128, 25 (1947).

— Acta med. scand. (Stockh.) Suppl. 234, p. 331 (1949).

— Biology of Bile Pigments. Monographie. pp. 523, Kopenhagen: A. Frost-Hansens 1954, 2118 Literaturhinweise.

— Lancet 1955 I, 618; Acta med. scand. (Stockh.) 152, 239 (1955).

Untersuchungen über die Entstehung des hepatischen Ikterus [*]

Von

D. JORKE und G. STEINER (Jena)

Mit 4 Abbildungen

Das Problem der Entstehung einer Hyperbilirubinämie bei Leberparenchym-erkrankungen ist trotz der Fülle von gut gesicherten Einzelkenntnissen noch immer ungelöst. An Arbeitshypothesen hat es nicht gefehlt, die experimentelle Beweisführung ist jedoch bisher in keinem Falle lückenlos geglückt. In dem Maße, in dem die mechanistische Theorie der Ikterusgenese an Boden verlor, wandte man sich wieder mehr dem biologisch funktionellen Prinzip zu, welches schon MINKOWSKI (8) in seinem Parapedese-Begriff zum Ausdruck gebracht hatte.

Völlig neue Wege geht hier BAUMGÄRTEL (2), indem er auf enge Zusammenhänge zwischen Glykogenstoffwechsel der Leberzelle und Bilirubinübergang in die Blutbahn hinweist[1]. So bestechend die Gedankengänge BAUMGÄRTELs sind, so erscheint doch manche kritische Betrachtung ihrer experimentellen Grundlagen notwendig und berechtigt. So wird z. B. bei der Beurteilung einer Hyperbilirubinämie nach Adrenalin, Thyroxin bzw. Glucosezufuhr nicht beachtet, daß diese Stoffe neben der glykogenolytischen Wirkung auch einen erheblichen Effekt auf die Leberdurchblutung besitzen. SCHWIEGK (9) konnte den beträchtlichen leberdurchblutungssteigernden Effekt von Adrenalin sowie Glucose (enteral und parenteral) in sehr schönen Tierversuchen zeigen. Mit Hilfe des Lebervenenkatheterismus gelang es SH. SHERLOCK (10), eine Verdoppelung der Leberdurchblutung nach Adrenalin am lebenden Menschen zu erfassen. Es ist deshalb der Schluß nicht zwingend, der Glucoseabstrom aus der Leberzelle sei die unmittelbare Ursache der entstehenden Hyperbilirubinämie.

Streng genommen müßte eine Testsubstanz, mit der der Zusammenhang zwischen Glykogenolyse und Bilirubinübertritt aus der Leberzelle ins Blut parallel dem Glucosestrom geklärt werden soll, zwei Forderungen erfüllen:

1. Die Substanz dürfte keine wesentliche Veränderung der Leberdurchblutung nach sich ziehen.

2. Die durch sie ausgelöste Glykogenolyse müßte auf das Leberglykogen beschränkt bleiben.

Eine Substanz, die diese Forderungen erfüllt, gibt es; es ist das Noradrenalin.

Zur ersten Forderung: SH. SHERLOCK (10) (Abb. 1) hat mit der gleichen Methodik des Lebervenenkatheterismus zeigen können, daß das Noradrenalin (NA)

---

[1] Auf Einzelheiten dieser Theorie brauche ich in diesem Kreise nicht einzugehen.

eher zu einer geringfügigen Abnahme der Leberdurchblutung führt bei einer Glykogenolyse, deren Ausmaß sogar über das des Adrenalins hinausgeht. Zur zweiten Forderung: NA spaltet nach Credner u. Mitarb. (3) selektiv das Leberglykogen, während das Muskelglykogen zunimmt. Nur so lassen sich der gleichbleibende Milchsäure- und Brenztraubensäureblutspiegel erklären, wie dies auch eigene Untersuchungen gezeigt haben [Jorke (4)].

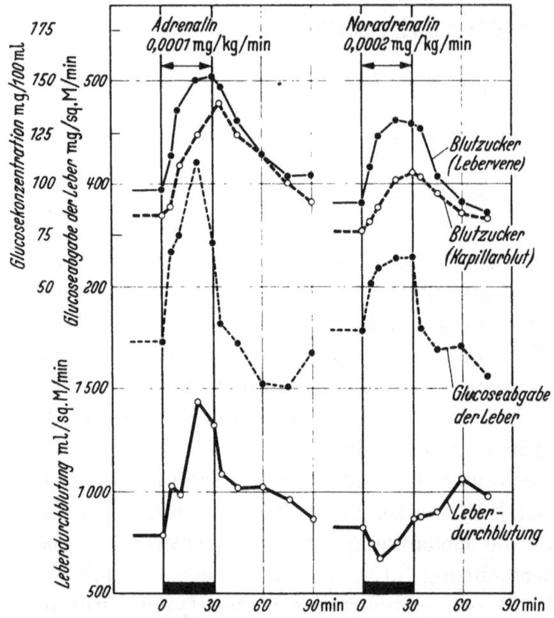

Das NA erschien uns deshalb besonders geeignet, einige Fragen des Kohlenhydratstoffwechsels bei Gesunden und Leberkranken, sowie dessen Beziehungen zum Bilirubinstoffwechsel zu studieren. Unsere Untersuchungen über den Einfluß des NA auf Blutzucker, Serumkalium und anorganisches Serumphosphat haben wir anderenorts ausführlich dargestellt [Steiner u. Jorke (11)], wir möchten hier nur kurz die Ergebnisse anführen (Tab. 1).

$^1/_2$ mgl-NA i. m. führt bei Gesunden zu einem mittleren BZ-Anstieg von 26,4 mg-%, bei Hepatitispatienten ohne Berücksichtigung des Krankheitsstadiums zu einem BZ-Anstieg von 15,5 mg-% im Mittel. Bei Aufschlüsselung nach Krankheitsstadien finden sich im Reparationsstadium der Hepatitis völlig normale NA-Hyperglykämien, während die BZ-Anstiege im Anfangsstadium bzw. auf dem Höhepunkt der Erkrankung signifikant vermindert sind und denen bei Lebercirrhosen entsprechen [Jorke (4)]. Über das Verhalten des Serumkaliums (SK) und anorganischen Serumphosphates (aSp) nach NA in Beziehung zur Hyperglykämie gibt Abb. 2 Aufschluß: Der kräftige BZ-Anstieg bei Gesunden ist von einem deutlichen Abfall des SK und des aSp begleitet. Dagegen finden sich bei

Abb. 1. Einfluß von Adrenalin und Noradrenalin auf Leberdurchblutung und Glykogenolyse (nach Sherlock)

Tabelle 1. *Einfluß von l-Noradrenalin auf den Blutzucker bei Gesunden und Hepatitiskranken*

		n	M	σ	σ_D	t	$t\text{-}\sigma_D$	D	P
Blut- zucker	Gesunde	10	+26,4	±15,23	5,1	3,0	15,4	10,9	0,27
	Hepatitis (Gesamt)	30	+15,5	± 9,75					
in mg-%	Hepatitis (Stadium I—II)	19	+10,3	± 3,61	3,2	3,3	10,7	14,3	0,27
	Hepatitis (Stadium III) .	11	+24,6	±10,36					

n = Anzahl der Fälle; M = Mittelwert; σ = mittlerer Fehler; t = t-Wert nach den Tabellen von Student; D = Differenz der Mittelwerte; P = Überschreitungswahrscheinlichkeit.

Hepatitispatienten in den ersten Krankheitsstadien die schon bekannten geringen BZ-Anstiege mit nun ebenfalls geringen Veränderungen des SK und des aSp. Das SK kann sogar anfangs noch ansteigen. Ohne jetzt auf die Deutung dieser Befunde

im einzelnen einzugehen, möchten wir folgendes festhalten:

1. Die NA-Belastung erlaubt einen Schluß auf die Fähigkeit der Leber, Glykogen in Glucose überzuführen.

2. Je stärker die Funktionseinschränkung der Leber ist, desto geringer ist die Glykogenolyse, mit anderen Worten: um so geringer ist der Glucosestrom, der aus der Zelle ins Blut übertritt.

Der Hinweis auf dieses funktionelle Verhalten des

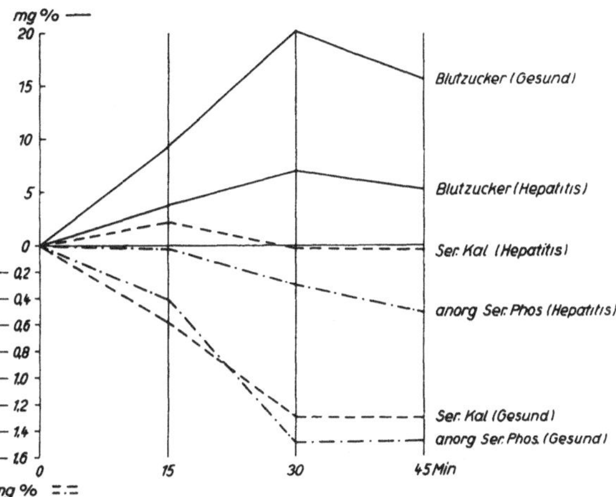

Abb. 2. Verhalten des Blutzuckers, des Serum-Kaliums und des anorganischen Serum-Phosphates bei Gesunden und Hepatitiskranken nach ¹/₂ mg l-Noradrenalin i. m.

Leberglykogens erscheint uns deshalb so wichtig, da nach KRARUP (6) auch bei der akuten Hepatitis der Glykogengehalt der Einzelzelle keineswegs vermindert sein muß.

Nunmehr untersuchten wir das Verhalten des Serumbilirubins nach NA-Belastung (¹/₂ mg l-NA i. m.) unter gleichzeitiger Bestimmung des Blutzuckers. Wir benutzten die Methode nach JENDRASSIK u. CLEGHORN zur Differenzierung des direkt und indirekt reagierenden Bilirubins.

Wie die Abbildung (Abb. 4, S. 222) zeigt, steigt das Gesamtbilirubin in den ersten 15 min nach NA relativ schnell an, um danach erst langsam innerhalb von 45 min den höchsten Wert von etwa 0,5 mg-% zu erreichen. Das Parallelgehen von Glucose und Bilirubinanstieg nach NA ist an sich noch nicht beweisend für eine kausale Verknüpfung dieser beiden Vorgänge. Unterteilt man die Resultate jedoch in solche mit Hyperglykämie über 15 mg-% und solche unter 15 mg-%, so ergibt der Vergleich der zugehörigen Bilirubinwerte (Tab. 2) ein völlig analoges Verhalten: Ein höherer Glucoseanstieg geht mit höheren

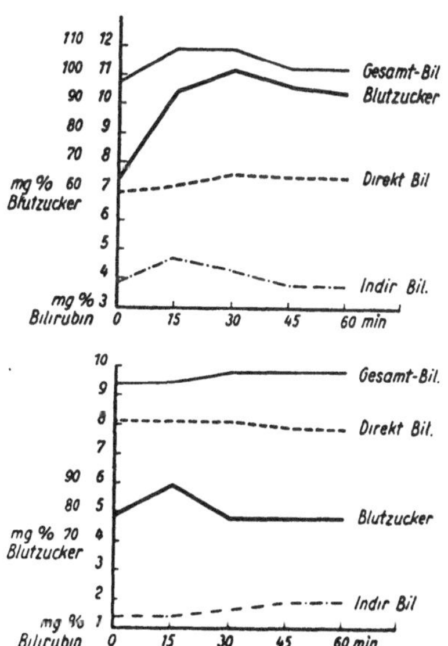

Abb 3. Verhalten des direkt und indirekt reagierenden Bilirubins sowie des Blutzuckers nach ¹/₂ mgl-Noradrenalin i. m.

Bilirubinwerten einher, ein niedriger Glucoseanstieg mit ebenfalls niedrigerem Bilirubinwert. Dies demonstrieren sinnfällig weitere zwei Einzelkurven (Abb. 3). Damit halten wir den Zusammenhang zwischen Glucoseabgabe aus der Leber und Bilirubinübertritt ins Blut im Sinne einer Störung der gerichteten Permeabilität doch für gesichert.

Uns interessierte nun weiter die Natur des unter der Wirkung der NA-Glykogenolyse ins Blut eingeschwemmten Bilirubins. Dabei erlebten wir insofern eine Überraschung, als sich zeigte (Abb. 4), daß der Anstieg des Bilirubins im wesentlichen auf Kosten des indirekt reagierenden Bilirubins vor sich geht. Dies Verhalten würde der klassischen Unterteilung: Direktes Bilirubin = hepatisches Bilirubin, indirektes Bilirubin = anhepatisches Bilirubin glatt widersprechen.

Tabelle 2. *Zusammenhang zwischen Höhe der Noradrenalin-Hyperglykämie und des zugehörigen Bilirubinanstieges*

	Mittlerer Bilirubinanstieg nach Noradrenalin
Gesamt.	0,5
Hyperglykämie über 15 mg-%	0,86
Hyperglykämie unter 15 mg-%	0,29

Es ist jedoch durch die Arbeiten von With (*12*), H. A. Kühn (*7*) u. a. längst erwiesen, daß die Diazoreaktion des Bilirubins keineswegs einen sicheren Rückschluß auf dessen Entstehungsort zuläßt. Ohne jetzt auf die Diskussion dieses noch im Fluß befindlichen Problemes einzugehen, wäre zu fragen, wie sich unsere eigenartige Beobachtung erklären läßt. Wir hegen keinen Zweifel daran, daß das indirekte Bilirubin in unserem Fall aus der Leber stammt und erinnern daran, daß bei Leberparenchymschäden auch das indirekte Bilirubin im Serum vermehrt sein kann [Kühn (*7*), Balzer u. Schulte (*1*)]. Kühn wies daraufhin, daß für die Bilirubinausscheidung aus der Leberzelle offenbar andere Faktoren maßgebend sind, als für die Reaktion des Farbstoffes im Serum. Baumgärtel selber hat

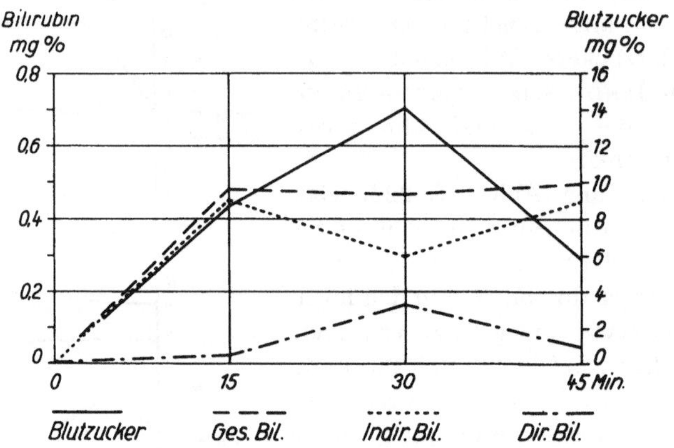

Abb. 4. Verhalten des Serumbilirubins in Beziehung zur Blutzuckererhöhung nach l-Noradrenalin in zwei Einzelfällen

neben anderen Autoren auf eine mögliche Einflußnahme der Gallensäuren auf den kolloidalen Zustand des Bilirubins und damit seiner Diazotierungsfähigkeit hingewiesen. In orientierenden Versuchen haben wir nach NA niemals einen Anstieg der Gallensäure im Blut gesehen.

Mit aller Vorsicht möchten wir unseren Versuchsergebnissen folgende Deutung geben: Der durch NA gesetzte Reiz bringt in der Leberzelle eine Glykogenolyse n Gang, deren Ausmaß vom Grad der Leberschädigung abhängig ist. Der konsekutive Glucoseabstrom wird begleitet von einem Übergang des intrahepatischen Bilirubins in die Blutbahn.

Schon aus dem Verhalten des Serumkaliums nach NA bei Leberkranken war zu vermuten, daß durch die erzwungene Glykogenolyse eine gewisse Stoffwechselüberbelastung der an sich funktionell geschädigten Leberzelle statthat. In dieser Situation ist die Leberzelle offenbar nicht mehr in der Lage, das dem Glucoseabstrom folgende Bilirubin restlos in die direkt reagierende Form überzuführen. Möglicherweise spielt dabei ein gewisser intracellulärer Gallensäuremangel (als Folge vermehrter enteraler Verluste bzw. mangelnder Resynthese) eine Rolle.

Zusammenfassend möchten wir sagen, daß die vorgelegten Untersuchungsergebnisse eine weitere experimentelle Stütze der Baumgärtelschen Theorie einer funktionellen Ikterusgenese darstellen. Ob diese Theorie in der Lage sein wird, alle Phänomene der Hyperbilirubinämie bei Leberparenchymerkrankungen widerspruchslos zu erklären, werden erst weitere experimentelle Untersuchungen zeigen können.

Literatur

1. BALZER, E., u. P. SCHULTE: Dtsch. Arch. klin. Med. **196**, 252 (1949).
2. BAUMGÄRTEL, TR.: Physiologie und Pathologie des Bilirubinstoffwechsels als Grundlage der Ikterusforschung. Stuttgart: Georg Thieme 1950.
3. CREDNER, K., K. KRÜGER u. K. NEUGEBAUER: Klin. Wschr. **1953**, 706.
4. JORKE, D.: Acta hepatol. **4**, I, 52 (1956).
5. KILCHLING, H., u. H. A. KÜHN: Med. Klin. **1950**, 601.
6. KRARUP, N. B.: Acta path. scand. (Copenh.) **16**, 443 (1939).
7. KÜHN, H. A.: Dtsch. med. Wschr. **1954**, 1018.
8. MINKOWSKI, D.: Z. klin. Med. **55**, 34 (1904).
9. SCHWIEGK, H.: Arch. exper. Path. u. Pharmakol. **168**, 693 (1932).
10. SHERLOCK, SH.: Relation of liver blood flow to changes in carbohydrate metabolism. In "Liver disease", CIBA-Symposion, part. V, 222. London 1951.
11. STEINER, G., u. D. JORKE: Klin. Wschr., **1956**, 1187.
12. WITH, TH. K.: Acta med. scand. (Stockh.) **128**, 25 (1947).

Über die Indicatornatur der Azoverbindungen des Bilirubins

Von

J. Fog (Oslo, Norwegen)

Mit 3 Abbildungen

Wir haben die Indicatornatur der Bilirubinazofarbstoffe untersucht, um eine Methode zu finden, wobei es möglich wäre, Bilirubin in kleinen Mengen zu identifizieren.

Möglichst reines Azobilirubin haben wir dadurch hergestellt, daß wir Bilirubin in Chloroform gelöst haben, Äthylalkohol und danach diazotierte Sulfanilsäure hinzugesetzt und nach 10 min das Gemisch im Vakuum zum Trocknen eingeengt haben. Der Bodensatz wird in schwachem KOH-alkalischen absoluten Äthylalkohol gelöst, filtriert, und das Filtrat mit Äthyläther versetzt, wobei ein Niederschlag in einem Porzellanfilter aufgenommen werden kann. Der Niederschlag wird mit Äther gewaschen, getrocknet und zuletzt in Wasser gelöst.

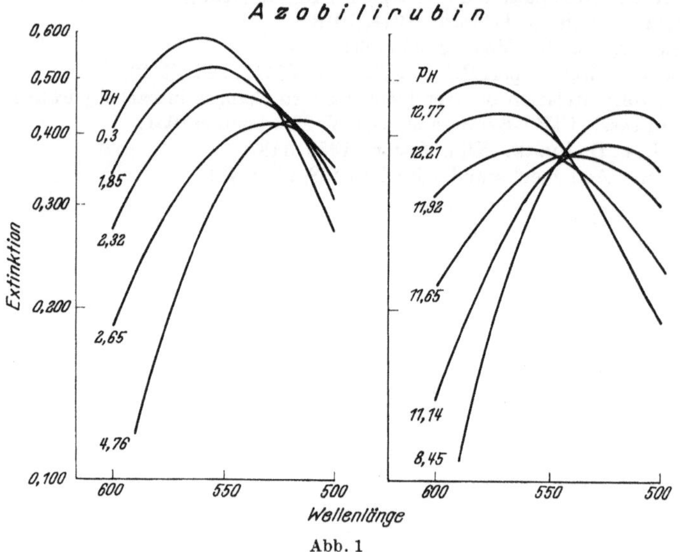

Abb. 1

Diese wäßrige Lösung zeigt die für Azobilirubinfarbstoffe charakteristische Eigenschaft, daß sie in neutralem Milieu rote und in starken Säuren und Alkalien blaue Auflösungen ergibt. Wenn man eine Reihe verschiedene Pufferlösungen mit der Azobilirubinlösung versetzt, bekommt man sowohl mit zunehmenden sauren wie alkalischen Reaktionen alle Farbübergänge von Rot bis Blau. Diese Farbstoffgemische haben charakteristische Absorptionskurven, und die maximale Absorption liegt in neutralem Milieu bei 520 mμ, in starken Säuren bei 560 mμ und in starken Alkalien bei 580 mμ (Abb. 1).

Wie sich die Farbe mit verschiedenen p_H-Werten ändert, so ändert sich ja auch der Quotient E_{560}/E_{520} (im sauren Gebiet) oder E_{580}/E_{520} (im alkalischen Gebiet) wobei E die Extinktion und die Ziffer die Wellenlänge in mμ bedeutet.

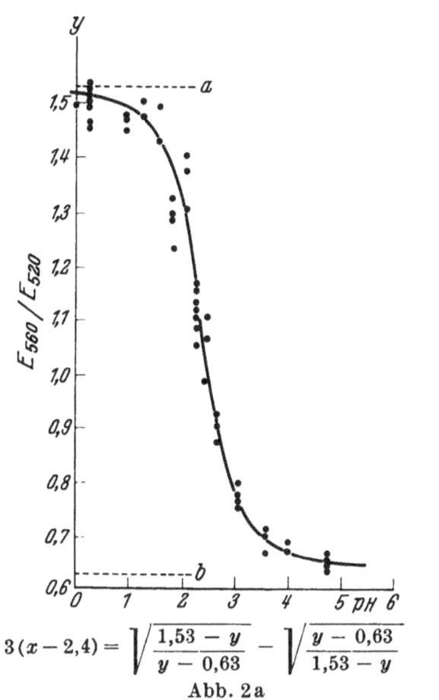

$$3(x-2{,}4) = \sqrt{\frac{1{,}53-y}{y-0{,}63}} - \sqrt{\frac{y-0{,}63}{1{,}53-y}}$$

Abb. 2a

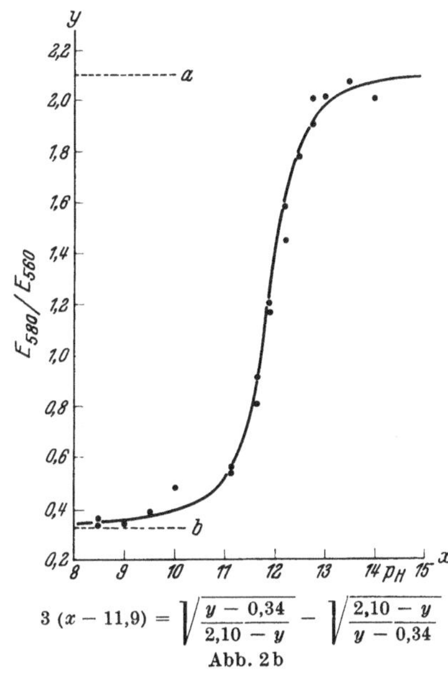

$$3(x-11{,}9) = \sqrt{\frac{y-0{,}34}{2{,}10-y}} - \sqrt{\frac{2{,}10-y}{y-0{,}34}}$$

Abb. 2b

Wenn man in einem Punktdiagramm E_{560}/E_{520} (sauer) oder E_{580}/E_{520} (alkalisch) als Ordinat und die p_H-Werte als Abscisse gewählt haben, so erhält man S-förmige Figuren, sowohl in saurem als in alkalischem Gebiet. Die in dem Diagramm (Abb. 2) gezeichnete Kurve ist nach der angeführten Formel ausgerechnet und zeigt an den Punkten eine sehr gute Anpassung.

Daß die Formel diese Form haben muß (Abb. 3), ist klar, weil, wenn y sich a nähert, so wird der erste Zähler und der letzte Nenner Null, und x nähert sich minus unendlich; wenn y sich b nähert, wird der erste Nenner und der letzte Zähler Null und x nähert sich plus unendlich; y kann weder großer als a noch kleiner als b sein, weil die Brüche dann negativ und wegen den

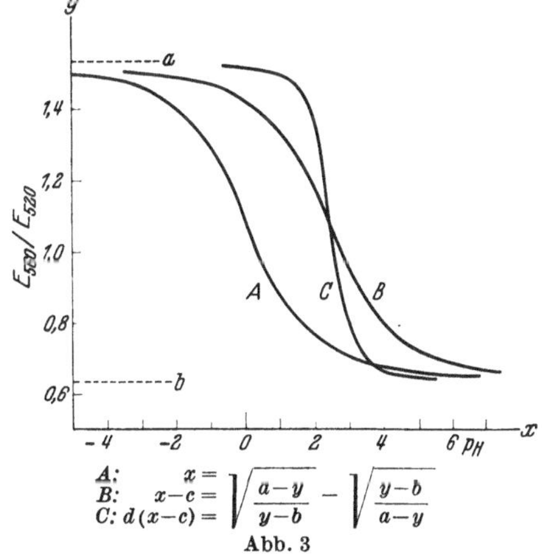

$$A: \quad x =$$
$$B: \quad x-c = \sqrt{\frac{a-y}{y-b}} - \sqrt{\frac{y-b}{a-y}}$$
$$C: \quad d(x-c) =$$

Abb. 3

Wurzelzeichen imaginäre Werte geben. Die Kurve wird durch die Konstante c parallel verschoben, und die Steilheit wird durch die Konstante d angepaßt. Es ist also möglich, die Kurve durch vier Parameter sowohl im sauren als im alkalischen Milieu zu charakterisieren.

Praktisch ist es sehr einfach, einen Begriff über die Konstanten a und b und ihre halbe Summe zu erhalten, wenn man den Stoff in der Cuvette erstens mit einem Tropfen einer gesättigten Lösung von Ammoniumsulfat versetzt, die Extinktionen bei 560 und 520 mμ registriert, dann 3 Tropfen konzentrierte Schwefelsäure hinzufügt, wieder die Extinktionen abliest und danach den Quotient der Extinktionswerte berechnet.

In 16 Versuchen mit verschiedenen Konzentrationen von Azobilirubin erhielt man Standardabweichungen als Prozentzahlen der Mittelwerte: Für $a \pm 2\%$, für $b \pm 1,4\%$ und für die halbe Summe von a und $b \pm 1,4\%$. Im alkalischen Gebiet werden den Cuvetten 5 Tropfen einer gesättigten Lösung von Borsäure zugesetzt, E_{580} und E_{520} werden abgelesen, den Cuvetten 10 Tropfen 10% KOH in Wasser zugefügt und die Extinktionen wieder abgelesen. Als Standardabweichungen wurden folgende Prozentzahlen der Mittelwerte gefunden: für $a \pm 2\%$, für $b \pm 0,8\%$ und für die halbe Summe von a und b als $\pm 0,7\%$.

Wenn man a und b in dieser Weise erhielt, ist a natürlich etwas kleiner und b etwas größer als der Formelwert, weil die halbe Summe von a und b den Formelwert sehr nahe wiedergibt. Die Konstanten c und d können zum Beispiel im sauren Gebiet durch Ablesen p_H 2,4 und p_H 2,1 erhalten. Man muß dann darauf achten, daß die p_H-Zahl des Puffers durch den Farbstoff etwas geändert wird und deshalb nach dem Farbstoffzusatz mit einem p_H-Meter nochmals kontrollieren.

Es ist aber wahrscheinlich, daß a und b zum Charakterisieren des Farbstoffs genügt.

Tabelle 1. *Azobilirubin im sauren und neutralen Milieu*

E_{sauer} 560	a	b	$\dfrac{a+b}{2}$	E_{sauer} 560	a	b	$\dfrac{a+a}{2}$
0,255	0,685	1,491	1,087	0,818	0,662	1,473	1,065
0,340	0,665	1,525	1,095	0,965	0,665	1,467	1,066
0,372	0,677	1,482	1,079	1,060	0,642	1,483	1,062
0,500	0,667	1,467	1,067	1,064	0,662	1,462	1,062
0,538	0,659	1,503	1,081	1,168	0,657	1,449	1,053
0,608	0,663	1,456	1,059	1,327	0,636	1,461	1,048
0,745	0,660	1,490	1,075	1,567	0,637	1,455	1,046
0,770	0,663	1,467	1,065	1,789	0,641	1,450	1,045
Summe			13,886		10,541	23,581	17,055
Mittelwerte			0,8679		0,6588	1,4739	1,0659
Standardabweichung					$\pm0,0137$	$\pm0,0208$	$\pm0,0145$
Als Prozent der Mittelwerte					$\pm2\%$	$\pm1,4\%$	$\pm1,4\%$

Tabelle 2. *Azobilirubin im alkalischen und neuralen Milieu*

E_{alkal} 580	a	b	$\dfrac{a+b}{2}$	E_{alkal} 580	a	b	$\dfrac{a+b}{2}$
0,227	0,389	2,027	1,208	1,238	0,394	2,040	1,217
0,460	0,394	2,015	1,204	1,462	0,389	2,055	1,222
0,646	0,396	2,025	1,210	1,510	0,391	2,035	1,213
0,840	0,401	2,025	1,213	1,524	0,396	2,030	1,213
1,020	0,383	2,040	1,211	1,574	0,394	2,030	1,212
1,116	0,406	2,045	1,225	1,601	0,401	2,025	1,213
1,159	0,400	2,035	1,217	1,856	0,371	2,015	1,198
1,169	0,395	2,080	1,237	1,902	0,392	2,025	1,208
Summe			19,304		6,292	32,547	19,421
Mittelwerte			1,2065		0,3933	2,0342	1,2201
Standardabweichung					$\pm0,0081$	$\pm0,0161$	$\pm0,0089$
Als Prozent der Mittelwerte					$\pm2\%$	$\pm0,8\%$	$\pm0,7\%$

Les ictères par inhibition fonctionnelle de la sécrétion biliaire*

Par

I. Pavel (Bucarest, Roumanie)

Avec 3 figures

L'explication de l'apparition du symptôme jaunisse au cours de l'ictère dit «par hépatite» a toujours été la pierre de touche pour les hépatologues. Les difficultés sont grandes parce que les données du problème, trop souvent, sont mal définies. Il est indubitable que l'on ne pourra faire de progrès dans ce domaine que si l'on parvient à disposer de points d'appui solides. Ceux-ci peuvent d'ailleurs être aussi bien d'ordre positif que négatif.

1. Parmi les notions «acquises» et pourtant fausses se place l'existence de l'hépatite. Or dans un certain nombre d'ictère dits «par hépatite» celle —ci n'existe même pas. Dans d'autres cas la coexistence des lésions hépatiques — disons même d'hépatite — ne peut préjuger de l'origine hépatique, voir même hépatitique de l'ictère, du seul fait de la présence de ces lésions. Ainsi que nous allons le voir plus bas la désignation «par hépatite» risque de provoquer des confusions, alors même que l'origine hépatique — mais encore une fois non exclusivement hépatitique! — de la jaunisse au cours de l'ictère epidémique ne saurait être mise en doute.

2. La deuxième erreur, commise généralement par tous les auteurs, est d'avoir considéré que la jaunisse de l'ictère épidémique ou dit catarrhal est dû á travers toutes les phases de la maladie au même mécanisme pathogénique. Nous avons été, croyons nous les premiers à montrér que dans cette maladie la pathogénie du symptôme ictère peut varier au cours de la maladie. Ainsi, au debut, la jaunisse peut être due à l'obstacle fonctionnel par spasme du sphincter d'Oddi; ultérieurement elle peut découler de la disfonction sécrétoire hépatique et dans de rares cas, de l'obstacle mécanique. Plus tard, par l'intermédiare de l'angiocholite résiduelle c'est à nouveau dans l'obstacle fonctionnel par spasme réflexe du sphincter d'Oddi, que l'on peut trouver l'origine de la jaunisse. Enfin, celle-ci peut finir par être due à l'hyperhémolyse de cause encore incertaine.

3. La troisième difficulté a été suscitée par la connaissance imparfaite de la constitution du lobule et en particulier de la terminaison du capillaire biliaire à son extrémité distale (le point proximale étant du côté de l'espace porte). Nous avons pu montrer que la terminaison en doigt de gant entre les cellules hépatiques est une construction artificielle et en contradiction avec des faits constatés à différentes époques par des auteurs variés. Personnellement nous avons pu montrer (1942) à l'aide d'images bien choisies de foie humain qu'il existe une communication directe, c'est-à-dire sans interposition de la cellule hépatique, entre l'espace de

---

* Clinique des Maladies de la Nutrition, Hôpital Cantacuzino, Bucarest: Prof. I. Pavel.

Disse et les canalicules biliaires[1]. Récemment Grafflin et Bagley à l'aide de substances fluorescentes[2] ont retrouvé ces communications chez les mammifères (1952).

4. Une autre cause de confusion a été engendrée par la physiologie classique de la sécrétion biliaire pigmentaire, victime put-être elle aussi de la connaissance imparfaite de l'histologie du foie. La théorie de la filtration-réabsorption[3] que nous avons proposé pour expliquer la sécrétion de ce déchet, dispensait la cellule hépatique de l'activité sécrétoire d'un déchet et l'excluait ainsi du trajet suivi par les pigments biliaires. Cette théorie facilitait l'explication de l'apparition du symptôme ictère non seulement dans certaines hépatites qui supposent des altérations organiques de la cellule hépatique, mais aussi comme nous le verrons plus bas dans certaines disfonctions hépatiques au cours desquelles la structure morphologique du lobule hépatique est conservée.

Rappelons que suivant cette théorie la suppression ou la diminution du flux biliare au cours des hépatites sont dues à la suppression du processus de filtration-réabsorption. L'apparition ultérieure de l'ictère est imputable à la persistance fonctionnelle des cellules de Kupffer et au déversement direct des pigments dans la circulation sans que doive pour cela intervenir une action sécrétoire de la cellule hépatique.

Pour avoir profité au cours du dernier quart de siècle de ces différents points d'appui, nous avons evité les difficultés courantes[4] lors-qu'il s'est agi de comprendre et de faire accepter une série de notions nouvelles dans la physio-pathologie des ictères. Par contre l'ictère par inhibition fonctionelle de la sécrétion biliaire, qui forme l'objet de cet article, n'a pas trouvé d'écho. Pour aider à saisir ce mécanisme physio-pathologique voici une observation pourvue de quelques commentaires:

Bur.. homme, 25 ans, présente un ictère caractérisé par une bilirubinémie de 186 mg-$^0/_{00}$ avec selles décolorées. Il souffrait d'un prurit rebel et preséntait une duodénite à forme diskinétique. Le tymol était négatif. Le tubage duodénal est resté blanc à plusieurs reprises. C'est surtout à cause du prurit que nous avons conseillé l'intervention.

La cholécystostomie, pratiquée le 47e jour de l'ictère (anesthésie locale) a montré que la vésicule n'etait pas distendue, mais relativement flasque, à demi remplie d'une bile de couleur foncée. Le cholédoque paraissait légèrement épaissi. Quelques ganglions un peu augmentés de volume existaient autour du hile hépatique, sans qu'il puisse être question d'une compression sur le cholédoque. Celui-ci n'était d'ailleurs pas dilaté. La biopsie hépatique intra-opératoire

---

[1] Pavel, I.: Les Ictères, 3ème ed. Paris: Masson et Cie.

[2] Cité d'après With: Biology of Bile Pigments. Copenhagen: Arne Frost Hansen 1954.

[3] Les pigments biliaires préformés dans le système réticulo-endothélial et notamment dans les cellules de Kupffer atteignent les espaces de Disse et les canalicules biliaires qui lui font suite avec le filtrat du capillaire sanguin. Au fur et à mesure que le filtrat progresse dans les espaces ci-dessus et dans les capillaires, les pigments sonst concentrés par la réabsorption de l'eau que la cellule hépatique exerce sur le filtrat. Il en résulte une concentration en pigments voisine de celle de la bile.

With (loco cit.) devançant les objections qu'on pourrait faire à cette théorie précise que si les sels biliaires constituent un produit de sécrétion cela n'empêche pas que la filtration-résorption soit le mécanisme principal qui conduit à la formation de la bile. De même ajoute cet auteur le fait que le pigment biliaire est lié à l'albumine ne peut pas exclure la réalité de cette théorie puisque la paroi du sinusoïde est perméable pour les albumines.

[4] Il est ici question des difficultés qui résultent des considérations ci-dessus et non de celles, inédites, qui surviennent à chaque pas en avant.

montrait à côté des plages cellulaires sensiblement normales, d'autres avec des lésions hépatiques discrètes et des thrombus biliaires relativement nombreux, surtout dans la zone péricentrolobulaire (fig. 1, 2 et 3).

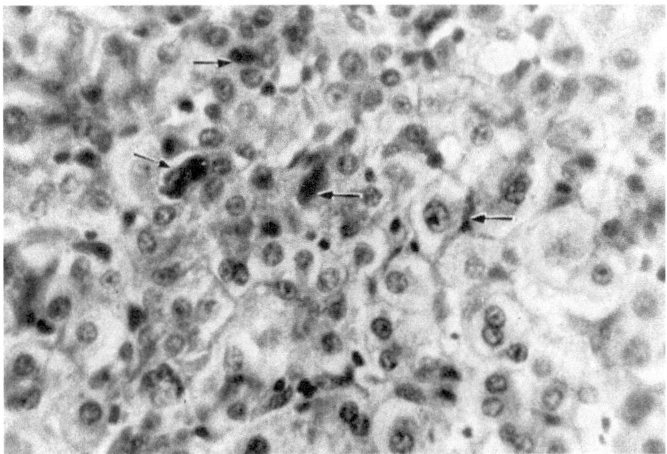

Fig. 1

Les suites de l'intervention ont été simples: le soir même de l'opération la bile «C» était très foncée (1/1000 au Fouchet). Le prurit disparut jusquau soir. La première selle survenue le 4-e jour après l'opération etait normalement colorée.

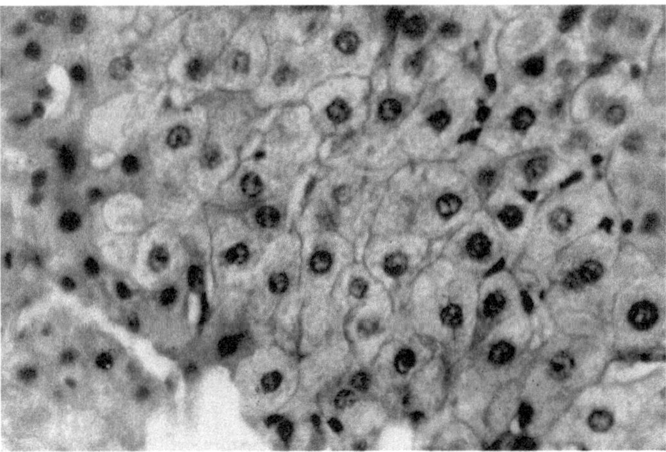

Fig. 2

Dans cette observation qui revet cliniquement le tableau de l'ictère épidémique autrefois dit catarrhal, on ne peut parler, du point de vue physio-pathologique, d'un ictère par hépatite. En dépit de certaines lésions, d'ailleurs assez discrètes, cette hypothèse doit être contestée parce que le flux biliaire a reparu, après une simple cholécytostomie, d'une manière spectaculaire qui dépasse — et de combien! — le temps nécessaire à la guérison des lésions anatomiques. Il ne peut s'agir non plus d'une reprise de la sécrétion biliaires après suppression d'un obstacle extra- ou intra-hépatique. Le premier n'a pas été trouvé et d'ailleurs hormis le fait que les voies biliaires et la vésicule n'étaient pas dilatées, les selles se sont colorées dès le premier moment. En ce qui concerne la notion plutôt nébuleuse de l'obstacle intra-hépatique, soit par les thrombus biliares (qui existaient dans cette observation) soit par compression extrinsèque au niveau du canalicule biliaire terminal et de l'ampoule qui lui fait suite (Aschoff, Eppinger, Watson et Hofbauer) elle ne peut résister en tant que cause pathogénique de l'ictère, devant la reprise spectaculaire de la sécrétion biliaire. En effet, celle-ci ne

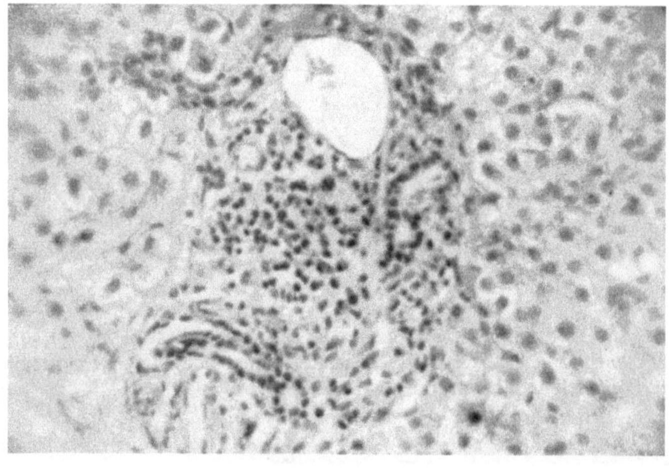

Fig. 3

peut s'expliquer par l'élimination quasi-instantanée des thrombus biliares, ni par la régression subite de l'inflammation compressive du canal de Hering, pas plus que par la suppression de la perméabilité accrue du capillaire biliaire.

Il n'existe pratiquement qu'une explication pathogénique du symptôme jaunisse dans les observations du type ci-dessus à savoir: l'inhibition fonctionnelle de la secrétion biliaire.

A l'appui de cette pathogénie les deux points suivants peuvent être invoqués:

1. La reprise spectaculaire de la sécrétion biliaire après une intervention opératoire plus ou moins anodine;

2. L'analogie avec l'anurie fonctionnelle qui cesse avec la même rapidité après une intervention toujours anodine sur les reins.

Nous avions invoqués ces arguments il y a déjà bien longtemps[1] quand nous suggérâmes cette possibilité pathogénique. Il nous restait alors pourtant une difficulté à surmonter pour faire accepter cette pathogénie. La reprise d'une sécrétion glandulaire — la cellule hépatique jouissait dans la conception classique soit du role de la sécrétion proprement dite des pigments, soit de celui de transformer la bilirubine indirecte en bilirubine directe, — s'accommodait difficilement de la reprise spectaculaire de la sécrétion biliaire après une intervention chirurgicale. La théorie suivant laquelle la sécrétion biliaire pigmentaire était due à un

---

[1] Presse méd. **1932**, No 21.

processus de filtration-réabsorption nous a dispensé de cette réserve et l'inhibition fonctionnelle de la sécrétion biliaire à l'origine de la jaunisse a pu être mentionnée à côté de l'inhibition par lésions organiques de la cellule hépatique dans notre livre sur les ictères. Cependant cette théorie n'a pas retenu l'attention du monde des chercheurs et dans l'explication de ces ictères l'hypothèse obscure de l'obstacle intra-hépatique tend à remplacer partiellement la supposition exclusive déjà dépassée aujourd'hui de l'hépatite. Nous estimons que ces désignations doivent être abandonnés en faveur de la notion plus complète et plus précise *d'ictères par disfonction hépatique*, qui sous-entend:

1. Les ictères par inhibition fonctionnelle de la sécrétion biliaire du type exposé ci-dessus;

2. Les ictères au cours desquels la suspension du processus de filtration-réabsorption est dû aux lésions organiques soit

a) par hépatite proprement dite, soit

b) par hépatose.

Cette distinction revêt aussi un intérêt pratique car l'intervention opératoire semble être reservée de prédilection aux ictères prolongés dûs à une inhibition fonctionnelle de la sécrétion biliaire.

* * *

Dans l'observation ci-dessus il existait des thrombus biliaires et nous avons montré avec VELCIU[1] que leur apparition est conditionnée par le bon état fonctionnel de la cellule hépatique et, en particulier, de sa fonction de résorption de l'eau qui lui parvient avec le filtrat du capillaire sanguin.

Quelle est donc la signification des thrombus dans l'observation ci-dessus ? Ils ne constituent certainement pas un obstacle intra-hépatique, car même quand leur nombre et leur volume sont considérables comme dans le cas de l'obstacle calculeux ou cancéreux et même s'ils persistent longtemps après l'enlèvement de l'obstacle, ainsi que nous nous en sommes rendu compte, ils n'empêchent pas l'apparition du flot biliaire dans les heures qui suivent la suppression de l'obstacle.

Mais d'autre part si leur présence ne peut constituer un obstacle pour la bile, leur existence fait office de fossile susceptible de nous aider à reconstituer l'évolution de la pathogénie variable de la jaunisse au cours d'un même ictère epidémique. Sans doute, les thrombus dans les cas du genre de l'observation ci-dessus suggèrent l'existence au stade initial de la maladie, d'un obstacle fonctionnel par spasme du sphincter d'Oddi. L'inhibition de la sécrétion biliaire au niveau de la cellule hépatique n'est survenue que plus tard quand les thrombus étaient déjà constitués. Ceci confirme une fois de plus la pluralité pathogénique de la jaunisse dans certains ictères anciennement attribués à l'hépatite et plus récemment à l'obstacle intra-hépatique.

---

[1] PAVEL, I., et V. VELCIU: Histophysiologie des pigments et des thrombus biliaires: Contributions au mécanisme de la sécrétion biliaire pigmentaire. Bul. Sci. Acad. R. P. R. t. III, no 1 (1951).

Zur Therapie diffuser hepatocellulärer Erkrankungen (Hepatitis, Cirrhose usw.)

Von

H. STAUB (Basel/Schweiz)

Mit 22 Abbildungen

Zum Thema, das mir Herr HEILMEYER angeboten hat, kann viel diskutiert werden; die Leber hat ja ein so immenses Regenerationsvermögen, daß sie alle möglichen Therapien, auch im kranken Zustand, aushält. Andererseits verlaufen aber Hepatitis und Cirrhose individuell und epidemiologisch so eigensinnig. daß über den Effekt einer Behandlung erst aus sehr großen Zahlen epidemiologisch mehr oder weniger einheitlicher Fälle etwas ausgesagt werden kann. Solche große. mehr homogene Kollektive, waren die Serum-Hepatitis Epidemie nach Gelbfieber-Vaccination mit 4083 Erkrankungen im Camp Polk, Louisiana 1942 [TURNER et al. (*59*)] oder die 1172 Hepatitisfälle unter den amerikanischen und britischen Truppen im Mittelmeergebiet im Jahre 1944 [BARKER et al. (*2*); CAPPS u. BARKER (*12*)] und neuerdings die Hepatitisfälle vom Koreanischen Kriegsschauplatz. welche im Hepatitis-Center in Kyoto systematisch behandelt wurden [CHALMERS et al. (*14*)]. Aber auch diese drei großen Krankheitsgruppen sind miteinander in Krankheitsverlauf und Therapieerfolg nicht streng vergleichbar, weil die kombattanten Truppen im Mittelmeergebiet und wahrscheinlich auch diejenigen in Korea schwereren körperlichen Strapazen ausgesetzt waren, als die Impferkrankungen im Ausbildungslager.

Über Cirrhosen stehen meines Wissens solche großen einheitlichen Statistiken nicht zur Verfügung. Wenn ich in den folgenden Ausführungen gelegentlich auch unsere Basler Beobachtungen erwähne, dann bin ich mir völlig bewußt, daß es sich um relativ kleine Gruppen handelt, deren statistische Auswertung sich kaum lohnt. Wir sind mehr auf Einzelbeobachtungen angewiesen, sofern uns nicht eine Epidemie überrascht.

1. Virus-Hepatitis

Vor dem zweiten Weltkrieg war die „katarrhalische Gelbsucht" kein größeres therapeutisches Problem; die Krankheit verlief mit geringen Ausnahmen recht benigne und wurde oft ambulant und ohne ärztliche Assistenz absolviert. Während und nach dem zweiten Weltkrieg und im Koreafeldzug wurden aber bei den Truppen die Ausfälle an Virus A und B Hepatitiserkrankungen öfters so groß, daß die wirksamste spezifische Therapie für die Kampfkraft der Truppe entscheidende Bedeutung gewann. Auf die großen Militärepidemien an homologer Serumhepatitis oder an akut-infektiöser Hepatitis habe ich bereits hingewiesen; sie verliefen im Ganzen immer benigne. So war die Letalität bei der Hepatitisepidemie nach Gelbfieberimpfung 1942 im Camp Polk 14 Todesfälle auf 4083 Erkrankungen = 0,3% [TURNER et al. (59)]; bei den Truppen im Mittelmeergebiet 1944 starben von 1172 untersuchten Fällen 1,8⁰/₀₀ [BARKER et al. (2).] Im Hepatitis-Center des Koreakrieges in Kyoto starben von 2448 im Jahre 1949 Behandelten 4, d. h. 0,2%, und 17 Fälle, d. h. 0,7%, gingen in ein chronisches Stadium über. Von den deutschen Truppen sind mir genauere Angaben nicht bekannt; man hörte von zahlreichen Erkrankungen und taktischer Verwendung hepatitiskranker Truppenteile. Das wissen Sie besser als ich.

Wo Truppen lagen, war auch die Zivilbevölkerung betroffen. Unter diesen zivilen Erkrankungen hat es seltsamerweise an recht weit auseinander liegenden Orten: in Kopenhagen 1944/45, in Burma 1944/46 und in Basel 1946/47, Hepatitisendemien von schwerstem Verlauf mit mehr als 20% Todesfällen der Spitalaufnahmen gegeben [vgl. H. STAUB (50)] (s. Tab. 1). Es waren diese schweren Fälle, welche dann in aller Dringlichkeit nach wirksamer spezifischer Therapie riefen. Unsere Hilflosigkeit am Bürgerspital in Basel war im Juni/Juli 1946 groß, als die Hälfte der Hepatitisfälle, die ins Spital eingeliefert wurden, starb. In therapeutischer Hinsicht wurden wir damals völlig überrascht, nicht so sehr in diagnostischer, weil uns die Leber-Physiologie und -Pathologie schon länger beschäftigt hatte und ein entsprechender Labor-Apparat im Betrieb war.

Tabelle 1. *Letalität maligner Hepatitisepidemien in Basel und Kopenhagen*

	Zahl der Fälle	Todesfälle	Letalität %
Bürgerspital Basel vom 1. Februar 1946 bis 14. April 1947			
Männer . . .	50	9	18,0
Frauen . . .	99	32	32,3
Total	149	41	27,5
Frederiksberg-Hospital Kopenhagen vom 1. Januar 1944 bis 31. März 1946			
Männer . . .	44	3	6,8
Frauen . . .	92	27	29,3
Total	136	30	22,1
Kanton Basel-Stadt seit 1942 (nach Angaben des Gesundheitsamtes)			
1942	315	3	0,96
1943	703	2	0,28
1944	244	1	0,41
1945	87	1	1,15
1946	220	44	20,0

Aus: H. Staub: Helvet. med. Acta, 14, 334 (1947)

Am Beispiel der Therapieversuche an unserer Klinik an den akuten A- und B-Virus-Hepatitiden üblicher Verlaufsform der Jahre 1947—1955 (die schweren Leber-Dystrophien werden unter Therapie des Coma hepaticum erwähnt) läßt sich am besten der Zickzackweg verfolgen, den die Behandlungsmethoden durchliefen. Ich komme mir dabei manchmal als übler Polypragmatiker vor, glaube aber, nach Literaturstudium auf diesem Gebiet, nicht allein auf weiter Flur zu stehen.

In Tab. 2 und Abb. 1 sind unsere verschiedenen Behandlungsversuche bei akuter infektiöser unkomplizierter Hepatitis zusammengestellt. Die Abb. 1 enthält auch Angaben über Dauer der Hospitalisation, Serumbilirubinverhalten, Dauer pathologischer Flockung im Serum und pathologischer Gallenfarbstoffausscheidung im Urin bei zusätzlichen therapeutischen Maßnahmen. Daß diese besonderen Verordnungen jeweilen die Dauer der Krankheit und ihre Symptome kausal beeinflußt hätten, ist nicht erwiesen; statistische Auswertungen bezüglich des Spitalaufenthaltes haben ergeben, daß die Gruppen mit Polyvitaminen, oder mit Lävulose oral, oder mit hohen Dosen Ascorbinsäure am günstigsten dastehen.

Tabelle 2. *An der Basler Klinik durchgeführte Behandlungsmethoden bei Virushepatitis*

Grundbehandlung für alle Gruppen: Bettruhe, heiße Kompressen über Oberbauch, Karlsbader Salz, Vitamine des B-Komplexes s.c. oder i.v., fettarme, kohlenhydrat- und eiweißreiche Kost (50 g Fett, 120 g Eiweiß, 400 g Kohlenhydrat).

Zusätzliche Behandlungsmaßnahmen:

1947—1950

1. 2 mal tgl. 5 E Insulin s.c. und 50 g Glucose oral (31 Fälle).
2. 3 mal tgl. 20 g Lävulose oral (10 Fälle).
3. Polyvitaminpräparate oral oder i.m.; oder 10 mg Vit. K; oder 50 mg Nicotinsäureamid; oder 30—60 mg Vit. E; oder 50 mg Cortin tgl. i.m. (83 Fälle).
4. Aureomycin 1 g tgl.; Cholagoga; Hexamethylentetramin; bis 1 g Methionin und 1 g Cholin tgl. oral (12 Fälle).

Therapiedauer (1—4) durchschnittlich 1 Monat.

1950—1954

5. Tgl. 1 l Ringer- oder Kochsalzlösung i.v. 2—3 Wo. (15 Fälle).
6. Tgl. 1 l Ringer- oder Kochsalzlösung i.v. mit 50—100 g Lävulose und Vit. B, C u. K. 2—3 Wochen (18 Fälle).
7. Tgl. Infusion von 1 l Ringer + Vit. B-Komplex, mit 2—3 Tage Hunger im Beginn der Erkrankung (26 Fälle).
8. Tgl. i.v. Inf. von 1 l Kochsalzlösung mit 10 g Ascorbinsäure während durchschnittlich 5 Tagen (11 Fälle).

Die Gruppe mit Hungertagen dagegen kommt am schlechtesten weg. Ein Vergleich zwischen den Gruppen 1947—1950 und 1951—1954 ist nicht gestattet, weil die Fälle 1947/1948 im allgemeinen schwerer waren.

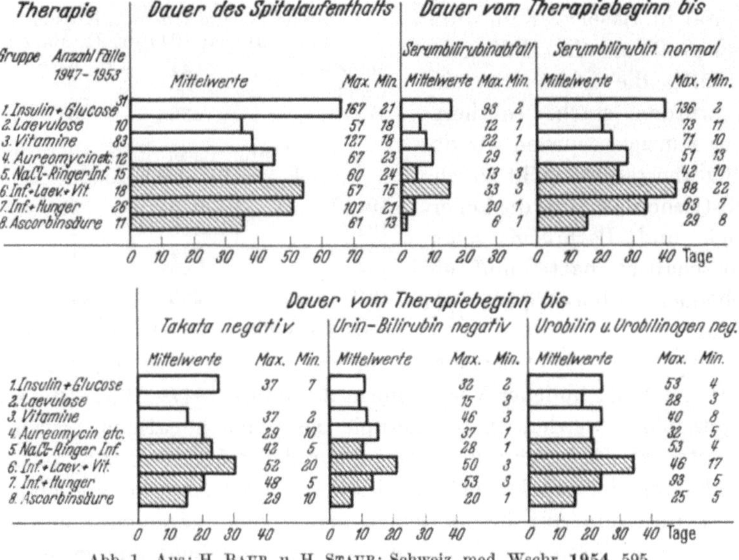

Abb. 1. Aus: H. Baur, u. H. Staub: Schweiz. med. Wschr. 1954, 595.

Zu den einzelnen Behandlungsarten erlaube ich mir einige Ergänzungen. Man kann natürlich alle irgendwie physiologisch-pharmakologisch begründen mit Ausnahme der zusätzlichen Insulin-Traubenzuckerzufuhr. Die Leber ist ja, wie sich immer deutlicher hat nachweisen lassen, nicht der Ort einer *primären* Insulinwirkung; die Glykogenbildung in der Leber wird keineswegs vermehrt. Wahrscheinlich haben wir mit dieser Insulinzufuhr aber auch nicht geschadet, was in allen Therapieversuchen das Wichtigste ist.

Von der *allgemeinen Grundbehandlung* mit Bettruhe, Diät, Vitaminen des B-Komplexes, heißen Kompressen, Cholagoga und Abführmitteln sind die letzten drei Komponenten mehr symptomatischer Art, wobei die Kompressen möglicherweise eine kollaterale Hyperämie des erkrankten Organs hervorrufen und unangenehme Sensationen in dieser Gegend mildern, oder nur dazu da sind, den Kranken ruhiger im Bett zu behalten. Als wesentliche therapeutische Faktoren werden auch an den meisten andern Orten Bettruhe, Diät und Zufuhr des Vitamin B-Komplexes oder Bierhefe angesehen.

Neuerdings müssen die Ansichten über diese bisher als richtig betrachteten therapeutischen Maßnahmen auf Grund der Beobachtungen an den erwähnten großen Krankheitsgruppen etwas revidiert werden. Erst diese Kollektive haben eine genauere statistische Ermittlung des Wesentlichen ermöglicht.

Bei der 4000er Gruppe von Hepatitis nach Gelbfieber-Impfung [TURNER et al. (*59*)] ist die Diät mit reichlich Eiweiß und Kohlenhydraten anerkannt, eine regelmäßige Nahrungsaufnahme sei aber noch wichtiger als ihre exakte Zusammensetzung. Eine Zugabe von Polyvitaminpräparaten oder Bierhefe, von Vitamin K oder C, oder von lipotropen Faktoren Methionin oder Cholin, Glucose und Plasmainfusionen oder Leberextrakt-Injektionen änderten den Krankheitsverlauf nicht.

Die Therapie bei der mehr als 1000 Fälle umfassenden Krankheitsgruppe des Mittelmeergebietes 1944 [BARKER et al. (*2*)] bestand in Ruhe, Diät und 1—3 mg B_1 täglich oral. Die Diät enthielt 200 g Protein, 40 g Fett und 400 g Kohlenhydrate. Ein Nachteil größerer Fettzufuhr konnte nicht gefunden werden. Während einer Nausea-Periode in den ersten Tagen wird 3 l Flüssigkeit oral, eventuell 10% Glucose oder Glucose in Salzlösung intravenös gegeben. Der schädliche Einfluß körperlicher Anstrengung wird betont. Der Kranke tritt in ambulante Rekonvaleszenz nach mindestens drei Wochen Bettruhe, wenn die Lebergröße und die Bromsulfaleinprobe normal und der Bilirubinwert normal oder unter 2 mg-% sind. Die Prognose war bei diesem therapeutischen Vorgehen ausgezeichnet, die Letalität 1,8⁰/₀₀.

Die allgemeine Behandlung der rund 4000 Korea-Hepatitiden bestand in Diät mit reichlich Eiweiß, Multivitamin- und Cholinzufuhr. Bettruhe wurde eingehalten, bis Bilirubin im Serum und Bromsulfaleintest normal waren; dann konnte der Patient progressiv aufstehen und hatte nach zwei Wochen seine normale Bewegungsfreiheit. Die durchschnittliche Spitaldauer war 63 Tage, 0,2% starben und 0,7% kamen in eine chronische Hepatitis [CAPPS u. BARKER (*12*)] CHALMERS et al. (*14*) haben an einer neuen Gruppe von 460 Korea-Hepatitiden die therapeutischen Maßnahmen modifiziert und festgestellt:

a) Daß bei einer Diät mit minimal 3000 Calorien, mit 150 g Eiweiß, Cholin und Polyvitaminpräparaten die durchschnittliche Krankheitsdauer signifikant 6 Tage kürzer und der Bilirubinabfall rascher ist, als wenn gewöhnliche Spitalkost ad libitum gegessen wurde.

b) Zufuhr einer höheren Calorienmenge von 4000 Calorien, oder Weglassen von Vitaminen und Cholin, hat keinen Einfluß auf den Krankheitsverlauf.

c) Patienten, denen erlaubt wurde, außer Bett zu sein, hatten eine etwas kürzere Krankheitsdauer.

d) Wurde in der Rekonvaleszenz ein strenges körperliches Konditionstraining durchgeführt, so trat öfters in der ersten Woche ein Wiederanstieg des Serumbilirubins und eine Erhöhung der Bromsulfaleinretention auf; in der zweiten Woche gingen diese Erscheinungen trotz Fortsetzung der körperlichen Leistungen wieder zurück, klinische Krankheitszeichen oder Recidive traten nicht auf. Vgl. Abb. 2 und Tab. 3.

Das Resultat dieser statistisch ausgezeichnet ausgewerteten Beobachtungsreihe liegt also darin, daß eine Diät von mittlerem Caloriengehalt und reichlich Eiweiß von 150g die wesentliche therapeutische Maßnahme darstellt; daß ferner keine strenge Bettruhe, sondern Aufsein nach Belieben zweckmäßig ist. Wenn der Patient sich subjektiv wohl fühlt, soll er nicht zur Bettruhe gezwungen werden; aber diese Bettruhe ad libitum wird erst 10 Tage nach Beginn der Krankheit erlaubt und nach jeder Mahlzeit wird immerhin eine Stunde Liegen empfohlen. Wenn der Bilirubinwert 1,5 mg-% und die Bromsulfaleinprobe Normalwerte

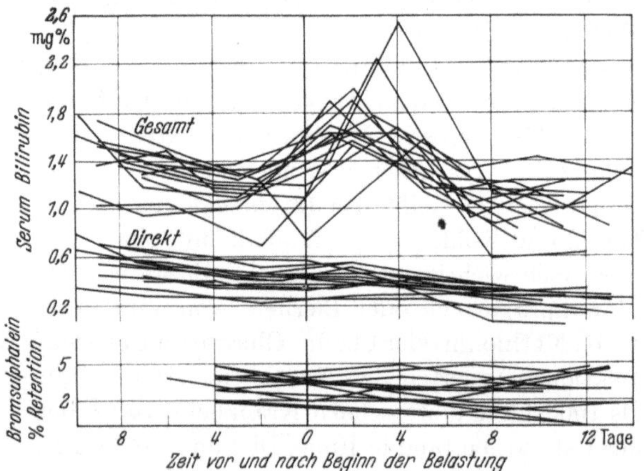

Abb. 2. Änderungen im Serumbilirubin und Bromsulfalcintest bei Patienten, die früh körperlich arbeiteten und deren Serumbilirubingehalt über die Norm stieg. Aus: Th. C. Chalmers et al.: J. Clin. Invest. **34**, 1163 (1955).

erreicht haben, nimmt der Patient seine normale Tätigkeit wieder auf. Daß beim Persistieren pathologischer Werte oder ihrem Wiederanstieg besondere Vorsicht einzuhalten ist, eventuell bioptische Abklärung zu erfolgen hat, ist selbstverständlich.

Gestatten Sie mir zu diesen grundlegenden Untersuchungen einige Bemerkungen. Daß zu einer protein- und calorienreichen, abwechslungsreichen Spitalernährung weder Vitamine noch lipotrope Faktoren zugesetzt werden müssen, ist verständlich. Ebenso braucht das Vermeiden einer Überfütterung mit ihren vermehrten Ansprüchen an den Leberstoffwechsel und die Durchblutung des Organs

Tabelle 3. *Erfolg von Diät und Ruhe auf die Krankheitsdauer bei hepatitiskranken Soldaten (aus Th. C. Chalmers et al.: J. Clin. Invest.* **34**, *1163 (1955) Einfluß verschiedener Maßnahmen auf die Dauer der Krankheit. 232 Patienten*

Behandlungs-Gruppe	Dauer der Krankh. von der Aufnahme bis zur			
	Gesundung		Erste normale TSB Tage	Letzte abnormale TSB od.BSP Tage
	Tage	Wochen		
Strenge Diät, strikte Bettruhe (DR)	26	3,1	22	30
Strenge Diät, Bettruhe nach Belieben (Dr)	25	3,0	21	28
Diät nach Belieben, strikte Bettruhe (dR)	34	4,3	25	41
Diät nach Belieben, Bettruhe nach Belieben (dr) . .	30	3,7	25	35
Im Gesamten	29	3,5	23	34
Durchschnittserfolg von:				
Diät (D)—(d)	—7	—1,0	—3	—9
Ruhe (R)—(r)	+2	+0,3	0	+4
Standardabweichg.	±1,6	±0.2	±1,2	±2,7

keinen Kommentar. Das beliebige Aufstehen nach 10 Tagen Bettruhe und bei Wohlbefinden ist von Vorteil für eine raschere Wiederherstellung voller körperlicher Leistung; der Patient ist nicht durch lange Bettruhe geschwächt. Für oder wider die verkürzte Bettruhe ist aber noch die Feststellung von BRADLEY et al. (9) wichtig, daß beim liegenden Menschen die Durchblutung der Leber bedeutend größer ist, als beim stehenden. Die Leberdurchströmung wurde mit der Bromsulfalein-Clearance [COURNAND et al. (18)] bestimmt. Die vermehrte Durchstromgröße der Leber muß als günstiger Heilfaktor angesehen werden; deshalb ist es wohl richtig, schwere Fälle solange streng liegen zu lassen, bis eine eventuelle Besserung eintritt.

Vor einiger Zeit hat in der Royal Society of Medicine, London, ein interessantes Kolloquium über den Wert und Unwert der Bettruhe stattgefunden (Ref. Lancet **1953 II**, 1191).

Wurden gesunde Erwachsene 6 Wochen immobilisiert, so wurde die N-Bilanz negativ, Ca und Phosphat wurden vermehrt ausgeschieden, das Blutvolumen fiel ab, die Vasomotorenregulation wurde geschwächt. Nach dieser Ruheperiode benötigten die Versuchspersonen 6 Wochen zur Herstellung normaler Verhältnisse. Sogar Bettruhe ist ein Stress und muß weise dosiert werden!

Es scheint mir richtig, sich bei der Therapie der unkomplizierten akuten Hepatitis an die Schlußfolgerungen von CHALMERS et al. (14) aus diesem größten und statistisch am sorgfältigsten ausgewerteten, einheitlichen Kollektiv zu halten. Sie unterscheiden sich im ganzen ja auch nicht wesentlich von früheren Behandlungsmethoden, nur ist einmal einwandfrei gezeigt, daß die vollwertige Nahrung das Wesentlichste ist, und lange strenge Bettruhe und zusätzliche Zufuhr von Vitaminen oder lipotropen Faktoren dann nicht nötig sind! Die Literatur enthält allerdings noch eine Reihe Hinweise, welche an kleineren Krankengruppen die Gefahr von verzögerter Heilung, von Rückfällen und Übergang in Cirrhosen mit vorzeitiger körperlicher Anstrengung oder Überanstrengung in direkte Beziehung bringen. [Vgl. den ausgezeichneten kurzen Artikel von TULLIS (58)]. Eine wesentliche Restriktion von Fett ist nach den Untersuchungen von COLWELL (17) bei der Behandlung der akuten Hepatitis auch nicht nötig; man soll nur eine allzu starke Gewichtszunahme vermeiden.

Bei dieser Sachlage könnte ich es mir eigentlich ersparen, auf alle Therapieversuche der Basler Klinik während der Jahre 1947—1954 (Tab. 2, Abb. 1) noch weiter einzugehen. Immerhin seien einige Bemerkungen zur Genese dieser verschiedenen zusätzlichen therapeutischen Maßnahmen erlaubt.

Zunächst die *Vitaminsupplemente:*

Wie an vielen andern Orten, haben auch wir geglaubt, mit Vitaminen des B-Komplexes (B_1, B_2, B_6, B_{12}), mit Vitamin K, E und speziell mit C einen vorteilhaften Effekt bei Leberinsuffizienzen erreichen zu können. Über die physiologische Bedeutung der einzelnen Vitamine, wie des B_1 als Cocarboxylase-Bestandteil, B_2 als Komponente des gelben Atmungsfermentes, B_6 als Coferment von Decarboxylasen, B_{12} als Katalysator von Nucleinsynthesen, K zur Prothrombinsynthese, E als Antioxydans zum Schutz von Hormonen und Fermenten vor Peroxydwirkung (vgl. die Exposées von R. BECKMANN (5) und von BUTTURINI (10) am internationalen Vitamin E-Kongress, Venedig 1955), C als Oxydo-Reduktions-Katalysator, sind hier keine weiteren Worte zu verlieren. Sie alle werden wohl in

vernünftigen Mengen zugeführt in den Zellen ihre Vitamin-Eigenschaften ent-
falten und mehr oder weniger nützen; in übermäßigen Dosen gegeben, werden sie
andere pharmakologische Effekte zeigen und wahrscheinlich für den intermediären
Stoffwechsel eine unerwünschte Belastung darstellen. Hohe Dosen B_{12} sollen bei
akuter Hepatitis erfolgreich sein [Campbell u. Pruitt (*11*) und Huber u.
Wiley (*34*)]. Eine gemeinsame Eigenschaft von Tocopherol und B_{12} möchte ich
in diesem Zusammenhang hervorheben, nämlich die Bildung von labilen Methylgruppen durch diese beiden Vitamine. Sie fördern damit Methionin- und Cholin-
synthese und können über diese lipotropen Faktoren eine ungenügende Ernährung
ergänzen. Vitamin C und Vitamin E kommen in hoher Konzentration in Hypo-
physe und Nebenniere vor und wirken dort vielleicht als Oxydationsschutz für
leicht oxydable Hormone. Diese beiden Vitamine C und E sind an mesenchymalen
Vorgängen beteiligt und hemmen zum Beispiel die Hyaluronidase. Es fällt nicht
schwer, aus diesen gemeinsamen Eigenschaften verstärkte Corticosteroideffekte
und damit gleichartige Wirkung, wie wir sie später vom Cortison oder ACTH
beschreiben, anzunehmen. Mit Resignation müssen wir aber konstatieren, daß
zusätzliche Vitamingaben zu guter Ernährung, weder bei akuter Hepatitis noch
andern akuten oder chronischen Leberinsuffizienzen, je mit statistischer Sicherheit einwandfrei den Krankheitsverlauf günstig beeinflußt haben!

Wir haben uns speziell mit der *Ascorbinsäure*zufuhr an Hepatitiskranke
beschäftigt [Baur u. Staub (*3*)]. Der ursprüngliche Grund war ihre nachgewiesene
virucide Wirkung in vitro in hohen Konzentrationen bei Lyssa, Poliomyelitis,
Herpes simplex usw. [vgl. Lit. bei Baur (*4*)]. Ascorbinsäure ist wenig toxisch, so
daß große Mengen von täglich 10 g Ascorbinsäure in Dauer-Tropfinfusionen
gegeben werden können. Wir hatten nach den Beobachtungen bis 1953 den Eindruck, daß unter dieser Behandlung von durchschnittlich 5 Tagen Serumbilirubin
rascher normalisiert und im Allgemeinen ein günstiger Einfluß auf Krankheitsdauer und Allgemeinbefinden erzielt wurde. Statistisch war aber dieser Effekt
des Vitamin C nicht zu erfassen, so daß wir seit 1953 die neueintretenden Hepatitisfälle alternierend mit Fructose nach 2 Tage Fasten einerseits und andererseits
mit zusätzlicher Vitamin C-Zufuhr von 10 g täglich behandelten. In Abb. 3 sind
klinische Daten der beiden Gruppen mit 13, bzw. 12 Fällen, zusammengestellt.
Schon der bloße Anblick zeigt keinen signifikanten Unterschied zwischen diesen
beiden Gruppen. Es hat sich jetzt in dieser neuen Serie mit alternierender Behandlung gezeigt, daß eben nur epidemiologisch einheitliche Kollektive zu therapeutischen Vergleichen geeignet sind. In der Gegenüberstellung der Behandlungserfolge über die Jahre 1947—1953 kamen frühere zusätzliche Behandlungsmaßnahmen schlechter weg, weil 1947/1948 die Hepatitis noch bösartiger war mit
einer Letalität von $7-9\%$ und erst in den Jahren nach 1948 wieder auf die übliche
Letalität von $1-0\%$ absank. Das Beispiel zeigt deutlich, wie epidemiologisch
uneinheitliche Kollektive keine Schlüsse über Wirksamkeit therapeutischer Maßnahmen zulassen.

1950 habe ich in meinem Referat in Neuenburg vor den schweizerischen Internisten (*51*) das Postulat der *Schonungsbehandlung* einer Leberkrankheit durch
temporären Hunger mit Flüssigkeits- und Kohlenhydrat-Zufuhr und Erhöhung
des Blutdurchstroms vertreten. Die damals angeführten Gründe, daß bei *Grund-
umsatz-Bedingungen* im Hunger nur der intermediäre turnover die Leber belastet

und Zufuhr von Lävulose oder Fructose den geringsten zusätzlichen O_2-Verbrauch für die Leber verlangt, besteht wohl zu Recht. Ich glaube, daß auch Herr KALK mit mir einig geht, daß ich mit solchen 2—3 tägigen Hungerperioden nichts geschadet habe, besonders dann, wenn noch die häufige initiale Anorexie der akuten Hepatitis bestand. Wir haben in früheren Untersuchungen auch festgestellt, daß Hunger mit Flüssigkeitszufuhr eine geringere Ketonurie macht als die Kombination Hunger + Dursten [vgl. P. CLERC (16)]. Die Hungertage haben aber den Krankheitsverlauf nicht sicher beeinflußt.

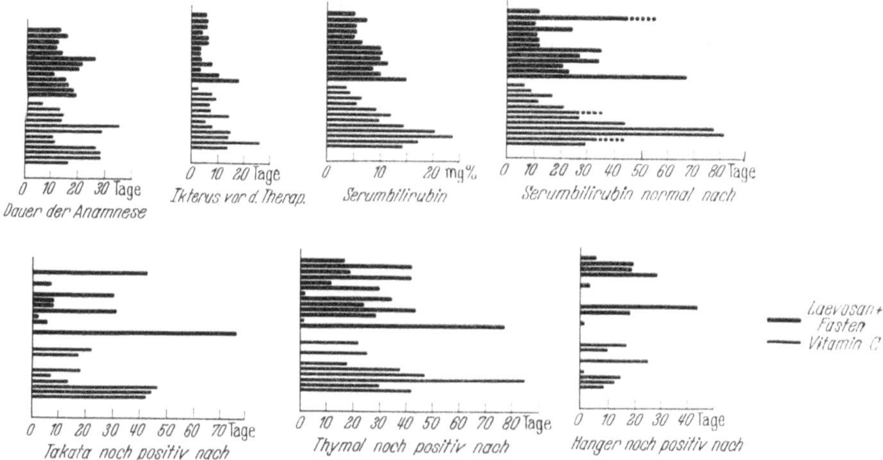

Abb. 3. Vergleich der Dauer von Krankheitserscheinungen bei Hepatitiden nach Laevosan und Fasten einerseits und Vitamin C andererseits

Zur Erhöhung des *Blutdurchstroms* durch die Leber wurden Ruhe, Wärmeapplikationen und vermehrte orale Flüssigkeitszufuhr vorgeschlagen. Bettruhe erhöht, wie bereits erwähnt [vgl. BRADLEY et al. (9)], den Leberdurchstrom beträchtlich. Die kollaterale Durchblutungssteigerung über cutaneo-viscerale Reflexe bei Wärmeapplikation auf das Abdomen und die Vermehrung des Pfortaderzustroms bei oralen Flüssigkeitsgaben mit beträchtlicher Vermehrung der Leberlymphe sind physiologische Tatsachen. Ich könnte Ihnen wohl Kasuistik vorführen, die zeigt, daß unter diesen Maßnahmen der Serum-Bilirubinwert absinkt; aber statistisch einwandfreie Belege dafür, daß diese Maßnahmen den Krankheitsverlauf einer unkomplizierten Hepatitis ändern, habe ich nicht. Schon lange ist von Pharmakologen nachgewiesen, daß Glauber- und Bittersalze die Durchblutung des Pfortadergebiets steigern, und neuerdings hat STILLE (54) (2. Leberkolloquium April 1955 Bad Bertrich) über die Vermehrung des Pfortaderdurchstroms an Katzen nach Magnesiumsalzen berichtet. Bittersalzgaben hätten also neben einer reflektorischen Gallenblasenentleerung auch noch die günstige Erhöhung des Durchstrom-Volumens durch die Pfortader zur Folge. Bei Applikation dieser salinischen Abführmittel ist aber der Nachteil einer etwas verminderten Nahrungsausnützung (gesteigerte Peristaltik, Bildung unlöslicher Magnesiumfettseifen) nicht völlig zu vernachlässigen; es sind natürlich die 5%igen Salzlösungen oder die natürlichen Mineralwässer zu verordnen.

Über die zusätzlichen Gaben von *lipotropen Substanzen* wäre folgendes zu sagen: Solche Faktoren, welche die Anhäufung von Fett in tierischen Organen vermindern, sind recht zahlreich. *Cholin* und *Methionin* stehen im Vordergrund, dazu kommen alle andern Stoffe, welche in vitro Methylgruppen oder Cholin liefern. Eine vollwertige, an tierischem Eiweiß reiche Ernährung enthält auch genügende Mengen von Cholin und von essentieller Aminosäure Methionin. Die zahlreichen Tierversuche mit Entwicklung von Fettlebern und Cirrhosen, sogar Lebertumoren, bei Fehlen lipotroper Faktoren im Futter [s. auch eigene Cholinmangelversuche an Ratten: STAUB et al. (53)], haben die Therapieversuche stimuliert. In 100 g animalischem Eiweiß sind aber 0,9 g Cholin und etwa 3 g Methionin, und der tägliche Bedarf des Erwachsenen ist etwa 250—600 mg Cholin und 2 g Methionin [GABUZDA (27)].

Beim derzeitigen Stand der Forschung ist jedoch mit großer Sicherheit anzunehmen, daß Leberschädigungen durch qualitative Unterernährung nicht nur auf das Fehlen lipotroper Faktoren, sondern daneben noch auf eine qualitativ und quantitativ ungenügende Zusammensetzung der übrigen Aminosäuren in der Nahrung zurückzuführen sind [vgl. Rattenversuche von BEST et al. (7)].

Diese qualitativen und quantitativen Unterernährungen haben im *Kwashiorkor* ihre großartigste Dokumentation und spielen auch bei der sog. *äthylischen Cirrhose* eine Rolle; darauf wird später noch einzutreten sein. Für den Verlauf der Virushepatitis unserer Breitengrade kommt praktisch ein Mangel an lipotropen Faktoren nicht in Frage. Die Diätbehandlung schließt diese Möglichkeit aus, und zudem treten ja bei der Virushepatitis in der Regel keine Fettlebern auf.

Einwandfreie Vergleichsgruppen der Literatur [z. B. HOAGLAND und SHANK (33); vgl. auch I. F. TULLIS (58)] und eigene Beobachtungen lassen es als sicher ansehen, daß zusätzliche Gaben von Aminosäuren oder lipotropen Faktoren zu vollwertiger Kost den Verlauf der Hepatitis, aber auch anderer Leberkrankheiten, nicht beeinflussen. Es ist immer die wichtige Tatsache zu betonen, daß eine positive N-Bilanz nicht einfach durch Zufuhr genügender Mengen essentieller und anderer Aminosäuren erreicht werden kann, sondern die Aminosäuren müssen zur richtigen Zeit, im richtigen qualitativen Verhältnis resorbiert, der Proteinsynthese in der Leber zur Verfügung stehen [vgl. ALLISON (1)]. Plasmaeiweiß oder Casein ist deshalb in gewissen Fällen vorteilhaft, aber nicht in zu großen Mengen [WHIPPLE u. Mitarb. (19)].

Zusammengefaßt habe ich für die Behandlung einer akuten Virushepatitis alle zusätzlichen Maßnahmen außer vollwertiger Ernährung und Ruhe und eventuell Maßnahmen zur Durchblutungssteigerung, abgewertet. Verschlimmert sich ein Hepatitiskranker und kommt er ins Stadium der Dystrophie, dann werden diese eben abgewerteten zusätzlichen Maßnahmen wieder hervorgeholt und sollten nun in schweren Situationen eventuell doch noch wirken. Man muß sich dann vor Polypragmasie hüten und der kranken Leber mit allen möglichen Aminosäuren und Vitaminen nicht mehr zutrauen, als ein gesundes Organ verträgt. Die Prognose der posthepatitischen Leberdystrophie ist meist infaust und nur selten meint es der Genius epidemicus mit uns so gut, daß massive Infusions- und Vitamintherapie [LATNER (40)] oder hohe Dosen von Vitaminen des B-Komplexes die schweren, sogar komatösen Fälle rettet [GRÜNEIS (29); SKURSKY (49)].

Die Cortison- oder ACTH-Behandlung schwerer Hepatitis und Leberinsuffizienzen im allgemeinen ist ein Fortschritt. ACTH und Cortison ist von EVANS et al. *(25)* 1953 bei Hepatitis angewandt worden. Bei mittlerer Schwere der Krankheit wurde rascher Bilirubinabfall und Verkürzung der Krankheitsdauer festgestellt; *gegenüber Vergleichsgruppen waren aber die Vorteile dieser Hormonanwendung nicht so groß, daß sie die Routineanwendung rechtfertigten.* Bei fulminanten Hepatitiden und Fällen, welche gegenüber üblicher Routinetherapie refraktär blieben, ist diese Therapie indiziert und eventuell lebensrettend.

Aus den Hepatitiszentren der amerikanischen Truppen in Europa und Japan haben wir wieder die besten Unterlagen zu dieser Therapie an größeren Zahlen.

Der Mitteilung von HUBER et al. *(34)* liegt eine Gruppe von 200 Hepatitisfällen zugrunde, von denen 100 mit Cortison, die andern mit der üblichen Diät, Ruhe und Vitaminzufuhr behandelt wurden. Dosierung: 7 Tage 100 mg Cortison i.m. morgens oder 50 mg oral alle 12 Std., in der 2. Woche 50 mg täglich und langsames Absetzen. Die Resultate der Behandlung waren: gegenüber den Kontrollen „*etwas*" rascheres Verschwinden der Gelbsucht, mehr Appetit und Gewichtszunahme, kürzere Krankheitsdauer (55 gegen 60 Tage) und raschere Normalisierung von Bromsulfalein- (21 gegen 24 Tage) und Cephalin-Test. Als Komplikationen sind Flüssigkeitsretention während der 1. Woche, Hypertension, Diabetes und Psychosen zu beachten; sie gingen in der Regel nach Absetzen der Hormonbehandlung zurück. Die Autoren empfehlen diese Hormontherapie auch nicht als Routinebehandlung, sondern betrachten sie *dort indiziert, wo die konventionelle Behandlung versagt*; in akut schweren Fällen könne sie lebensrettend sein. Die Unterschiede im Verlauf von Kontroll- und Cortisongruppe sind auch nicht so eklatant, daß wegen etwas rascherer Heilung die Nebenwirkungen in Kauf genommen werden können.

Wir haben bei 11 Hepatitisfällen im allgemeinen Cortison dann gegeben, wenn der Bilirubinwert mit üblicher Ruhe- und Diättherapie hoch blieb. Die Cortisontherapie begann durchschnittlich 2 Wochen nach Spitaleintritt und dauerte im Durchschnitt 16 Tage. Meistens betrug die Anfangsdosis 75—100 mg täglich, die dann sukzessive verringert wurde. Im Mittel wurde meist weniger als 1 g total pro Fall gegeben. Abb. 4 zeigt, daß nach Einsetzen der Cortisontherapie in der Regel ein mehr oder weniger steiler Bilirubinabfall einsetzt. Cortison und ACTH sind auch nach unserer Auffassung für die schwereren und präkomatösen Fälle zu reservieren. Der Mechanismus wird bei der Behandlung des Coma hepaticum diskutiert.

2. Lebercirrhose

Grundsätzlich ist bei der vollentwickelten Lebercirrhose die Behandlung die gleiche, ob sie nun aus einer Fettleber durch Fehlernährung, wie alkoholische Cirrhose und Kwashiorkor, oder aus Lebernekrosen nach Hepatitis, oder aus biliärer Obstruktion entstanden ist. Bei selteneren Cirrhoseformen wie Stauungscirrhose, Pigmentcirrhose, usw. bestimmt das Grundleiden die Therapie. Die Therapie der erst genannten Cirrhosen ist im Grunde in erster Linie eine Substitutionstherapie von Eiweißkörpern und essentiellen Nahrungsfaktoren zur Regeneration des Lebergewebes und Nachfüllen eines Eiweiß- und Enzymdefizites der gesamten Körperzellen und des Plasmas, bis die Leber wieder ihren regelrechten Funktionen nachkommen kann. Die Therapie des Kwashiorkors, des größten und bösartigsten Nährschadens der Welt, und der Laennecschen äthylischen Lebercirrhose ist eine klare und erfolgreiche Konsequenz ernährungsphysiologischer Erkenntnisse. Daneben hat eine Cirrhosetherapie Flüssigkeits- und Na-Retention zu beheben oder zu vermeiden.

a) Zur Diät

Seit 1937 hat Patek (*42*, *43*, *44*) — neben langdauernder Bettruhe — die erfolgreiche Behandlung alkoholischer Leber-Cirrhosen mit einer sehr calorien-

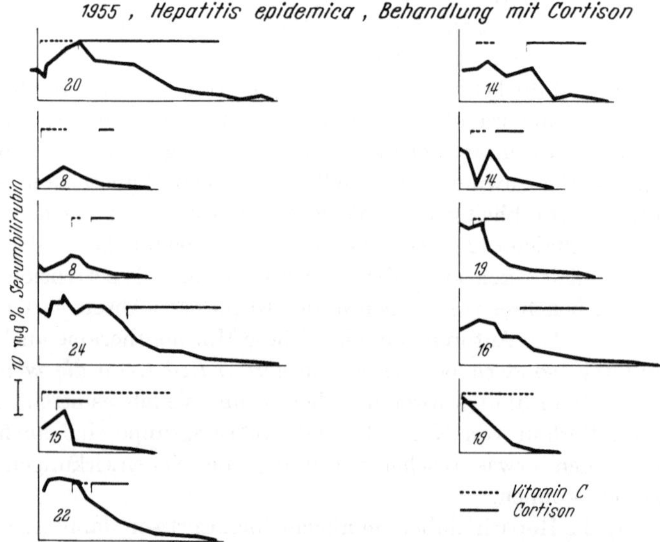

Abb. 4. Behandlungserfolge mit Cortison, gemessen am Bilirubinabfall

reichen, viel Eiweiß und Kohlenhydrate und mäßige Mengen Fett enthaltenden Nahrung mit Vitamin B-Zusatz publiziert. 1948 hat der gleiche Autor seine zehnjährigen Erfahrungen an 124 Fällen zusammengefaßt. Patek et al. (*45*) vergleichen 124 leberinsuffiziente Patienten, welche ihr Diätregime erhielten, mit 386 Patienten, welche nur Ruhe, symptomatische Behandlung und Diuretica bekamen. Im allgemeinen differierten Diät- und Kontrollgruppen in ihren Symptomen nur unwesentlich, so daß sie vergleichbar sind bezüglich des Erfolges der Diättherapie. Die Diät bestand in 140 g Eiweiß, 365 g Kohlenhydraten und 175 g Fett = 3500 Totalcalorien, also wesentlich weniger Calorien, als 1937 vorgeschlagen wurde. Fleisch, Milch, Eier, Früchte und grüne Gemüse wurden zur Hauptsache gegeben. Dazu 25 g Hefe oder B-Komplex; bei Polyneuritis oder psychischen Störungen 100 mg B_1 und 300 mg Nicotinamid parenteral. Bei *Patienten mit Ascites* wurden 2 l Flüssigkeit erlaubt, Salz eingeschränkt, Hg-Diuretica 2 mal wöchentlich + 4—6 g NH_4Cl täglich gegeben. Alkoholverbot. Bei Cholämie 2—3 l 10% Glucoseinfusion täglich mit Zusatz von B-Komplex. Zusätzliche Gaben von Cholin, Methionin, Leberextrakt oder menschlichem Serumalbumin hatten keinen sichern Vorteil.

Die hauptsächlichsten Resultate haben PATEK u. Mitarb. in den Abb. 5 u. 6 zusammengefaßt. Sie zeigen eine längere Überlebenszeit bei den Behandelten als bei den Kontrollen und Verschwinden von Gelbsucht, Fieber, Ödemen und Ascites nach monatelanger Behandlung; daneben ist Zunahme von Gewicht, Leistungsfähigkeit und Besserung der Leberfunktionen zu erwähnen. Wichtig ist, daß die Behandlung monatelang dauern muß. Von den 124 Patienten war bei 54 die Behandlung ohne Effekt. Bei frühzeitiger Diagnose und der vorgeschlagenen Therapie wird die Prognose der Laennecschen Cirrhose verbessert.

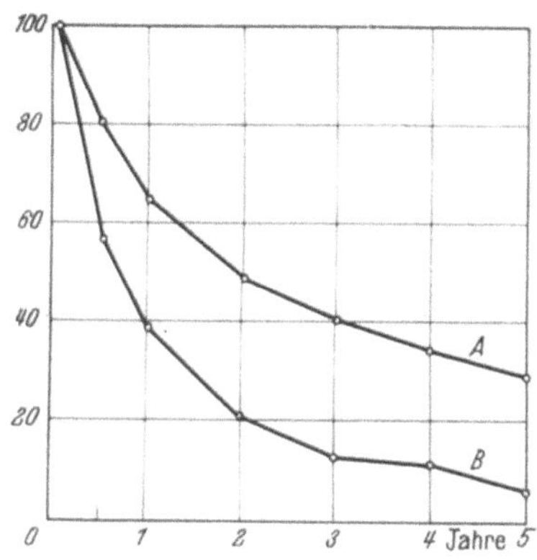
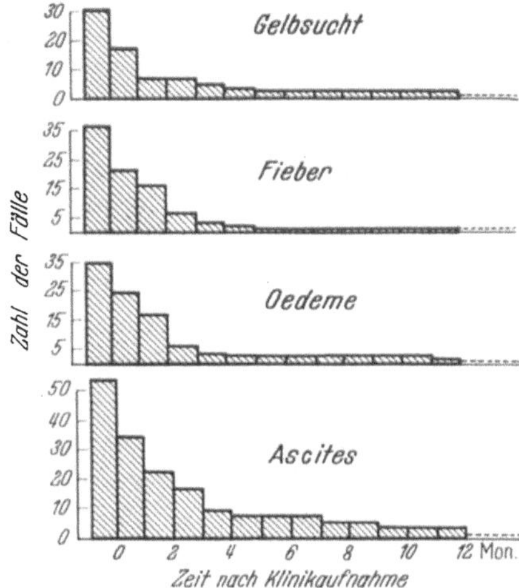

Abb. 5
Abb. 6

Abb. 5. Überlebenszeit von Patienten mit Cirrhose nach Beginn des Ascites. Kurve A: Mit Diät-Behandlung (115). Kurve B: Kontroll-Gruppe (230). Ordinate: % der Überlebenden. Aus: A. J. PATEK jr. et al.: J. Amer. Med. Assoc. **138**, 543 (1948)

Abb. 6. Verschwinden von Leberinsuffizienz-Zeichen bei 60 Cirrhotikern, welche nach Spitaleintritt Besserung zeigten. Aus: A. J. PATEK jr. et al.: J. Amer. Med. Assoc. **138**. 543 (1948)

Von 15 Patienten *mit postnekrotischer Cirrhose*, bei denen die akute Hepatitis 6 Monate bis 12 Jahre zurücklag, zeigten nur 2 unter der erwähnten Behandlung eine vorübergehende Besserung, die andern wurden nicht beeinflußt.

FLEMING und SNELL (*26*) berichten über ausgezeichnete Resultate bei 44% von 200 Cirrhotikern, welche viel Kohlenhydrate, viel pflanzliches und tierisches Protein und hohe Dosen Vitamin bekamen.

Wir haben natürlich unsere Lebercirrhosen auch nach den Patekschen Prinzipien behandelt. Von 295 in den Jahren 1950—1955 Beobachteten — 181 davon waren Äthyliker — sind 104 im Spital, 25 davon im Koma, gestorben. Über die entlassenen Patienten ist nichts bekannt. Statistische Unterlagen über die Wirksamkeit der Therapie sind schwer zu sammeln, weil die Patienten nicht lange genug in Beobachtung und Behandlung bleiben.

Lipotrope Faktoren, Methyldonatoren exogener Herkunft, wie sie im hochwertigen animalischen Protein als Cholin oder Methionin enthalten sind, aber auch endogen synthetisch bereitgestellte Methylgruppen werden als wesentliche Stoffe zur Verhinderung der Fettleber angesehen. An dieser endogenen Synthese sind auch B_{12} und Folsäure beteiligt [vgl. Lit. bei E. S. GORDON (*28*)]. In vollwertiger Nahrung sind alle diese Faktoren vorhanden, so daß sie nicht mehr separat zugeführt werden müssen. Vorteile solcher Supplemente konnten auch nie nachgewiesen werden.

Ob der Alkoholiker zuerst seine Fettleber, dann die Lebercirrhose bekommt, weil er seine Calorien zur Hauptsache mit C_2H_5OH deckt und damit falsch ernährt ist, oder ob Alkohol den Cholinbedarf steigert [Klatskin (*38*)], steht zur Diskussion. Es ist nicht mit Sicherheit erwiesen, daß bei Leberkranken, speziell auch Cirrhotikern, ein Defizit an lipotropen Faktoren besteht. Nach der Zusammenfassung von Gabuzda (*27*) liegen widersprechende Untersuchungsresultate vor. Immerhin ist hervorzuheben, daß, im Gegensatz zur atrophischen Cirrhose, bei der Fettleber der Phosphatidturnover, gemessen mit P_{32}, durch Cholin oder Methionin ganz besonders gesteigert wird.

Daß Alkohol in der Genese der Cirrhose eine toxische Rolle spielt, ist durch einen Versuch von Patek u. Post (*43*) in Frage gestellt. Sie haben während der Behandlung von 4 Cirrhotikern 6—8 Monate Alkohol gegeben, ohne daß eine Verschlimmerung eintrat. Die ungenügende Ernährung steht also im Vordergrund.

Es liegen auch Versuchsreihen am Menschen vor, die zeigen, daß calorisch vollwertige Nahrung ohne Eiweiß die Leberkrankheit besserte, wenn neben Vitaminen und Cholin ein Aminosäurengemisch i.v. zugeführt wurde. Wurde in einer andern Versuchsreihe Cirrhotikern eine calorisch genügende, Eiweiß-*freie* Diät mit Vitaminen gegeben und damit eine negative N-Bilanz für einige Tage erzielt, so zeigten die Patienten keine Besserung; sie erholten sich erst und die bioptischen, histologischen Leberbefunde normalisierten sich, nachdem Eiweiß zur Diät zugegeben worden war. Nahrungsfaktoren im animalischen Eiweiß, und nicht nur die Calorienmenge, sind demnach wichtig in Pathogenese und Behandlung der Cirrhose und anderer Leberkrankheiten [vgl. Lit. bei Gabuzda (*27*)].

b) Zur Elektrolyttherapie

Die andere wesentliche Maßnahme in der Cirrhosetherapie ist die *Einschränkung der* Na-*Zufuhr*. Mechanismen, welche an der Flüssigkeitsretention bei Lebercirrhose zusammenspielen, sind: Hypalbuminämie, portale Hypertension, mechanische Behinderung durch Ascites und hormonale Effekte durch antidiuretische Hypophysenhinterlappenhormon (ADH) und durch das Na-retinierende Hormon Aldosteron der NNR. Die osmotischen und mechanischen Faktoren der Ödementstehung sind bekannt und brauchen nicht näher erörtert zu werden. Interessanter und neueren Datums sind die Hormonwirkungen.

Die starke Vermehrung an *antidiuretischem Hormon* im Urin von Lebercirrhotikern mit Ascites ist von Ralli et al. (*46*) 1945 nachgewiesen. In der kranken Leber ist die Neutralisierung des ADH ungenügend, das Hormon erhöht in krankhafter Weise die tubuläre Rückresorption von Wasser und führt zur Wasserretention. Neuerdings (1953) ist bei den ödematösen Cirrhotikern auch eine beträchtliche Vermehrung von Na-retinierendem *Aldosteron* im Urin nachgewiesen [Chart u. Shipley (*15*)]; vermehrte Stimulation der NNR oder verminderter Abbau des NNR-Steroids werden diskutiert. Angriffspunkt des Aldosterons sind auch die Nieren-Tubuli, so daß also für die Wasser-und Na-Retention und damit für die allgemeine Ödembildung der *renale Tubulus im ersten Rang verantwortlich* ist. Die vermehrte Aldosteronausscheidung wird außerdem durch die langdauernde Na-arme Kost noch weiter verstärkt.

Die Therapie besteht folgerichtig in einer Na-*armen Diät* und Applikation von Hg-Diuretica mit NH_4Cl oder Carboanhydrase (Diamox)[1], welche die tubuläre Rückresorption von Na und H_2O hemmen. Besonders erfolgversprechend und interessant ist eine Substanz *Amphenon*, die in Gramm-Dosen appliziert die Sekretion von Aldosteron beträchtlich zu hemmen vermag. Wenn dieses Amphenon genügend wirksam ist, läßt sich damit die bilaterale Adrenalektomie, welche bei Ödematösen mit Erfolg ausgeführt wurde, ersetzen [vgl. THORN et al. (*56*)]. Da die Ausscheidung von Aldosteron durch salzarme Diät und durch K-Defizit gesteigert wird, stellt die Na-arme Diät eigentlich immer einen Stimulus für die Aldosteron-Sekretion dar, und es ist unter diesen Bedingungen höchst erwünscht, wenn diese Sekretion durch ein Pharmakon blockiert werden kann. Durch ACTH wird die Aldosteronsekretion nicht angeregt, so daß eine ACTH- oder Cortisontherapie beim

Amphenon

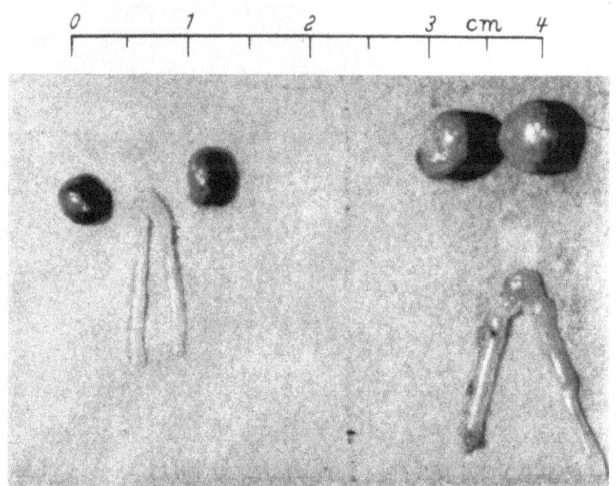
Abb. 7. Derivat mit geringerer anaesthetischer Wirkung

präkomatösen oder komatösen Cirrhotiker die Na-Ausscheidung nicht tangiert. THORN (*56*) teilt auch die Beobachtung mit, daß niedere Dosen Hydrocortison i.v. zugeführt die Na- und Wasser-Ausscheidung vermehren könne, während höhere Dosen zu der bekannten Na-Retention führen. Man weiß nicht, ob noch ein bisher unbekanntes Corticoid existiert, das die Na-Sekretion fördert; oder ob bestimmte Dosen von Hydrocortison die Sekretion von Aldosteron hemmen, oder antagonistische Wirkungen am Erfolgsorgan, am Tubulus, in Erscheinung treten.

Das neue Pharmakon Amphenon ist so interessant, daß die Publikation von R. HERTZ et al. (*31*) ausführlich referiert werden darf. Es handelt sich um ein mit den Stilbenen verwandtes Diamidin 1,2-bis-(p-aminophenyl)-2-Methylpropanon (vgl. Abbildung 7). Zuerst stellte sich heraus, daß dieser Stoff das erste Nichtsteroid war, das Progesteroneffekt zeigte mit Wachstumsförderung am Genitaltraktus der weiblichen Ratte. Ferner treten wesentliche Vergrößerung und Verfettung der Nebenniere und eine kropfige Vergrößerung der Schilddrüse auf. Vgl. Abb. 8 und 9.

Abb. 8. Vergrößerung von Nebennieren und Uterus der Ratte nach Amphenon. Aus: R. HERTZ et al.: Recent Progr. in Hormone Res. **11**, 119 (1955)

---

[1] Diamox kann geringgradig lebertoxisch sein.

Die Wirkung auf Nebenniere und Schilddrüse fehlt an der hypophysektomierten
Ratte. Durch Cortison- oder Thyroxingaben kann der Effekt auf die betr. Organe verhindert werden.

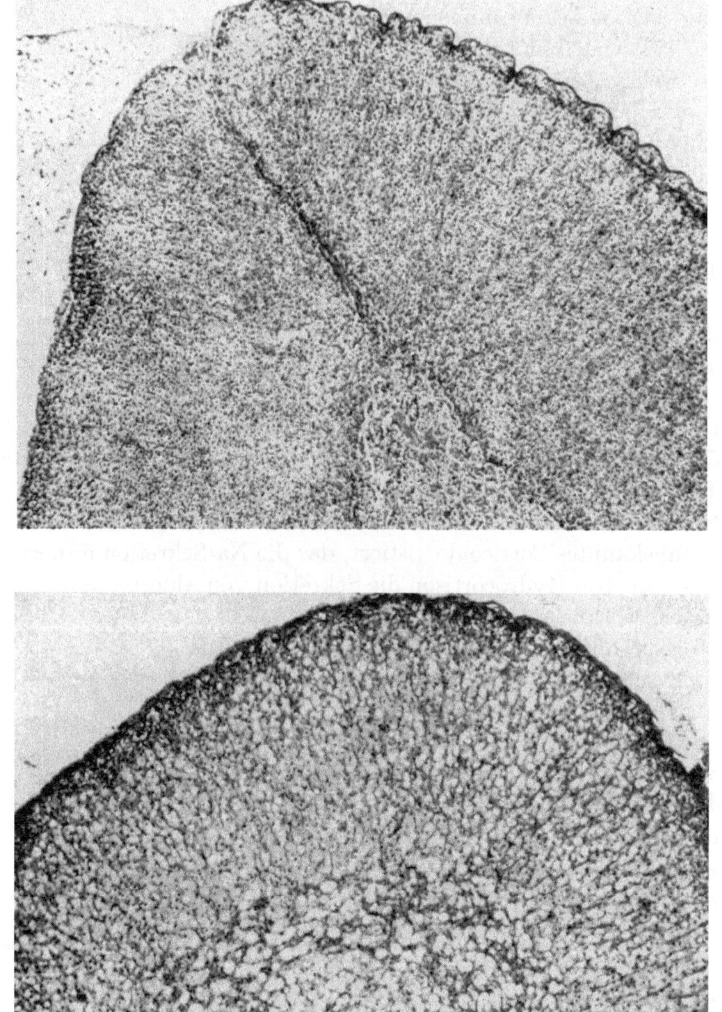

Abb. 9 a u. b. Histologie der Nebennieren der weiblichen erwachsenen Ratte. *a* normal, *b* nach Amphenon mit
Lipoidvermehrung. Aus: R. Hertz et al.: Recent Progr. in Hormone Res. **11**, 119 (1955)

Die Lebergröße nimmt unter Amphenon zu, die Glykogenbildung ist geringer.
Wesentliche histologische Veränderungen an Leber, Milz oder Nieren fehlen, auch
bei chronischer Zufuhr von 0,5% Amphenon zum Futter.

Bei chemischer Bestimmung der Corticoide im Venenblut der Nebenniere beim Hund zeigt sich eine Abnahme, wenn z. B. 25 mg/kg Amphenon und danach ACTH infundiert wird (vgl. Abb. 10a). Auch isoliert durchströmte Nebenniere und Nebennieren-Schnitte zeigen ausgesprochene Hemmung der Corticoidproduktion unter Amphenon.

Die Autoren glauben, daß Amphenon die Corticoidsynthese auf einer bestimmten Stufe in der Nebenniere hemmt; das Zellvolumen der Zona fasciculata verdoppelt sich. Glucocorticoide würden am meisten betroffen, während die Mineralcorticoidbildung anscheinend nicht gestört sei, weil die Tiere kein zusätzliches Salz brauchten. Nach einer Abbildung von THORN (56) (vgl. Abb. 10b) hemmt Amphenon in ausgesprochenem Maß auch die Sekretion oder Bildung von Aldosteron am Menschen.

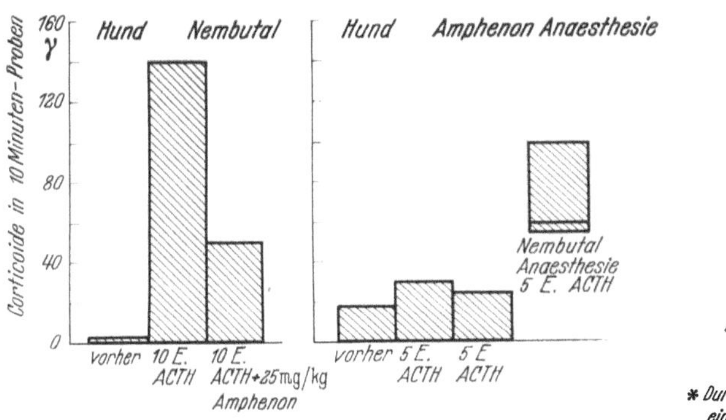

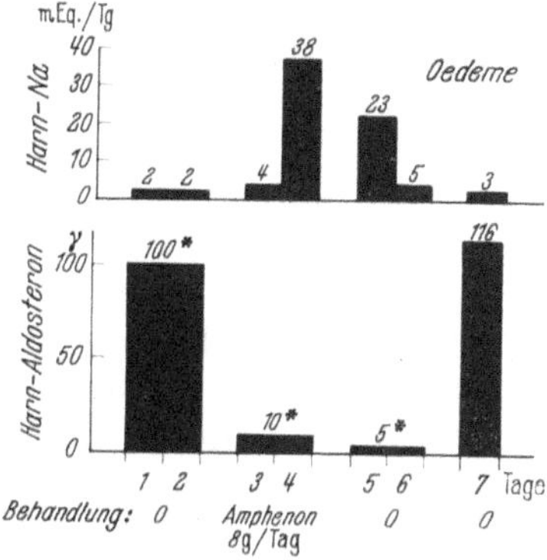

Abb. 10a   Abb. 10b

Abb. 10a. Wirkung von Amphenon auf den Corticoidgehalt von Nebennierenvenenblut des hypophysektomierten Hundes nach ACTH. Aus: R. HERTZ et al.: Recent Progr. in Hormone Res. 11, 119 (1955)

Abb. 10b. Amphenonwirkung auf die Urinausscheidung von Aldosteron und Natrium bei einem Patienten, der täglich 200 mg Natrium zuführte. Aus: G. W. THORN et al.: Helvet. med. Acta 23, 334 (1956)

Eine besondere Wirkung des Amphenons im Tierversuch ist noch hervorzuheben, nämlich ein narkotischer Effekt, wie nach Nembutal, bei dreifach höherer Dosierung; das läßt noch auf einen hypothalamischen Angriffspunkt schließen, vielleicht auf einen zur Zeit noch unklaren neuro-hormonalen Mechanismus.

Eben sind von HERTZ, PITTMAN u. GRAFF (32) Beobachtungen an 24 Patienten mitgeteilt worden, welche im großen ganzen die experimentellen Beobachtungen auch am Menschen bestätigen, nämlich Hemmung der Nebennierenrinden-Funktion nach Cortrophin, Vergrößerung und gelbliche Verfärbung der Nebenniere; Hemmung der J^{131}-Aufnahme der Schilddrüse. Amphenon hat auch beim Menschen die depressive Wirkung auf das zentrale Nervensystem und andere gastrointestinale toxische Effekte, welche ein weniger toxisches Derivat höchst wünschenswert erscheinen lassen.

Wasserretention hängt natürlich auch mit der Hypalbuminämie zusammen. Die Diurese kann erhöht werden, wenn salzarmes menschliches Serumalbumin gegeben wird; es ist ein kostspieliges Verfahren. Hypokaliämie und Hyponatriämie können im Verlauf der Therapie eintreten. Die Elektrolyt-Verschiebungen müssen dann normalisiert werden, besonders auch, weil bei Hyponatriämie der hypochlorämischen Alkalose die Diuretica nicht mehr wirken, mit NH_4Cl muß dann korrigiert werden. Hypokaliämie vermehrt zudem, wie bereits erwähnt, die Aldosteronwirkung.

Die Behandlung der Komplikationen (Ascitespunktionen, Oesophagusvaricenblutungen usw.) und chirurgische Shuntoperation brauche ich nicht zu erwähnen. Die schwerste Komplikation, das Coma hepaticum, wird am Schluß besprochen. *Zusammenfassend* ist zur Therapie der Cirrhose zu sagen, daß Bettruhe, vollwertige und Na-arme Ernährung das Wesentliche ist. Eine Kombination Protein-reicher mit Na-armer Ernährung — 300 mg Na täglich — bereitet der Küche ernstliche Sorgen. Man muß alle möglichen salzfreien Nährpräparate (Milch, Käse, Butter. Brot, Fleisch usw.) verwenden, um die täglichen 300 mg Na nicht zu überschreiten. Ärzte und Pflegepersonal haben oft die größte Mühe, den Kranken zum Essen der reichlichen Portionen zu bringen, besonders zu Beginn der Therapie. Es gibt Kochbücher für Na-arme Diät.

Die Erfahrung lehrt, daß ein Lebercirrhotiker auf dem besten Weg ist, sobald er wieder anfängt zu essen, dann braucht ihm nur noch die vollwertige Spitalnahrung vorgesetzt zu werden und die Hypalbuminämie wird behoben. Es liegen Mitteilungen vor, daß eine Art Bulimie erreicht werden konnte durch präfrontale Lobotomie oder lokale frontale Kauterisation bei Colitis ulcerosa; auch durch Hypnose ließ sich bei schweren Hypoproteinämien nach Verbrennungen oder bei Colitis ulcerosa Heilung erzielen. Es gelang offenbar mit Hypnose nicht nur die Schmerzen, sondern auch den Appetit zu bessern und damit· die primäre Erkrankung. Aus Analogie habe ich bei einem Cirrhotiker mit Anorexie Hypnosebehandlung durch einen Psychiater veranlaßt. Der Patient hat bald zu essen begonnen und ist jetzt in besserem Allgemeinzustand; dem Psychiater schien diese Therapie der Anorexie weniger interessant.

3. Kwashiorkor

Auf einer Proteinmangel-Ernährung beim Kind beruht auch das schwere und in tropischen und subtropischen Gegenden außerordentlich verbreitete Kwashiorkor. Diese Krankheit ist auch in Europa festgestellt worden. Der Name bedeutet etwa: „Die Krankheit des Kindes beginnt, wenn das nächste Baby geboren ist". Im Alter von 1—2 Jahren treten die Symptome von Wachstumsverzögerung, Ödemen, Haut- und Haarveränderungen. Apathie. Hypoproteinämie und Hypalbuminämie mit Leberverfettung, Hepatomegalie und Veränderungen des exkretorischen Teils des Pankreas auf. Die Mortalität ist hoch; manche Fälle gehen in Cirrhosen über, eventuell sind daran aber auch tropische Infektionen schuld. Die erfolgreichste Behandlung ist Kuhmilch oder auch abgerahmte Milch. Wie bei der Laennecschen Cirrhose ist hier nur der Eiweißmangel in der Diät der auslösende Faktor für die primäre Fettleber, denn Zufuhr von Vitamin oder lipotropen Faktoren allein bessert die Krankheit nicht. Solche schlecht ernährten Kinder verlieren nach den Untersuchungen von Waterlow u. Weisz (*62*) bis zu 40% ihres Lebereiweißes und der Ribonucleinsäure; das Leberfett ist hoch. Nach Protein-reicher Ernährung während 24 Wochen normalisieren sich Leber- und Serumeiweiß und Serumcholinesterase wieder (s. Tab. 4). Zur Zeit gibt man sich mit gewissem Erfolg Mühe. curativ wirksame pflanzliche Proteine zu finden [s. Lit. bei Darby (*20*)]. Abb. 11 stammt aus dem Artikel von Sénécal u. Dupin (*48*).

Tabelle 4. *Zusammensetzung Eiweiß-, Wasser- und Fettgehalt der Leber bei Kindern mit Mangelernährung* [aus J. C. WATERLOW and T. WEISZ: J. Clin. Invest. **35**, 346 (1956)]

Zeit der Biopsie	Zahl der Proben	Prozent des Frischgewichts			Wasser mg auf mg fettfr. Trockengewichtes	Protein, [1] Prozent des fettfreien Trockengewichtes
		Fett	Wasser	fettfreie Trockensubst.		
(1)	(2)	(3)	(4)	(5)	(6)	(7)
Bei d. Aufn.	12	33,8 ± 6,5 (28,6—46,5)	51,7 ± 5,9 (39,6—58,9)	14,3 ± 2,15 (10,9—18,1)	3,71 ± 0,73 (2,8—5,1)	50,0 ± 13,1 (32—75)
Nach 3-8 Wo.	11	8,3 ± 5,6 (3,0—21,0)	69,0 ± 6,5 (54,6—80,5)	22,7 ± 3,3 (16,1—26,8)	3,17 ± 0,71 (1,85—5,0)	45,2 ± 8,6 (25—69)
Nach 9-24 W.	7	3,1 ± 2,0 (0,8—7,5)	73,7 ± 1,7 (71,5—75,7)	23,4 ± 1,6 (21,6—27,1)	3,36 ± 0,55 (2,66—4,83)	52,1 ± 14,0 (34—79)

[1] Protein berechnet als $N \times 6,25$.

Kwashiorkor ist ein Beispiel einer gleichzeitigen Leber- und exkretorischen Pankreas-Erkrankung; es sind sogar Belege beigebracht, welche für primäre Erkrankung des Pankreas sprechen [DAVIES (*21*); VÉGHELYI (*60*)]. Ich habe letzthin versucht eine physiopathologische Einheit Leber-Pankreas zu begründen (*52*). Beispiele finden sich auf neurovasculärem Gebiet und bei toxischen und infektiösen

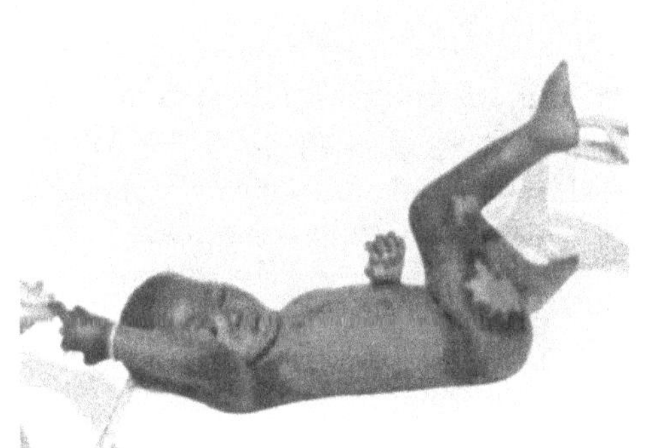

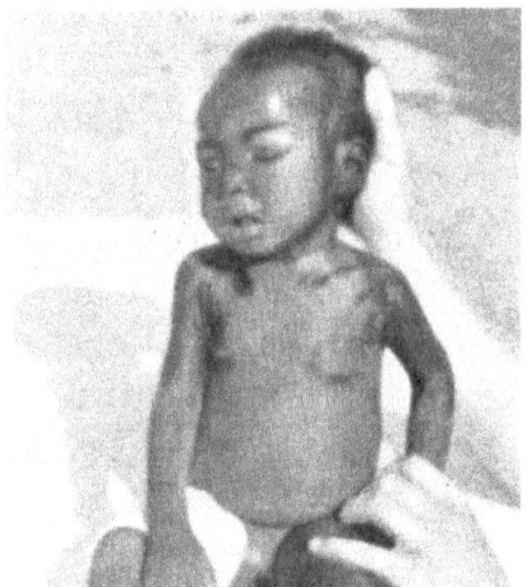

Abb. 11. Kwashiorkor-Kranke. Aus J. SÉNÉCAL et H. DUPIN: Rev. int. Hépatol. **6**, 189 (1956)

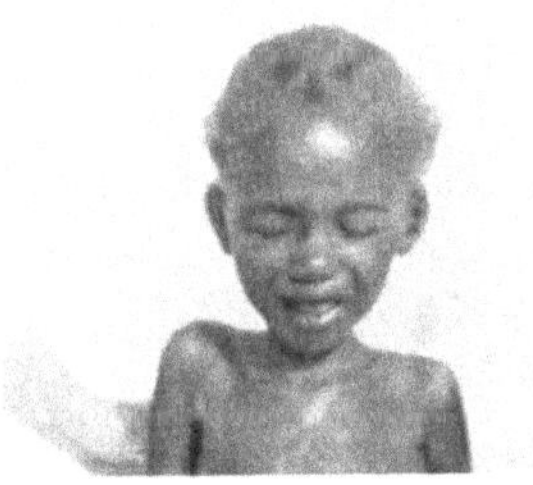

Erkrankungen. Die Kombinationen einer histologischen Pankreasschädigung mit infektiösen und nutritiven Leberkrankheiten ließen sich wohl häufiger sicher feststellen, wenn die Organe ohne Autolyse zur Autopsie kämen; Pankreasbiopsien sind ohne Laparotomie nicht möglich. Ich stelle mir vor, daß die beiden Organe für toxische, infektiöse und nutritive Schäden besonders lädierbar sind, weil sie den höchsten Eiweißturnover haben. Zu den Organen mit einem hohen Eiweißumsatz gehören auch die Tubulusepithelien der Nieren, und tatsächlich ist ja bekannt, daß auch bei schwerer Hepatitis und langdauerndem Obstruktionsikterus die Tubuli verändert sind. An Orten solchen hohen Eiweißturnovers machen sich wohl nicht nur zuerst Mangelerscheinungen geltend, sondern Viruserreger finden dort auch günstigste Ernährungsbedingungen, wie z. B. auch die Poliomyelitis- oder Coxsackie-Viruszüchtungen gezeigt haben.

4. Posthepatitische oder postnekrotische Cirrhosen

Sie treten nicht häufig auf, können ohne Intervall sich an die primäre akute Erkrankung anschließen, oder innerhalb der ersten Jahre sich zeigen. Frühzeitige Diagnose dieser sog. chronischen Hepatitiden verbessert die Prognose, weil dann mit monatelanger Bettruhe und Diätbehandlung vielleicht doch noch die Funktionstüchtigkeit des Organs wiederhergestellt werden kann. Die Diätbehandlung wird sich von derjenigen bei Hepatitis acuta nicht unterscheiden. Wasserretention verlangt Na-arme Diät und Diuretica wie bei Laennec-Cirrhose. Auf die ersten Zeichen von drohendem Koma ist zu achten, damit die Komatherapie rasch einsetzen kann. Die Prognose ist im allgemeinen schlechter als diejenige der Fettleber-Cirrhose. Watson (63) betonte in einer Diskussionsbemerkung am Cibasymposium über „Leberkrankheiten" in London 1951, daß diese meist infektiösen, postnekrotischen Cirrhosen, die primär keine Fettleber haben, in der Regel durch Diät oder Bettruhe wenig oder gar nicht beeinflußt werden; sie zeigen wohl Remissionen und können für Jahre in einem ganz ordentlichen Zustand sein. Völlig resignieren darf man aber, meiner Meinung nach, nicht, auch wenn unsere Therapie meist den Verlauf nicht ändert.

5. Biliäre Cirrhosen, primäre und sekundäre Cholestasen

Toxische Ätiologien sind sicher bekannt, z. B. Salvarsan, Largactil, Methyltestosteron, Thiouracil, Tapazol und neuerdings ein Aminobenzol-Coffein-Präparat mit blutdrucksenkender Wirkung [Borges et al. (8)]. Die Ursache der cholangiolitischen Hepatitis [Watson (63)] mit eventuellem Übergang in primäre biliäre Cirrhose ist nicht bekannt; eine bakterielle Ätiologie wird abgelehnt. Die Gallencapillaren werden durch Gallenthromben verstopft, die Leberzellfunktion ist intakt. Eine mögliche Hypothese von Werner u. Hanger (65) nimmt an, daß die normale Verwässerung der Galle gestört ist, so daß sie zu viscös bleibt, um durch die intralobulären Ductuli zu fließen. Man sollte glauben, daß reichliche Flüssigkeitszufuhr den Gallenfluß vermehren könnte; aber anscheinend wirkt nur rectale Flüssigkeits-Instillation choleretisch, nicht orale Zufuhr. Wenn eine Permeabilitätsstörung zwischen Leberzelle und Gallencapillare vorliegt, was anzunehmen ist, wird die Flüssigkeitszufuhr kaum kausal wirken. Es ist auch nicht anzunehmen, daß reichliche Fettzufuhr, Ölinstillationen, Duodenalspülungen mit $MgSO_4$ einen durchschlagenden Erfolg haben, da bestenfalls nur die großen Gallenwege entleert werden. Johnson u. Doenges (36) haben kürzlich bei 2 Fällen mit ACTH rasche Besserung mit Abfall des Bilirubins und der Phosphatretention erreicht. Einer der Fälle war zuerst laparotomiert worden. Die Wirksamkeit von Corticosteroiden läßt in der Tat auf Grenzflächenphänomene schließen; die Abb. 12 aus Cazal (13) erläutert nahe Beziehungen zwischen Gallenkapill. und Leberzelle im histologischen Bild.

Die sekundären biliären Cirrhosen nach Stein oder Striktur im Ductus choledochus werden im späten Stadium einer verpaßten kausalen chirurgischen Therapie internistische Fälle, wenn Wasserretention oder Koma eintritt.

6. Therapie des Präkoma und Coma hepaticum

In diesem Bereich sind die interessantesten Fortschritte erreicht worden. Wenn ich an unsere zahlreichen akuten und subakuten Dystrophien der malignen Hepatitisepidemie 1946 zurückdenke. so standen wir diesen Komafällen hilflos

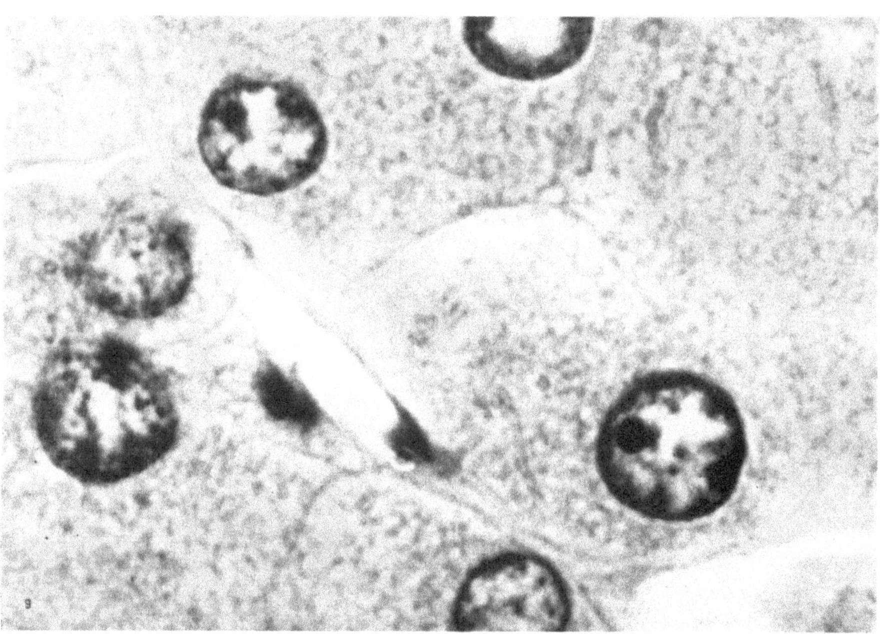

Abb. 12. Parenchymzellen der Leber mit kleinster Lebercapillare. *S* = Lebersinusoid mit 2 anliegenden Kupferschen Sternzellen. Aus: P. CAZAL: Histopathologie du Foie. Paris: Masson & Cie. 1955.

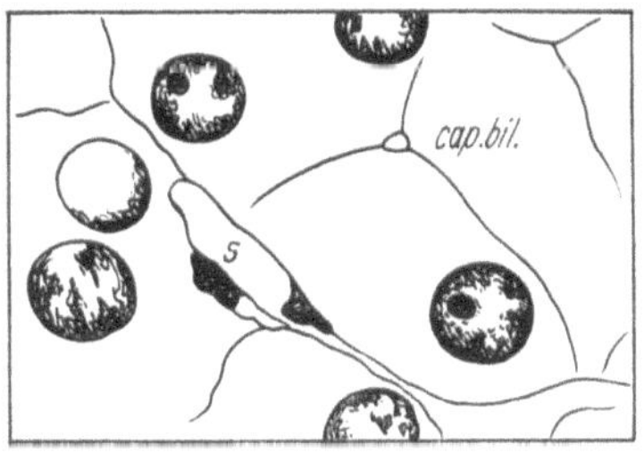

gegenüber. Viele Infusionen mit Glucose und Lävulose und Vitaminen, Transfusionen von Rekonvaleszenten-Blut oder -Plasma, Zufuhr von lipotropen Stoffen oder Aminosäuregemisch konnten den katastrophalen Verlauf nicht aufhalten. Neuere Kenntnisse in der Pathogenese des Komas und die hie und da erstaunlich günstigen Effekte von Hydrocortison und Glutamat haben die Prognose des hepatitischen Präkomas etwas verbessert und wenigstens einen systematischen Therapieplan ermöglicht. Die Therapie ist bei allen hepatischen Präkoma- oder Koma-Fällen jedweder Genese die gleiche. Das Wesentliche ist, das sei vorweg mit aller Schärfe betont, rascher Einsatz dieser letzten Mittel, sobald die leisesten Anzeichen des drohenden Komas sich zeigen. Eine schwere Leberinsuffizienz muß deshalb sehr genau auf die initialen Zeichen des Komas, nämlich Unruhe, Verwirrtheit, Desorientierung, Stupor, unmotivierte Bewegungen, Tremor und Rigidität der oberen Extremitäten beobachtet werden. Die letzteren neurologischen Symptome werden als extrapyramidale angesehen und Parallelen gezogen mit der Wilsonschen hepato-lenticulären Degeneration. Das EEG kann in diesem Stadium bereits eine allgemeine Verlangsamung und eine Θ- oder Δ-Aktivität von 4—5 bzw. 2—3 sec zeigen. (Vgl. Abb. 13, EEG von einem präkomatösen Cirrhotiker und Abb. 14 von einer komatösen Hepatitis).

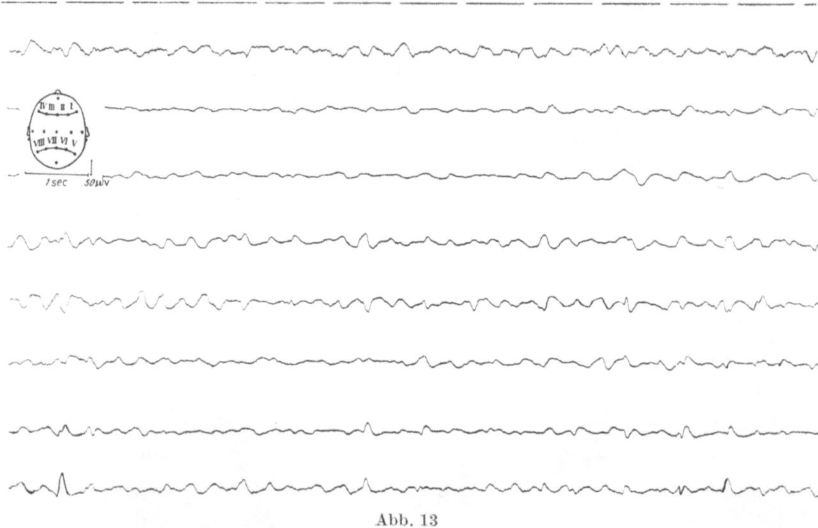

Abb. 13

Auslösende Faktoren für den Übergang einer chronischen Leberkrankheit in ein Coma hepaticum sind Hämorrhagien, chirurgische Eingriffe, Infektionen NH_4Cl, übermäßige Eiweißzufuhr oder zusätzliche toxische Schädigungen mit Barbitalen.

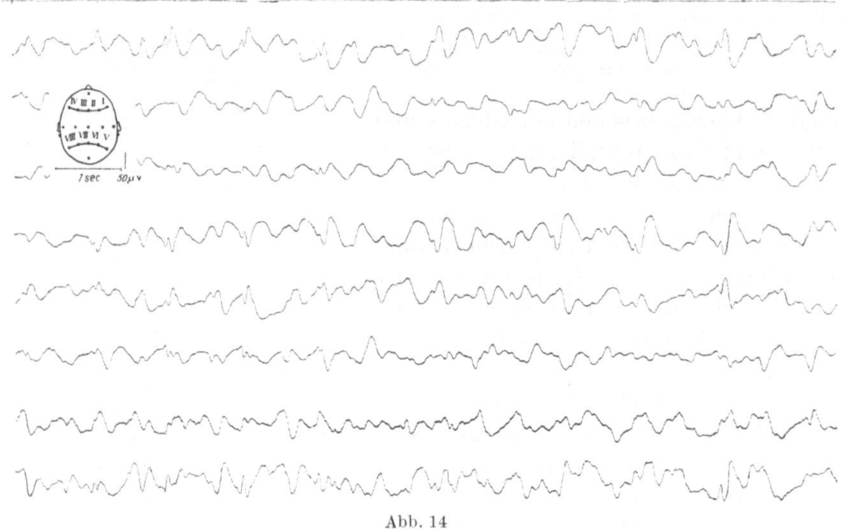

Abb. 14

Ich bespreche zuerst die Wirkung von *ACTH* oder *Cortison und Derivaten* bei Präkomatösen und Komatösen. THORN et al. (*57*) haben 2 akute fulminante komatöse Hepatitisfälle mit hohen Dosen Cortison i.v. geheilt; DUCCI (*22*) heilte

von 7 komatösen Fällen fulminanter Hepatitis 5 mit hohen Dosen Cortison und
Antibiotica. DUCCI u. KATZ (22) zitieren noch eine Reihe von Autoren, welche den
günstigen Effekt hoher Cortisondosen belegt. Regelmäßig tritt der Erfolg nicht
auf; das ist bei der jeweiligen individuell verschiedenen Situation auch gar nicht
zu erwarten. Aber wenn bei dieser, bisher im allgemeinen letal verlaufenden

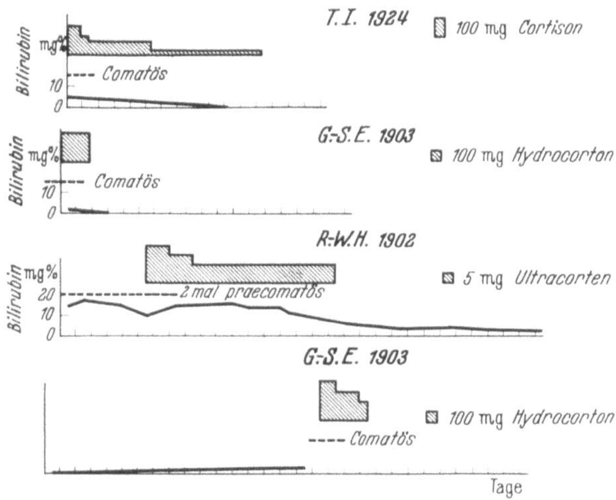

Abb. 15. Günstiger Effekt von Cortison auf das Leber-Koma

schwersten Leberinsuffizienz, nur *hie* und *da* eine Heilung erzielt werden kann,
muß die vorgeschlagene Therapie in jedem Fall früh genug versucht werden. Wir
haben selbst im Verlauf des letzten Jahres nur 3 Fälle von Koma und Präkoma
nach Hepatitis und posthepatitischer Cirrhose beobachtet, welche mit Cortison
oder Hydrocortison geheilt oder wesentlich gebessert wurden. Teilweise ist
Cortison mit Glutamat kombiniert worden. Zwei der Fälle waren zweimal in
präkomatösem oder komatösem Zustand. 44 Komafälle sind z. T. trotz Cortison
und Glutamat gestorben (vgl. Tab. 5). Die Dosierung geht aus der Abb. 15 hervor.

Tabelle 5. *Zusammenstellung der Leber-Koma*

	Zahl der Fäll					Resultat
Äthyl. Cirrhose . .	20	Ascites, Ödeme, Hämatemesis	max.12,5 min. 1,9 mitt. 7,1	max. 210 min. 3 mitt. 109	Inf.,Vit. Cortison Glut. S.	20 gestorben
Cirrhose nach Hepatitis	3	Ascites, Ödeme, Oesophagusvaricen	max. 3,9 min. 1,2 mitt. 2,5	max. 144 min. 4 mitt. 74	Inf.,Vit. Cortison Glut. S.	2 gestorben 1 geheilt
Biliäre Cirrhose	1	Ikterus Ödeme	max. 5,1 min. 3,2 mitt. 4,1	48	Inf.,Vit.	1 gestorben
Leberdystrophie n. Hepatitis	20	Ödeme Ascites Anasacra	max.21,4 min. 1,8 mitt.11,5	max. 144 min. 3 mitt. 73	Inf.Vit., Cortison Glut. S.	18 gestorben 2 geheilt
Obstruktionsikterus	4	Ödeme	max.16,7 min. 1,2 mitt. 8,9	max. 168 min. 3 mitt. 85	Inf.,Vit. Cortison Glut. S.	4 gestorben

Ein starres Schema ist nicht einzuhalten; die Dauer der Steroidapplikation richtet sich nach dem Allgemeinbefinden des Patienten und den klinischen Befunden. Im günstigen Fall verschwinden Koma und Präkoma, Allgemeinbefinden, Serumbilirubinwerte und Appetit bessern sich. Bei einer Patientin mit Koma bei Laennecscher Cirrhose, die neben Hydrocortison noch Glutamat bekam, verwandelte sich der komatöse in einen motorischen und psychischen Erregungszustand. Sie reagierte vorübergehend normal, kam dann aber trotz Fortdauer der Therapie im Koma ad exitum.

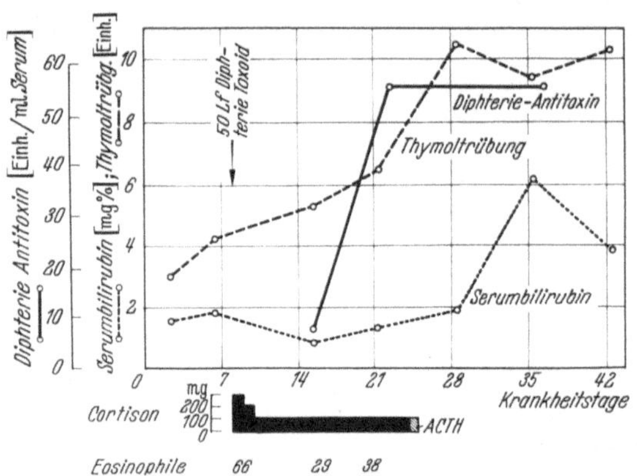

Abb. 16 zeigt, daß Cortison die Antitoxinbildung nach Diphtherictoxoid bei einem Schick-negativen Hepatitispatienten nicht hemmt. Aus: P. L. EICHMAN and W. P. HAVENS: J. Clin. Endocrin. **13**, 648 (1935)

Nebenwirkungen. Bei langdauernder Therapie mit relativ hohen Corticoiddosen ist selbstverständlich auf die Komplikationen mit Ulcera des Magen-Darmes, Infektionen, Hyperglykämie und Hypertonie zu achten. Gegen den hyperaciden Effekt des Cortisons oder Derivate werden zweckmäßig Antacida gegeben. Die Antikörperbildung wird durch ACTH oder Cortison nicht beein-

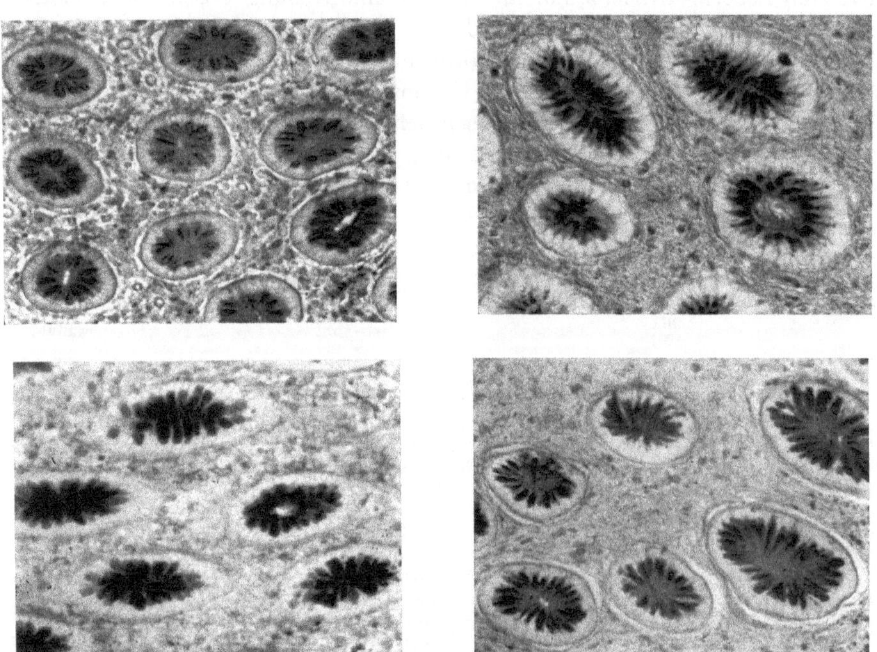

Abb. 17. Basalmembran der Dickdarmschleimhaut, welche bei Colitis verschwindet und unter ACTH-Behandlung wieder regeneriert wird. Aus: M. A. JACOBSON et al.: Gastroenterology **30**, 279 (1956)

flußt [EICHMANN u. HAVENS (23)]. (s. Abb. 16). Im Tierversuch sollen hohe Cortisondosen an Leberzellen Kern- und Plasmaschädigungen verursachen [TANYOL et al. (55)].

Der Wirkungsmechanismus ist nicht genau bekannt. Eventuelle günstige Wirkungen dieser Steroide sind Glykogenbildung, cholagoge Wirkung und die Hemmung entzündlicher Reaktionen. Das zusammen mag vielleicht genügen, um

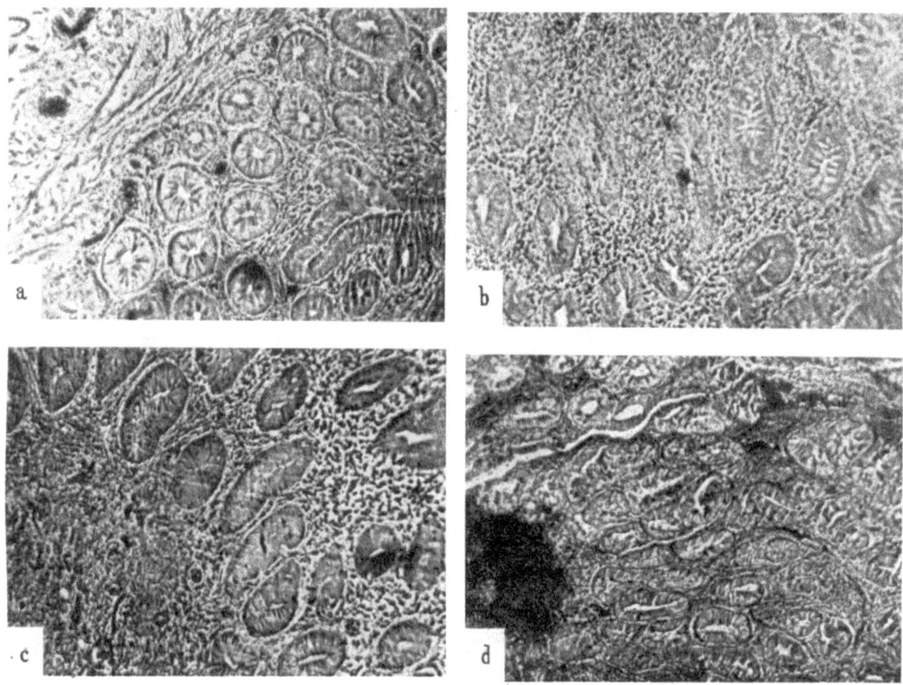

Abb. 18. Phasenkontrastbilder von Colonschleimhaut beim Menschen. *a* mit normaler Basalmembran, *b* bei Colitis ulcerosa mit Fehlen der Basalmembran, *c* Wiederauftreten der Basalmembran bei Colitis ulcerosa nach ACTH. *d* Amoebiasis mit intakter Basalmembran. Aus: M. D. LEVINE et al.: Science (Lancaster, Pa.) **114**, 552 (1951)

diese rasche physische und psychische Besserung eines Komatösen zu erklären. Wenn Sie mir gestatten, einige Momente zu spekulieren, so würde ich glauben, daß noch tiefergreifende Veränderungen in der kranken Leber an Restitutions- und Permeabilitätsvorgängen unter der Cortisonwirkung geschehen. Ich denke an Restitutionen von Basalmembranen bei Colitis ulcerosa unter Cortison- oder ACTH-Therapie (vgl. Abb. 17 u. 18). Abb. 17 zeigt normale Basalmembranen an Epithelschläuchen des Colons und ihr Fehlen oder ihre Destruktion bei Colitis ulcerosa mit spezieller Färbung dargestellt (JACOBSON et al. (35)]. Abb. 18 zeigt im Phasenkontrast die Regeneration einer Basalmembran bei Colitis ulcerosa nach ACTH [LEVINE et al. (41)]. Von diesen Basalmembranen nimmt man an, daß sie mit dem Wohlergehen ihres zugehörigen Epithels etwas zu tun haben. Für die Tubulusepithelien und Glomerula der Niere gilt das auch. Abb. 19 zeigt eine solche Basalmembran eines Glomerulums bei 12000facher Vergrößerung. Auf eine gefensterte Struktur gegen das Innere der Capillare und Pseudopodion gegen außen sei hingewiesen. Das sind offenbar histologische Grundlagen einer Permeabilitäts-regulation. Ich weiß nicht, ob die Eliassche Grundlamelle oder ein anderes mesenchymales Gebilde in der Leber die Funktion einer Basalmembran hat. In den Abb. 20 [ELIAS (24)] und 21 [KNISELY, BLOCH u. WARNER (37)] habe ich die möglichen Lokalisationen solcher Basalmembranen eingezeichnet. Sie gehören aber wohl zu jeder Leberzelle und sind in dem histologischen Bild von CAZAL, Abb. 12, als eine Art Zellwand zu sehen. Im allgemeinen gelten solche Basalmembranen

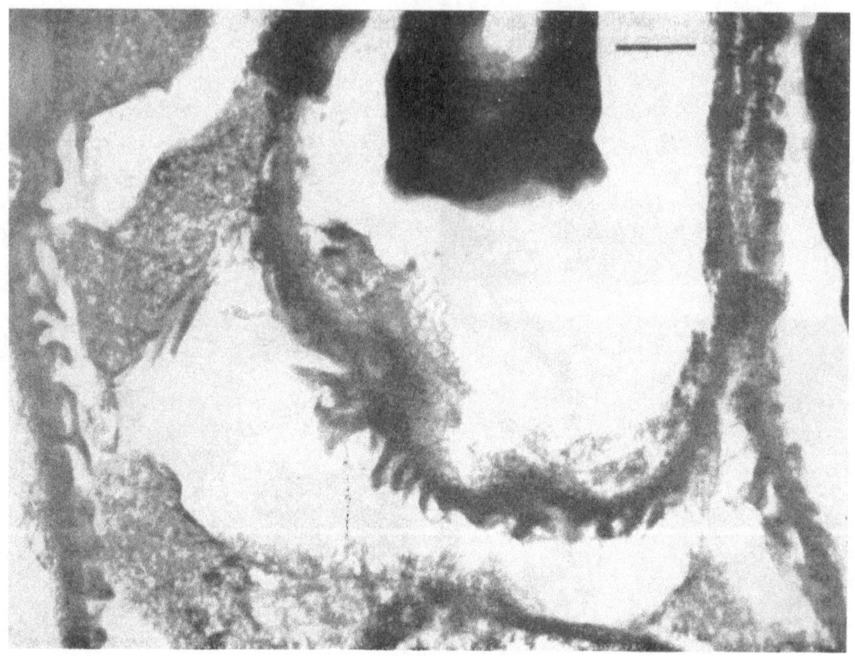

Abb. 19. Elektronenoptisches Bild einer Glomerulum-Capillare beim Menschen. Schwarzer Fleck im oberen Bildabschnitt stellt einen Teil eines Erythrocyten dar. Die Basalmembran zeigt auf der Seite gegen das Lumen wabige Struktur und auf der äußeren Seite pseudopodienartige Fortsätze. ×12000. Aus: Proc. Fifth Annual Conf. on the Nephrotic Syndrome. Philadelphia 1953

als stärker kondensierte Ränder kollagener Grundsubstanz und aus Glucopolysacchariden zusammengesetzt. An solchen Membranbestandteilen können sich Schädigungen depolymerisierend auswirken und Corticoide als Antihyalasen den früheren Aufbau und damit normale Funktion wiederherstellen. Vielleicht ist es in Zukunft mit bestimmten Färbemethoden oder elektronenoptisch an frischem Lebermaterial möglich, solche strukturelle Wechsel in bindegewebigen Teilen nachzuweisen. Aber das sind alles Spekulationen und Herr BÜCHNER wird nicht mit mir zufrieden sein. Neuerdings ist eine Hemmwirkung des Cortisons auf Bindegewebs-Ödeme durch eine Verminderung der Histaminaktivität erklärt worden [SCHMIDT (47)].

Die *Glutamininfusionen* sind der andere Teil der Therapie des Leberkomas. 1893 haben PAWLOW, NENCKI u. Mitarb. (30) an Eck-Fistel-Hunden einen raschen Anstieg der Ammoniakausscheidung festgestellt, welche mit Vergiftungserscheinungen folgender Art coincidierte: Das Benehmen der Tiere veränderte sich, sie wurden reizbar, unruhig, bekamen klonische und tetanische Krämpfe, Ataxie und Amaurose. Vor und nach dem Excitationsstadium besteht ein komatöser Zustand. Diese Symptome können schon am 10. Tage nach der Operation oder dann bis $1^1/_2$ Monate später auftreten. Wenn die Hunde nicht einem ersten Anfall erliegen, sterben sie an einem nachfolgenden. Fleischnahrung, aber auch Unterernährung, waren von Anfällen schwerster Art gefolgt. Die Körpertemperatur war während 10—15 Tagen 0,5—1,0° über der Norm; eine Erklärung für dieses Fieber fand sich nicht. Die Autoren weisen auf die Ähnlichkeit mit dem klinischen Bild der Urämie beim Menschen hin. Mit Injektion von carbaminsauren Salzen konnten sie das beschriebene Vergiftungsbild reproduzieren; sie betonen, daß das Vergiftungsbild nach Ammoniak selbst ein anderes sei, das weder Koma, noch Katalepsie, noch Amaurose zeige. Die nicht zersetzte Carbaminsäure soll die Symptome nach ECK-FISTEL hervorrufen, weil sie von der Leber nicht in Harnstoff umgewandelt werde. Daß die Autoren Analogien zum urämischen Koma betonen, ist ihnen wohl nicht sehr zu verargen, weil die Differentialdiagnose zwischen urämischem und hepatischem Koma auch heutzutage differentialdiagnostische Schwierigkeiten bereiten kann.

In der Folgezeit hat man gefunden, daß die Hauptquelle des Blut-NH_3 aus dem Darm stammt und zwar aus dem Abbau von Eiweiß durch Mikroorganismen. Man fand ferner, daß durch NH_4Cl-Zufuhr an Leber-

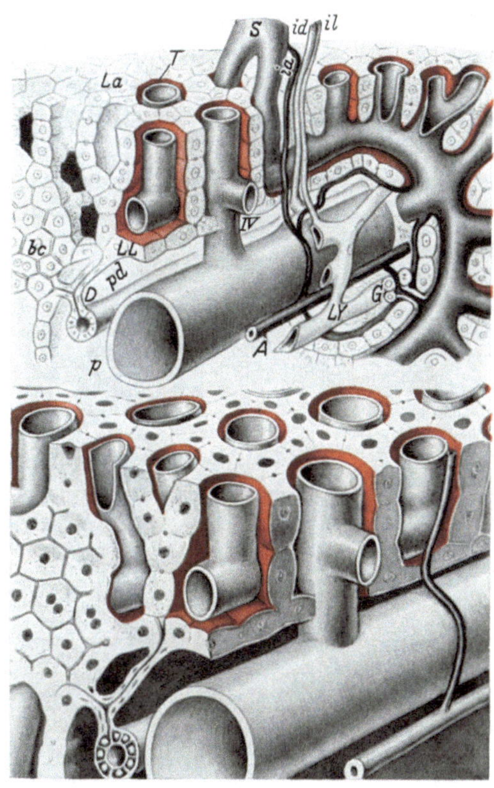

Abb. 20. Stereogramm der Leber (Parenchym, Gefäße und Gallengänge). Das untere Bild stellt einen vergrößerten Ausschnitt aus dem oberen dar. (Stereogramm von ELIAS aus CHILD 1954). *A* Arteria hepatica. *bc* Gallencapillare. *D* Gallengang. *G* Sphincterganglion einer kurzen Anastomose zwischen Leberarterie und Lebersinusoid. *ia* intralobuläre arterielle Capillare. *id* intralobulärer Gallengang. *il* intralobuläres Lymphgefäß. *IV* Lebersinusoid. *La* Leberlakune (Teil des Leberlabyrinthes). *LL* Lamina limitans. *LY* Lymphgefäß. *P* Vena portae. *pd* Heringscher Kanal. *S = IV*. *T* Dissescher Spaltraum. An den in Abb. 20 und 21 besonders schraffierten Orten wäre die hypothetische Basalmembran zu lokalisieren.

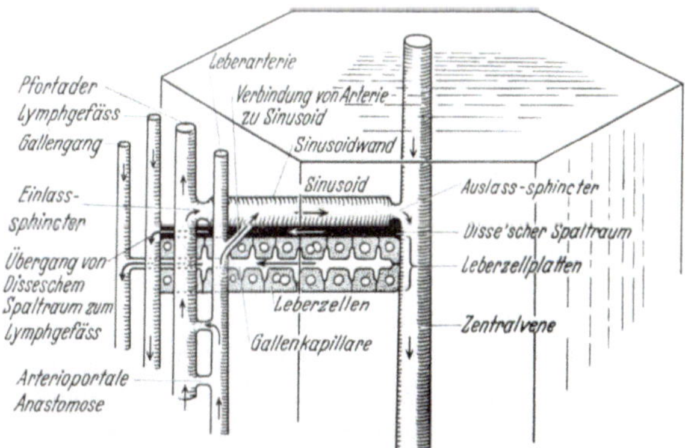

Abb. 21. (Aus: M. H. KNISELY, E. H. BLOCH u. L. WARNER 1948)

cirrhotikern ein Koma ausgelöst werden kann. Die kranke Leber kann NH_3 nicht mit der genügenden Geschwindigkeit in Harnstoff verwandeln und bei der Eckschen Fistel wird das Pfortaderblut mit NH_3 an der Leber vorbeigeführt; in beiden Fällen steigt der NH_3-Gehalt des Blutes an [Lit. s. bei Bessman (6)]. Es ist aber auch heute noch nicht ganz sicher, ob Ammoniak die direkte oder indirekte Ursache des Coma hepaticum ist, weil Komafälle ohne erhöhten NH_3-

	15. 6.	16. 6.	17. 6.	18. 6.	19. 6.	20. 6.	21. 6.	22. 6.	23. 6.	24. 6.	25. 6.	26. 6.
Lebergröße cm unter Ri Bo	4	2	1	0	0	0	0	0	0	0	0	0
Subjektives Befinden	normal	leichte Apathie	deutl. Apathie	Somnolenz	Präcoma	Präcoma	Somnolent—Normal	maniform	maniform	leichte Apathie	leichte Apathie	leichte Apathie
Serumbilirubin mg-%	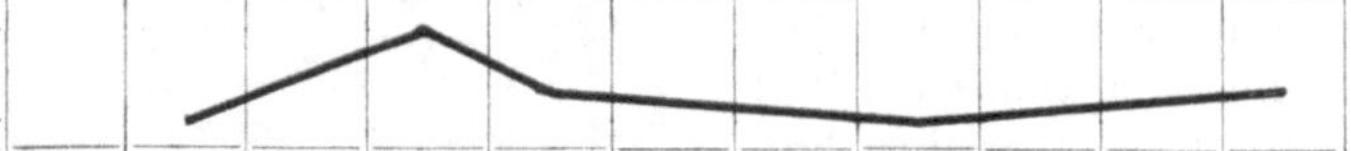											
Albumin/ Globulin		0,6										
Harnstoff		30							55			
Takata		+									+	
Thymol		+										
Kalium mg-%					16,3			15,7			12,3	
Natrium mg-%					315			317			315	
Blutzucker		170 / 270	123 / 264	208 / 396	208	398	218 / 398	171 / 324	79 / 264	300 / 332	87 / 360	196 / 340
NH_3 γ-% ± 15%				97	87		40 / 69	49 / 95				
Laevulose 5% i l		→→→→→→										
Becozym	4 cm³	→→										
Hydrocortison	200 mg						→→→					
Na-Glutamat	20 g							→→				
Aureomycin	1 g						→→					

Abb. 22. Details über Verlauf und Behandlung eines Leberkomas mit Hydrocortison, Glutamat und Aureomycin

Gehalt des Blutes und Fälle mit erhöhtem NH_3-Wert im Blut ohne Koma vorkommen. Immerhin kommen S-haltige Körper wie Methionin, Methylmerkaptan oder Dimethylsulfid kaum als Koma-Ursachen in Betracht.

Das Ammoniak, das durch Abbau von Aminosäuren und anderen intermediären Umsetzungen im Stoffwechsel der Zelle sich bildet, wird durch Glutaminsäure gebunden und als Glutamin in die Leber zur Harnstoffbildung überführt. Im Gehirn und in der Niere ist besonders viel Glutaminsäure vorhanden. Für die Funktion des Gehirns ist Glutaminsäure von beträchtlicher Bedeutung, weil es eine nötige Kaliumkonzentration an Grenzflächen aufrecht erhält [Krebs u. Eggleston (39)]. Gegenüber NH_3 ist das Gehirn besonders empfindlich [Weil-Malherbe (64)]. Schon in geringen Konzentrationen wird nämlich die Acetylcholinbildung im Gehirn gehemmt. Man kann sich gut vorstellen, *daß Verarmung an Kalium und Acetylcholin die Synapsenfunktion des Zentralnervensystems hemmt* und damit durch eine NH_3-Vergiftung neurologische und psychische Störung bis zum Koma eintreten können.

Das ist ein wesentlicher Teil der biochemischen Voraussetzungen, welche WALSHE (*61*) veranlaßten, Na-Glutamat gegen hepatisches Koma anzuwenden. In der Tat läßt sich manchmal mit täglicher langsamer Tropfinfusion dieser Lösung von 80 cm³ Wasser mit 23 g Na-Glutamat, die 500 cm³ 5%iger Glucoselösung zugefügt wird, ein präkomatöser oder komatöser Zustand vorübergehend oder dauernd beheben. Es handelt sich dabei aber nicht um einen direkten Angriffspunkt des Glutamats in den Zellen des ZNS, weil das Salz die Blut-Hirnschranke nicht passieren kann. Man muß deshalb annehmen, daß die Entgiftung in der Leber vor sich geht und daß das Gehirn letzten Endes auch aus der Erniedrigung des Blut-NH_3 Vorteile zieht. Für die Desaminierung und Harnstoffbildung braucht die Leber natürlich noch ein einigermaßen leistungsfähiges Enzymsystem und ATP-Reserven; ist das nicht der Fall, dann wirkt Glutamat nicht.

Eine *dritte* Maßnahme beim Coma hepaticum ist die Applikation von *Aureomycin* oder einem andern Breitspektrum-Antibioticum, um die bakterielle NH_3-Bildung im Darm zu verhindern. Ammoniakbildner wie NH_4Cl oder Ionenaustauscher mit NH_4-Ion sind natürlich zu vermeiden und auch die Proteinzufuhr ist zu unterlassen.

Je nach der Tiefe des Komas wird man alle drei Möglichkeiten — Cortison, Glutamat und Aureomycin — nebeneinander anwenden. Die Abb. 22 zeigt Ihnen am Beispiel einer Cirrhose, zu der eine infektiöse Hepatitis und dann ein Koma auftrat, die Wirkung einer solchen Dreierkombination.

Ich brauche wohl kaum hinzuzufügen, daß alle Medikamente, deren Entgiftung die Leber belasten, speziell Barbiturate, beim Komatösen vermieden werden müssen. Ferner muß der Elektrolyt- und Wasserhaushalt laufend genau überwacht werden; eine Hypokaliämie kann bekanntlich die Situation noch weiter verschlimmern. Mit den erwähnten Maßnahmen dürfte zur Zeit das Optimum in der Therapie des hepatischen Komas erreicht werden. Dauererfolge sind selten; sie hängen von der Größe der Restfunktion der kranken Leber ab.

Prophylaktische Maßnahmen zur Wahrung der Leberfunktion etwa vor oder nach chirurgischen Eingriffen oder im Greisenalter lassen sich unschwer aus den vorliegenden Ausführungen ableiten.

Literatur

1. ALLISON, J. B.: Adv. Prot. Chem. 5, 155 (1949).
2. BARKER, M. H., u. Mitarb.: J. Amer. Med. Assoc. 128, 997 (1945).
3. BAUR, H., u. H. STAUB: Schweiz. med. Wschr. 84, 595 (1954).
4. — Helvet. med. Acta, 19, 470 (1952).
5. BECKMANN, R.: Vitamina E, Atti Del Terzo Congresso Internazionale, p. 183. Venezia 1955.
6. BESSMAN, S. P.: Ann. Int. Med. 44, 1037 (1956) Editorial.
7. BEST, C. H., u. Mitarb.: Zit. nach G. J. GABUZDA: J. Amer. Med. Assoc. 160, 969 (1956).
8. BORGES, F. J., u. Mitarb.: J. Labor. Clin. Med. 47, 735 (1956).
9. BRADLEY, S. E., u. Mitarb.: J. Clin. Invest. 24, 890 (1945).
10. BUTTURINI, U.: Vitamina E, Atti Del Terzo Congresso Internazionale, p.46. Venezia 1955.
11. CAMPBELL, R. E., and F. W. PRUITT: Amer. J. Med. Sci. 224, 252 (1952).
12. CAPPS, R. B., and M. H. BARKER: Ann. Int. Med. 26, 405 (1947).
13. CAZAL, P.: "Histopathologie du Foie". Paris: Masson & Cie. 1955.
14. CHALMERS, TH. C., u. Mitarb.: J. Clin. Invest. 34, 1163 (1955); J. Amer. Med. Assoc. 159, 1431 (1955).

15. Chart, J. J., and E. S. Shipley: J. Clin. Invest. **32**, 560 (1953).
16. Clerc, P.: Z. klin. Med. **118**, 532 (1931).
17. Colwell, A. R. jr.: Ann. Int. Med. **41**, 963 (1954).
18. Cournand, A., u. Mitarb.: J. Clin. Invest. **24**, 106 (1945).
19. Daft, F. S., F. S. Robscheit-Robbins and G. H. Whipple: J. of Biol. Chem. **123**, 87 (1938).
20. Darby, W. J.: Ann. Rev. Med. **7**, 25 (1956).
21. Davies, J. N. P.: Lancet **1948** I, 317.
22. Ducci, H., and R. Katz: Gastroenterology **21**, 357 (1952); **29**, 381 (1955).
23. Eichman, P. L., and W. P. Havens: J. Clin. Endocrin. **13**, 648 (1953).
24. Elias, H.: Zit. nach C. G. Child: The hepatic circulation and portal hypertension. Philadelphia and London: W. B. Saunders Comp. 1954.
25. Evans, A. S., u. Mitarb. : Ann. Int. Med. **38**, 1115, 1134, 1148 (1953).
26. Fleming, R. G., u. A. M. Snell: Amer. J. Dig. Dis. **9**, 115 (1942).
27. Gabuzda, G. J.: J. Amer. Med. Assoc. **160**, 969 (1956).
28. Gordon, E. S.: Arch. Int. Med. **97**, 340 (1956).
29. Grüneis, P.: Wien. klin. Wschr. **1955**, 725 (N. F. Bd. 10).
30. Hahn, M., O. Massen, M. Nencki u. J. Pawlow: Arch. exper. Path. u. Pharmakol. **32**, 161 (1893).
31. Hertz, R., u. Mitarb.: Recent Progr. in Hormone Res. **11**, 119 (1955).
32. — J. A. Pittman and M. M. Graff: J. Clin. Endocrin. **16**, 705 (1956).
33. Hoagland, Ch. L., and R. E. Shank: J. Amer. Med. Assoc. **130**, 615 (1946).
34. Huber, T. E., and A. T. Wiley: Ann. Int. Med. **42**, 1011 (1955).
35. Jacobson, M. A., u. Mitarb.: Gastroenterology **30**, 279 (1956).
36. Johnson, H. C., jr., and J. P. Doenges: Ann. Int. Med. **44**, 589 (1956).
37. Knisely, M. H., E. H. Bloch u. L. Warner: Kgl. Danske Vidensk. Selsk., Biol. Skr. **4**, 37 (1948); zit. nach C. G. Child; The hepatic circulation and portal hypertension. Philadelphia and London: W. B. Saunders Comp. 1954.
38. Klatskin, G.: Yale J. Biol. Med. **26**, 23 (1953).
39. Krebs, H. A., L. V. Eggleston and R. Hems: Biochemic. J. **44**, 159 (1949).
40. Latner, A. L.: Brit. Med. J. **1950** II, 748.
41. Levine, M. D., u. Mitarb.: Science (Lancaster, Pa.) **114**, 552 (1951).
42. Patek, A. J. jr.: Proc. Soc. Exp. Biol. a. Med. **37**, 329 (1937).
43. — u. J. Post: J. Clin. Invest. **20**, 481 (1941).
44. — J. Mt. Sinai Hosp. **14**, 1 (1947/48).
45. — u. Mitarb.: J. Amer. Med. Assoc. **138**, 543 (1948).
46. Ralli, E. P., u. Mitarb.: J. Clin. Invest. **24**, 316 (1945).
47. Schmidt, A.: Acta pharmacol. **12**, 88 (1956).
48. Sénécal, J., et H. Dupin: Rev. int. Hépatol. **6**, 189 (1956).
49. Skursky, J.: Wien. med. Wschr. **1955**, 481.
50. Staub, H.: Schweiz. Z. Path. **9**, 391 (1946); Schweiz. med. Wschr. **1946**, 623; Helvet. med. Acta **14**, 344 (1947); Bruxelles méd. **1951**, 2517.
51. — Helvet. med. Acta **17**, 376 (1950).
52. — Rev. int. Hépatol. **5**, 745 (1955).
53. — u. Mitarb.: Experientia (Basel) **4**, 233 (1948).
54. Stille, G.: 2. Kolloquium über Leberkrankheiten, 22./23. April 1955 in Bad Bertrich. Schweiz, med. Wschr. **1956**, 633, 658.
55. Tanyol, H., and M. E. Rehfuss: Amer. J. Dig. Dis. **22**, 169 (1955).
56. Thorn, G. W., u. Mitarb.: Helvet. med. Acta **23**, 3 (1956).
57. — u. Mitarb.: New England J. Med. **242**, 783 (1950).
58. Tullis, I. F.: Ann. Int. Med. **44**, 133 (1956).
59. Turner, R. H., u. Mitarb.: Ann. Int. Med. **20**, 193 (1944).
60. Véghelyi, P. V., u. Mitarb.: Amer. J. Dis. Childr. **79**, 658 (1950).
61. Walshe, J. M.: Lancet **1953** I, 1075.
62. Waterlow, J. C., and T. Weisz: J. Clin. Invest. **35**, 346 (1956).
63. Watson, C. J.: Ciba Foundation Symposium "Liver Disease" p. 112, London: J. u. A. Churchill 1951.
64. Weil-Malherbe, H.: Physiologic. Rev. **30**, 549 (1950).
65. Werner, S. C., F. M. Hanger, u. Mitarb.: Amer. J. Med. **8**, 325 (1950).

Diskussion

F. WEWALKA (Wien/Österreich):

Unter den wenigen Behandlungsmethoden, die Herr Prof. STAUB als wirksam und empfehlenswert bei Lebererkrankungen nannte, war die Glutamatbehandlung der komatösen Zustände. Wir haben an der 1. Med. Klinik seit drei Jahren Fälle von Coma hepaticum mit der von WALSHE angegebenen intravenösen Glutamattherapie behandelt und haben dabei ebenso wie Prof. STAUB vereinzelt sehr gute, im übrigen aber in Übereinstimmung mit anderen Autoren wechselnde Behandlungserfolge gesehen. Was uns an der Glutaminsäuretherapie nicht gefiel war 1. die Notwendigkeit, langsam zu infundieren, da ansonsten Brechreiz oder andere cerebrale Reizerscheinungen auftraten, 2. die Unmöglichkeit, größere Dosen intravenös zu verabreichen, und 3. die Tatsache, daß ein Teil der Glutaminsäure sofort wieder mit dem Harn ausgeschieden wurde. Wir haben diese Schwierigkeiten dadurch umgangen, daß wir das Glutamat in den bei solchen Patienten meist vorhandenen Ascites injizierten. Es ist uns dabei möglich große Dosen innerhalb kurzer Zeit zu verabreichen. Wir gaben 300—500 cm³ einer 10%igen Natriumglutamatlösung zusammen mit einem Antibioticum. Vielleicht erreichen wir durch diese Therapie, bei der ja eine hypertone Lösung verabreicht wird, noch etwas, was EPPINGER seinerzeit als Therapie der akuten Leberatrophie vorschwebte, nämlich eine vorübergehende „Entwässerung" im Pfortaderbereich. Ähnliche Versuche hatte seinerzeit BEIGLBÖCK noch unter EPPINGER vorgenommen. Die Versuche, Natriumglutamat durch andere Salze zu ersetzen, sind noch nicht abgeschlossen. Die Verträglichkeit war ausgezeichnet und, was das Wichtigste ist, wir hatten den Eindruck, daß der Erfolg dieser Behandlung wesentlich besser ist. Von den neun bisher so behandelten Patienten im Koma oder Präkoma hepaticum einer Cirrhose erholten sich drei so weit, daß sie wieder in häusliche Pflege entlassen werden konnten. Zwei weitere verstarben an Komplikationen (Lungenentzündung und Oesophagusvaricenblutung) eine Woche nach der Glutamat-Behandlung, die eine offensichtliche Besserung herbeigeführt hatte. Das Befinden der übrigen vier Patienten wurde teilweise vorübergehend beeinflußt, jedoch konnte der weitere Ablauf der Erkrankung nicht aufgehalten werden.

Biochemische Untersuchungen zeigten, daß das intraperitoneal zugeführte Glutamat nicht zu einer übermäßig starken Ausscheidung von Glutaminsäure führte und daß neben geringen Mengen Glutaminsäure höchstens etwas Serin vermehrt ausgeschieden wurde. Auf den Wirkungsmodus der Glutaminsäure will ich hier nicht näher eingehen, würde aber empfehlen, eine derartige Therapie bei komatösen Zuständen der Lebercirrhosen anzuwenden.

E. MAHNERT (Graz/Österreich):

Zum sehr interessanten Vortrag von Herrn STAUB möchte ich zwei Fragen stellen. Zum ersten fiel mir auf, daß Herr STAUB die Therapie mit Leberhydrolysaten bei kompensierten und gewissen dekompensierten Lebercirrhosen unerwähnt ließ, obwohl sie doch heute nahezu überall und immer geübt wird. Hat Herr STAUB hierzu spezielle Gründe, oder ließ er sie nur fort, um die Fülle des zu Besprechenden etwas zu verringern?

Meine 2. Anfrage betrifft die Kaliumtherapie, insbesondere auch wieder bei Cirrhosen, welche unserer Auffassung nach nicht ganz den ihrer Bedeutung entsprechenden Platz erhielt. Um die Bedeutung der Kaliumtherapie nur andeutungsweise zu umreißen, sei mit erlaubt, daran zu erinnern, daß das intracelluläre Kalium (K) bei der Lebercirrhose immer vermindert ist, selbst dann, wenn der Serum K-Spiegel normal oder erhöht ist. Zum anderen wissen wir aber auch, daß das K zur Einwanderung der Glucose in die Zellen benötigt wird, wobei ein Mol Glucose ein Mol K braucht. Ebenso unabkömmlich ist das K für die Eiweißsynthese und für sehr viele enzymatische Prozesse. Hinsichtlich näherer Einzelheiten muß ich auf meine ausführliche Darstellung „Der Kaliumstoffwechsel im Blickfeld des Stressgeschehens" verweisen. Gerade aber die 3 genannten Vorgänge: Eiweißsynthese, enzymatisches Geschehen und Glykogeneinwanderung — die bei der Lebercirrhose an sich schon gestört sind, werden durch einen stärkeren Zellkaliummangel eine weitere Beeinträchtigung erfahren. In diesen Fällen wird Kaliumzufuhr Bedeutendes leisten. Herr STAUB selbst bringt ein schönes Beispiel mit seinem Pat., der wieder aus dem Coma hepaticum herausgebracht wurde und sich besserte, wobei eine Hypokaliämie auftrat. Diese eintretende Hypokaliämie kann nur so verstanden werden, daß mit der Besserung des Patienten auch wieder eine Intensivierung seines Stoffwechselgeschehens, d. h. der Glykogeneinwanderung in die Zellen, der Eiweißsynthese usw. einsetzte, wobei die verminderte Kaliumreserve des Körpers nicht für den vorhandenen Bedarf ausreichte und vom Organismus auf das Serumkalium zurückgegriffen werden mußte, obwohl nach Möglichkeit das Serum K vom Körper unter allen Umständen konstant erhalten wird. Dieses Geschehen kann man sich analog dem wohlbekannten Kaliummangelsyndrom des insulinbehandelten Coma diabeticum vorstellen. Die Kaliumtherapie der kompensierten und dekompensierten Lebercirrhose ist daher unserer Erfahrung nach immer und so lange angezeigt, als noch keine latente oder gar manifeste Nebennierenrindeninsuffizienz vorliegt, die sich, wie ich schon in meiner Diskussionsbemerkung zum Vortrag von Frau SHERLOCK sagte, wenn schon nicht in einem Anstieg des Serums K, so doch zumindestens in einem markanten Abfall des Serums Na kundgibt. Die Kaliumtherapie wird auch die Ascitesausschwemmung wesentlich erleichtern, jedenfalls nach unseren Erfahrungen.

Darum möchte ich Herrn STAUB auch fragen, ob seine Zurückhaltung hinsichtlich der Besprechung des Kaliums vielleicht auf andersgearteten Beobachtungen beruht, und ob er nicht auch der Meinung ist, daß die K-Therapie im Coma diabeticum eher kontraindiziert sei, da hier fast immer schon eine Nebennierenrindeninsuffizienz vorliegt.

Da Herr STAUB auch mehrmals Glutamin und Glutaminsäure erwähnte, noch eine kurze Bemerkung zur Wirkung der Glutaminsäure auf den Hirnstoffwechsel, bzw. den K-Gehalt des Cerebrum. Zur Aufrechterhaltung der Kaliumkonzentration der Gehirnzellen ist neben der Glucose, die der Energiegewinnung dient, auch Glutaminsäure erforderlich, welche den für das Gehirn sehr toxischen Ammoniak bindet und zu beseitigen vermag. In diesem Zusammenhang dürfte es auch nicht uninteressant sein zu wissen, daß NH_4-Ionen mit den K-Ionen in der Erhaltung der ATP in den Zellen durch Beschleunigung der Transphosphorylierungen konkurrieren. Man könnte vereinfacht also auch sagen, daß die Glutaminsäure ihre günstige Wirkung unter anderem dadurch ausübt, daß sie durch Beseitigung der toxischen NH_4-Ionen die lebensnotwendigen K^+-Ionen den Zellen, insbesondere den Hirnzellen, erhält. Auch ist andererseits daran zu denken, daß K-Gabe den Nieren die Elimination von NH_4 erleichtert!

M. KNEDEL (München):

Die Nachbeobachtung von Hepatitisfällen hat ergeben, daß nicht immer diejenigen, die am schnellsten abheilen, die prognostisch günstigsten sind. Besonders deutlich wird das, wenn man die einzelnen Fälle in längeren Zeitabschnitten immer wieder nachuntersucht. Es zeigte sich, daß auch schnell abgeklungene Hepatitisfälle öfters persistierende diffuse Leberparenchymschäden oder andere posthepatitische Folgeerscheinungen aufweisen. Diese Erfahrung sollte Veranlassung geben, auch leichtere und rasch abklingende Hepatitiden konsequent und über längere Zeit zu behandeln und nachzubehandeln. Nun sind in letzter Zeit Mitteilungen aus den USA bekanntgeworden, die besagen, daß Hepatitiden unter körperlicher Belastung rascher zum Abklingen gebracht wurden. Das widerspricht ja nun völlig unseren Behandlungsgewohnheiten. Darf ich den Vortragenden fragen, wie er sich aus den Erfahrungen seiner Klinik zu dieser Frage stellt?

E. WILDHIRT (Kassel):

Aus den Ausführungen von Herrn Prof. Dr. STAUB war zu entnehmen, daß die Prognose des Leberkomas auch heute noch sehr trüb ist. Dem möchten wir doch widersprechen. Mit der von uns angegebenen intravenösen Dauertropfinfusionstherapie mit Laevocholin und Nebennierenrindengesamtextrakt gelingt es in etwa 50%, die Patienten aus dem Leberkoma herauszuholen und am Leben zu erhalten. Bei den Lebercirrhosen ist die Zahl der geretteten Komafälle naturgemäß kleiner (etwa 25%), während sie bei der akuten Lebernekrose etwa 75% beträgt. Wir haben auf dieser Weise bisher 103 Fälle von Leberkoma behandelt. Daß diese Ergebnisse auch andernorts reproduzierbar sind, geht z. B. aus den Veröffentlichungen von SIEDE, Darmstadt, hervor. Man kann also beim Leberkoma doch therapeutisch einiges erreichen, nur scheint die Behandlung mit Hydrocortison und Glutaminsäure allein nicht ausreichend.

Zwischenfrage von Herrn HEILMEYER: Leberkoma bei Cirrhose oder Hepatitis?

G. A. VON OLDERSHAUSEN (Berlin):

Ich möchte Herrn Professor STAUB fragen, ob es nötig ist, bei der Cortisonwirkung etwa auf die Theorien über die Basalmembran und den Zellstoffwechsel in der Leber einzugehen. Ich glaube, es ist bei der akuten Virushepatitis die Beeinflussung des Infektionsgeschehens, analog wie bei Typhus, Brucellose, infektiöse Mononucleose usw. Ich möchte Herrn Professor

Heilmeyer fragen, warum er nur so kurze Perioden der Behandlung vornimmt. Wir behandeln in Berlin viel länger, meist über 3—4, evtl. auch mehr Wochen. Damit wird die Frage der Dosis angeschnitten. Wir geben wegen der geringeren Nebenwirkungen Prednison, nicht in so hohen Dosen, ich stimme hier ganz mit Ihnen überein, sondern anfangs 25—35 mg tgl., um dann schrittweise um jeweils 5 mg abzubauen. Bei der akuten Virushepatitis nehme ich eher eine Einwirkung des Cortison auf die Viruspropagation und die immunbiologische Situation als auf die akute mesenchymale Reaktion an, hinsichtlich der Lebercirrhose möchte ich Ihnen eher beipflichten. Ich darf aber betonen, daß gerade Fälle mit fraglichen Oesophagusvaricen sehr vorsichtig behandelt werden müssen. Wir haben eine tödliche Oesophagusvaricenblutung unter Cortison-Behandlung bei einer biliären Cirrhose, allerdings unmittelbar nach operativer Revision der Gallenwege, gesehen. Ich glaube, man sollte bei Verdacht auf Vorliegen von Oesophagusvaricen wie bei einem Ulcus gegenüber der Cortisonwirkung sehr reserviert sein. Die ganze Cortisontherapie hat ja entschieden auch noch weitere Gefahren. Wir haben die verschiedensten Nebenwirkungen beobachtet, besonders das Angehen von bakteriellen Infektionen. Man sollte daran vor allem bei einer Begleitcholangitis und -cholecystitis denken. Wir untersuchen grundsätzlich vorher immer den Gallensaft. Auch bei einer Colicholangitis muß man vorsichtig sein und sollte Cortison nur unter gleichzeitigem Antibiotica-Schutz geben. Das Ganze ist vorderhand keine Behandlung für die Praxis, sondern eine Therapie, die ausschließlich der Klinik vorbehalten ist und außerordentlich genau kontrolliert werden muß.

L. Heilmeyer (Freiburg i. Br.):

Ich stimme Ihnen durchaus zu, daß die Cortisonbehandlung nur für die Klinik gedacht ist und nicht für die allgemeine Praxis. Was die Dosis betrifft, so beschränken wir uns eben auf möglichst kleine Dosen, gerade wegen der gefährlichen Nebenwirkungen, und es hat sich gezeigt, daß eine 5-, maximal 8 tägige Behandlung mit 200 mg, 150 mg, 100 mg, umgerechnet auf Cortison, langsam abnehmend, vollständig genügt, um die entzündlichen Infiltrate in der Leber zu beseitigen, wie unsere Punktate gezeigt haben. Was den Wirkungsmechanismus betrifft, so können wir eine Wirkung auf das Virus natürlich nicht beweisen. Im übrigen haben mir die Virologen versichert, daß in diesem Stadium der Hepatitis ein Virus in der Leber nicht mehr aufzufinden ist. Wir können aber sehr schön nachweisen, daß das Cortison auf das entzündliche Infiltrat und die mesenchymale Reaktion nachhaltig wirkt. Diese Wirkung ist absolut sicher. Die Wirkung auf das Virus dagegen ist undefinierbar. Bei anderen Viruskrankheiten sehen wir von Cortison keinerlei Wirkung.

Zwischenbemerkung von Herrn von Oldershausen:

Bei Dystrophien würde ich nie wagen, Cortison zu geben. Herr Pfeffer hat jetzt gerade in Berlin einen Todesfall unter Cortison gesehen, und ich habe selbst einen ähnlichen Fall erlebt, den wir gerade noch retten konnten.

Antwort von Herrn Heilmeyer:

Bei akuten Dystrophien haben auch wir keine Wirkung vom Cortison gesehen; die Beurteilung des Erfolges ist hier natürlich außerordentlich schwierig. Eine akute Dystrophie stirbt eben auch ohne Cortison.

H. Schoen (Erlangen):

Ich wollte nur noch darauf hinweisen, daß man bei der Behandlung der Hepatitis mit großen Dosen Vitamin C häufig Hemmungseffekte bekommen kann, weil nämlich das Vitamin C in vitro auf das Bilirubin wirkt. Man bekommt dann niedrige Werte in Serum, niedrigere, als tatsächlich vorhanden sind.

E. Mölbert (Freiburg i. Br.):
(Mit 2 Abbildungen.)

Die Frage der Membranverhältnisse der Galle- und Blutcapillaren in der Leber konnten wir elektronenmikroskopisch im Laufe unserer Untersuchungen über die akute Hypoxie an der Leber des Meerschweinchens klären.

Das elektronenmikroskopische Bild (Abb. 1) zeigt einen Querschnitt durch eine Gallecapillare (G). An umschriebener Stelle wird von der Zellgrenzmembran der Leberepithelien die Gallecapillare gebildet. Im Bereich der Gallecapillare bildet die Zelloberfläche einen typischen

Bürstensaum mit frei in das Lumen hineinragenden Zotten. Die Länge der einzelnen Zotten wechselt mit dem Funktionszustand der Zelle. Im Längsschnitt kann man in der Zotte eine

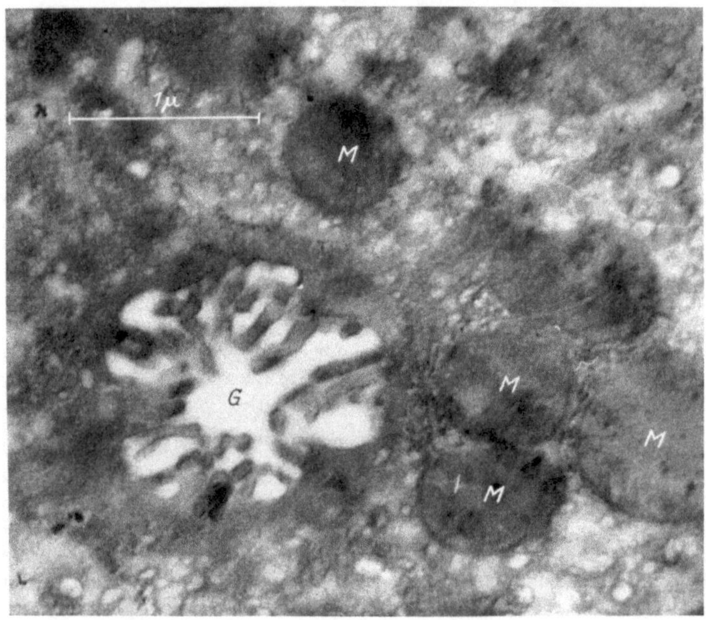

Abb. 1

feine Längsstreifung erkennen. Die äußere Zottenmembran beträgt etwa 40 Å. Im Grundplasma einige Mitochondrien (M), von α-Cytomembranen (C) umgeben.

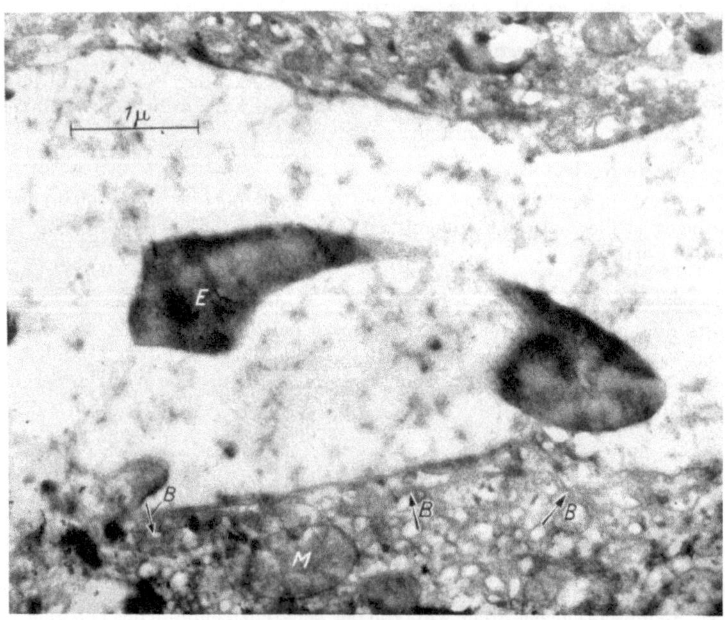

Abb. 2

Die Blutcapillare (Abb. 2) ist ganz von Endothelzellen, bzw. Kupferschen Sternzellen gebildet, welche lückenlos das ganze Lumen auskleiden. Zwischen der Zellgrenzmembran der Parenchymzelle und der Membran der Endothelzelle kann man einen intervillösen Raum (B) beobachten.

Im Capillarlumen des elektronenmikroskopischen Bildes ein schräggeschnittener Erythrocyt (E). Im Cytoplasma der Leberepithelien einige Mitochondrien (M) mit hypoxischen Veränderungen.

W. EGER (Göttingen):

Ich möchte mir einen kleinen Hinweis zur Glutaminsäuretherapie erlauben. Sie ist insofern angebracht, als sie Ammoniak spaltet und damit die Ammoniakansammlung beim Leberkoma bessert oder beseitigt. Darüber hinaus vermutet man, daß Glutaminsäure eine nekrotrope Wirkung hat. Das hat sich aber im Tierexperiment nicht bestätigt. Auch in meinen eigenen Tierversuchen hat sich gezeigt, daß man auf den eigentlichen Leberschaden mit der Glutaminsäure nicht einwirkt. Eine zweite Frage will ich nur kurz streifen. Zweifellos spielt in der Pathologie der Leber die Permeabilität eine große Rolle. Mir ist aber nichts darüber bekannt, daß es eine Grundmembran gibt, wie wir sie am Epithel der Nierentubuli oder der Darmschleimhaut finden. Die Stoffe diffundieren durch die Capillarwand, die in einem festen Verhältnis zur Leberzellmembran steht und mit ihr eine funktionelle Einheit bildet.

E. RISSEL (Wien/Österreich):

Ich möchte darauf hinweisen, daß die Bestimmung des Bilirubingehaltes im Serum nicht immer einen Aufschluß über den Ablauf einer Hepatitis und damit über die Wirkung einer Therapie bei den Hepatitiden geben kann. Wir wissen, besonders nach den Arbeiten von GERMER, daß ein Großteil der Hepatitiden anikterisch verlaufen kann. GERMER nimmt sogar 70% aller Fälle als anikterisch an. Wir wissen auch seit EPPINGER, daß akute Leberatrophien anikterisch verlaufen können und daß der Ikterus vor dem letalen Ausgang verschwinden kann. Es ist nicht uninteressant, daß man bei der erwähnten Cortisontherapie den Ikterus abblassen sehen kann, dabei aber das Serumeisen noch durch Tage hindurch Werte über 200 γ-% aufweisen kann. Ich glaube also, daß man mit dem Abfall des Serumbilirubins nicht immer zwangsläufig ein Abheilen der Hepatitis annehmen darf.

(Diskussion nur schriftlich)

H. STAUD (Basel/Schweiz):

Schlußwort

Über den Mechanismus der Glutamat- oder Cortisonwirkung bei schwerer Hepatitis oder im Coma hepaticum enthält die ausführliche Publikation Genaueres. Auf die sorgfältige Kontrolle des Elektrolytstoffwechsels bei Leberversagen und im Verlauf der Therapie wird hingewiesen.

Der Diskussionsbeitrag von Frau Dr. E. MÖLBERT ist für mich ganz besonders interessant, weil damit elektronenoptisch eine Grundmembranstruktur in der Leber nachgewiesen ist und die vorgetragene Theorie einer Cortison-Permeabilitätswirkung substantiellen Wert bekommt. Analogieschlüsse mit Cortison- oder ACTH-Wirkung an Grundmembranen wären also nicht abwegig; ein überheblicher Diskussionsredner hätte sich besser nicht bemerkbar gemacht.

Über hepatische Porphyrien und ihre Behandlung*

Von

W. Stich (München)

Mit 6 Abbildungen

Die früheren Einteilungen der Porphyrien erfolgten vorwiegend nach klinischen und symptomatischen Gesichtspunkten (Günther, Micheli u. Dominici, Schreus u. Carrié, Waldenström). Der Porphyrinstoffwechsel wurde als Ganzes aufgefaßt, eine Lokalisation der einzelnen Porphyrieformen auf bestimmte Organe oder Organsysteme erfolgte nicht. Dadurch hing allen bisherigen Einteilungsversuchen etwas Unklares und damit Unbefriedigendes an. Nach einer längeren Periode der Stagnation haben sich nun im letzten Dezennium auf dem Gebiet des Porphyrinstoffwechsels und der Porphyrinkrankheiten neue Fortschritte erzielen lassen. Die Aufklärung der Biosynthese der Porphyrine durch isotopologische Methoden (Shemin u. Rittenberg, Rimington, Falk, Dresel, Neuberger u. Scott u. a.), die Verfeinerung der Porphyrin-Analytik durch papierchromatographische Verfahren (Nicholas u. Comfort, Nicholas u. Rimington, Kehl u. Stich, Chu, Kehl u. Günther, Falk u. Benson u. a.) und die Entdeckung der experimentellen Porphyrien ((Schmid, Schwartz u. Watson, Stich, Goldberg, Stich u. Decker u. a.) haben der klinischen Porphyrinfor-

Tabelle 1. *Einteilungen der Porphyrien.*

1. Porphyrismus	1. Idiopathische Porphyrie
2. a) Genuine akute Hämatoporphyrie	a) abdominelle Form
b) Toxische akute Hämatoporphyrie	b) nervöse Form
3. Chronische Hämatoporphyrie	c) cutane Form
4. Kongenitale Hämatoporphyrie	2. Toxische Porphyrie
(Günther 1922)	(Micheli u. Dominici 1930)
1. Primäre Porphyrie (Porphyrin I)	1. Akute Porphyrie mit Varianten
a) Kongenitale Porphyrie	2. Porphyria cutanea tarda
b) Akzidentelle Porphyrie	3. Kongenitale Porphyrie
2. Sekundäre Porphyrie (Porphyrin III)	
a) Kongenitale Porphyrie	(Waldenström 1937)
b) Azidentelle Porphyrie (Blutzerfall,	
toxische Formen, Leberschäden)	
(Schreus u. Carrié 1936)	

1. Porphyria erythropoetica
2. Porphyria hepatica
   a) Intermittent acuta Porphyria
   b) Porphyria cutanea tarda
   c) Mixed oder combined Porphyria
   d) Latent Porphyria

(Schmid, Schwartz u. Watson 1953)

---

* Aus der I. Medizinischen Klinik der Universität München (Komm. Direktor: Prof. Dr. Dr. G. Bodechtel).

schung neue Impulse erteilt. Die exakte Analyse zahlreicher Porphyriefälle hat zu einer Neueinteilung der Porphyrien in erythropoetische und hepatische Formen durch SCHMID, SCHWARTZ u. WATSON geführt (Tab. 1).

In den letzten 6 Jahren haben wir selbst über 43 menschliche Porphyrien untersuchen können. Auf Grund eigener Erfahrungen können wir die neue Einteilung von SCHMID, SCHWARTZ u. WATSON im wesentlichen bestätigen und nehmen selbst folgende Einteilung der Porphyrinkrankheiten und Störungen des Porphyrinstoffwechsels vor (Tab. 2).

Tabelle 2. *Porphyrien und Porphyrinurien* (STICH 1955)

I. Porphyrien

1. *Erythropoetische Porphyrien*
   Kongenitale Porphyrie (Morbus Günther)
   Porphyrinämische Photodermatose
2. *Hepatische Porphyrien*
   Akute Porphyrie < idiopathische / toxische
   Chronische Porphyrie (Porphyria cutanea tarda)
   Kombinierte Porphyrie
   Latente Porphyrie
3. *Myoporphyrien*
4. *Hereditäre Koproporphyrie*

II. Porphyrinurien

1. *Idiopathische Koproporphyrinurie*
2. *Toxische Porphyrinurien*
3. *Sekundäre Porphyrinurien*

Wir trennen grundsätzlich Porphyrien und Porphyrinurien. Die Porphyrien teilen wir ein in erythropoetische, hepatische und Myo-Porphyrien, die Porphyrinurien in die idiopathischen, toxischen und sekundären Porphyrinurien.

Uns haben hier die hepatischen Porphyrien zu beschäftigen. Zu diesen zählen wir heute die akuten Porphyrien mit idiopathischen und toxischen Formen, die chronische Porphyrie oder Porphyrie cutanea tarda, die kombinierte Porphyrie und die latente Porphyrie. Unser eigenes Krankenmaterial zeigt folgende Verteilung (Tab. 3).

Tabelle 3. *Hepatische Porphyrien*

Form	Zahl	Klinisch gebessert		Nicht gebessert	†
		sehr gut	befriedigend		
Akute Porphyrie					
a) idiopathische	22	5	9	2	6
b) toxische	1				1
Chronische Porphyrie . . .	18	13	3	1	1
Kombinierte Porphyrie . . .	1	1			
Gesamtzahl:	42				

An erster Stelle ist die akute Porphyrie zu nennen, welche wegen ihres eigentlich chronischen Charakters besser als intermittierende akute Porphyrie bezeichnet werden sollte. Es ist eine idiopathische und toxische Form zu unterscheiden.

Die idiopathische akute Porphyrie ist nach den Studien von WALDENSTRÖM ohne
Zweifel als genetisch verankerte Krankheit aufzufassen. Es liegt ihr ein dominantes Gen zugrunde. Die Frequenz innerhalb der Porphyrien liegt zwischen 60 bis
70%, sie ist also die häufigste Porphyrieform überhaupt. Das Auftreten erfolgt
meist zwischen dem 20. bis 40. Lebensjahr (Abb. 1).

Die akute Porphyrie ist ein häufig verkanntes Krankheitsbild, ja sie wird zu
Beginn meist fehldiagnostiziert. Erst vor kurzem konnten wir einen Patienten
beobachten, der vom Hausarzt zuerst wegen seiner abdominellen Koliken und
Schmerzen als Cholecystitis aufgefaßt, vom Chirurgen dann deswegen laparato-
miert und cholecystektomiert und schließlich wegen der auftretenden Lähmungen
als Poliomyelitis in eine Polio-Abteilung verlegt wurde. Erst dort konnten wir den
Fall mittels Harnanalyse durch Nachweis von Porphobilinogen und Uroporphyrin
klären. Abdominelle und neurologische Symptome mannigfaltiger Art bestimmen
das klinische Bild, psychische Störungen in Form beträchtlicher Nervosität und
Delirien können auftreten. Eine hepatische Dysfunktion läßt sich praktisch bei
ausführlicher Analyse immer nachweisen. Im Harn wird regelmäßig das Porphobilinogen ausgeschieden, welches sich mittels des einfachen Schwartz-Watson-
Testes leicht nachweisen läßt. Es handelt sich dabei um die Erweiterung der
Ehrlich-Reaktion durch Zusatz von Chloroform. Im Gegensatz zu den Biliru-
binoiden ist das rote Kondensationsprodukt des Porphobilinogens in Chloroform
unlöslich uud verbleibt iu der wässerigen Phase. Der Kern enthält außerdem
Uroporphyrine, insbesondere Uroporphyrin III, daneben aber auch Koproporphyrin, Protoporphyrin sowie minimale Mengen von Hepta-, Hexa-, Penta-
und tricarboxylierten Porphyrinen. In der Leber finden sich die größten
Porphyrinmengen, vor allem aber auch beträchtliche Mengen von Porphobilinogen.
Der Sitz der Erkrankung ist den Porphyrin-Analysen nach in die Leberzelle zu
verlegen. Die pathologische Porphyrinsynthese erfolgt im Rahmen einer Entgleisung der Häminferment-Biosynthese, speziell wohl der Leberkatalase.

Besonders deutlich ergibt sich die dominierende Rolle der Leber bei den toxischen akuten Porphyrien, nachdem diese heute experimentell erzeugt werden
können und ein genaues Studium der porphyrischen Störung erlauben.

Zur Behandlung der akuten Porphyrien hat sich uns ganz allgemein ein Vorgehen wie beim akuten Leberschaden bewährt. Dabei ist es aber von Wichtigkeit,
daß eine frühzeitige Diagnose die Behandlung ermöglicht. In den meisten Fällen
ist das Anfangsstadium bereits überschritten und beträchtliche neurologische
Schäden, welche die Prognose von vornherein verschlechtern, vorhanden. Zur
Behandlung empfehlen wir auf Grund unserer Erfahrungen die Gabe von Lactoflavin in hohen Dosen, Nicotinsäureamid, Vitamin B_6, Vitamin B_1, ferner von
Cholin, Lävulose und Nebennierenrindenhormonen. Die Anwendung von ACTH
und Cortison ist nur im frühesten Stadium sinnvoll. In fortgeschrittenen Stadien
ist es meist günstiger Testosteron, anzuwenden. Bei unruhigen und deliranten
Patienten, insbesondere auch bei beträchtlichen abdominellen Symptomen in
Form schmerzhafter Koliken ist die Anwendung von Megaphen von Vorteil. In
der Gabe von Schlaf- und Schmerzmitteln muß man sehr zurückhaltend sein.
insbesondere weil wir bei den experimentellen Porphyrien eindeutig die Möglichkeit für eine Erzeugung und eine Verschlechterung porphyrischer Prozesse durch
solche Mittel beweisen konnten.

An zweiter Stelle ist die chronische Porphyrie aufgeführt. Sie entspricht der Porphyria cutanea tarda bzw. der actinisch-traumatischen bullösen Porphyrindermatose. Ihre Frequenz liegt bei 30—40%, das Auftreten erfolgt in späterem Alter zwischen dem 40. bis 60. Lebensjahr.

Dem klinischen Bild entspricht eine milde Photodermatose. Stets findet sich eine derbe Lebervergrößerung im Sinne einer Lebercirrhose, ursächlich bzw. aus-

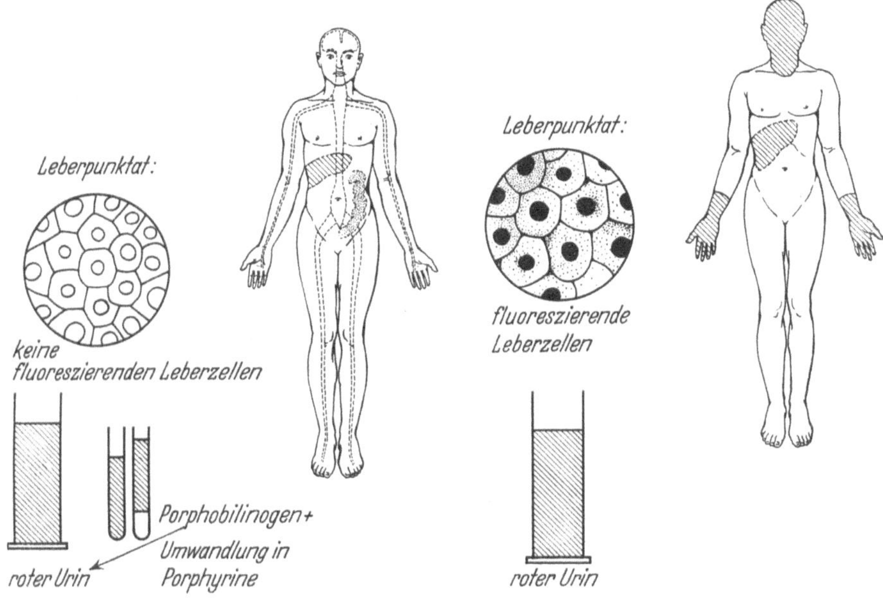

Abb. 1. Akute hepatische Porphyrie (akute intermittierende Porphyrie). Dominantes Gen. Frequenz 60—70%. Auftreten im 20. bis 40. Lebensjahr. *Psychische Störungen, Hepatische Dysfunktion, Abdominelle Koliken, Paresen und Paralysen,* Porphobilinogenurie *Porphyrinurie: Uroporphyrin III.* Patholog. Porphyrinexkretion in den Faeces. Sitz der Erkrankung: Leber. Katalase Biosynthese. Patholog. Porphyrinproduktion in der Leberzelle.

Abb. 2. Chronische hepatische Porphyrie (Porphyria cutanea tarda). Frequenz 30—40%. Auftreten im 40. bis 60. Lebensjahr. *Milde Photodermatose, Lebervergrößerung, Leberschaden. Porphyrinurie:* Uroporphyrin III + I. Patholog. Porphyrinexkretion in den Faeces. Sitz der Erkrankung: Leber. Häminferment-Biosynthese. Patholog. Porphyrinproduktion in der Leberzelle.

lösend in der Anamnese Hepatitis, Alkoholabusus, Lues u. a. Die Leberfunktionsprüfung ergibt immer pathologische Ausfälle. Im Harn werden Uroporphyrine (Typ I + III) und Koproporphyrine ausgeschieden, aber Porphobilinogen kann nicht nachgewiesen werden. Im Leberpunktat zeigt sich deutlich Rotfluoreszenz. Der Sitz der Erkrankung ist in der Leber anzunehmen. Der Defekt im Rahmen der Porphyrinsynthese muß demjenigen der akuten Porphyrie nahestehen, denn DEAN u. BARNES konnten neuerdings an Porphyrikerfamilien beide Formen und deren Übergang ineinander feststellen.

Die chronische hepatische Porphyrie darf nicht mit der erythropoetischen Porphyrie (congenitale Porphyrie, Morbus Günther) verwechselt werden. Dabei handelt es sich um eine Erkrankung der Erythroblasten und dem Wesen nach um eine erythropathische hämolytische Anämie mit Milztumor. Der Sitz der Erkrankung ist also hier im Knochenmark und nicht in der Leber zu lokalisieren. Im Harn wird vorwiegend Uroporphyrien I und Koproporphyrin I ausgeschieden.

Der Morbus Günther ist im Gegensatz zu den hepatischen Porphyrien eine sehr seltene Krankheit, Frequenz nur 1%. Der Beginn liegt bereits in der Kindheit.

Zur Behandlung der chronischen Porphyrien hat sich uns ganz allgemein das Therapieschema des chronischen Leberschadens bewährt. Neben einer anticirrhotischen Diät empfehlen wir die Dauerbehandlung mit Cholin, Methionin, Lactoflavin, Vitamin B-Komplex und Leberextrakten (Ripason, Prohepar). Unter dieser Behandlung sieht man sehr gute bis befriedigende Erfolge mit beträchtlichem Rückgang der Photosensibilität und beträchtlicher Hebung des Allgemeinbefindens, insbesondere in Form von Gewichtszunahmen. Wie wir schon früher experimentell (Stich u. Eisgruber) und klinisch (Stich) nachweisen konnten, besitzt das Lactoflavin die stärkste regularisierende Wirkung auf den Porphyrinstoffwechsel. Aber es hat sich uns als noch zweckmäßiger erwiesen, auch die anderen Therapeutica regelmäßig anzuwenden. Rein äußerlich muß natürlich noch die Anwendung von Lichtschutzsalben erwähnt werden. Gewarnt werden muß vor einer Behandlung der Photodermatose mit Resochin. Gemeinsam mit H. W. Spier konnten wir an der Münchener Dermatologischen Klinik (Direktor: Prof. Dr. A. Marchionini) nach der Anwendung von Resochin bei chronischer Porphyrie schon nach wenigen Tagen beträchtliche Verschlechterungen mit geradezu bedrohlichem klinischen Bild, welches direkt an die akute Porphyrie erinnerte, beobachten.

In der Abb. 3 ist die Behandlung einer chronischen Porphyrie unter besonderer Berücksichtigung des Porphyrinstoffwechsels und der Photodermatose aufgeführt, es handelt sich dabei um einen Patienten, den wir seit 6 Jahren verfolgen können.

Zusammen mit H. Goetz von der Münchener Dermatologischen Klinik konnten wir 1953 den ersten Fall von kombinierter hepatischer Porphyrie bei einer 58 jährigen Patientin beobachten (Stich u. Götz). Es bestand vorher eine chronische Porphyrie mit mildem Verlauf. In der Anamnese fand sich eine schwere Cholecystitis mit Ikterus vor 14 Jahren. Nach der durchgeführten Cholecystektomie mußte die Patientin wegen schweren postoperativen Verlaufes noch 6 Monate Klinikbehandlung erhalten. Im Jahre 1953 kam es nach einer Traubenkur zur akuten Verschlechterung mit Lähmung beider Beine. Etwa 8 Tage lang war neben dem Porphyrinbefund auch Porphobilinogen im Harn nachweisbar. Es handelte sich eindeutig um eine Kombination von chronischer und akuter Porphyrie.

Die Behandlung wurde bei dieser Patientin im akuten Stadium nach dem von uns bisher als am zweckmäßigsten gefundenen Methoden behandelt, also mit hohen Lactoflavindosen, Nicotinsäureamid, Vitamin B_1, Vitamin B_6, Nebennierenrindenhormonen und Laevulose. Nach einem halben Jahr konnte die Patientin wieder aufstehen. Im Anschluß an das akute Stadium wurde eine Dauertherapie mit anticirrhotischer Diät, Cholin und Methionin durchgeführt, außerdem erhielt die Patientin Lebertotalextrakt (Ripason) und später das komplex zusammengesetzte Laevohepan. Hinsichtlich der neurologischen Ausfallserscheinungen konnte eine völlige Rückbildung erzielt werden. Bis auf eine minimale Photosensibilität ist die Patientin beschwerdefrei.

Überblickt man die therapeutischen Erfolge bei den hepatischen Porphyrien mit den von uns angegebenen Methoden, so zeigt sich, daß bei den chronischen Porphyrien in der Mehrzahl der Fälle ein sehr guter oder zumindestens befriedigender Erfolg zu erreichen ist. Dagegen ist die Prognose der akuten Porphyrien trotz der neueren Behandlungsmethoden immer noch sehr schlecht, insbesondere dann, wenn es zu schweren Schädigungen des Nervensystems gekommen ist. Eine echte Heilung konnte bisher in keinem Falle erzielt werden, was bei der genetischen Bedingtheit der Erkrankungen bei den meisten Fällen auch nicht zu erwarten war. Die Verhältnisse liegen bei den porphyrischen Stoffwechselkrankheiten etwa so wie beim Diabetes mellitus. Es muß in den meisten Fällen eine Dauertherapie mit entsprechenden Mitteln durchgeführt werden. Auch die bisher angewandten Hormone und Vitamine einschließlich des Lactoflavins haben noch keinen eigentlichen spezifischen Effekt gezeigt.

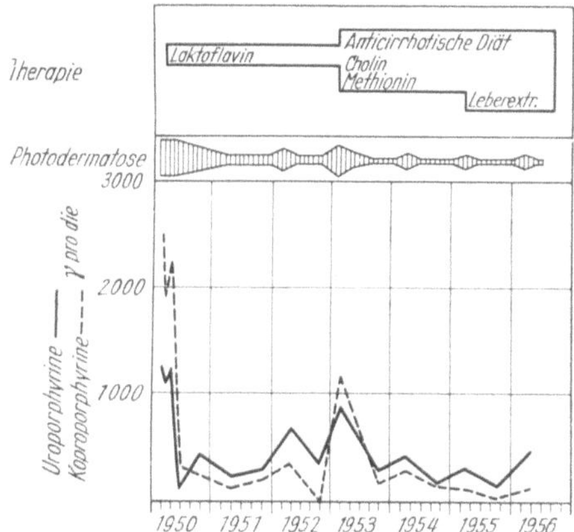

Abb. 3. Therapie der chronischen Porphyrie

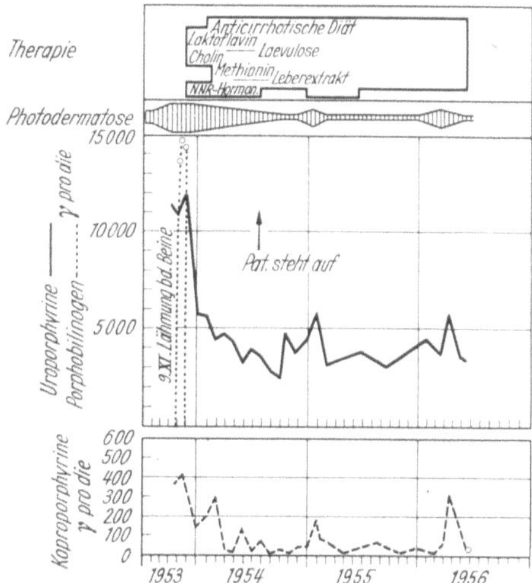

Abb. 4. Therapie der kombinierten hepatischen Porphyrie

Es ist daher nötig, sich mit der Problematik der Porphyrinkrankheiten und insbesondere ihrer biochemischen Pathogenese weiter zu beschäftigen, um eine vielleicht spezifischere Therapie zu erreichen. Dies gilt insbesondere für die akute Porphyrie, welche immer noch mit einer ganz beträchtlichen Mortalität belastet ist.

Hier hat sich nun in neuerer Zeit ein Weg ergeben, der unter Umständen zu einer endgültigen Aufklärung führen kann. In Fortsetzung der Untersuchungen von SCHMID u. SCHWARTZ über die experimentelle Sedormid-Porphyrie haben wir gemeinsam mit P. DECKER zeigen können, daß das chemische Prinzip der porphyrieauslösenden Substanzen stets in Form α-substituierter Allylessigsäure-Derivate vorliegt (STICH u. DECKER).

Formelskizze 1. *Sedormid (Allylisopropylacetylcarbamid)*

$$CH_2{=}CH{-}CH_2{-}\underset{\underset{H}{|}}{\overset{\overset{\displaystyle H_3C \quad CH_3}{\diagdown\diagup}}{\overset{\displaystyle HC}{|}}}{C}{-}\overset{\overset{\displaystyle O}{\|}}{C}{-}NH \cdot CONH_2$$

Ausgehend vom Sedormid haben wir nämlich eine ganze Reihe von Substanzen gefunden, welche wie das Sedormid mit der Konstanz des Experiments bei Kaninchen eine experimentelle Porphyrie erzeugen. Alle bisher von uns gefundenen

porphyrieerzeugenden Substanzen, sei es der Ureid-, Acetamid- oder Barbiturat-
reihe, welche wir als echte Porphyrogene bezeichnen, lassen sich nämlich von der
Essigsäure ableiten, wenn diese in bestimmter Weise substituiert wird.

Formelskizze 2. *Porphyrogene (Ureid-, Acetamid- und Barbiturat-Reihe)*

$$R_1 - \underset{\underset{R_3}{|}}{\overset{\overset{R_2}{|}}{C}} - \overset{\overset{O}{\|}}{C} - X \qquad \text{Allgemeine Formel}$$

$R_1 =$ Allyl-
$R_2 =$ Alkyl-, Aryl-
$R_3 =$ H-, Alkyl-, Aryl-
$X =$ —NHCONH$_2$, —NH$_2$ Bedingungen

oder

$R_3 + X =$ —CO · NH · CO · NH—

$$CH_2\!=\!CH\!-\!CH_2\!=\!\underset{\underset{CO-NH-CO}{|}}{\overset{\overset{R}{|}}{C}}\!-\!\overset{\overset{O}{\|}}{C}\!-\!NH \qquad \text{Prinzip}$$

Bisher haben wir über 15 solcher Substanzen gefunden, welche auf dieses
Prinzip zurückgeführt werden können. Zahlreiche Schlafmittel sowie anal-
genetische Kombinationen enthalten solche echten Porphyrogene. Es muß daher
durchaus für möglich gehalten werden, daß durch solche Mittel nicht nur eine
genetisch verankerte idiopathische akute Porphyrie ausgelöst wird, sondern daß
es daneben auch rein toxische akute Porphyrien gibt. Schon 1932 hat Duesberg
eine toxische Sedormid-Porphyrie beobachten können. Wir selbst konnten 1953
einen Patienten mit Sedormid-Porphyrie beobachten, der seit 14 Jahren Sedormid
wegen einer Kopfverletzung genommen hat, zuletzt 6—7 Tabletten (= 1,5 bis
1,75 g pro die).

Als Beispiel für die experimentellen Porphyrien sei hier die Novonal-Porphyrie
angeführt.

Formelskizze 3. *Novonal (Diaethylallylacetamid)*

$$CH_2\!=\!CH\!-\!CH_2\!-\!\underset{\underset{C_2H_5}{|}}{\overset{\overset{H_5C_2}{|}}{C}}\!-\!\overset{\overset{O}{\|}}{C}\!-\!NH_2$$

Zur Erklärung des porphyrogenen Effektes haben wir folgende Auffassung
(Stich u. Decker).

Die Porphyrogene werden unter Verlust eines C-Atoms der Allylgruppe zu
α-alkylierten Succinyl-CoA-Verbindungen abgebaut. Die Auslösung der akuten
Porphyrie erfolgt dann durch Blockierung des Abbaus von Succinyl-CoA im
Rahmen des Krebsschen Tricarbonsäure-Cyclus infolge kompetitiver Hemmung
durch die struktur-analogen α-alkylierten Succinyl-CoA-Verbindungen. Die Bildung der δ-Amino-laevulinsäure ist eine infolge der Anhäufung von Succinyl-CoA
stattfindende Ausweichreaktion, welche zu Porphobilinogen und von diesem aus

zu Uroporphyrin Koproporphyrin und Protoporphyrin führt. Es würde sich also um eine Überproduktions-Synthese handeln, eine Auffassung die durch die bisherigen klinischen und experimentellen Befunde gestützt wird.

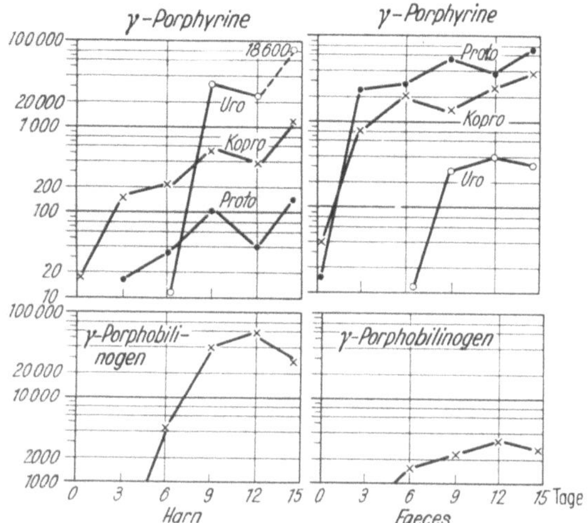

Abb. 5. Experimentelle Novonal-Porphyrie. Ausscheidung von Porphobilinogen und Porphyrinen

Tabelle 4. *Experimentelle Novonal-Porphyrie. Porphyringehalt der Organe, Körperflüssigkeiten und Exkrete*

Organ Körperflüssigkeit Exkret	Porphyrine γ/100 g bzw. γ/100 ml		
	Uroporphyrin	Koproporphyrin	Protoporphyrin
Erythrocyten	1,6	1,5	27
Knochenmark	1,9	5,2	48
Leber	124	182	1 260
Milz	4,3	6,4	32
Niere	94	120	80
Gehirn	0,4	1,2	2,4
Muskel	0,2	3,6	0,9
Plasma	14	7,3	8,7
Galle	2 655	28 360	43 700
Faeces	1 120	4 805	7 100
Urin	32 500	684	48

Wir fassen also die toxische akute Porphyrie letzten Endes als toxische Enzymopathie auf. WALDENSTRÖM hält die idiopathische akute Porphyrie für eine genetisch bedingte Enzymopathie. Beide Male wäre demnach letzten Endes derselbe pathogenetische Mechanismus anzunehmen. Die Auslösung dieses Mechanismus würde sich nur durch die verschiedenen Ursachen, also in einem Falle vom Gen her, im anderen Falle vom toxischen Stoff her, unterscheiden. Die weitere Aufklärung dieser Fragen wird voraussichtlich für die Verbesserung der Therapie von Porphyrinkrankheiten von Bedeutung sein. Außerdem wird sie von einem speziellen Punkt her Einblick in die allgemeine Leberpathologie geben. Die Aufklärung der Beziehungen zwischen Gen, Enzym, Stoffwechsel und Symptom bei den Porphyrien stellt ein weiteres schönes Beispiel für die naturwissenschaftliche Erforschung von Krankheiten dar.

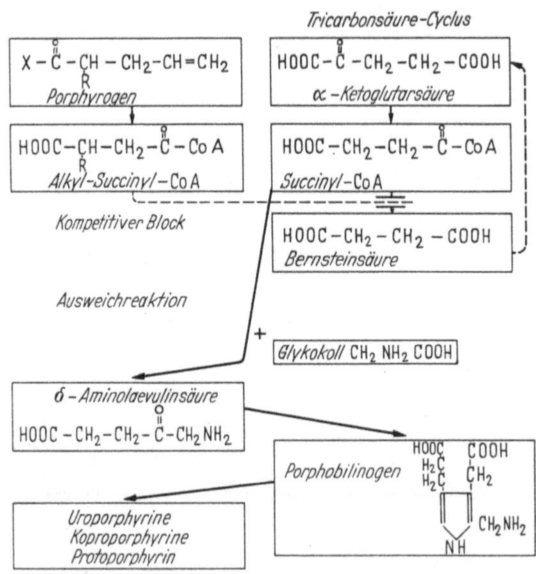

Abb. 6. Der Wirkungsmechanismus der Porphyrogene

Literatur

1. Carriè, C.: Die Porphyrine. Leipzig: Georg Thieme 1936.
2. Chu, E. J., A. A. Green and T. G. Chu: J. of Biol. Chem. **190**, 643 (1951).
3. Cookson, G. H., G. Rimington and O. Kennard: Nature (London) **171**, 875 (1953).
4. Dean, G., and H. D. Barnes: Brit. Med. J. **1955**, 89.
5. Dresel, E. J. B.: In "Porphyrin Synthesis and Metabolism", p. 72. London: J. & A. Churchill 1955.
6. Duesberg, R.: Münch. med. Wschr. **1932**, 1821.
7. Falk, J. E., and A. Benson: Biochemic. J. **55**, 101 (1953).
8. — In "Porphyrin Synthesis ans Metabolism", p. 63. London: J. & A. Churchill 1955.
9. Goldberg, A.: Biochem. Soc. Symposia **12**, 27 (1954).
10. — and C. Rimington: Proc. Roy. Soc. B **143**, 257 (1955).
11. Günther, H.: Erg. allg. Pathol. **20**, 607 (1922).
12. Kehl, R., u. B. Günther: Naturwiss. **5**, 118 (1954).
13. — u. W. Stich: Z. physiol. Chem. **289**, 136 (1951).
14. — — Z. physiol. Chem. **290**, 151 (1952).
15. Micheli, F., u. G. Dominice: Dtsch. Arch. klin. Med. **171**, 154 (1931).
16. Neuberger, A., and J. J. Scott: Nature (London) **172**, 1093 (1953).
17. Nicholas, R. E. H., and A. Comfort: Biochemic. J. **45**, 208 (1949).
18. — and G. Rimington: Biochemic. J. **48**, 306 (1951).
19. Rimington, C.: C. r. Lab. Carlsberg. Ser. chim **22**, 454 (1938).
20. Shemin, D., and D. Rittenberg: J. of Biol. Chem. **159**, 569 (1945).
21. — In "Porphyrin Synthesis and Metabolism". p. 4. London: J. & A. Churchill 1955.

22. STICH, W.: Verh. dtsch. Ges. inn. Med. München: J. F. Bergmann 1954.
23. — Münch. med. Wschr. **1952**, 16.
24. — u. P. DECKER: Naturwiss. **6**, 161 (1955).
25. — — In "Porphyrin Synthesis and Metabolism". p. 254. London: J. & A. Churchill 1955.
26. — u. H. EISGRUBER: Z. physiol. Chem. **287**, 19 (1951).
27. — u. H. GÖTZ: Dtsch. med. Wschr. **1957**, 29.
28. SCHMID, R., S. SCHWARTZ and C. J. WATSON: Acta haematol. (Basel) **10**, 150 (1953).
29. — — — Arch. Int. Med. **93**, 167 (1954).
30. WALDENSTRÖM, J.: Acta med. scand. (Stockh.) Suppl. 82 (1937).
31. WATSON, C. J.: Adv. Int. Med. **6**, 235 (1954).

Diskussion

K. WITH (Svendborg, Dänemark):

Zu dem sehr schönen Vortrag von Herrn STICH, für den ich mich sehr bedanke, möchte ich einige Bemerkungen machen. Ich möchte zuerst etwas über die kongenitale Porphyrie sagen. Herr STICH hat darauf hingewiesen, daß diese Krankheit beim Menschen progressiv sei. Ich möchte hier meine veterinärmedizinischen Studien über kongenitale Porphyrie bei Kühen und Schweinen in Dänemark nennen; bei diesen Tieren sind ganz leichte, nichtprogressive Fälle durchaus die häufigsten, und schwere progressive Fälle sehr selten; es ist bei diesen Tieren so, daß auf jeden Fall, der klinisch manifest ist, mindestens 10 Fälle kommen, bei denen die Diagnose erst bei Betrachtung der Zähne oder Knochen im ultravioletten Licht (Woods Licht) durch die rote Fluorescenz der Porphyrine gestellt werden kann. Ich glaube deshalb, daß auch beim Menschen leichte Fälle kongenitaler Porphyrie nicht so selten sind, wenn man an diese Möglichkeit denkt. Ich schlage vor, daß die Dermatologen versuchen sollten, die Zähne aller Patienten mit Lichtdermatosen auf Fluorescenz im Wood-Licht zu untersuchen; und ich glaube auch, daß die pathologischen Anatomen bei systematischem Studium der Knochen eines größeren Autopsiematerials solche leichten, nicht diagnostizierten Fälle von Porphyrie finden würden.

Ich komme dann zu der *Einteilung der Porphyrien*. Wir haben als erstes die *kongenitale* Porphyrie als selbständige Erkrankung; sie ist selten und ihre Erbgang ist recessiv. Dann haben wir die *akute* Porphyrie und die *chronische* Porphyrie — nach GÜNTHER; WALDENSTRÖM nennt sie Porphyria cutanea tarda. Diese zwei Formen werden bei WATSON unter der Bezeichnung hepatische Porphyrie zusammengefaßt. Die Hypothese von WATSON, daß diese zwei Porphyrieformen ein und dieselbe Krankheit seien, wird gestützt durch die wichtigen Untersuchungen von DEAN und BARNES aus Südafrika (Brit. Med. J. **1955**). Sie berichten über 236 Fälle in 13 alten Burenfamilien — 121 Männer und 115 Frauen —; die Vererbung war dominant und zwar so, daß Männer vorwiegend die cutane (chronische) Form und Frauen akute Krankheitsbilder zeigten. Manchmal ging die eine Manifestationsform (mit akuten Anfällen) in die andere (cutane Porphyrie) über, und beide traten auch zusammen bei ein und demselben Patienten auf. Nach diesen Untersuchungen kann es nicht mehr zweifelhaft sein, daß die akute und die chronische Porphyrie verschiedene Manifestationen desselben Erbfaktors sind, und daß dieser Faktor dominant vererbt wird.

Dieser Erbfaktor ist aber dadurch charakterisiert, daß er sehr oft *latent* ist. Meistens ist er *so latent, daß er überhaupt nicht mit klinischen oder chemischen Untersuchungen zu entdecken ist*; aber in anderen Fällen tritt eine periodische Ausscheidung von Porphobilinogen[1] (PBG) oder Deltaaminolaevulinsäure[2] (ALA) oder beider auf, vielleicht zusammen mit vermehrter Porphyrinausscheidung im Harn, und in den klinisch manifesten Fällen treten periodisch Anfälle von akuter oder cutaner Porphyrie auf. Die akuten Anfälle können neurologisch-psychischer, abdomineller oder gemischter Natur sein; und wenn sowohl solche akuten Symptome als auch cutane Symptomen gleichzeitig auftreten, dann sprechen wir von *gemischter Porphyrie*.

Wir müssen daran erinnern, daß eine latente Porphyrie durch verschiedene Medikamente, besonders Sulfonal, Trional und Barbiturate in eine manifeste Form übergeführt werden kann.

---

[1] Neueste Analysenmethode: RIMINGTON et al., Scand. J. Clin. a. Labor. Invest. **8**, 25 (1956).

[2] Analysenmethode: SCHUSTER, Biochemic. J. **64**, 101 (1956).

18*

Patienten mit hepatischer Porphyrie — und auch ihre näheren Familienmitglieder, die dank der dominanten Vererbungsweise als Träger des Porphyrie-Gens, d. h. als *„Porphyriker"* zu bestrachten sind — sollen so weit wie möglich solche Medikamente vermeiden. Alle Porphyriker müssen auch wissen, daß sie eine Stoffwechselanomalie haben, die akute Abdominalanfälle vortäuschen kann, damit unnötige Operationen vermieden werden — Operationen wegen Verdacht auf Appendicitis und Ileus sind ja bei abdominaler Porphyrie durchaus häufig. Die Patienten könnten z. B. einen Zettel bei sich haben, auf dem es steht, daß sie an Porphyrie leiden.

Was die Behandlung anbelangt, so ist es wichtig, Barbiturate zu vermeiden. In schweren Fällen mit Paresen, vor allem bei Gefahr der Atemlähmung, soll man *genau wie bei Polio-myelitis vorgehen*: Tracheotomie und künstliche Atmung unter Kontrolle des p_H und der Elektrolyte des Blutes und Reinigung der Luftwege von Sekret. Diese Patienten können, selbst wenn sie sehr schwer darniederliegen, vollständig genesen, wenn sie über das akute Stadium gebracht worden sind. Die Paresen können lange dauern, gehen aber unter gewöhnlicher physikalischer Behandlung langsam vollständig zurück.

Ich möchte persönlich einen Vorschlag zur medikamentellen Behandlung machen, der noch nicht überprüft worden ist. Ich empfehle *Barbituratantagonisten* wie z. B. *Megimid* zu geben, und zwar in Dosen wie bei akuter Barbituratvergiftung. Ich glaube, daß man dies versuchen soll, weil wir wissen, daß Barbiturate bei Porphyrikern die Enzyme der Porphyrinsynthese verdrängen können; und so ist es ja möglich, daß Barbituratantagonisten die verdrängten Enzyme wieder auf den rechten Weg zurückführen. Diese Patienten sind so schwer erkrankt, daß man alle Mittel versuchen muß, und bis jetzt sind keine sicher wirksamen Medikamente bekannt. obwohl viele versucht worden sind — z. B. ACTH und Dimerkaprol, die von mehreren Seiten empfohlen wurden.

Zum Schluß möchte ich darauf aufmerksam machen, daß ich in der Lage bin, Forschern, die reine kristallinische Porphyrin-Präparate brauchen, zu helfen. Ich besitze einen Ochsen mit kongenitaler Porphyrie und präpariere aus seinem Harn recht große Mengen von Uro- und Koproporphyrin I. Interessierte Forscher können mir darüber schreiben (Adresse: Zentralkrankenhaus, Svendborg, Dänemark).

G. BERMANN (Prag, Tschechoslowakei):

In den letzten 3 Jahren konnten wir an der ersten Med. Klinik in Prag und bei Reihenuntersuchungen in Beratungsstellen für Zuckerkranke insgesamt 67 Fälle von Porphyrie diagnostizieren. Von diesen 67 Kranken litten 58 an einer Porphyria cutanea tarda, größtenteils mit Hauterscheinungen und ein Teil an P. c. t. latens. Bei 9 Kranken konnten wir eine akute Porphyrie feststellen.

Unter dem Begriff der Porphyrie c. t. latens verstehen wir das Stadium der Krankheit, in dem es noch nicht zu Hauterscheinungen gekommen ist.

Bei unseren Kranken mit Porphyria cutanea tarda konnten wir in 40% eine syphilitische Infektion in der Anamnese feststellen. Praktisch in allen Fällen handelte es sich um Alkoholiker. In vielen Fällen konnten wir in der Anamnese schwere Infektionskrankheiten und Tbc feststellen. 45% der Kranken mit P. c. t. litten an Zuckerkrankheit. Dieser ungewöhnlich hohe Prozentsatz ist dadurch zu erklären, daß wir einen großen Teil unserer Kranken durch eine Reihenuntersuchung in Beratungsstellen für Diabetiker entdeckt haben. Wir sind der Ansicht, daß die erwähnten Infektionskrankheiten, insbesondere die Lues und wahrscheinlich auch ihre Behandlung, möglicherweise auch die Zuckerkrankheit, zu einer Funktionsstörung der Leber und zu einem pathologischen Metabolismus der Porphyrine führen. Diese Veränderungen gehen in eine Cirrhose über. In einigen Fällen kann unserer Meinung nach auch eine primäre Cirrhose zu einer Porphyrie c. t. führen. Diese Fälle bleiben jedoch meistens latent.

Von unseren Kranken mit P. t. c. starben bis jetzt 7, die alle seziert wurden.

Bei 6 fanden wir eine Lebercirrhose, bei 4 von diesen Fällen konnte ein hepatocelluläres Carcinom festgestellt werden. Beim siebenten handelte es sich um eine generalisierte Miliartuberkulose mit massivem Leberbefall. Der unerwartet hohe Prozentsatz eines hepatocellulären Carcinoms verdient eine weitere Untersuchung.

W. Stich (München):

Schlußwort

Zu Herrn With möchte ich sagen, daß die Einteilung der Porphyrinkrankheiten, welche wir vorgeschlagen haben, den klinischen Bedürfnissen entspricht. Es ist auffallend, daß die einzelnen Porphyrien in den einzelnen Ländern eine ganz verschiedene Häufigkeitsverteilung zeigen. Unsere Statistik stimmt etwa mit derjenigen von Watson (USA) überein. Waldenström hat dagegen in Schweden bisher über 300 Fälle von akuter Porphyrie sammeln können, während die chronische Porphyrie dort kaum beobachtet wird. In Südafrika kommt nach Dean und Barnes dagegen die chronische Porphyrie häufiger vor. Die Gründe, welche hinter dieser Häufigkeitsverteilung stehen, können noch nicht klar genannt werden. Meines Erachtens spielen dabei wohl rassisch bedingte konstitutionelle Unterschiede eine wesentliche Rolle. Selbstverständlich können auch latente Fälle auftreten.

Zu Herrn Berman möchte ich bemerken, daß es sehr interessant ist, daß bei Diabetes mellitus so viele latente Fälle vorkommen. Im letzten Jahre haben wir anläßlich der hämatologischen Kontrolle der oral mit D 860 behandelten Diabetiker routinemäßige Porphyrinanalysen im Harn durchgeführt und dabei unter 30 Diabetikern auch bereits bei 1 Patienten gleichzeitig eine chronische hepatische Porphyrie feststellen können, wobei allerdings außerdem eine alte Lues vorlag. Wenn man aber die Häufigkeit der Lebercirrhose einerseits und das relativ seltene Auftreten der chronischen hepatischen Porphyrie andererseits betrachtet, so kommt man zum Schluß, daß zum Zustandekommen der Porphyria hepatica chronica ein bestimmtes Konstitutionsmerkmal vorhanden sein muß, welches wir als *hepatischen Porphyrismus* bezeichnen möchten. Nur ein kleiner Teil der Fälle besitzt wohl eine rein exogene Genese.

Zur heutigen Lebertherapie
an Hand experimenteller Untersuchungen*

Von

W. EGER (Göttingen)

Mit 2 Abbildungen

Wenn man einen Wirkstoff oder ein Heilmittel in der wissenschaftlichen Medizin therapeutisch anwendet, dann verlangt man im allgemeinen eine experimentelle Prüfung der qualitativen und quantitativen Wirksamkeit. Der im Tierexperiment festgestellte Effekt braucht dabei mit den gewünschten oder beobachteten therapeutischen Erfolg in der Humanmedizin nicht völlig übereinzustimmen. Entscheidend ist wohl, daß man die Wirkung eines oder verschiedener Stoffe im biologischen Test erfassen und reproduzieren kann.

Zweifellos liegen die eben skizzierten Grundsätze nirgends so im argen, wie auf dem Gebiet der Leberschutztherapie. Das Rüstzeug der klinischen Medizin von der Leberbiopsie bis zu den Funktionsprüfungen reicht nicht aus, um eine hepatotrope, nekrotrope Wirkung der vielen vermeintlichen Schutzstoffe zu objektivieren.

Bei der Prüfung im Tierversuch ist man bisher verschiedene Wege gegangen. Mit den lipotropen Substanzen Methionin und Cholin wurden Leberverfettungen, hervorgerufen durch entsprechende Diäten oder durch Vergiftung mit Tetrachlorkohlenstoff, verhindert oder rückläufig beeinflußt. Auf diese Weise fand man noch andere Stoffe mit lipotroper Eigenschaft.

Die Beschäftigung mit diesen Substanzen ergab weiter, daß bei diätetischen Mangelversuchen Lebernekrosen entstehen und durch die erneute Substitution von Methionin und Cholin wieder verhütet werden. Die Wirksamkeit der Stoffe wird aber nicht durch direkte Bestimmung der Schädigungsgröße der Leber, sondern durch die Mortalität der Tiere festgestellt, wobei man die Absterberate mit der Größe der Leberschädigung gleichsetzt.

In dieser Annahme liegt aber offenbar ein Fehlschluß; denn der Mangel oder der Einsatz der Stoffe wirkt sich auch auf andere Organe aus. Die Mortalität könnte also auch durch die Beeinträchtigung dieser Organe oder durch eine Allgemeinschädigung bestimmt werden. Es besteht keineswegs immer zwischen der Größe der Leberschädigung und der Absterberate eine Parallele. Diesen Modus der Auswertung von Leberschutzstoffen wendet man auch an, wenn die Leberschädigung durch Toxine verursacht wird. Hierbei gilt das eben Gesagte vielleicht noch in stärkerem Maße.

Durch die orale Allylalkoholschädigung der Leber erhält man geschlossene, makroskopisch abgrenzbare Schädigungsfelder, die man auf ein Lappenschema

* Aus dem Pathologischen Institut der Universität Göttingen (Direktor: Prof. Dr. F. FEYRTER).

der Rattenleber übertragen und mit dem Planimeter ausmessen kann. Dieser Allylalkoholtest, auf dessen Einzelheiten ich hier nicht eingehe, gestattet eine rasche Auswertung und die Erfassung der Schädigung in der gesamten Leber.

Die Nekrose und Schädigungsgröße ist, wie die folgende Tabelle und Kurve zeigen, von der Stärke der Intoxikation abhängig.

Tabelle 1

Versuch	Größe der Nekrose
Allylalkohol 3%ig, 0,2 cm³/100 g gef. . . .	29,5 ± 3,72
Allylalkohol 2%ig, 0,2 cm³/100 g gef. . . .	22,2 ± 2,14
Allylalkohol 1%ig, 0,2 cm³/100 g gef. . . .	6,0 ± 1,7
Allylalkohol 0,5%ig, 0,2 cm³/100 g gef. . . .	0,88 ± 0,51

Mit der Abnahme des zugeführten Giftes fällt die Nekrosegröße kontinuierlich und fast gradlinig ab. Man kann also unter den Voraussetzungen, die ich für die Ausführung dieses Testes festlege, quantitativ arbeiten (s. Abb. 1). Diese Wirkungsabhängigkeit läßt sich auch für nekrotrope Stoffe zeigen.

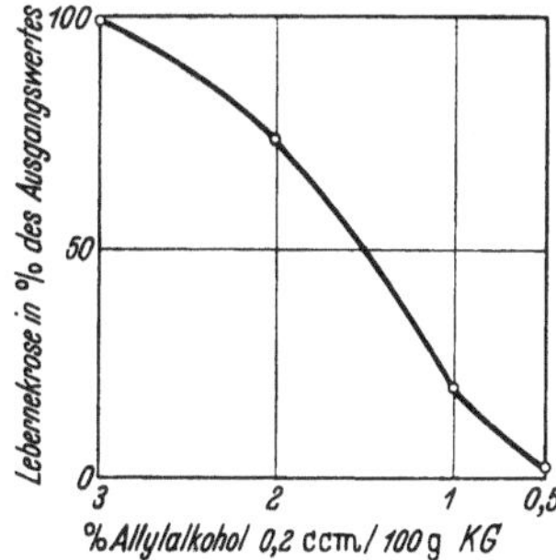

Abb. 1. Die Größe der Lebernekrose in Abhängigkeit von der Intensität der Vergiftung. Abnahme der Schädigungsgröße mit der Abnahme der Giftmenge

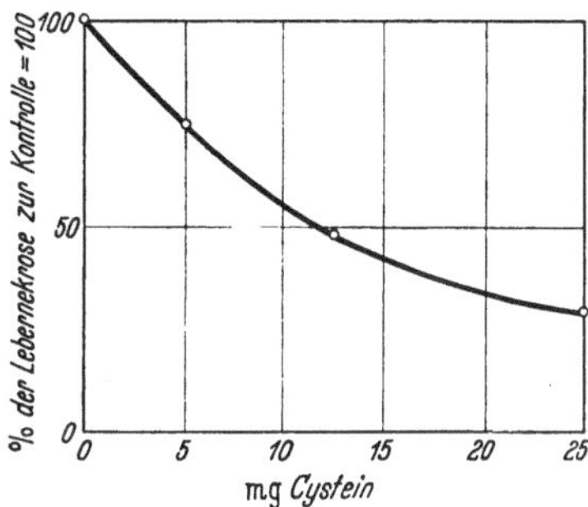

Abb. 2. Die Größe der Lebernekrose in Abhängigkeit von der verabreichten Menge der nekrotropen Substanz Cysteinchlorid bei gleicher Vergiftungsgröße. Abnahme der Nekrose mit Zunahme der verfütterten Cysteinmenge

Im folgenden Versuch wird Cystein angewandt, das sich als nekrotrope Substanz mit zuverlässiger Wirkung erweist. Bei gleichen Vergiftungsdosen sieht man eine Abhängigkeit der nekrotropen Wirkung von der Menge des verabreichten Cysteins (s. folgende Tab. und Abb. 2).

Tabelle 2

Versuch	Größe der Nekrose	Differenz zur Nekrose	t	P
Kontrolle	39,7 ± 4,85			
Cystein 25 mg/100 g i.p..	11,9 ± 2,76	+ 27,8	4,98	0,0002
Cystein 12,5 mg/100 g i.p.	19,0 ± 2,85	+ 20,7	3,68	0,0015
Cystein 5 mg/100 g i.p.	29,5 ± 4,15	+ 10,2	1,6	0,125

Die Kurve verläuft allerdings, wie zu erwarten ist, nicht gradlinig bis zu einer absoluten Hemmung der Schädigung, sondern neigt sich einem Optimum zu, das man erreichen kann, über das aber wohl die Hemmung der Nekrose nicht hinausgeht.

Wenn man einige Handelspräparate, die aus der Frischleber als Extrakte in verschiedener Form gewonnen werden, mit dieser Methode testet, dann erweisen sich die meisten als unwirksam, zum Teil vergrößern sie die Nekrosen bis zu signifikanten Differenzen (s. Tab. 3).

Tabelle 3

Kontrolle	Versuch				
Größe der Lebernekrose	Präparat 0,5 cm/ 100 g KG	Größe der Lebernekrose	Differenz zur Kontrolle	t	P
46,0 ± 5,6	RP	28,0 ± 4,7	+18	2,5	0,017
48,2 ± 6,5	NR	38,6 ± 5,5	+9,6	1,14	0,27
33,35 ± 2,7	NI	25,3 ± 3,24	+8,0	1,95	0,72
— —	XN	37,7 ± 0,09	—4,4	0,47	0,64
38,1 ± 7,1	OSch	44,6 ± 5,3	—6,5	0,73	0,46
33,3 ± 2,7	LI	40,5 ± 10,2	—7,19	0,68	0,5
35,3 ± 3,2	ST	45,0 ± 4,4	—9,7	1,77	0,17
33,3 ± 2,7	NL	45,2 ± 5,26	—11,8	0,32	0,75
29,8 ± 3,7	CT	43,9 ± 4,6	—14,1	2,38	0,028
33,3 ± 2,7	TN	47,9 ± 9,0	—14,6	1,56	0,15

Eine solche Feststellung scheint mir deshalb von besonderer Bedeutung, weil man von der Wirksamkeit solcher Organextrakte unklare Vorstellungen hat und nicht in der Lage ist, ihre nekrotrope Eigenschaft zu prüfen. Erfahrene Kenner dieser Materie wie GYÖRGY verhalten sich sehr zurückhaltend zur Frage der Leberextrakte, nehmen zwar eine positive Wirkung an, haben aber keine sicheren Beweise in der Hand. Diese Zurückhaltung wird in der ganzen amerikanischen Literatur geübt.

Eine weitere Klärung bringt der Test in der Frage der nekrotropen Wirksamkeit der lipotropen Substanzen Cholin und Methionin, die heute noch im Mittelpunkt einer Lebertherapie stehen. Es ist interessant zu verfolgen, wie sich die Meinung der amerikanischen Kliniker über den Einfluß der Stoffe auf die Leberschädigung mit der Zeit änderte. Während anfangs die Erfolge festgestellt und gerühmt wurden, führten kritische Untersuchungen mit wiederholten Biopsien zu größten Zweifeln an dem Wert des therapeutischen Effektes. Auch deutsche Kliniker wie KALK und WILDHIRT geben ganz offen ihrer Enttäuschung Ausdruck. Man beachtete aber vielleicht bei dem therapeutischen Einsatz dieser Stoffe zu wenig, daß ihre lipotrope Wirkung nicht gleichbedeutend mit einer nekrotropen zu sein braucht, also die Beseitigung der Leberverfettung nichts über den Einfluß auf die Störung oder Parenchymschädigung aussagt, die zur Verfettung führt.

Die Prüfung des Methionin und Cholin bei präventiver Anwendung im Allylalkoholtest ergibt nun für die Aminosäure eine gute Schutzwirkung, für das Cholin keinen, eher einen verschlimmernden Effekt (s. Tab. 4).

Tabelle 4. *Präventive Testung von Methionin und Cholin*

Versuch	Größe der Nekrose	Differenz zur Kontrolle	t	P
Kontrolle	48,2 ± 6,5			
Methionin 25 mg/100 g KG	24,0 ± 4,6	+ 24,2	3,06	0,006
Kontrolle	43,3 ± 4,9			
Cholinchlorid 50 mg/100 g KG	47,7 ± 4,6	—4,4	0,66	0,55

Schon allein aus diesem Ergebnis wäre zu folgern, daß die nekrotrope Eigenschaft solcher Substanzen nicht an die Methylgruppe gebunden ist.

Die Vermutung bestätigt sich durch die weiteren Versuche mit Cystin und Cystein. Diese beiden Stoffe erweisen sich als gut nekrotrop wirksam, wobei dem Cystein die gleichmäßigere und zuverlässigere Wirkungsweise zukommt.

Auf Grund dieses Ergebnisses wird man geneigt sein, die freien Sulfhydrylgruppen für die Nekrotropie verantwortlich zu machen. Methionin erhält also erst dann eine nekrotrope Eigenschaft, wenn es demethyliert und zu Cystein umgebaut ist. Dieser Vorgang soll, wie man vermutet, an die funktionelle Intaktheit der Leber gebunden sein.

Durch die kurative Testung des Methionin und Cystein bestätigt sich die eben geäußerte Annahme. Werden die Tiere erst mit Allylalkohol vergiftet und dann mit Methionin oder Cystein oder Cystin behandelt, dann bleibt der nekrotrope Effekt des Methionin aus, während der des Cystein deutlich, der des Cystin nur schwach in Erscheinung tritt (s. folgende Tab. 5).

Tabelle 5. *Kurative Testung von Methionin, Cystin und Cystein*

Versuch	Größe der Nekrose	Differenz zur Kontrolle	t	P
Kontrolle	$33,3 \pm 5,4$			
Methionin 25 mg/100 g KG	$42,9 \pm 5,9$	— 9,6	1,67	0,112
Cystein 25 mg/100 g KG	$17,1 \pm 2,42$	+ 16,2	2,92	0,0085
Kontrolle	$20,0 \pm 3,16$			
Cystin	$16,2 \pm 8,8$	+ 3,8	0,40	0,7

Offenbar wird also jetzt Methionin von der geschädigten Leber nicht mehr in ausreichendem Maße demethyliert. Unter diesen Umständen ist Methionin eher eine Belastung, was aus der erheblich erhöhten Nekroserate gegenüber der Kontrolle hervorgeht.

Auf die praktischen Folgerungen der Methionin- und Cholinanwendung auf Grund dieser Versuchsergebnisse will ich nicht eingehen. Jedenfalls scheint die direkte Zufuhr von Cystein bei akuten Leberschäden sinnvoller zu sein, wenn man nicht die Leber noch durch die Demethylierungsarbeit belasten will. Aus der anfänglich gezeigten Wirkungskurve geht hervor, daß man mit einer bestimmten Quantität von Cystein ein therapeutisches Optimum erreicht, das man nicht überschreiten kann und wohl auch nicht überschreiten darf, um nicht Schaden zu stiften. Die Vermeidung solcher Schäden ist ein quantitatives Problem wie bei jeder Anwendung eines Therapeuticums. Im übrigen sind solche Schäden auch vom Methionin bekannt und wohl ausschließlich von Cystin nachgewiesen, aber nicht vom Cystein.

Es scheint überhaupt nicht gleichgültig zu sein, ob man Cystin oder Cystein verabreicht, wie man zunächst annehmen könnte.

In einer Untersuchung von KIRNBERGER findet sich nach Verfütterung von Cystin oder Cystein gegenüber Normaltieren keine Änderung der SH-Gruppen, dagegen eine geringe Steigerung in der Leber nach Verfütterung von Cystin und eine beträchtliche nach Verfütterung von Cystein, wie aus folgender Tabelle hervorgeht.

Tabelle 6. *Perorale Aufnahme von Cystein und Cystin im Lebergewebe*

Tierzahl	Verfütterte Substanz	Sulfhydryl-gruppen in der Leber	mittlerer Fehler des Mittelwertes	Differenz	t	P
10	Normalfutter	106,4	$\pm$ 3,0	—	—	—
10	Cystin 0,25% z. Normalfutter	115,8	$\pm$ 6,41	9,4	1,3	0,22
10	Cystein 0,25% z. Normalfutter	151,4	$\pm$ 4,01	45,0	9	0,0002

Ebenso zeigt sich in einem Diätversuch, der zur Leberverfettung führt, daß die Zufütterung von Cystin die Verfettung erheblich steigert, von Cystein sie aber nicht ändert (siehe folgende Tabelle).

Tabelle 7. *Verhalten von Cystein und Cystin bei diätetischer Leberverfettung*

Tierzahl	Behandlung	Fettgehalt der Leber in %	mittlerer Fehler des Mittelwertes	Differenz gegen Cystin	t	P
10	ungeschädigt	5,41	$\pm$ 0,42	—	—	—
10	geschädigt, unbehandelt	12,53	$\pm$ 1,87	—	—	—
10	geschädigt, behandelt mit 0,25% Cystinzusatz	20,66	$\pm$ 2,38	—	—	—
10	geschädigt, behandelt mit 0,25% Cysteinzusatz	14,40	$\pm$ 1,98	6,26	2,0	0,07
10	geschädigt, behandelt mit 0,5% Cysteinzusatz	12,12	$\pm$ 1,32	8,54	3,1	0,01

Damit dürfte dem Cystein eine besondere Stellung in der günstigen Beeinflussung von Leberparenchymschäden zukommen.

Versuche zur Therapie der Lebercirrhose mit Orotsäure und Purinen*

Von

Curt H. Schwietzer (Berlin)

Auf Grund biochemischer Untersuchungsergebnisse haben wir schon früher die Vermutung ausgesprochen, daß gewisse Purine, besonders Adenin, Schutzstoffe für die Leber darstellen (6). Wir stützen uns dabei einerseits auf die Versuche von G. B. Brown (3), der feststellen konnte, daß Adenin von der Leberzelle unverändert in die zelleigenen Nucleinsäuren eingebaut wird, und daß der Anteil besonders stark ist, wenn die Leber Regenerationsleistungen zu erfüllen hat, z. B. nach partiellen Hepatektomien. Zum anderen auf unseren Befund (7), daß Leberhydrolysate, die man mit guten Erfolgen bei der Behandlung chronischer Hepatitiden mit Übergangscirrhose eingesetzt hat, sich durch einen gewissen Gehalt an Purinen, darunter auch Adenin, auszeichnen. Wir vermuten, daß die geschädigte Leberzelle nicht mehr in der Lage ist, den Purinring zu synthetisieren und daher zugeführtes Adenin zur Synthese zelleigener Nucleinsäuren voll ausnutzt. Mit einem ausreichenden Nucleinsäurebestand ist sie wieder funktionstüchtig. Ebenso verhält es sich mit dem Pyrimidinanteil. Die Pyrimidinkomponenten der Nucleinsäuren — Uracil, Cytosin, Thymin — können nicht unmittelbar in diese eingebaut werden. Zu ihrer Synthese geht die Zelle von niederen C- und N-Donatoren aus. Als Zwischenprodukt bildet sie dabei Orotsäure, die nach Abspalten von CO_2 als Uracil, bzw. nach zusätzlicher Aufnahme einer Amino- oder Methylgruppe als Cytosin oder Thymin in die Nucleinsäure aufgenommen wird. Orotsäure ist der unmittelbare Praecursor der Pyrimidine (4), ihre Zufuhr erspart der Leberzelle eine umständliche Synthese. Adenin und Orotsäure, zwei unmittelbar nutzbare Bausteine der Nucleinsäuren, sollten daher über eine gewisse hepatotrophe Wirkung verfügen, die sie als Lebertherapeuticum geeignet erscheinen lassen.

Zur Erprobung der therapeutischen Wirksamkeit führten wir eine Reihe von Tierexperimenten aus, die im folgenden eingehend beschrieben werden.

Methodik

Als Versuchstier nehmen wir die weiße Laboratoriumsratte. Die Tiere stammen aus eigener Laboratoriumszucht, sie waren 28 Tage post natum vom Muttertier abgesetzt und bei Versuchsbeginn 160—175 Tage alt. Unter Berücksichtigung von Stamm, Alter und Gewicht werden die männlichen Tiere gleichmäßig auf Versuchs- und Kontrollreihen verteilt. Alle Tiere erhalten die gleiche Grundkost, die mit jeweils 35 mg Thioacetamid (TAA) pro Tier als cirrhogener Substanz, vermischt ist. (Zusammensetzung der Grundkost siehe Vortrag Schwietzer u. Schaetz, Lebercirrhose durch Thioacetamid.) Den Tieren der Versuchsreihe wird

---

* Max von Pettenkofer-Institut, Berlin-Dahlem.

noch zusätzlich die zu prüfende Substanz unter das Futter gemischt und zwar in einer Menge, die einem Drittel des verfütterten TAA (bezogen auf das Molekulargewicht) entspricht, also z. B. 35 mg TAA (rund $^1/_2$ Millimol) und 25 mg Orotsäure (rund $^1/_6$ Millimol). Die Tiere werden wöchentlich einmal gewogen. Es entwickelt sich unter den gewählten Versuchsbedingungen bei allen Tieren eine ausgeprägte Lebercirrhose, an der die Tiere sterben. Bestimmt und statistisch ausgewertet wird die Überlebenszeit der Tiere aus den Versuchsreihen gegenüber den Kontrollreihen. In den folgenden tabellarischen Zusammenstellungen bedeuten m bzw. M die Mittelwerte des Ausgangsgewichts bzw. der Überlebenszeiten, σ die mittlere Abweichung der Einzelbeobachtung vom Mittelwert, ε den mittleren Fehler des Resultates und k das Verhältnis der Differenz der Durchschnittsgewichte bzw. Überlebenszeiten beider Reihen zu dem mittleren Fehler dieser Differenz.

Ergebnisse

Tabelle 1

Kontrollreihe *1* 35 mg TAA		Versuchsreihe *Orotsäure* 35 mg TAA plus 25 mg Orotsäure	
Gramm	Tage	Gramm	Tage
260	88	240	110
220	118	266	130
240	119	254	145
273	120	213	155
258	124	234	172
340	133	251	180
265	139	340	188
282	143	260	207
295	162	325	213
277	164	250	226
		250	237
		330	266
		275	267

Unterschied in den Ausgangsgewichten:

$$m_T = 271 \text{ g} \qquad\qquad m_O = 266 \text{ g}$$
$$\sigma_T = \sqrt{1154} = 34 \qquad \sigma_O = \sqrt{1547} = 39$$
$$\varepsilon_T^2 = 115{,}4 \qquad\qquad \varepsilon_O^2 = 119$$

$$\frac{m_T - m_O}{\sqrt{\varepsilon_T^2 + \varepsilon_O^2}} = k = \frac{5}{15{,}3} = 0{,}33,$$

d. h. beide Reihen sind zu Versuchsbeginn gleich, es besteht kein statistisch signifikanter Unterschied.

Unterschied in den Überlebenszeiten:

$$M_T = 131 \text{ Tage} \qquad\qquad M_O = 192 \text{ Tage}$$
$$\sigma_T = \sqrt{509} = 23 \qquad\qquad \sigma_O = \sqrt{2497} = 50$$
$$\varepsilon_T^2 = 50{,}9 \qquad\qquad \varepsilon_O^2 = 192{,}1$$

$$k = \frac{61}{15{,}6} = 3{,}9,$$

d. h. die zusätzlich mit Orotsäure gefütterte Reihe hat eine höhere Überlebensdauer gegenüber der Kontrollreihe. Der Unterschied ist statistisch hoch signifikant.

Tabelle 2

Kontrollreihe 2 35 mg TAA		Versuchsreihe Adenin 35 mg TAA plus 22 mg Adenin		Versuchsreihe Xanthin 35 mg TAA plus 25 mg Xanthin	
Gramm	Tage	Gramm	Tage	Gramm	Tage
164	56	166	87	177	32
204	81	178	96	172	84
167	93	154	119	185	85
188	108	170	175	190	90
192	113	175	189	183	119
163	114	183	214	157	126
203	128	255	226	178	158
211	143	180	226	224	194
159	144	238	235	214	210
200	148	229	240	218	235

$m_T = 185{,}1$ g
$M_T = 112{,}8$ Tg

$m_A = 192{,}8$ g
$M_A = 180{,}7$ Tg

$m_X = 189{,}8$ g
$M_X = 133{,}3$ Tg

Unterschied in den Ausgangsgewichten:

$m_A - m_T = 7{,}7$ g
$k = 0{,}6$
kein gewichtsmäßiger Unterschied gegenüber der Kontrollreihe

$m_X - m_T = 4{,}7$ g
$k = 0{,}5$
kein gewichtsmäßiger Unterschied gegenüber der Kontrollreihe

Unterschied in den Überlebenszeiten:

$M_A - M_T = 68$ Tage
$k = 3{,}2$
hoch signifikanter Unterschied gegenüber der Kontrollreihe

$M_X - M_T = 20{,}5$ Tage
$k = 0{,}9$
kein signifikanter Unterschied gegenüber der Kontrollreihe

Tabelle 3

Kontrollreihe 2 35 mg TAA		Versuchsreihe FDP 35 mg TAA plus 66 mg FDP-Salz		Versuchsreihe Inosit 35 mg TAA plus 35 mg Inosit	
Gramm	Tage	Gramm	Tage	Gramm	Tage
164	56	200	74	163	40
204	81	160	74	164	60
167	93	170	80	160	61
188	108	168	175	183	67
192	113	179	200	176	83
163	114	182	208	183	84
203	128	185	219	220	105
211	143	172	220	185	232
159	144	236	233	208	235
200	148	201	240	230	240

$m_T = 185{,}1$ g
$M_T = 112{,}8$ Tg

$m_F = 185{,}2$ g
$M_F = 172{,}3$ Tg

$m_I = 187{,}2$ g
$M_I = 120{,}7$ Tg

Unterschied in den Ausgangsgewichten:

$m_F - m_T = 0{,}1$ g
$k = 0{,}02$
kein gewichtsmäßiger Unterschied gegenüber der Kontrollreihe

$m_I - m_T = 2{,}1$ g
$k = 0{,}2$
kein gewichtsmäßiger Unterschied gegenüber der Kontrollreihe

Unterschied in den Überlebenszeiten:

$M_F - M_T = 59{,}5$ Tage
$k = 2{,}5$
signifikanter Unterschied gegenüber der Kontrollreihe

$M_I - M_T = 8$ Tage
$k = 0{,}3$
kein signifikanter Unterschied gegenüber der Kontrollreihe

Wir untersuchten dann noch Fructosediphosphorsäure (FDP) als Gemisch von Natrium-, Kalium- und Magnesiumsalz und Inosit. Wir wählten diese beiden Substanzen, weil ihnen vielfach hepatotrophe Eigenschaften zugeschrieben werden. Beide Versuchsreihen liefen parallel zur Kontrollreihe 2.

Diskussion

Da die Versuchs- und Kontrollreihen in bezug auf Alter, Stamm, Geschlecht und Gewicht der Tiere gleichmäßig zusammengestellt waren und bei gleicher Kost gehalten wurden, sind die Ergebnisse vergleichbar. Es zeigt sich, daß durch Orotsäure und durch Adenin die mittlere Überlebenszeit um 61 bzw. 68 Tage verlängert wird. Die Unterschiede gegen die Kontrollreihen sind mit $k = 3{,}9$ bzw. 3,2 hoch signifikant. Auch durch das Gemisch der Na-, K- und Mg-Salze der Fructose-diphosphorsäure wird die mittlere Überlebenszeit um 60 Tage signifikant erhöht. Xanthin vergrößert zwar auch die mittlere Überlebenszeit um 20 Tage, doch reicht dieser Wert bei der erheblichen Streuung von $\sigma = 65$ nicht aus, um signifikant zu sein. Beim Inosit wäre selbst bei geringer Streuung die Differenz von 8 Tagen zu gering, um eindeutig zu sein.

Da keine der untersuchten Verbindungen mit TAA reagiert, entfällt der Einwand, daß durch eine chemische Umsetzung das TAA seine cirrhogene Eigenschaft verloren haben könnte. Auch ist die den Tieren gebotene Grundkost quantitativ und qualitativ ausreichend. Eine Verbesserung der Nahrung findet durch die hinzugefügten Verbindungen nicht statt, da diese einerseits in recht geringer Menge geboten werden und andererseits — mit Ausnahme der Orotsäure (8) — keine Wirkstoffe im üblichen Sinne darstellen.

Das Endergebnis, daß die mit Adenin bzw. Orotsäure behandelten cirrhotischen Tiere länger leben, läßt sich entweder so deuten, daß durch diese Stoffe die Entwicklung der Cirrhose verlangsamt wird, oder daß sie das Restparenchym funktionstüchtiger erhalten. Eine eindeutige Entscheidung läßt sich vorerst nicht treffen, da die Tiere von Kontroll- und Versuchsreihe nicht nach einer bestimmten Zeit getötet und ihre Lebern dann histologisch auf das Ausmaß der Veränderungen miteinander verglichen waren, sondern die Tiere bis zu ihrem natürlichen Ende im Versuch blieben. Dann waren aber keine besonderen Unterschiede hinsichtlich der Schwere der Cirrhose festzustellen. Das ist aber nicht anders zu erwarten, da den Tieren TAA als cirrhogene Substanz bis zum letzten Tag verfüttert war. Wir vermuten, daß durch TAA eine Reihe von Enzymblockaden eintritt, die sich besonders bei der Nucleinsäuresynthese bemerkbar machen. Durch die Zufuhr von Orotsäure und Adenin wird der Mangel an Pyrimidin- und Purinkomponenten ausgeglichen. Über therapeutische Erfolge mit Orotsäure und Purinen bei chronischen Hepatitiden mit Übergang in Cirrhose berichteten kürzlich Beckmann (2), Rössing (5) und Allodi (1).

Zusammenfassung

Es wird festgestellt, daß kleine Mengen von Orotsäure und von Adenin die Überlebenszeit lebercirrhotischer Ratten signifikant heraufsetzen. Auch die Salze der Fructosediphosphorsäure verlängern die Überlebenszeit. Xanthin und Inosit sind unwirksam.

Literatur

1. ALLODI, A., e F. MURATORI: Gaz. med. Ital. **95**, 224 (1956).
2. BECKMANN, K., H. BRÜGEL u. D. P. MERTZ: Dtsch. med. Wschr. **1956**, 573.
3. BROWN, G. B.: Federat. Proc. **9**, 517 (1950).
4. REICHARD, P.: Acta chem. scand. (Stockh.) **3**, 422 (1949).
5. RÖSSING, P., H. EBERHARD u. W. BRANDENBURG: Dtsch. med. J. **7**, 201 (1956).
6. SCHWIETZER, C. H.: Therapiewoche **3**, 522 (1953).
7. — Verh. dtsch. Ges. inn. Med. **59**, 311 (1953).
8. — Biochem. Z. **328**, 291 (1956).

Diskussion

W. EGER (Göttingen):

Die Methode der Cirrhoseerzeugung ist zweifellos sehr eindrucksvoll. Etwas Bedenken habe ich allerdings gegen die Art der Auswertung. Abgesehen von der kleinen Tierzahl nehmen Sie als Maßstab die Überlebenszeit. Die Überlebenszeit setzen Sie in Parallele zum Leberschaden, also das Ausmaß des Leberschadens gleich der Mortalität. Dafür gibt es aber nach meiner Erfahrung keinen Anhalt. Ich sehe es immer wieder, daß Tiere an der Allylalkoholvergiftung sterben, ohne daß der Leberschaden erheblich ist. Deshalb möchte ich Sie fragen, welchen Anhalt Sie haben, daß die Tiere an der von Ihnen erzeugten Lebercirrhose tatsächlich sterben? Bestehen denn morphologisch zwischen den Lebercirrhosen, die Sie behandeln und solchen Lebercirrhosen, die unbehandelt sind, solche eindrucksvollen Unterschiede, daß man ohne weiteres entscheiden kann, daß die cirrhotischen Prozesse im ersten Fall nicht so weit fortgeschritten sind. Die Lebercirrhosen, die gestern aus Ihren Versuchen gezeigt wurden, sind in ihrer Ausdehnung nicht so überzeugend gewesen, daß daran eine Ratte stirbt. Man muß schon bei diesen Tieren ziemlich massiv herangehen, bis die Tiere eingehen.

Nun noch ein Wort zur Bedeutung der experimentellen Pathologie. Man kann selbstverständlich die Experimente nicht auf den Menschen übertragen. Aber sie sind wohl für die Grundlagenforschung unbedingt notwendig. Was man aus einem Gewebscylinder der Leber, der bei der Punktion gewonnen wird, aussagen und herauslesen kann, hat die gestrige Diskussion gezeigt. Welche Einschränkungen man bei der Beurteilung eines Gewebscylinders machen muß, empfindet am besten derjenige, der täglich die ganze Leber vor sich hat und auch gelegentlich einen kleinen Gewebscylinder sieht.

L. HEILMEYER (Freiburg i. Br.):

Wir sind mit der Übereinstimmung mit unseren postmortalen Befunden ganz zufrieden, die wir ja auch leider sehr zahlreich haben. Dabei zeigt sich doch, daß die Leber meist diffus und recht gleichmäßig erkrankt ist. Es gibt natürlich Ausnahmen. Trotz diesem Einwand würde ich aber doch das Experiment am Menschen weit vorziehen, gegenüber der Übertragung von Tierexperimenten. Ihre Notwendigkeit sehen wir alle ein. Wenn man es am Menschen machen kann, so ist es besser.

C. H. SCHWIETZER (Berlin):

Herr EGER fragte, woraus ich schließe, daß die Ratten, die nur mit Thioacetamid (TAA) gefüttert waren, auch wirklich an einer Lebercirrhose eingegangen waren. Ich schließe das daraus, daß sich bei allen diesen Tieren im histologischen Präparat Cirrhose schweren Grades findet — so wie sie tags zuvor Herr SCHAETZ demonstriert hat — daneben nur eine schwache Nierenveränderung. Das regelmäßige Vorliegen dieser Leberschädigung bei Fehlen anderer letaler Organveränderungen erlaubt den Schluß, daß Leberversagen die Ursache des Todes der Ratten ist.

Weiterhin stellte Herr EGER die Frage, ob sich bei den Tieren die neben TAA noch Orotsäure bzw. Adenin bekommen hätten, und die schließlich auch gestorben seien, die cirrhotischen Veränderungen ebenfalls fänden. Antwort: Ja, es liegen die gleichen Veränderungen vor. Es finden sich aber viel ausgeprägtere Regenerate daneben. Die Cirrhose kann ja nicht ausbleiben, da die Ratten auch hier bis zum Exitus täglich 35 mg TAA bekommen und nur $1/3$ davon an Wirksubstanz. Festgestellt ist aber, daß diese Tiere viel länger überleben als die nur mit TAA gefütterten, und daß die größere Überlebenszeit auf die Zugabe von Adenin bzw. Orotsäure beruht. Das ist durch die statistische Rechnung belegt.

Klinische und experimentelle Untersuchungen zur Wirkung von Cortison auf Lebercirrhosen

Von

W. Creutzfeldt und H. A. Kühn (Freiburg i. Br.)

Mit 6 Abbildungen

In den letzten Jahren sind insbesondere im angloamerikanischen Schrifttum sehr unterschiedliche Erfolgsberichte über die Wirkung einer Cortisonbehandlung auf den Verlauf der Lebercirrhose veröffentlicht worden [Havens, Myerson u. Carroll (*4*); Zoeckler (*12*); Sklar u. Young (*9*); Sborov, Bluemle, Neefe u. Gyorgy (*6*)].

Abgesehen von der grundsätzlichen Schwierigkeit, bei dem langsamen und wechselhaften Verlauf der Lebercirrhose gültige Aussagen über den Nutzen therapeutischer Maßnahmen machen zu können, haben die bisher vorliegenden Mitteilungen den Nachteil, daß in ihnen keinerlei Klassifizierung der Lebercirrhosen vorgenommen worden ist. Es wird lediglich von kompensierten Cirrhosen ohne und dekompensierten Cirrhosen mit Ascites gesprochen. Besserungen wurden fast ausschließlich bei Cirrhosen ohne Ascites gesehen, sie betrafen in erster Linie den Allgemeinzustand und eine günstige Beeinflussung des Albumin-Globulin-Quotienten, während der histologische Befund und die sekretorische und exkretorische Leberfunktion wenig beeinflußt wurden. Als Komplikationen werden Blutungen aus Oesophagusvaricen, Flüssigkeitsretention, Psychosen, Koma und Todesfälle genannt. Auch wir sahen bei einer atrophischen Lebercirrhose mit hochgradig eingeschränkter Leberfunktion eine deutliche Verschlechterung der Befunde und das Auftreten eines Ascites unter Cortisongaben (Fall 12, Tab. 1). 10 Tage nach Absetzen des Cortison verstarb der Patient im Coma hepaticum trotz Infusionstherapie. Autoptisch fand sich das Bild einer subchronischen Leberdystrophie bei Laennecscher Cirrhose.

Die von der experimentellen Forschung mitgeteilten Ergebnisse über eine leberschädigende Wirkung des Cortison sowie eine ungünstige Beeinflussung von Leberintoxikationen durch Cortison waren nicht geeignet, einer Cortisontherapie der Lebercirrhose das Wort zu reden. Wenn auch alle diese experimentellen Untersuchungen mit abnorm hohen Cortisondosen ausgeführt wurden und somit kaum auf die menschliche Therapie übertragbar sind, so ließ sich aus ihnen doch entnehmen, daß eine günstige Wirkung auf das Leber*parenchym* durch ein so differentes Therapeuticum kaum zu erwarten war. Die bekannte Glykogenanreicherung in der Leberzelle durch Cortison läßt sich z. B. durch Glucose- und Lävulosegaben in einfacherer Weise erreichen.

Von Nutzen hinsichtlich der Beeinflussung einer Lebercirrhose kann unseres Erachtens allein die Wirkung des Cortison auf das *Mesenchym*, also seine entzündungs- und proliferationshemmende Fähigkeit sein. Es galt also, Cirrhoseformen auf Grund bioptischer Untersuchungen auszuwählen, die sich durch eine lebhafte celluläre Reaktion und eine besondere Aktivität der Bindegewebsproliferation auszeichneten. Hierunter fielen in erster Linie hypertrophische, meist posthepatische Cirrhosen.

Als *Kontraindikation* für eine Cortisontherapie betrachteten wir gemäß den Literaturangaben und theoretischen Überlegungen das Vorliegen eines Ascites, eines stärkeren Ikterus, von Oesophagusvaricen, sodann ausgesprochen atrophischen Cirrhosen mit erheblichen Funktionsausfällen und nach dem histologischen Bild des Leberpunktates Fettcirrhosen sowie zellarme Prozesse mit überwiegend altem kollagenem Bindegewebe.

Auf Grund dieser sorgfältigen Auswahl können wir bisher lediglich über 11 nachuntersuchte Fälle berichten. Die Patienten waren uns fast alle aus längerer Vorbeobachtung bekannt und bisher ergebnislos mit Bettruhe, Diät, Leberhydrolysaten usw. behandelt worden.

Tab. 1 zeigt in vereinfachter Übersicht den Einfluß einer 4 wöchigen Cortisonbehandlung mit 100 mg/Tag bzw. 20—30 mg Prednison auf verschiedene Laboratoriumsbefunde, den Allgemeinzustand, das histologische Bild des Leberpunktates sowie das Verhalten bei einer Nachuntersuchung nach 6 Monaten bis zu 2 Jahren in 6 Fällen.

Die histologische Untersuchung der Leberpunktate erfolgte im hiesigen Pathologischen Institut. Wir danken Herrn Professor BÜCHNER und Herrn Professor ALTMANN für die freundliche Überlassung der Befunde. Ich zeige Ihnen als Beispiel die Leberpunktate von 2 mit Cortison behandelten Fällen, in denen Sie einmal die kräftige celluläre Reaktion und ihren Rückgang besonders an der Parenchym-Bindegewebsgrenze nach Behandlung und zum anderen das Auftreten einer Verfettung unterschiedlichen Ausmaßes nach der Behandlung beachten wollen (Abb. 1 u. 2).

Sehen wir von dem einen ungünstig verlaufenen Fall ab, der ja auch nicht die vorhin skizzierten Indikationen erfüllte, so wirkte sich die Cortisontherapie also in allen 11 Fällen günstig auf den Allgemeinzustand, in 7 von 9 nachpunktierten Fällen günstig auf das histologische Bild und in 9 Fällen günstig auf die Laboratoriumsbefunde aus, wobei in erster Linie die Serumlabilitätsproben und das Elektrophoresediagramm in Übereinstimmung mit Angaben der Literatur betroffen wurden. In 4 von 5 nachuntersuchten Fällen besserte sich die Bromsulphalein-Ausscheidung deutlich. Wiederholte Kontrolluntersuchungen bei 6 Patienten ergaben ein Anhalten der Besserung, in einem Fall nach 2 Jahren völlig normale Laboratoriumsbefunde und Belastungsproben (vgl. Tab. 1).

In 7 Fällen gaben wir teilweise wegen gleichzeitig bestehender Infekte Antibiotica zusätzlich zum Cortison. Die Literaturangaben (*5*, *7*, *8*, *10*) über die günstige Wirkung von Tetracyclinen auf Lebercirrhosen sind uns bekannt, man muß also ihren möglichen Einfluß erörtern. Bei einem später erfolgreich mit Cortison behandelten Patienten (Fall 8, Tab. 1) hatten vorherige Tetracyclingaben jedoch keinen Einfluß auf die Laboratoriumsbefunde und die histologischen Leberveränderungen. Außerdem sahen wir bei den kombiniert behandelten Fällen keinen günstigeren Verlauf als bei den mit Cortison allein behandelten, woraus zu schließen ist, daß allein das Cortison den wirksamen Faktor darstellt. Eine Kombination der Cortisontherapie mit Antibioticagaben ist dagegen indiziert bei

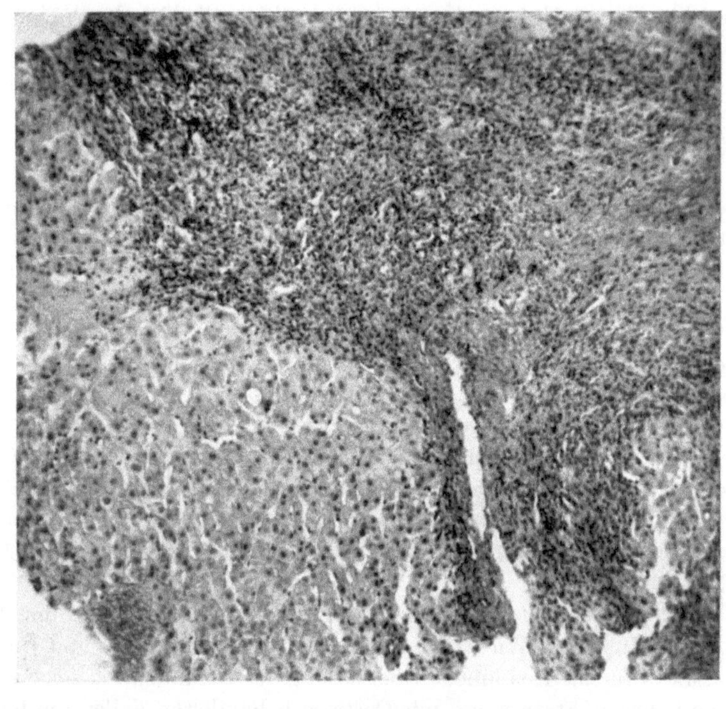

Abb. 1 a und b. Ausschnitt von Leberpunktaten eines Patienten mit posthepatitischer hypertrophischer Lebercirrhose (Fall 1, Tab. 1) vor (a) und nach (b) 4wöchiger Cortisonbehandlung. Man erkennt den deutlichen Rückgang der mesenchymalen Reaktion und das gleichzeitige Auftreten einer geringfügigen Leberzellverfettung nach
der Behandlung (van Gieson 50fach, Leica)

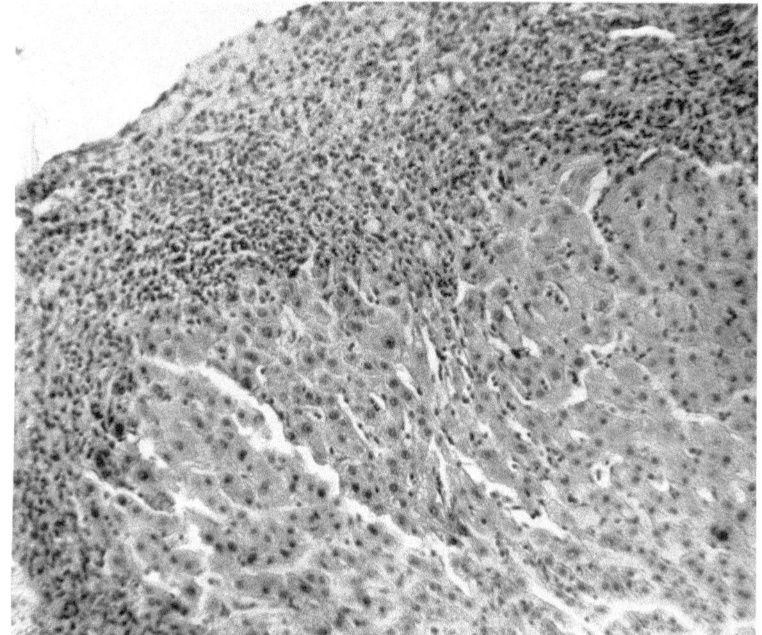

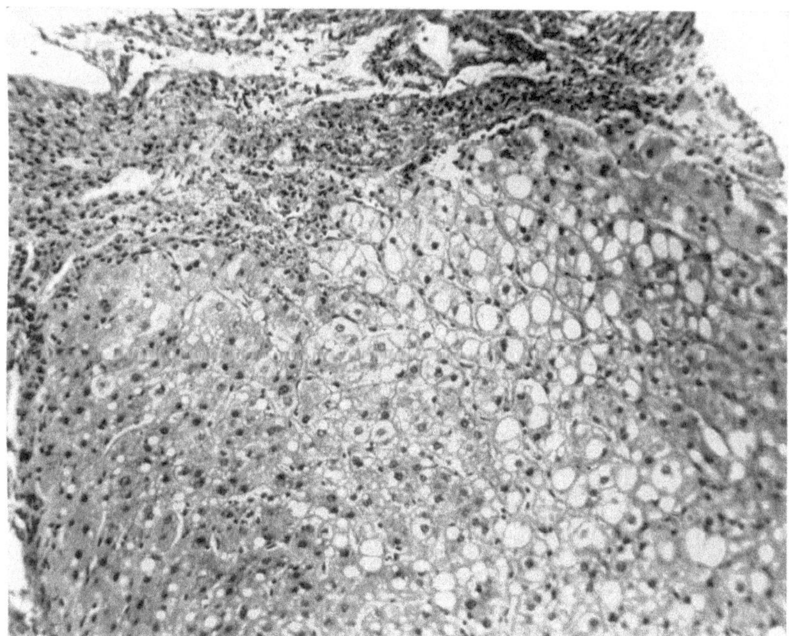

Abb. 2a und b. Ausschnitt von Leberpunktaten einer Patientin mit einer wahrscheinlich posthepatitischen Lebercirrhose (Fall 9, Tab. 1 vor (a) und nach (b) 4wöchiger Prednisonbehandlung. Man sieht einen deutlichen Rückgang der cellulären Infiltration insbesondere im Bereich der Parenchym-Bindegewebsgrenze sowie eine grobtropfige, schwere Leberzellverfettung (van Gieson, 120fach, Leica)

Tabelle 1. *Einfluß einer 4wöchigen Cortisonbehandlung (100 mg/Tag) auf den Krankheitsverlauf bei 12 Fällen von Lebercirrhose*

Fall Nr. und vermutliche Art der Cirrhose	Serumbilirubin	Serumeisen	Serumlabilitätsproben	Elektrophorese (γ-Globulin-vermehrung)	Bromsulphalein-Retention 45 min	Prothrombin	Allgemeinzustand	Histologie Mesenchym	Parenchym	Nachuntersuchung	Bemerkungen
1. H., A. ♂ 31 J. hypertrophische posthepatitische Cirrhose	+	++	++	+		—	+	Rückgang der cellulären Reaktion	leichte Zunahme der Verfettung	(12 Monate) stationär	Vorher monatelange wirkungslose Leberhydrolysat behandlung. Komb. Ther. mit Cortisonu.Leukomycin
2. J., J. ♂ 48 J. hypertrophische wahrscheinlich posthepatitische Cirrhose	n	+	+	+		n	++	Rückgang der cellulären Reaktion	leichte Vorfettung	(15 Monate) stationär	Vorher monatelang wirkungsloseLeberhydrolysatbehandlung. Komb. Ther. m. Cortison u. Leukomycin
3. Oe., H. ♂ 61 J. hypertrophische Cirrhose unklarer Ätiologie	+	+	++	+	=	+	+	Rückgang der cellulären Reaktion	keine Zunahme d. geringen Verfettg.	(10 Monate) stationär	Vorher monatelange wirkungslose Leberhydrolysatbehandlung
4. A., Th. ♂ 42 J. wahrscheinlich posthepatitische Cirrhose	+	=	++	+		n	++	Rückgang der cellulären Reaktion	keine Verfettg.	fehlt	
5. B., G. ♂ 27 J. fraglich posthepatitische Cirrhose	n	=	=		++	n	++	keine Kontrollpunktion		nach 2 Jahren sämtliche Laboratoriumsbefunde normal	Kombinierte Cortison-Leukomycin-Behandlung
6. K., H. ♀ 45 J. hypertrophische wahrscheinlich posthepatitische Cirrhose	n	n	+++			+	++	keine Kontrollpunktion		(6 Monate) stationär	Vorher intensive Antibioticatherapie und wirkungslose Leberhydrolysatbehandlung
7. K., L. ♂ 46 J. hypertrophische Cirrhose nach Hepatitis und Hungerdystrophie	n	=	n	=	n	+	+	keine Änderung	keine Verfettg.	fehlt	

Fall											
8. Sch., K. ♂ 46 J. hypertrophische Cirrhose nach Hepatitis	+	=	++	+++	++	=	++	Rückgang der cellulären Reaktion	keine Verfettung	fehlt	Vorher 6 Wochen mit Leberhydrolysaten u. Leukomycin ohne Effekt auf Laborbefunde u. histologische Veränderungen behandelt
9. Kü., H. ♀ 50 J. wahrscheinlich posthepatitische Cirrhose	n	+	++		++	n	+	Rückgang der cellulären Reaktion	schwere großtropfige Verfettg.	fehlt	Komb. Behandlung mit Prednison u. Tetracyclin. Vorher 1 Jahr lang erfolglos mit Leberhydrolysaten behandelt
10. S., J. ♂ 61 J. hypertrophische wahrscheinlich cholangitische Cirrhose	=	n	=			n	+	Rückgang der cellulären Reaktion	leichte Zunahme der Verfettung	(12 Monate) geringe Verschlechterung	Vorher monatelang wirkungslose Leberhydrolysatbehandlung Komb. Ther. mit Cortison u. Leukomycin
11. J., G. ♀ 47 J. hypertrophische cholangitische Cirrhose	+	+	=		+	n	+	keine Änderung	keine Verfettg.	fehlt	Kombinierte Prednison-Tetracyclin-Behandlung
12. L., E. ♂ 55 J. Atrophische Cirrhose nach Hungerdystrophie	−	+	=	−	=	=	− (Ascites)	keine Punktion		† 10 Tage nach Absetzen des Cortison im Coma hepaticum	Sektionsdiagn.: Subchron. Leberdystrophie b. atroph. Lebercirrhose. Kombinierte Cortison-Leukomycin-Behandlung

n unverändert normaler Befund; + Besserung eines pathologischen Befundes; = Gleichbleiben eines pathologischen Befundes; − Verschlechterung eines pathologischen Befundes.

cholangitischen Cirrhosen. Allerdings scheint nach unseren bisherigen Erfahrungen an 2 Fällen (Nr. 10 und 11. Tab. 1) die Cortisonbehandlung bei cholangitischen Cirrhosen nicht so günstig zu wirken wie bei posthepatitischen Prozessen.

Sodann möchten wir noch einige Befunde mitteilen, die im Zusammenhang mit der Diskussion um die Gefahr der Cortisontherapie bei Lebercirrhosen einige Bedeutung haben. Es handelt sich dabei um die Ergebnisse einer größeren noch unveröffentlichten, gemeinsam mit R. DISCHER durchgeführten Untersuchungsreihe über den Einfluß von Cortison und Antibioticis auf die Entwicklung der Leberfibrose nach chronischen Tetrachlorkohlenstoffgaben bei 160 Ratten[1].

Über diese Frage liegen in der Literatur schon mehrere Untersuchungen — insbesondere von ATERMAN (1). DIENGOTT u. UNGAR (3) sowie BENDA (2) vor. ATERMAN (1) konnte nach 14 wöchiger CCl4-Vergiftung noch eine signifikante Bindegewebs-

[1] Für die großzügige Überlassung von Cortison, Penicillin und Streptomycin sind wir den Farbwerken Hoechst A. G. zu großem Dank verpflichtet.

Tabelle 2. *Wirkung von Cortison und Antibioticis auf gesunde und mit CCl_4 vergiftete Ratten* (Versuchsdauer 12 Wochen)

Versuchsgruppe	Anzahl der		Gewichtszu- u. abnahme (%) bei		Todesursache der verendeten Tiere	Histologischer Leberbefund am Versuchsende				
	Versuchs-tiere	vorzeitig verendeten Tiere	vorzeitig verend. Tiere	über-lebenden Tieren		Binde-gewebe-Ver-mehrung	Insulärer Umbau	Nekrosen	Verfettung	Glykogen
I Kontrollen	10	1	+20	+53	eitrige Pleuritis	∅	∅	∅	(+)	++
II 2mal wö. 0,075 cm³ CCl_4/100 g KG	43	7	—14	+29	eitrige Allgemein-infektion	++(+)	27 v. 36 (75%)	(+)	+++	+
III CCl_4 wie II + ¹/₂ mg Cort./Tg.	20	0	—	+17	—	+	8 v. 20 (40%)	+(+)	+'++	+(+)
IV CCl_4 wie II + 1 mg Cort./Tg.	15	4	—32	±0	eitrige Allgemein-infektion	+	6 v. 11 (55%)	÷	+++	(+)
V CCl_4 wie II + 2(5) mg Cort./Tg	20	14	—22	— 2	eitrige Allgemein-infektion u. gehäuf-ter Parasitenbefall der Leber	+	4 v. 6	+(+)	+++	(+)
VI 2(5) mg Cort./Tg	20	10	—22	+ 4	(wie bei V)	∅	∅	(+)	++	+
VII CCl_4 wie II + 10000 E Penic. + 10 mg Streptomycin	9	0	—	+ 6	—	++	9 v. 9 (100%)	+	++(+)	+(+)
VIII CCl_4 wie II + 10000 E Penic. + 10 mg Streptom. + 2(5) mg Cort./Tg	9	3	—36	—17	eitrige Allgemein-infektion	(+)	3 v. 6	+	++(+)	++
IX 2(5) mg Cort./Tg. + 10000 E Penic. + 10 mg Streptom.	10	0	—	— 7	—	∅	∅	∅	+	+++

reduktion durch eine 10 Tage dauernde Cortisontherapie erreichen, nach 31 Wochen Versuchsdauer aber keine Verminderung mehr erzielen. BENDA (*2*) beobachtete bei CCl_4 vergifteten Ratten, die gleichzeitig 10 mg Cortison täglich erhielten, nach 8 Wochen eine „Leberdystrophie ohne jedes Zeichen einer mesenchymalen Reaktion". Dagegen beschrieben DIENGOTT u. UNGAR (*3*) bei Tieren, die 5 Wochen lang CCl_4 und in den letzten 11 Tagen zusätzlich Cortison erhalten hatten (5—10 mg täglich), eine Verschlimmerung des cirrhotischen Prozesses.

Wir selbst konnten mit täglichen Cortisongaben (0,5 bzw. 1,0 bzw. 5 (2) mg) während eines 12 wöchigen CCl_4-Versuches die Entwicklung einer Leberfibrose bzw. Cirrhose nicht verhindern, stellten aber im Durchschnitt eine mäßige Abschwächung der Bindegewebsentwicklung fest (s. Tab. 2 und Abb. 3 und 4). Eine Verstärkung der Sklerosierung, wie sie DIENGOTT u. UNGAR sahen, begegnete uns niemals.

Die folgenden 2 Abbildungen sollen das demonstrieren. Und zwar zeigen die Bilder jeweils die stärksten in der betreffenden Versuchsgruppe von uns beobachteten Veränderungen. Abb. 3 stammt von einem Tier, das 12 Wochen lang lediglich CCl_4 erhielt und eine ausgeprägte Cirrhose entwickelte. Abb. 4 stammt von einer Ratte, die zusätzlich 1 mg Cortison täglich während des ganzen Versuches erhielt. Man sieht eine deutlich geringere Bindegewebsentwicklung und einen nur angedeuteten insulären Umbau.

In Anbetracht dieser positiven experimentellen Befunde selbst bei einer Cirrhoseform, die der menschlichen posthepatitischen Lebercirrhose in pathogenetischer Hinsicht nur entfernt ähnelt, dürfte die Cortisonanwendung bei bestimmten menschlichen Cirrhosen durchaus vertretbar sein.

Allerdings muß jetzt auf die Möglichkeit der leberzellschädigenden Wirkung des Cortisons eingegangen werden (TANYOL u. REHFUSS (*11*)]. Es besteht kein Zweifel, daß man mit hohen Cortisondosen über längere Zeit bei der Ratte eine Leberverfettung erzeugen kann. Die Wirkung ist beim einzelnen Tier allerdings sehr unterschiedlich. Bisweilen findet man nach 12 Wochen langer täglicher Gabe von 2 mg Cortison eine völlig normale Leber. Häufiger begegnet jedoch eine unregelmäßige, grobtropfige Verfettung, die Sie im nächsten Bild (Abb. 5) sehen. Diese kann extreme Ausmaße annehmen, wie Ihnen die Abb. 6 zeigen soll.

Auch allgemein wirkt sich die Cortisonbehandlung meist sehr ungünstig im Tierversuch aus. Von allen Autoren wird die hohe Mortalität der Cortison-behandelten Tiere hervorgehoben. Wie sind dieser Frage nachgegangen und fanden in keinem Fall als Todesursache histologisch eine ernstere Leberschädigung oder gar eine Leberdystrophie. Die Ratten starben alle an interkurrenten Infekten, meist eitrigen Allgemeininfektionen. Das wird eindringlich unterstrichen durch den Effekt einer gleichzeitigen Behandlung mit Penicillin und Streptomycin, wobei die Mortalität ganz erheblich zurückging. Die Tab. 2 zeigt Ihnen die Ergebnisse unserer Rattenversuche. Sie können daraus auch ersehen, daß die Cortison*dosis* von entscheidender Bedeutung für den Verlauf des Experimentes ist. Je höher die tägliche Cortisongabe, desto höher die Mortalität und der negative Einfluß auf das Gewichtsverhalten der Tiere.

Die meisten bisherigen Untersucher wählten tägliche Cortisondosen von 5—10 mg, das entspräche einer Dosis beim Menschen von 2—4 g/Tag. Daß hierbei

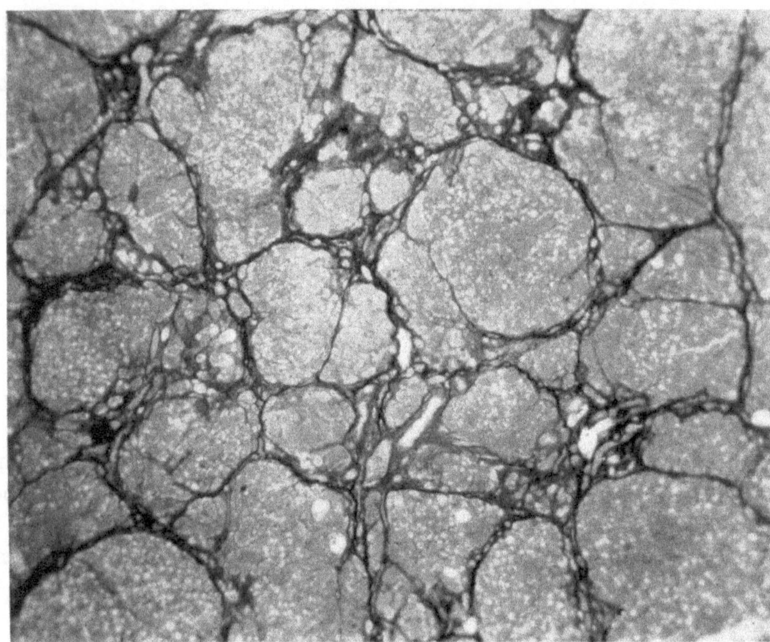

Abb. 3. Ausschnitt aus der Leber einer Ratte, die 12 Wochen lang CCl₄ s. c. erhielt und eine schwere Lebercirrhose entwickelte (Ratte 12/4 aus der Gruppe II der Tabelle 2). Man erkennt eine schwere Leberzellverfettung
und eine hochgradige Bindegewebsvermehrung mit insulärem Umbau. (Azan, 30fach, Leica)

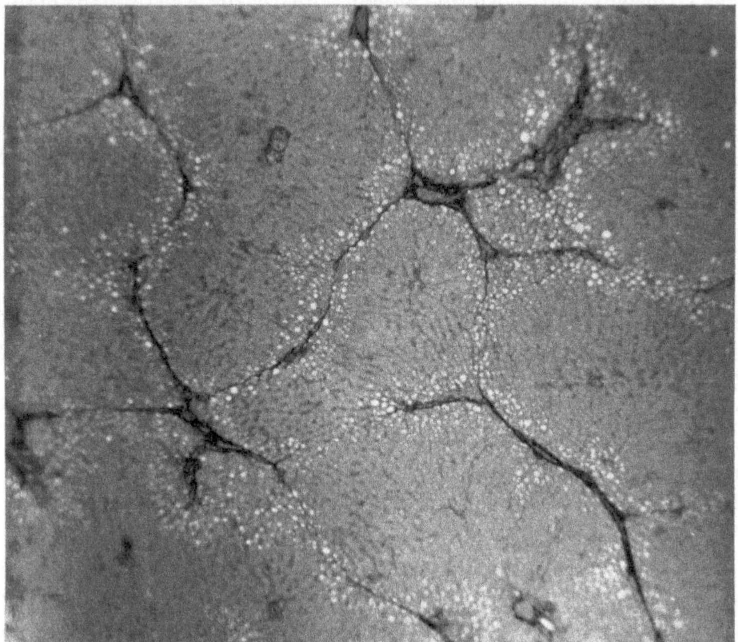

Abb. 4. Ausschnitt aus der Leber einer Ratte, die 12 Wochen lang CCl₄ s. c. und zusätzlich täglich 1 mg Cortison
erhielt. Es handelt sich bei dem Tier (Ratte 13/5 aus der Gruppe IV der Tabelle 2) um die am stärksten ausgebil-
dete Leberfibrose innerhalb der Gruppe. Der Vergleich mit der Abb. 3 läßt die Abschwächung der Bindegewebsbildung unter Cortison deutlich werden. Die Leberzellverfettung wurde nicht beeinflußt. (Azan, 30fach, Leica)

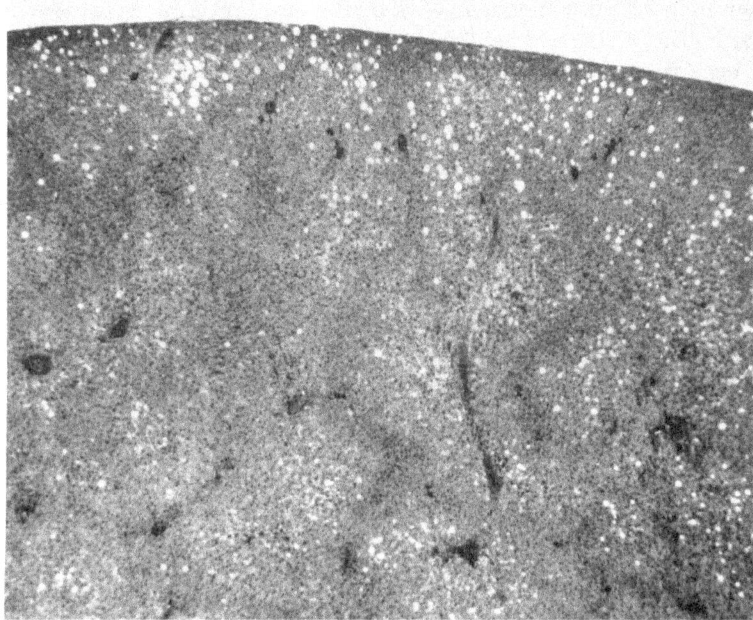

Abb. 5. Ausschnitt aus der Leber einer Ratte, die 12 Wochen lang Cortison allein (3 Wochen 5 mg, anschließend 2 mg tgl.) erhielt. Man erkennt eine unregelmäßige fleckförmige, unter der Leberkapsel betonte, mittel- bis grobtropfige Leberzellverfettung. (Ratte 20/2 aus der Gruppe VI der Tab. 2) (Hämatoxylin-Eosin, 20fach, Leica)

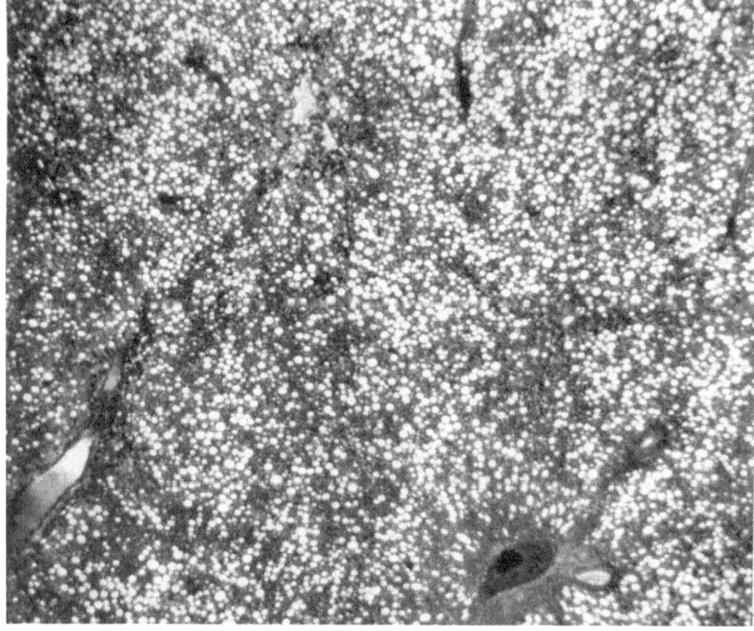

Abb. 6. Ausschnitt aus der Leber einer Ratte aus der gleichen Gruppe wie das Tier der Abb. 5 (Ratte 21/5 aus der Gruppe VI der Tab. 2). Man erkennt eine schwere, diffuse, mittel- bis grobtropfige Verfettung des Leberparenchyms. (Hämatoxylin-Eosin, 30fach, Leica)

die bekannten schwerwiegenden Wirkungen des Cortison, z. B. sein eiweiß-
kataboler-Effekt, die Tiere erheblich belasten müssen, liegt auf der Hand. Erst als
wir mit der Cortisondosis auf 0,5 mg/tgl. zurückgingen, was etwa einer Dosis von
200 mg beim Menschen entspräche, konnten wir auch bei unseren Ratten eine
günstige Wirkung des Cortison auf den Allgemeinzustand beobachten. Die Tiere
wurden durch die CCl_4-Injektionen überhaupt nicht mehr mitgenommen im
Gegensatz zu den Kontrollen, die CCl_4 allein erhielten, und fraßen sehr gut. Kein
Tier dieser Gruppe starb, die Gewichtszunahme war befriedigend.

Histologisch ergab sich am Leberparenchym folgendes: Eine Zunahme der
CCl_4-bedingten Leberzellverfettung durch Cortison ließ sich nicht nachweisen.
Eine Glykogenanreicherung in der Leber durch Cortison allein konnten wir nicht
feststellen, sie fand sich lediglich bei den gleichzeitig mit Penicillin und Streptomycin behandelten Tieren. Wir sind also der Meinung, daß die immer wieder
zitierte deletäre Wirkung des Cortisons auf das Leberparenchym nur bei unphysio-
logisch hohen Dosen auftritt. Mit Dosen, wie sie in der menschlichen Therapie
üblich sind, sind Leberschädigungen kaum zu befürchten. Immerhin sollten die
Tierversuche eine Mahnung sein, bei der Auswahl der Fälle für die Cortisontherapie
strenge Maßstäbe anzulegen.

Es sei also abschließend nochmals betont, daß uns eine Cortison- bzw. Prednison-
therapie aussichtsreich und verantwortbar erscheint lediglich bei kompensierten
posthepatitischen und möglichst hypertrophischen Lebercirrhosen, bei denen man
einen günstigen Effekt auf die fortschreitende entzündliche Reaktion des Mesenchyms erwarten kann. Eine solche Therapie sollte bei einer täglichen Dosis von
nicht mehr als 100 mg Cortison bzw. 30 mg Prednison nicht länger als 3—4
Wochen dauern und unter Umständen in Abständen eines ganzen bis halben
Jahres wiederholt werden.

Literatur

1. Aterman, K.: Amer. Med. Assoc. Arch. Path. **57**, 1 (1954).
2. Benda, L.: (a) Wien. klin. Wschr. **1953**, 123. — (b) 1. Freiburger Sympsion „Probleme des Hypophysennebennierenrindensystems". Springer 1953.
3. Diengott, D., and H. Ungar: Amer. Med. Assoc. Arch. Path. **58**, 459 (1945).
4. Havens, W. P., R. M. Myerson and I. N. Carroll: Metabolism **1**, 172 (1952).
5. Rumball, J. M., D. F. Marion and M. Sanders: Gastroenterology **14**, 432 (1950).
6. Sborov, V. M., L. W. Bluemle, J. R. Neefe and P. Gyorgy: Gastroenterology **28**, 745 (1955).
7. Schaffer, J. M., L. W. Bluemle, V. M. Sborov and J. R. Neefe: Amer. J. med. Sci. **220**, 173 (1950).
8. Schmid, S.: Wien. med. Wschr. **1954**, 674.
9. Sklar, M., and I. I. Young: Amer. J. Med. Sci. **229**, 138 (1955).
10. Sohier, R., F. Benazet, M. Morel et J. Chastel: Bull. Mém. Soc. med. Hop. Paris **1952**, 32/33, 1169.
11. Tanyol, H., and M. E. Rehfuss: Amer. J. Dig. Dis. **22**, 169 (1955).
12. Zoeckler, S. J.: Gastroenterology **26**, 878 (1955).

Diskussion

L. Benda (Wien):

Es sei im Anschluß an die Ausführungen von Herrn Kollegen Creutzfeldt erlaubt,
kurz unsere Erfahrungen über die Cortisontherapie bei Lebererkrankungen zu berichten.

Bereits 1951 versuchten wir, Cortison bei Lebercirrhosen zu verwenden, aber leider waren
die Ergebnisse so, daß wir sehr bald von dieser Therapie Abstand nahmen. Die späteren experimentellen Untersuchungen über die Beeinflussung der experimentellen Cirrhose bei Ratten zeig-

ten leider auch keine günstige Wirkung des Cortison, man hatte eher den Eindruck, als ob das Cortison die Tetrachlorkohlenstoffwirkung auf die Leber verstärken würde. Wir haben dann auf Grund der Angaben von HEILMEYER über die günstige Wirkung von Cortison bei Hepatitis bei dieser Lebererkrankung Cortison verwendet und stimmen vollkommen mit den anderen Autoren überein, daß das Serumbilirubin unter dieser Therapie überraschend rasch absinkt. Leider sahen wir in jedem Fall der behandelten Fälle, trotz einer kochsalzarmen Diät, eine deutliche Wasserretention. Das trat auch unter Verwendung von Hydrocortison ein. Wir haben dann nochmals an 5 Fällen von Lebercirrhose versucht, die mesenchymale Reaktion bei der posthepatitischen Cirrhose zu beeinflussen. Aber auch diesmal waren unsere Erfahrungen keine guten, und wir mußten in allen Fällen die Therapie unterbrechen. In einem Fall kam es zu einer Oesophagusvaricenblutung, in den 4 anderen Fällen kam es zu einer deutlichen Verstärkung der Ödeme und des Ascites. Wir sind bisher daher der Verwendung von Cortison bei der Cirrhose ablehnend gegenübergestanden, sind aber der Ansicht, daß, wenn man so strenge Cautelen anlegt, wie es hier an der Klinik Prof. HEILMEYER geschieht, doch in dem einen oder anderen Fall mit Cortison einen neuerlichen entzündlichen hepatischen Schub einer Lebercirrhose verhindern wird können. Es muß aber betont werden, daß diese Therapie nur an der Klinik möglich ist und auf keinen Fall vom Praktiker durchgeführt werden darf. Jedenfalls waren die von Kollegen CREUTZFELDT gezeigten Bilder über die Beeinflussung neuer entzündlicher Schübe bei Lebercirrhosen sehr überzeugend.

L. HEILMEYER (Freiburg i. Br.):

Ich darf vielleicht nur kurz eine Bemerkung hierzu machen, weil es sich ja um eine Arbeit aus unserer Klinik handelt. Damit soll natürlich in keiner Weise einer ganz diffusen Therapie der Lebercirrhose mit Cortison das Wort geredet werden. Denn damit könnte man ja nur Schaden stiften. Aber, wenn sorgfältig punktiert ist, und wir haben eine enorme aktive mesenchymale Reaktion, eine frische Entzündung, dann ist das Cortison zweifellos das Mittel der Wahl. Die Amerikaner haben bekanntlich am Anfang das Cortison bei Leberkrankheiten, bei der Hepatitis vor allem, abgelehnt, weil sie viel zu hohe Dosen gaben, und weil sie bei ihren Tierexperimenten, die sehr stark überdosiert sind — entsprechend einer Dosis von 2—3 g beim Menschen täglich — Verfettungen gesehen haben. Und natürlich das, was Herr STAUB in seinem Referat heute schon erwähnt hat: sie haben gesehen, daß die Resistenz, die Antikörperproduktion abnimmt. Das ist aber alles Folge einer enormen Überdosierung, verglichen mit unseren Dosen. Später haben dann die Amerikaner auf Umwegen wieder erfahren — zuerst über VARELA-FUENTES in Montevideo, der ihnen das gezeigt hat — wie schön man eine Hepatitis mit Cortison behandeln kann. Aber zuerst auch mit großen Dosen, denn er hat 500 mg täglich gegeben. Wir haben dann gezeigt, daß das auch mit 200 mg geht, und auch in nur 5 Tagen. Dann sieht man, wie diese frisch akut entzündlichen Veränderungen bei der Hepatitis sehr rasch verschwinden. Sie reagieren natürlich viel rascher als die chronischen Prozesse. Bei diesen muß man mehrere Wochen Cortison geben, dann entsteht die Gefahr der Verfettung. Bei der Hepatitis, bei der man nur 5 Tage Cortison gibt, besteht diese Gefahr nie. Herr KÜHN hat mehrere Fälle vorher und nachher punktiert, und wir haben niemals eine Verfettung gesehen. Und ich möchte sagen, die Hepatitis ist ein sehr gutes Objekt für die Cortisonbehandlung, ohne daß man natürlich bei jedem Fall Cortison anzuwenden braucht. Aber in schweren Fällen ist das ohne Zweifel eine ausgezeichnete Therapie.

E. MAHNERT (Graz/Österreich):

Zum Vortrag von Herrn CREUTZFELDT und KÜHN möchte ich gleich an dieser Stelle eine kurze Bemerkung anschließen, die keine Einschränkung, sondern eher eine Erweiterung ihrer schönen Ergebnisse darstellen soll. Erweiterung insofern, als es doch gewisse Fälle dekompensierter Cirrhosen gibt, bei denen die Gabe von NNRH Gutes zu leisten im Stande ist. Wir haben u. a. auch an dieser Stelle — mit unserer Diskussionsbemerkung zum Vortrag von Frau SHERLOCK — schon darauf hingewiesen, daß die dekompensierte Lebercirrhose zuletzt in ein Stadium gerät, bei dem eine NNR-Insuffizienz vorliegt, kenntlich daran, daß das Na i. S. abfällt und das K ansteigt. Während des Vortrages der Herrn CREUTZFELDT u. KÜHN fiel mir einer der ersten Fälle aus unserem großen Material, ein besonders instruktiver Fall, ein, der dadurch gekennzeichnet war, daß der Eintritt der NNR-Insuffizienz durch ein neben der Cirrhose bestehendes Panzerherz besonders forciert wurde. Der etwa 35 jährige Patient zeigte bei der Aufnahme einen Serum K-Spiegel von 27,3 mg-% = 7,0 mäq und befand sich in einem ziemlich aussichtslosen Zustand. Durch tägliche Gaben von 75 mg Cortison und 1 Ampulle Doca kam es ihnerhalb 8 Tagen zu einer Ödem- bzw. Ascites-Ausschwemmung von 10 l bei gleichzeitiger Normalisierung des K-Stoffwechsel. Dieser Erfolg war eindeutig den NNR-Hormonen zuzuschreiben, da Bettruhe schon zu Hause eingehalten werden mußte (!) und das von uns zusätzlich noch verabfolgte Strophantin und Prohepar ebenfalls schon während der häuslichen Behandlung gegeben wurde, lediglich die Salzarmut der Diät wurde von uns gelockert. Der Patient konnte nach 2 Wochen aufstehen und nach 3 Wochen ohne Ascites und Ödeme (Gesamtgewichtsverlust 14 kg) nach Hause entlassen werden.

Vielleicht ist es mir mit dieser kurzen Description gelungen, aufzuzeigen, daß unser therapeutisches Handeln immer vom Abwägen der einzelnen Faktoren zueinander getragen sein muß, oder auf unser Thema angewandt: der Cirrhose als solcher haben nach den Ausführungen von Herrn CREUTZFELDT u. KÜHN unsere NNRH-Gaben nicht gestützt, wohl aber ihren — durch die kardiale Insuffizienz forcierten — Folgen.

H. PETZOLD (Magdeburg):

Die Wirkung von Cortison auf Gewebsenzyme der gesunden Tierleber [1]

Mit 3 Abbildungen

Die Leber kann schon auf geringe Reize, die den Gesamtorganismus treffen, eine Änderung der Aktivität von Gewebsenzymen zeigen. So ergab der *histochemische* Nachweis von verschiedenen Fermenten in diesem Organ bereits eine Woche nach Beginn der Sensibilisierung mit geringen Mengen von artfremden Eiweiß ein anderes Bild, als es das normergische Tier bot.

Wegen dieser feinen Reaktionsfähigkeit erschien die Leber besonders geeignet, die Wirkung von Cortison am Verhalten der alkalischen Gewebsphosphatase und der Cytochromoxydase zu beobachten.

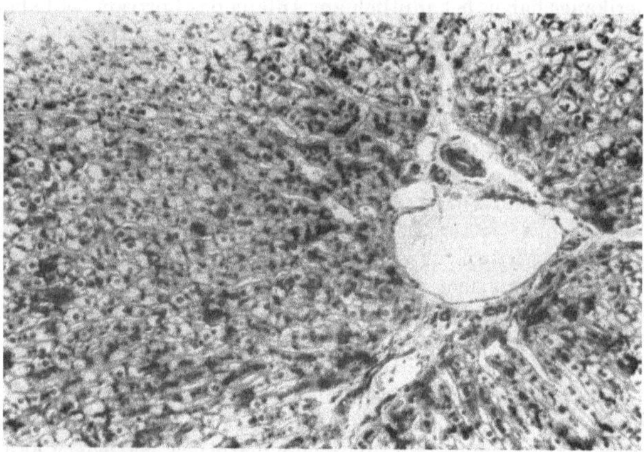

Abb. 1. Alkalische Gewebsphosphatase in der Leber des Kontrolltieres

Für die Untersuchungen wurden 2—3 Monate alte Kaninchen verwendet. Die Einzeldosis des Hormons betrug 2,5 mg/kg Körpergewicht. Dies entspricht einer Tagesmenge von 150 mg bei einem 60 kg schweren Menschen. Die Tiere einer Versuchsgruppe erhielten während 6 Wochen 12 Injektionen mit insgesamt je 30 mg/kg Körpergewicht. In einer zweiten Versuchsgruppe wurden größere Mengen des Hormons verabreicht mit täglichen Injektionen in der ersten Woche und je zwei in den folgenden 6 Wochen. Insgesamt erhielt jedes Tier dieser Reihe 45 mg/kg Körpergewicht innerhalb von 7 Wochen. Nach dieser Cortisonzufuhr war die Aktivität beider Gewebsenzyme deutlich verändert.

Die *alkalische Phosphatase*, die in der gesunden Leber vorwiegend in den Zellmembranen, Gefäßendothelien, in der Wand der Gallengänge und der Galle selbst liegt (Abb. 1), hatte

<hr>

[1] Aus der Medizinischen Klinik der Medizinischen Akademie Magdeburg (Direktor: Prof. Dr. R. EMMRICH).

schon nach geringen Cortisongaben zugenommen. Das Ferment war im Cytoplasma aller Parenchymzellen vermehrt nachzuweisen, wobei dunklere, fermentreichere mit helleren, etwas fermentärmeren Zellen wechselten (Abb. 2). Dagegen hatten nach höherer Dosierung größere Abschnitte des Parenchyms in der Peripherie ihre Aktivität verloren.

Ähnliche Veränderungen waren beim Nachweis der *Cytochromoxydase* nach der längeren Hormonbehandlung zu beobachten. Die gesunden Leberzellen nahmen bei der Reaktion eine

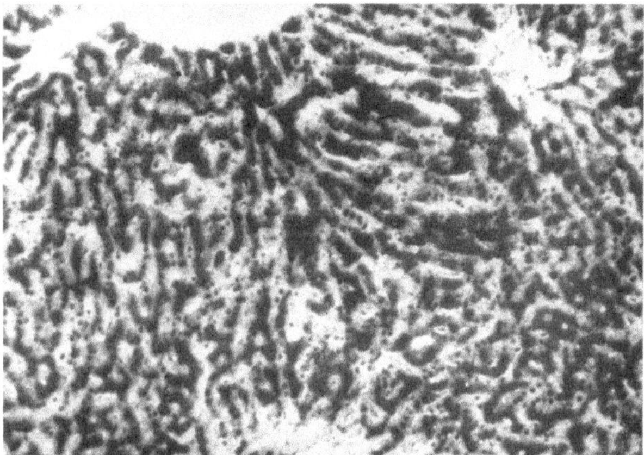

Abb. 2. Vermehrung der alkalischen Gewebsphosphatase in der Leber nach geringen Cortisongaben

schwach-bläuliche Farbe an. Diese war im Anschluß an den Versuch mit Cortison umschrieben fleckförmig, wobei die Enzymaktivität in den übrigen Gewebsanteilen noch bestehen, aber auch fehlen konnte (Abb. 3). Die blauen Flecken waren nicht durch Leukocyten bedingt und konnten teilweise an dünneren Stellen in die Zellen lokalisiert werden.

Als Nebenbefund ergaben sich in der zweiten Versuchsreihe Veränderungen am Bindegewebe im Sinne einer Proliferation, die von den periportalen Feldern ausging. Diese Veränderungen sind sowohl möglicherweise als Folgezustand nach kleineren Nekrosen zu deuten.

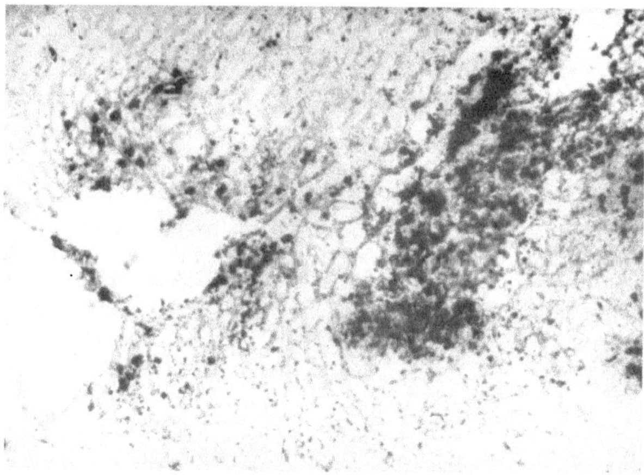

Abb. 3. Fleckförmige Reaktion der Cytochromoxydase in der Leber nach längerer Cortisongabe

Die Versuchsergebnisse zeigen, daß Cortison, wenn es in geringerer Menge gegeben wird, in der Kaninchenleber zu einer Steigerung der Aktivität der alkalischen Gewebsphosphatase führte. Diese Wirkung ist als günstig und als Folge eines gesteigerten Gewebsstoffwechsels aufzufassen.

Wurde das Hormon dagegen in größerer Menge verabreicht, so kam es bei beiden Fermenten zu Befunden, die im Sinne einer Schädigung zu deuten sind.

Löhr (Marburg a. d. Lahn):

In meinem kleinen Beitrag zum Problem der Cortisonwirkung möchte ich Bezug nehmen auf den schönen Vortrag von Herrn Creutzfeldt und Herrn Kühn. Das wesentliche der Cortisonwirkung auf den Stoffwechsel scheint mir zu sein, daß eine Verschiebung des Aminosäurestoffwechsels in Richtung des Kohlenhydratstoffwechsels eintritt. Wir haben festgestellt, daß unter Cortisongaben, auch unter Hydrocortison, Prednison und Prednisolon es zu einem Anstieg der Brenztraubensäure im Blute kommt. Und zwar ist dieser Anstieg ein signifikanter, der z. B. nach 20 mg Prednison etwa das doppelte ausmacht. Im Vollblut kommt es zu einem Anstieg von 600—800 γ-% Normalwert auf über 1 mg-% Brenztraubensäure. Da es gleichzeitig zu einem Blutzuckeranstieg kommt, muß man annehmen, daß die Brenztraubensäure nicht aus dem Kohlenhydratstoffwechsel, also etwa aus dem Glykogen der Leber, kommen kann, es kommt aber dabei zu einer Abnahme der Aminosäuren. Wir müssen also annehmen, daß die Brenztraubensäure, eine α-Ketosäure, ansteigt auf Kosten der glucoplastischen α-Aminosäuren, die durch die Cortisonwirkung durch oxydative Desaminierung in die entsprechende α-Ketosäure, in diesem Falle die Brenztraubensäure überführt werden. Diese Wirkung ist eine signifikante. Man kann sich gut vorstellen, daß unter der Cortisonwirkung die glucoplastischen Aminosäuren im Gewebe abnehmen, die ja auch im Eiweiß eingebaut sind, und daß es so auch zu einer Verminderung des Eiweißgehaltes der Leber kommt. Vielleicht kann man sich so — das ist jetzt eine Hypothese — erklären, daß verschiedene allergische Reaktionen, z. B. die Bindegewebsreaktion unter Cortison ausbleiben. Es ist aber auch eine gewisse Gefahr dabei, und deswegen fand ich es sehr schön, daß Sie Cortison nur eine kurze Zeit geben, denn man könnte sich vorstellen, daß auf die Dauer dann die Leber an Eiweiß verarmt. Wir benutzen diese Verhältnisse sogar heute zu einer Nebennierenrindenfunktionsprüfung, in dem wir ACTH spritzen und bei einer normalen Nebenniere dann feststellen, daß im Blut die Brenztraubensäure erhöht ist.

Prosiegel (München):

Ich möchte fragen, wie es wäre, wenn man statt des Cortison in diesen Versuchen Prednison oder Prednisolon genommen hätte. Nach neueren amerikanischen Untersuchungen wäre es nämlich vorstellbar, daß unter Cortison in der Peripherie vermehrt Eiweiß abgebaut wird, was dann in der Leber selbst vermehrt synthetisiert wird. Die Verwertung von Eiweißbruchstücken würde dann für die Leber eine vermehrte Belastung darstellen.

W. Creutzfeldt (Freiburg i. Br.):

Schlußwort

Zu der Frage von Herrn Prosiegel möchte ich zunächst sagen, daß unsere Untersuchungen ja schon vor zwei Jahren begannen. Erst neuerdings behandeln wir unsere Patienten auch mit Prednison und Prednisolon und konnten bisher keine Unterschiede feststellen.

Dann ist noch zu sagen, daß bei cholangitischen Cirrhosen eine kombinierte antibiotische Therapie unbedingt indiziert ist. Bei unseren Fällen haben wir zweimal einen passageren Diabetes auftreten sehen. Ein Steroid-Diabetes tritt also offensichtlich bei Lebercirrhosen häufiger auf als in anderen Fällen. Zu Herrn Professor Staub möchte ich sagen: wir meinten nicht, daß unsere Lebercirrhosen ausgesprochen infektiös waren, sondern wir haben nur sagen wollen: Wenn wir histologisch eine besondere mesenchymale Reaktion gefunden haben, nahmen wir eine besondere Aktivität des Prozesses an und hielten eine Cortisontherapie für indiziert.

Störungen des Pfortaderkreislaufes im Splenoportogramm*

Von

L. WANNAGAT (Bad Mergentheim)

Mit 5 Abbildungen

I. Physiologische und pathophysiologische Bemerkungen

Die Eigenart des Pfortaderkreislaufes ergibt sich schon aus der Lage zwischen zwei Capillargebieten. Kräfte besonderer Art sind notwendig, um auch in diesem System die Strömung zu erhalten. Ältere Arbeiten haben die Leber als Kreislauforgan in den Vordergrund gestellt [O. HESS (*31*)] und dabei die Atmung, Herztätigkeit sowie die Zwerchfellaktion [W. GERLACH (*23*)] stark beachtet. Im Tierexperiment glaubte man Anzeichen für das Bestehen einer weitgehend autonomen Kontraktilität des Leberparenchyms zu finden [GILBERT u. VILLARET 1909 (*24*)]. Auch im neueren Schrifttum fällt die Vielzahl von Faktoren auf, die in diesem Zusammenhang genannt werden: 1. Darmperistaltik und Venenklappen in den Gefäßabschnitten bis zur Pfortader [HEILMEYER (*29*), SCHAFFNER (*55*)], die sog. „Zottenpumpe" [V. BECKER (*6*)]. 2. Längsmuskulatur der Pfortader [KIRSCHER (*29*), SCHAFFNER (*55*)]. 3. Kontraktionsfähigkeit der Milz, die beim Hund bewiesen ist [SCHWIEGK (*56*), V. P. SISKIN (*53*)], beim Menschen von den meisten Autoren angenommen wird [LUBARSCH, HEIDENHAIN, BRAUS (*29*), SOTGIU u. CACCIARI (*54*), PATRASSI (*46*), PATRASSI u. D'AGNOLO (*47*)]. Danach sollen rhythmische Milzkontraktionen [MALAMANI (*29*)] erhebliche Drucksteigerungen im Pfortadersystem erzeugen können [RICHBERG (*29*)]. 4. Der elastische Apparat einer Glissonschen Kapsel und die Pumpwirkung der Zwerchfellbewegung [SCHAFFNER (*55*)], die die Leber wie einen Schwamm ausdrücken sollen [V. BECKER (*6*)]. 5. Arteriovenöse Anastomosen im Splanchnicusbereich [V. BECKER, CLARA, SPANNER, HAVLICEK, S. SCHUMACHER (*6*)]. 6. Das nervös gesteuerte Wechselspiel eines Leberwiderstandes [GULLERY und BARCROFT (*29*)]. 7. Muskuläre Sperrmechanismen der Lebervenen, die im Gegensatz zum Hund beim Menschen nur wenig entwickelt sind [MAUTNER u. PICK (*56*)]. 8. Die den Pfortaderwurzeln anliegenden Arterien sollen durch Übertragung ihrer eigenen Pulsation die Bewegung der Blutsäule in den Venen fördern [V. BECKER, HASEBROEK, SCHADE, K. GOERTTLER (*6*)]. 9. Die Sogwirkung des relativen Unterdruckes im Brustkorbraum gegenüber dem abdominellen Druck [V. BECKER (*6*)]. 10. Der Funktionszustand von Magen, Darm, Pankreas und Milz und der Gefäße im Splanchnicusgebiet [SCHWIEGK (*56*)]. — Über die Durchblutung der Leber selbst ist zu sagen, daß Versuche an Hunden [SCHWIEGK (*57*)] ein gegensinniges Verhalten von

---

* Aus der Kuranstalt Haus Schwaben der LVA Württ., Bad Mergentheim (Leitender Arzt: Dr. L. WANNAGAT).

Leberarterie und Pfortader insofern ergeben haben. als bei Abnahme der Pfortaderdurchblutung die Durchblutung der Leberarterie regelmäßig zunimmt. Der Gesamtbluteinstrom in die Leber ist dagegen weitgehend konstant [Soskin. Essex. Herrik u. Mann 1938 (*56*)]. Über die Leberarterie werden $20—25\%$ der Blutmenge, das sind etwa $40—45\%$ des Sauerstoffverbrauchs. bei Stoffwechselbelastungen sogar bis 70% geliefert [Schwiegk 1932 (*57*)]. Die eigentliche Sauerstoff- und Stoffabgabe zwischen dem arteriellen Blut und dem Pfortaderblut vollzieht sich in den sog. Sinusoiden. Es sind dies ungleich weite Capillaren mit Kupfferschen Sternzellen ausgekleidet. die die Leberzellbalken begleiten und die am Ein- und Ausgang jeweils mit einem Sphincter versehen sind. So ist eine Blockierung und regulative Wirkung einzelner oder ganzer Sinusoidgruppen jederzeit möglich. In Ruhe soll nur ein Viertel dieser Sinusoide offen sein [Wakim u. Mann (*56*)] und zwischen den mehr zentralen und peripheren Leberabschnitten bestehen Regulationsmöglichkeiten [Untersuchungen bei Ratten und Katzen durch Daniel u. Prichard 1950 (*56*)]. Bei körperlichen Belastungen fließt eine größere Menge des Blutes in die peripheren Gefäße. was eine Drosselung der Leberdurchblutung um 30%. bei Lagewechsel aus der horizontalen in die vertikale sogar um 40% zur Folge haben soll [Bradley u. Mitarb. 1948 (*56*)]. Frerichs (*56*) hat schon 1861. und Wanke (*59*) hat es neuerdings bestätigt. eine erhebliche Lumenerweiterung der A. hepatica bei der Lebercirrhose gefunden. Das hieße also. daß bei intrahepatischer Blockbildung die Leberarterie die Hauptversorgung der Leber übernimmt und damit die Leistungsminderung der portalen Gefäße auszugleichen sucht. Es überrascht daher nicht. wenn MacIndoe 1928 (*56*) bei künstlicher Durchströmung einer Narbenleber $68—100\%$ des Pfortaderblutes ohne eigentlichen Kontakt mit der Leberzelle über die eröffneten Kollateralen abströmen sah. Ein Befund. der kreislaufdynamisch einer Eckschen Fistel (Th. Eck 1877) entspricht und der ja in Form der modernen Shuntoperationen durch Anlegung portocavaler Anastomosen beim Pfortaderhochdruck in zunehmendem Maße [Hegemann u. Zenker (*28*). Wanke (*59*). Ungeheuer (*58*)] und mit Erfolg Eingang in die Lebertherapie gefunden hat.

II. Portale Kreislaufstörungen

Jede Behinderung des Blutabflusses über die Leber führt zwangsläufig zu einer Druckerhöhung und zur Drosselung der Strömungsgeschwindigkeit im Strombettsystem der Pfortader. Dabei ist es zunächst unwichtig. um welche Form einer Blockbildung [Whipple (*66*)] es sich handelt.

A. Die Strömungsgeschwindigkeit kann a) direkt auf dem Röntgenfilm ausgemessen werden. vorausgesetzt, daß mit einem automatischen Filmwechsler (Jankerkassette, Elema-Apparatur) im Abstand von mindest einer Sekunde der Kontrastmittelabfluß aus der Milz vom Beginn der Injektion an bis zur Auffüllung der Lebergefäße laufend registriert wird. Wir fanden dabei Werte von $12—14$ cm/sec. Hunt (*32*) und Markoff (*42*) geben die normale Strömungsgeschwindigkeit mit 10 cm/sec an. Bei der hepatitischen Cirrhose ist die Strömung verlangsamt und Werte von $4—5$ cm/sec sind nichts Ungewöhnliches. In fortgeschrittenen Einzelfällen kann man mit der Leuchtschirmmethode sogar einen „stehenden Kreislauf‥. d. h. eine totale Stase über viele Sekunden beobachten.

b) Auch die Bestimmung der Umlaufzeit nach Injektion von Lobelin, Calcium oder Decholin in die Milz bis zur subjektiv empfundenen Reaktion (Hustenstoß, Wärmegefühl, Zungenbrennen) gibt nach Abzug der Arm-Zungen-Zeit einen Einblick in die Strömungsverhältnisse im portalen Gefäßsystem. Den Lobelintest [E. BIBAWI, M. MAHFOUZ u. B. MASSOUDA (4)] wenden wir nicht an, weil der Hustenstoß bei in der Milz liegender Kanüle durch plötzliche Organverdrängung und Zerrung zumindest zu einer stärkeren Blutung führen könnte. Bei intrasplenischer Calciuminjektion — 5 ml einer 20%igen Calciumgluconatlösung [E. SALEM (4)] — kommt es nach unserer Erfahrung zu einer verlängerten und massiveren Nachblutung. Decholin — 5 ml 20%ig [EGELI u. REIMANN (21)] — gibt keine Nebenerscheinungen, es sei denn, es gelangt direkt in die freie Bauchhöhle. Das führt zum Erbrechen. Der Eingriff muß augenblicklich unterbrochen werden. Das plötzliche Herausnehmen der Kanüle aus der Milz ist aber immer von einer massiveren Blutung begleitet und es ist geradezu dramatisch, zu sehen, wie dann die Blutsäule aus dem Einstichkanal bis auf Zentimeterhöhe über das Organ austritt und in rascher Folge in die freie Bauchhöhle einfließt. Hier kann nur eine sofortige Verschorfung mit Frequenzströmen helfen (61). Die ansonsten elegante Decholinprobe hat leider den Nachteil, daß die mit ihr bestimmte Umlaufzeit nicht unbedingt mit der Schwere der Leberveränderungen übereinstimmt und daß in einem gewissen Prozentsatz (in unserem Krankengut waren es 26%) der Patient nicht imstande ist, ein bitteres Empfinden, auch auf Befragen nicht, anzugeben. Bei verlangsamter Strömung oder bestehender Stase ist das zu verstehen. Das Decholin gelangt in ungenügender Konzentration an das Erfolgsorgan und eine registrierbare Empfindung bleibt aus. Tritt aber ein solches Phänomen auch bei wenig gestörtem Portalkreislauf auf, so können eine trockene Zunge oder die potenzierte Narkose dafür keine befriedigende Erklärung abgeben. Trotzdem aber hat die Methode ihre Bedeutung. Wir haben sie 57mal durchgeführt. Danach fand sich eine Portalzeit — die Differenz zwischen der Milz-Zungen-Zeit (Streuung 13—115 sec, Mittelwert 37 sec) und der Arm-Zungen-Zeit (Streuung 7—20 sec, Mittelwert 14 sec) — von im Mittel 22,4 sec bei einer Streubreite von 6—97 sec. Der Milzinnendruck betrug: Mittelwert 125 mm Wasser (Streubreite 34—435 mm Wasser). Histologisch handelte es sich ausschließlich um Hepatitisfälle von der schleichenden Verlaufsform bis zur atrophischen Cirrhose.

Beispiel für eine kurze Portalzeit: K. F., 34 J., Lap. Nr. 695/56. Bioptische Diagnose: Schleichend verlaufende Hepatitis mit perihepatitischen, perisplenitischen und pericholecystitischen Veränderungen. Milzvergrößerung. Geringfügige portale Kreislaufbeteiligung. (Histologisch: Geringgradige chronische Virushepatitis). Arm-Zungen-Zeit: 19 sec. Milz-Zungen-Zeit: 26,5 sec. *Portalzeit*: 7,5 sec. Milzinnendruck 177 mm Wasser.

Beispiel für eine erheblich verlängerte Portalzeit: W. A., 30. J., Lap. Nr. 676/56. Bioptische und splenoportographische Diagnose: Subakut rezidivierende Virushepatitis mit Übergang in die atrophische Cirrhose, sekundäre Gallenblasenektasie, wenig vergrößerte Milz; intrahepatische cellular-infiltrative Blockbildung, portale Stase, Stadium 2. (Histologisch: Hochgradige, chronische und subakut rezidivierende Hepatitis mit geringen älteren und ausgedehnten frischen sekundären cirrhotischen Veränderungen — Doz. SCHULTZ-BRAUNS, Stuttgart). Arm-Zungen-Zeit: 18 sec. Milz-Zungen-Zeit: 115 sec. *Portalzeit*: 97 sec. Milzinnendruck vor der Injektion 109 mm, nach 5 ml Decholin 312, nach 20 ml Urografin 462 mm Wasser.

c) A. H. HUNT u. E. H. BELCHER (32) haben die Strömungsgeschwindigkeit direkt gemessen, indem radioaktives Natrium bei offener Bauchhöhle in ein

Portalgefäß injiziert wurde. d) Bradley u. Mitarb. (*12, 13*) bestimmten durch eine Art Clearanceverfahren die Leber- bzw. Eingeweidedurchblutung. Dabei wird der Farbstoffgehalt von Bromsulfalein oder Bengalrot, das in die Cubitalvene infundiert wird, im mittels Herzkatheterismus entnommenen Lebervenenblut gemessen.

B. Der Pfortaderdruck wird a) von chirurgischer Seite überwiegend blutig unter Zuhilfenahme eines Wassermanometers durch direkte Punktion eines Portalgefäßes nach Laparotomie bestimmt [Ungeheuer (*58*), Hunt (*32*), Hegemann u. Zenker (*28*), Blakemore (*9, 10*) u. a.]. Die Werte bestechen durch ihre Genauigkeit. b) Bei der Splenoportographie, gleich, ob es sich dabei um eine transcutane. *blinde* [Abeatici u. Campi (*1*), le Gô, Leger (*41*), Sotgiu u. Cacciari (*54*). Atkinson u. Sherlock (*5*)] oder visuell laparoskopische [Wannagat (*61, 62, 64*)] handelt, wird man die in der Milz liegende Kanüle auch gleich zur Druckbestimmung verwenden. Dabei hat sich uns das Gerät nach Professor Reimann[1] gut bewährt. Die Normalwerte liegen etwa um 50 mm Wasser. Gesamtzahl der Messungen: 219. Die entsprechenden Zahlen anderer Autoren sind höher: Kalk 60—100 (*37*), Hunt 100 (*32*), Atkinson u. Sherlock 140 (*5*), Leger 100—120 (*41*), Saegesser 80—120 (*51*), Hegemann u. Zenker 60—120 (*28*) und Markoff 120—170 mm Wasser (*42*). Übereinstimmung besteht über den Druckanstieg bei intra- und extrahepatischer Blockbildung. Es werden in diesem Zusammenhang Werte bis zu 700 mm Wasser [Wanke (*59*)] mitgeteilt (eigener Höchstwert 435 mm, nahe der Milzoberfläche 655 mm Wasser, Fall 226 und 101). c) Immer zahlreicher werden die Versuche, mit einem über die Cubitalvene und den rechten Vorhof bis in die Lebervenen vorgeschobenen Katheter Messungen vorzunehmen, Druckübertragungen vom portalen auf das venöse System zu registrieren und somit einen Einblick in den Pfortaderkreislauf zu gewinnen [Myers u. Taylor 1951 (*43*), Krook (*39*), Krook u. Overbeck (*40*), Paton, Reynolds u. Sherlock (*45*), Browne u. Welch (*14*)]. d) Schließlich ist auch eine „blutige" intrahepatische Druckmessung [Egeli, Reimann, Ulagay u. Berker (*22*)] in Verbindung mit der gezielten Leberpunktion mitgeteilt worden. Über seine Methode der Bestimmung des Pfortaderdruckes mit Hilfe von Capillardruckmessungen an der Darmschleimhaut wird Herr Demling (*19, 20*) noch persönlich berichten. Der portale Hochdruck ist ganz überwiegend [in 98,8% nach Wanke (*59*)] die Folge einer intrahepatischen Blockbildung. Dabei kommt es zur Lumeneinengung der dünnwandigen Pfortaderäste, wobei in fortgeschrittenen Fällen der Lebercirrhose auch dem Rückfluß des arteriellen Blutes aus der A. hepatica über arteriovenöse Anastomosen in die Vena portae Bedeutung beigemessen wird [Hegemann, Zenker (*28*)].

C. Ein Umgehungskreislauf [Wanke (*60*)] kann entstehen. Auf dem Wege portocavaler Anastomosen versucht der Körper das Blut in die Hohlvene zu bringen (*62*). Dabei bilden sich insbesondere im caudalen Abschnitt der Speiseröhre sehr häufig [in 49,1% nach Wanke (*59*)] ausgedehnte Krampfaderkomplexe aus, die in 30% zu massiven Blutungen [Hegemann, Zenker (*28*)] und in einer Zusammenstellung nach Wanke u. Eufinger (*59*) in 15,4—49% bei der Lebercirrhose die Todesursache abgeben. Schon bei der Laparoskopie fällt die Blutüberfüllung der venösen Gefäße im Magen-, Darm- und Netzgebiet auf (*63*). Mit einer

---

[1] Hergestellt und zu beziehen durch H. C. Ulrich, Ulm.

subtilen radiologischen Technik kann der Nachweis von Oesophagusvaricen geführt werden, zuverlässiger ist allerdings die Diagnose mit Hilfe der Splenoportographie. Bereits im Schirmbild fällt dem Beobachter der verlangsamte Abtransport des in die Milz injizierten Kontrastmittels auf. Kollaterale Gefäße kommen zur Darstellung. Bleibt dabei die Stromrichtung gewahrt, d.h. wird das kontrasthaltige Blut über die Milzvene oder auch über die Magen- und Netzvenen direkt zur Leber geleitet, so ist der Befund, so massiv er auch im einzelnen aussehen mag, doch als relativ gering anzusprechen (Stadium 1). Man kann auch noch nicht mit genügender Sicherheit die Ausbildung von Varicen annehmen, wenn das Kontrastmittel aus der Milzvene in die meist rechtwinkelig einmündenden Nebengefäße, z. B. die Pankreasvenen auf dem Wege eines Refluxes austritt (Stadium 2). Dagegen bestehen keine Zweifel, daß solche vorhanden sind, wenn die kontrasttragende Welle über einen venösen Reflux, d. h. stromaufwärts die V. coronaria bis in die Vv. oesophagicae (Stadium 3) darstellt. [Einzelheiten s. (*64*).]

D. Darüber hinaus gestattet die laparoskopische Splenoportographie in der von uns mitgeteilten Schirmbildtechnik durch Rückverlegung der Diagnostik auf die erkrankte Leber selbst die *Frühdiagnose einer intrahepatischen Blockbildung* zu einem Zeitpunkt, in dem extrahepatische Zeichen einer portalen Stase noch nicht zu bestehen brauchen. Und darauf kommt es an. So schön die Bilder eines ausgebildeten Umgehungskreislaufes oder solche massiver Krampfaderkomplexe auch sein mögen, sie stellen doch bereits die eigentliche Domäne der chirurgischen Fachdisziplin dar, aus der auch die Methode der *blinden* transcutanen Splenoportographie [ABEATICI u. CAMPI (*1*)] hervorgegangen ist. Den Internisten interessiert dagegen mehr die in Entwicklung begriffene intrahepatische Blockbildung in einem Stadium noch reversibler cellulär-infiltrativer Veränderungen. Diese sind aber schon sehr früh am Gefäßbaum der Leber abzulesen. Es ergeben sich dabei folgende Bilder:

1. Die noch *normale Gefäßarchitektonik* der Leber (der astreiche Winterbaum). Die einzelnen Gefäße teilen sich wie die einer gesunden Baumkrone symmetrisch auf. Der Durchmesser ist gleichmäßig breit und verjüngt sich erkennbar nach jeder weiteren Astabgabe. Die Zahl der Zweige ist groß, nimmt zur Peripherie hin zu, ist aber auf das Organ gleichmäßig und harmonisch verteilt. Auch die kleinsten Portalzweige, so verwirrend groß ihre Zahl auch sein mag, sind ganz überwiegend noch geradlinig und von gleichbleibender Lumenbreite.

2. *Die fortschreitende hepatitische Infektion* mit dem histo-pathologischen Substrat zahlreicher extravasaler Zellinfiltrate (ein im Sturm stehender Herbstbaum). Hierher gehören vor allem die Virushepatitiden ohne Bindegewebsneubildung, angefangen von der schleichend verlaufenden, deren wenige Symptome sich bei der laparoskopischen Untersuchung in einer Milzvergrößerung und zarten, meist strichförmigen Kapselverdickungen der Leber erschöpfen können, bis zu der subakut- und chronisch-rezidivierenden Form. Das Bild wirkt unruhig und zerfahren, ja bei der raschen Strömung auch etwas flüchtig. Die größeren Portalzweige sind zwar noch von normalem Aussehen, es sei denn, es fällt auch hier schon ein isolierter Gefäßabbruch oder eine unterschiedliche Kontrastsättigung einzelner Abschnitte auf. Ein Befund, bei dem in erster Linie an eine *intrahepatische Thrombenbildung* gedacht werden sollte. Aber die charakteristischen Veränderungen liegen doch im Bereich der kleinen Gefäße. Es sind vorwiegend umschriebene

raumeinengende Vorgänge, die dem Gefäßbild das typische Aussehen geben. Zahlreich sind die Abbrüche in der Peripherie und die kissenförmigen Eindellungen,
die zerstreut, aber auch perlenschnurähnlich nebeneinandergereiht auftreten
können, weiter kommen kolbenförmige Erweiterungen vor, unmittelbar gefolgt
von zylindrischen Einschnürungen, stellenweise sogar fleckige Kontrasteffekte,
die an letzte Blätter in einer Spätherbstbaumkrone erinnern und die keinen
eigentlichen Zusammenhang mehr mit der Gefäßarchitektonik erkennen lassen.
Auch unorthodoxe Krümmungen bis zur Spirillenform und scheinbar in der
Luft hängende Gefäßabschnitte sind nicht selten. Dazwischen aber die ersten, vorerst noch kleinen gefäßfreien Felder. Im histologischen Präparat lassen sich, wenn man darauf achtet, solche Lumeneinengungen und Ummauerungen
einzelner Portalzweige finden. Sie kommen zustande durch extravasale, aber in
unmittelbarer Gefäßnähe liegende und in solchen Fällen besonders zahlreich
vorhandene, dichte Zellinfiltrate. In gewissem Grade auch durch Hyalinisierung,
Vernarbung und Neubildung des portobiliären Bindegewebes (Schultz-Brauns,
Stuttgart).

3. *Die hepatitische Cirrhose.* Der Pathologe findet im gezielt entnommenen
Lebergewebe [Kalk (*35*)] zahlreiche kleine und größere Rundzellinfiltrate innerhalb der Leberläppchen, bestehend aus Plasmazellen und neutro- bzw. eosino-
philen Leukocyten. Daneben aber eine ältere oder frischere, *fortschreitende Bindegewebsneubildung* mit sog. Gallengangswucherungen. Ein Befund, der über ein nur
verbreitertes, portobiliäres Bindegewebe durch Einbrüche in die Läppchen deutlich hinausgeht. Im Splenoportogramm sind hier zwei Befund-Gruppen voneinander zu trennen: a) die hypertrophische Lebercirrhose [große Höckerleber nach
Kalk (*36*)] und b) Übergangsstadien in die atrophische Cirrhose vom Typ Laennec.
Zu a): Im Widerspruch zu dem großen, nahe der freien Kante grobhöckerigen
Leberschatten, stehen die spärlichen, in ihrer Form noch kaum veränderten
Hauptäste der Pfortader. Die zahlreichen cellulären Infiltrate und die Bindegewebsneubildung haben die Masse der kleinen Gefäße eingedrückt und damit das
Einströmen des Portalblutes erschwert. So ist die Zahl der kleinen Portalzweige
in einem solchen Hepatopneumogramm nur gering und stellenweise von angedeutet strichförmigem Aussehen. Zu b): Das Organ ist erheblich kleiner, der Durchmesser auch der größeren Portalzweige ist hier eingeengt, Äste 3. und 4. Ordnung
sind halbmond- und bogenförmig gekrümmt, die Peripherie wird ausgesprochen
gefäßarm und auch in den zentralen Partien finden sich nunmehr größere gefäß-
freie Bezirke. Die oben beschriebenen typischen Veränderungen für das Vorliegen
extravasaler Infiltrate sind hier wohl noch vorhanden, es überwiegen aber jetzt
die Veränderungen im Zusammenhang mit älteren bindegewebigen Umbauvorgängen. Die größeren Portaläste sind verdrängt, im Lumen eingeengt und verlegt, so daß oft von einer zusammenhängenden Gefäßarchitektonik gar nicht mehr
die Rede sein kann. Bildlich haben wir hierbei von einem verdorrten Gestrüpp
gesprochen, um das verkümmernde, aber doch noch herdförmige zu betonen.

4. *Die alte atrophische Cirrhose,* einschließlich der Mischformen von Cirrhosen
und Narbenleber nach Kalk (*37*) (das Geäst eines leblosen gealterten Baumes).
Der echte Substanzverlust und der narbige Gewebsumbau sind vorherrschend,
größere Zellinfiltrate fehlen. Dementsprechend ist das Bild im Portogramm. Die
größeren Zweige sind wohl für das Kontrastmittel offen, aber ihr Durchmesser ist

gleichmäßig eingeengt, der Verlauf geradlinig und rutenähnlich gestreckt, dabei von parallel enganeinandergereihtem büschelförmigen Aussehen. Wie knöcherne Totenfinger zeigen einzelne Gefäßgruppen nach einer Richtung. Die Zahl der kleinen Zweige ist gering. Das ganze Bild wirkt starr, ja traurig. Es ist dabei aber auffallend kontrastreich und einprägsam, weil die verlangsamte Strömung eine effektvolle intra- wie extrahepatische Kontrastmittelsättigung im gesamten portalen Gefäßsystem zur Folge hat. Daß zwischen diesen hier skizzenhaft dargestellten Verlaufsformen fließende Übergänge bestehen, braucht kaum erwähnt zu werden.

E. Bei einwandfreier Gefäßdarstellung scheint sich mit der gezielten Splenoportographie auch eine *Segmentdiagnostik der Leber* anzubahnen. Abb. 1 zeigt

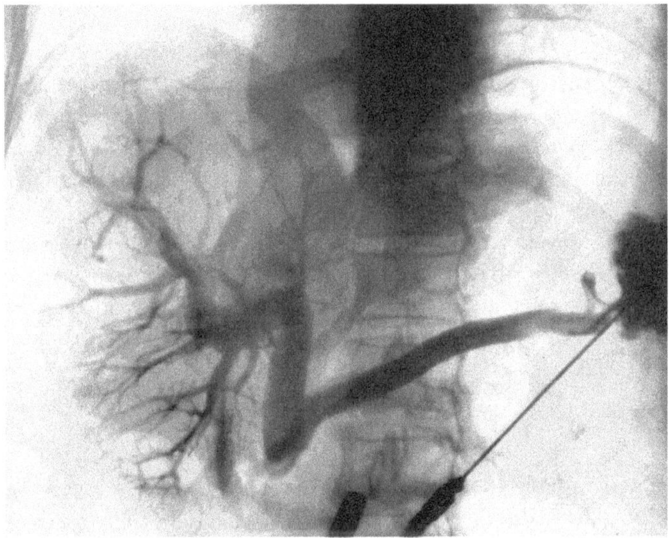

Abb. 1. S. J., 50 J., lfd. Nr. 203. Segmentverschiedene intrahepatische Stromeinengung mit sekundärer portaler Stase (Stadium 2) bei hepatitischer Cirrhose. Milzinnendruck vor der Kontrastmittelgabe 93 mm, nach 20 ml Triopac „400" 220 mm Wasser

einen solchen Fall. Im marginalen Sektor des rechten Leberlappens erkennt man das typische Bild einer älteren atrophischen Cirrhose. Die Gefäße sind rutenförmig ausgezogen, im Lumen eingeengt, parallel verlaufend und aneinandergeschmiegt. Ganz anders sehen da doch die kranio-ventralen Segmente desselben Leberlappens aus. Hier fällt eine unterschiedliche Kontrastmittelsättigung der Portaläste auf. Die Aufteilung ist noch harmonisch und symmetrisch, die Lumeneinengung noch wenig ausgeprägt, aber die Formänderungen der kleinen Äste mit sicheren Gefäßabbrüchen sind eindeutig, also ein Bild, wie wir es bei der noch *fortschreitenden* hepatitischen Cirrhose mit cellulär-infiltrativen Vorgängen und Bindegewebsneubildung zu sehen gewohnt sind. Ein Übergang zwischen diesen beiden Formen findet sich im Versorgungsgebiet des Ramus dorsalis.

III. Häufigste Ursachen einer portalen Kreislaufstörung

1. *Der extrahepatische oder prähepatische Block* mit a) dem isolierten Milzvenenverschluß und b) der Pfortaderthrombose. Von chirurgischer Seite werden bei der

Thrombose der V. portae noch die radiculäre Form (Verlegung im Sektor der Mesenterialvenen), die trunculäre mit Verschlußbildung im Portalstamm selbst und zwar proximal und distal der Einmündungsstelle der V. coronaria ventriculi [Naegeli, Th. (*44*)], sowie die terminale Form mit Thrombenbildung im Bereich der portalen Zweige unterschieden. Diese letztere gehört aber eigentlich bereits zur zweiten, zahlenmäßig weitaus stärksten Gruppe der

2. *intrahepatischen Blockbildung.* Sie umfaßt in der Hauptsache Folgezustände der hepatitischen Infektion. Kompressionen der Pfortader von außen, parasitäre Erkrankungen der Leber und Malignome interessieren hier weniger, weil sie einer internen Therapie in der Regel nicht zugänglich sind.

3. *Die post- oder suprahepatische Blockbildung* umfaßt das Gebiet der Lebervenen. Hier können die entzündlichen Folgen sekundärer Art sein (Concretio pericardii, Tumoren) oder in Form der Endophlebitis hepatica obliterans (Budd-Chiari-Syndrom) auftreten. Budd (*15*) hat 1846 als erster die isolierte Thrombenbildung der Lebervenen erwähnt und Chiari (*16*) 1899 dieselbe als wichtiges und selbständiges Krankheitsbild, wahrscheinlich mit der Syphilis im Zusammenhang stehend, beschrieben. Heute wissen wir, daß die Thrombenbildung der Lebervenen wie auch der Portalzweige häufiger vorkommt als dies aus den Obduktions-statistiken herauszulesen ist [Wanke (*59*)]. Das sogenannte Cruveilhier-(1935)-v. Baumgarten (1907)-Syndrom wird nach Till (zit. nach Wanke) neuerdings für die Kombination des portalen Hochdruckes, gleich welcher Genese, mit abdominellen Venengeräuschen, möglicherweise bedingt durch einen Druckabfall in den porto-cavalen Anastomosen, verwandt.

IV. Frühsymptome

Eine Pfortadersperre läßt sich im Splenoportogramm schon sehr frühzeitig erkennen. Wir denken hierbei an Symptome, die sich in allgemein gültige physikalische Gesetze zwanglos einreihen lassen und die zur Voraussetzung das Bestehen einer portalen Stase haben.

1. *Der orthostatische Effekt.* Die Verteilung und Ausbreitung des Kontrastmittels bei gedrosselter Strömung ist lagebedingt. Das Phänomen kann sowohl a) in den *extrahepatischen* wie auch b) in den *intrahepatischen Gefäßabschnitten* nachgewiesen werden. Zu a): Durch die Leber- und Milzorganvergrößerung rücken die Porta hepatis und der Milzhilus, in ihrer seitlichen Ausdehnung durch das Knochengerüst beschränkt, einander näher. Der Durchmesser der Milzvene wird größer, der Verlauf mehr geschlängelt. Injiziert man das Kontrastmittel in die Milz in aufgerichteter Lage (+20°), so findet sich eine kontrastschärfere caudale Wandbegrenzung der V. lienalis, bei Kopftieflage aber (−20°) ist umgekehrt die Kontrastdichte in den kranialen Wandabschnitten weit ausgeprägter. Bei erheblich verlangsamter Strömungsgeschwindigkeit kann es sogar zu einer Sedimentierung und Spiegelbildung des kontrasthaltigen Blutes in den abhängenden Schlingen entsprechend der Schwerkraft kommen. Magen, Netz- und Intestinalgefäße stellen sich stärker oder gar ausschließlich entsprechend ihrer Lage dar, der Umgehungskreislauf über den Magen eher in Kopftieflage, ein venöser Reflux in die Stämme der Mesenterialvenen wird durch das Aufrichten des Objektes begünstigt. In Rechtslage überwiegt der Kontrastmitteleinfluß in die V. mesenterica cranialis,

in Linkslage in den Stamm der V. mesenterica caudalis. Daß es in der horizontalen Lage bei sagittalem Strahlengang nicht möglich ist, einen orthostatischen Effekt, auch in der Milzvene nicht, nachzuweisen, ist verständlich. Tritt eine Kontrastmittelausweitung über das abtransportierende Gefäß ein und kommt es dabei zur Ausbildung eines Umgehungskreislaufes, so ist das ganz überwiegend ein Zeichen für das Bestehen einer portalen Stase mit Druckerhöhung. Dasselbe gilt auch für eine zur jeweiligen Körperlage gegensinnige Gefäßdarstellung, z. B. wenn es zu einem venösen Reflux in die Mesenterialstämme bei Kopftieflage oder in die Vv. gastricae breves in mehr vertikaler Lage kommt. Es hat sich dabei gezeigt, daß das orthostatische Phänomen ein ausgesprochenes Frühzeichen darstellt und den Wert einer Funktionsprobe besitzt. Zu b): Intrahepatisch folgt der orthostatische Effekt denselben Gesetzen. Jeweils die abhängigen Gefäßabschnitte einzelner Lebersektoren stellen sich kontrastreicher und in massiverer Form dar. In Kopftieflage die kranialen, in horizontaler die dorsalen, in aufgerichteter Lage die caudalen Segmente. Daß im Splenoportogramm in der Hauptsache die Gefäße des rechten Lappens zur Darstellung kommen, ist anatomisch (*61*), aber eben auch lagebedingt. Die Äste des linken Lappens können in einem größeren Prozentsatz bei der Splenoportographie dargestellt werden, wenn sich der Patient während der Untersuchung in Linkslage befindet. Dem sind aber schon durch die Lageverhältnisse der linken Oberbauchorgane Grenzen gesetzt. Wir können daher den um die Entwicklung der percutanen lienoportalen Venographie verdienten Herren GVOZDANOVIĆ u. HAUPTMANN (*26, 27*) nicht folgen, wenn diese dem automatischen Filmwechsler für die Diagnostik portaler Kreislaufstörungen alleinige Beweiskraft zusprechen. Das Seriogramm hat wohl den Vorteil, daß die Vielzahl der Aufnahmen die Fehlerquelle, was Zufallbefund und Artefaktbildung betrifft, einschränken kann. Leider überwiegen die Nachteile. Bei der Janker-Kasette und auch bei der Elema-Apparatur wird das Objekt halb blind eingestellt, d. h. auch bei laparoskopischer Technik ist eine Kontrolle durch das Auge nur von der Bauchhöhle her möglich, während man über den Kontrastmittelabfluß und dessen Verteilung für die Zeit der Untersuchung im Unklaren bleibt. Das einmal gewählte „Programm" muß ablaufen und die Auswertung der Röntgenogramme kann erst einige Stunden später erfolgen. Dadurch wird sowohl eine Bildkorrektur als auch eine Änderung der Objektauswahl praktisch unmöglich. Projektionsmängel oder eine ungenügend bedachte, weil eben *blind* eingestellte Bildauswahl wird automatisch von der ganzen Serie übernommen. Darüber hinaus — und das erscheint uns als wesentlich — ist bei der horizontalen Rückenlage ein Einblick nur in die Gefäßabschnitte möglich, die *dorsalwärts* einer horizontalen Ebene liegen, welche durch den Milzhilus und die Portalstammbifurkation markiert wird. Das aber kann zu einer bedeutsamen Fehlbeurteilung führen. Bei ungestörten oder nur wenig veränderten Kreislaufverhältnissen bestehen solche Vorbehalte natürlich nicht, weil es dann ein orthostatisches Phänomen nicht gibt. Anders liegen die Verhältnisse bei der Schirmbildtechnik. Hier ist es mit dem gut beweglichen Zielgerät jederzeit möglich, eine Objektauswahl zu treffen, die der augenblicklichen und den individuellen Gegebenheiten Rechnung tragenden Situation entspricht. Mit zwei Aufnahmen, bei wenig gestörten Kreislaufverhältnissen genügt sogar ein Röntgenogramm in rechtsseitiger Horizontallage, einer in Kopftief- (—15°) und einer zweiten in mehr vertikaler Lage (+15°) gewinnt man einen umfassenderen

Einblick in die Hämodynamik des portalen Kreislaufes als dies mit einer ganzen
Serie von Röntgenaufnahmen in ein und derselben Rückenlage möglich ist. Aus
diesem Grunde verwenden wir den automatischen Filmwechsler nur noch selten.
Beweglichkeit und eine weitgehende funktionelle Technik bestimmen den Wert
einer jeden optisch kontrollierten Methode. Dafür ein Beispiel: Die Abb. 2 und 3
sind bei demselben Patienten unter sorgfältig gleichgewählten Bedingungen in
Rechtslage aus dem gleichen Milzsegment unter Verwendung desselben Kontrastmittels und in gleicher Spritzzeit gemacht worden. Abb. 2 in aufgerichteter

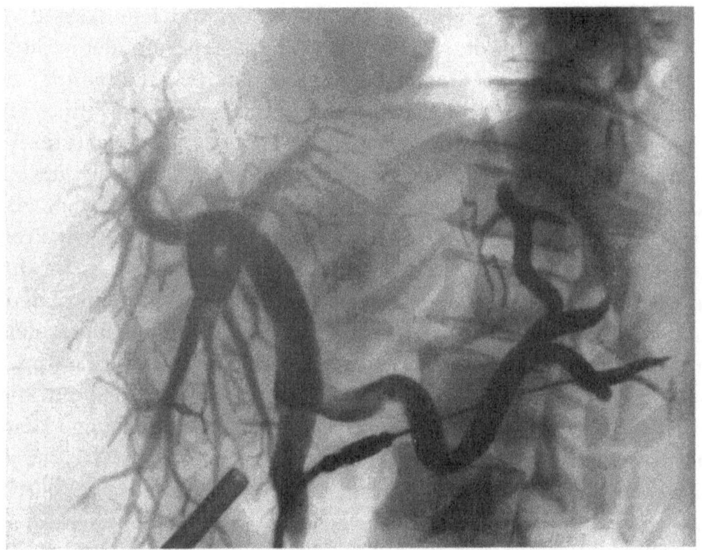

Abb. 2. W. A., 47 J., lfd. Nr. 219. Hochgradige chronische und subakut rezidivierende Hepatitis. Vertikalisierte
(+15″) Rechtslage. Es imponiert die wuchtige Darstellung der Ri. marginales und des R. medialis. Ausgeprägter
venöser Reflux in den Stamm der V. mesenterica cranialis. 20 ml Urografin

(+15°). Abb. 3 in Kopftieflage (−15°). Das erste Bild zeigt eine massive, überaus
eindrucksvolle Darstellung der marginalen Zweige und des R. medialis, wogegen
die Gefäße in den dorsalen Lebersegmenten (R. dorsalis-Bereich) offensichtlich
schlechter aufgefüllt sind. Sehr einprägsam ist der venöse Reflux in den Stamm
der V. mesenterica cranialis und in den kräftigen kranialen Ast der Milzhilusgabelung mit dem Kontrastmitteleinfluß in eine V. gastrica brevis. Demgegenüber
fällt auf Abb. 3 die schöne Darstellung der portalen Zweige im gesamten Versorgungsgebiet des R. dorsalis auf, während der R. medialis praktisch fehlt und nur
mit einigen Endgefäßen, die scheinbar in der Luft hängen, — deren Zugehörigkeit
zu dem kranialen Zweig des R. medialis aber im Zusammenhang mit der Darstellung auf Abb. 2 rekonstruiert werden kann — in Erscheinung tritt. Von den
marginalen Ästen füllt sich auch hier der R. ventro-lateralis, dagegen ist die
caudale Abzweigung jetzt nur noch in kümmerlicher Restform einzusehen. Auf
halber Höhe findet sich ein Venenknoten (varicöse Phlebektasie). Der venöse
Reflux in den Stamm der V. mesenterica cranialis fehlt. Es handelte sich demnach
hierbei lediglich um einen orthostatischen Effekt. Die V. gastrica brevis stellt sich
jetzt in einem weit größeren Umfang bis in die kleinsten Verzweigungen dar. Ihr

auf Abb. 2 zur Körperlage gegensinniges Verhalten ist bereits für das Bestehen eines Umgehungskreislaufes und einer portalen Stase beweisend. Auf diagnostische Einzelheiten im Zusammenhang mit der intrahepatischen Blockbildung kann hier nicht eingegangen werden (s. *64*). Splenoportographische Diagnose: Cellulär infiltrative Blockbildung entsprechend einer fortschreitenden floriden Hepatitis mit bereits zu erwartenden frischbindegewebigen Umbauvorgängen und Zeichen einer extrahepatischen portalen Stase (Stadium 1—2). Milzinnendruck vor Kontrastmittelgabe 122 mm, nach der 1. Injektion 163, nach der zweiten 149 mm Wasser.

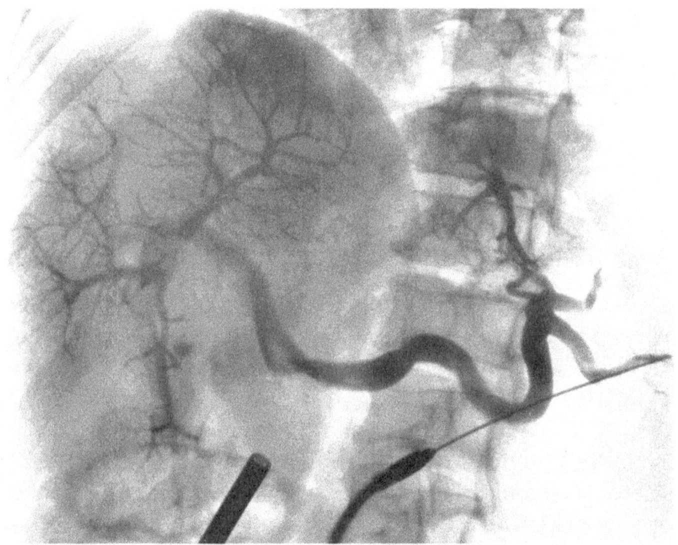

Abb. 3. Derselbe Fall wie auf Abb. 2 Kopftieflage (—15°). Gute Darstellung des gesamten Gefäßfeldes im Bereich des R. dorsalis und extrahepatisch einer V. gastrica brevis. Der caudale marginale Ast nunmehr abortiv dargestellt, der Stamm des R. medialis sowie der venöse Reflux in die V. mesenterica cranialis fehlen. 20 ml Urografin

2. Der intrasplenische Druckanstieg nach Kontrastmittelinjektion. Injiziert man Decholin in die Milz, so zeigt das angeschlossene Manometer ganz überwiegend einen Druckanstieg an. Dazu kommt, daß kleinere Milzen von wenig veränderter Konsistenz schon auf den Kanüleneinstich — im Laparoskop sichtbar — mit einer umschriebenen Dellenbildung an der Oberfläche des entsprechenden Segmentes reagieren können. Man wird eine solche Veränderung im Sinne einer Reizbeantwortung durch ein kontraktionsfähiges Organ (Splenokontraktion) deuten und das Bestehen kontraktiler Vorrichtungen auch bei der menschlichen Milz, wenngleich in schwacher Form, annehmen müssen. Unabhängig davon kommt es aber beim portalen Hochdruck zu einem weiteren Anstieg nach erfolgter Kontrastmittelinjektion. Eine solche Druckamplitude ist normalerweise gering oder sie fehlt sogar ganz. Mit zunehmender Stase und Hypertonie werden die Druckunterschiede immer größer. Eine Differenz von 100 mm Wasser und mehr vor und nach Kontrastmittelgabe ist bei der Cirrhose die Regel. Sie ist ein feines Zeichen für eine bestehende Abflußbehinderung und daher bei milznaher Lage der Stromsperre ausgeprägter wie beispielsweise bei einer intrahepatischen Blockbildung. Ein solcher Druckanstieg kann fehlen, wenn portocavale Anastomosen im Sinne eines natürlichen Shunts die Masse des Blutes unter Umgehung der Leber direkt dem großen Kreislauf zuführen oder aber, wenn eine ungewöhnlich große und weiche Milz das Kontrastmittel wie ein Schwamm das Wasser aufnimmt.

3. Ein Frühsymptom ist noch folgendes Zeichen: Fließt das Kontrastmittel verlangsamt ab, so können die in die Milzvene und größeren Mesenterialstämme einmündenden kleinen Gefäße entsprechend ihrem Durchmesser als kontrastfreier Streifen oder als scheinbare Wandlücke sichtbar werden. Voraussetzung dafür ist, daß die Stromrichtung in den Nebengefäßen erhalten und die Strömungsgeschwindigkeit eine noch genügend große ist. Ein scharf gezeichneter Wanddefekt in seitlicher Projektion oder eine siebförmige Durchlöcherung eines kontrastführenden größeren Gefäßes im sagittalen Strahlengang zeigen die Stellen an, wo kontrastmittelfreies Blut einströmt. Es ist verständlich, daß dieses Symptom nicht auftreten kann, wenn auch bereits im Bereich der kleineren Venen eine Stase besteht, oder gar, wenn entsprechend einer Drucksteigerung in den größeren Blutbahnen rückläufige Strömungen zustandekommen.

V. Intravitale Thrombenbildung

Aber nicht immer gelingt es, mittels einer intrasplenischen Kontrastmittelapplikation ein einwandfreies Portogramm, insbesondere der intrahepatischen Gefäße zu erzielen. Da darf nicht vergessen werden, daß die Leberäste der Pfortader bei dieser Methode eben nur indirekt dargestellt werden können, und zwar auf dem Wege über die entlegene Milz. Wie oft findet man bei der Laparoskopie aber eine große Milz von massiv-fleischigem Aussehen, die vom Netz entblößt, wuchtig und eindrucksvoll im Blickfeld liegt und geradezu zur Durchführung einer Splenoportographie auffordert. Und man ist dann überrascht und enttäuscht, daß das erwartete schöne Bild ausbleibt oder zumindest weit unter dem Durchschnitt liegt. Woran liegt das? Nun, da ist dazu erst einmal zu sagen, daß diese übergroßen Milzorgane ein besonderes Aussehen zeigen. Sie sind ausgesprochen stumpf- und wulstrandig, von weicher Konsistenz und blaß-braunem bzw. hellbraun-grauem Aussehen, die Kapsel zart verdickt, seltener mit frischen glasigen Fibrinspritzern bedeckt (ein charakteristisches Zeichen für eine schleichend verlaufende Hepatitis), dagegen in der Mehrzahl mit fetzen- und flächenförmigen Auflagerungen überzogen. Oft bestehen auch strang- oder zeltförmige Verwachsungen mit der seitlichen Brustkorbwand. Das entzündliche Moment überwiegt. Anders sieht die Stauungsmilz aus, wie sie bei jeder Blockform vorhanden ist [Saegesser (51)]. Diese ist in der Regel kleiner und nimmt nur selten solche überdimensionale Ausmaße an, sie ist auch härter in der Konsistenz, die Farbe mehr stahlgrau-braun bis schwarz-rot, der Rand weniger ausladend, dafür scharfkantiger und die mediale Begrenzung eher teller- und zungenförmig. Die Oberfläche feingekörnt bzw. gewellt, die Kapsel gleichmäßig verdickt oder gerafft und dann von runzeligem Aussehen. Alder (3) hat darauf hingewiesen, daß die Milzgröße nicht mit der Schwere der Lebererkrankung parallel gehen müsse. Unsere Erfahrungen stimmen damit überein. Injiziert man nun das Kontrastmittel in eine solche Riesenmilz, so bekommt man bei den viscöseren Präparaten eine ausgesprochen schlechte oder gar keine Gefäßdarstellung im Leberbereich, während die dünnflüssigeren Präparate (Tri Abrodil, Triopac 400) auch nur zu einer mangelhaften Kontrastanreicherung in den intra-

hepatischen Zweigen führen. Das Kontrastdepot wird in der Milz großräumig
aufgefangen. Der Abfluß nach außen hin erfolgt aber nur langsam und fraktioniert.
Injiziert man der Reihe nach in einige Milzsegmente kleinere Kontrastmittel-
mengen, um einen Einblick in die Gesamtbeschaffenheit der venösen Milzhilusgabelung zu bekommen, so findet man hier in solchen Fällen überraschend regelmäßig Einengungen, Wandaussparungen oder sogar totale Verlegungen einzelner
Gefäßabschnitte. Es ist verständlich, daß auch ein dünnflüssiges Kontrastmittel
eine solche Stelle nicht genügend rasch passieren kann — bei einer totalen Verlegung ist dies ohnehin nur über das Nachbarsegment möglich — und daß eine

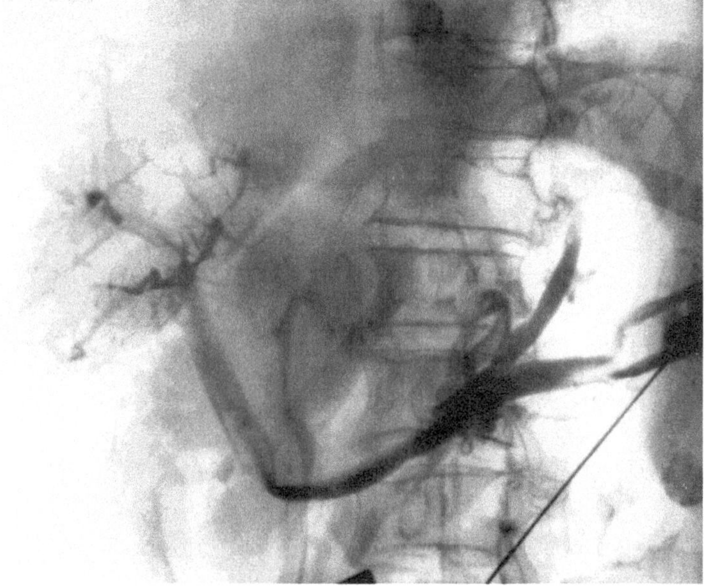

Abb. 4. T. F., 58 J., lfd. Nr. 197. Chronische und subakut-rezidivierende Hepatitis mit beginnender Cirrhose.
Horizontale Rechtslage. Knäuelförmige Gefäßerweiterungen im Projektionsgebiet des WS bei thrombotischer
Teilverlegung der Milzvene im proximalen Abschnitt. Milzinnendruck vor der Kontrastmittelgabe 82 mm, nach
20 ml Tri-Abrodil 210 mm Wasser

einwandfreie Lebergefäßdarstellung in einem solchen Fall eben ausbleiben muß.
Abb. 4 zeigt eine Teilverlegung des Milzvenenstammes in unmittelbarer Nähe der
langarmigen Hilusgabelung. Man erkennt die massive Stauung in den proximalen
Gefäßabschnitten und den venösen Reflux in die kraniale Milzhilusgabelung.
Einige Vv. gastricae breves kommen zur Darstellung. Beachtenswert ist, daß der
gestaute Gabelungsast einen größeren Durchmesser hat als der stromabwärts-
liegende Milzvenenstamm selbst. Dünnflüssige trijodierte Präparate gelangen
zwar in Rechtslage bis in die portalen Zweige des rechten Lappens, aber die Darstellung der Gefäße ist doch eine mehr oder weniger abortive. Anders ist das Bild
in Rückenlage und bei Verwendung des viscöseren Urografins (Abb. 5). Man
erkennt wohl sehr eindrucksvoll die pfropfenähnliche Aussparung in der Milzvene
auf der Höhe der linken Wirbelsäulenbegrenzung und auch sehr kontrastreich
die gestauten Gefäße sowohl im extra- wie auch im intralienalen Abschnitt
(baumkronenähnliche Ausdehnung des Kontrastmitteldepots in das angrenzende

kranialgelegene Segment). Aber über die Sperre hinweg gelangt das Urografin nur
in einer kleinen Menge. Die Lebergefäße stellen sich nicht dar.

Wir sind der Meinung, daß solche Strombehinderungen durch Thrombosen
verursacht werden und daß diese im Gefäßsystem der Pfortader gar nicht so selten
sind. Wenn man bedenkt, wie stark verlangsamt bei fortgeschrittener Blockbildung der Kontrastmittelfluß ist, wie im Leuchtschirm oft sekundenlang überhaupt keine Bewegung zu beobachten ist, dann wird man verstehen, wenn es in einer
solchen völlig ruhenden Blutsäule [H. SACHS (50)] zur Sedimentierung korpusku-
lärer Elemente kommt. Die Erythrocyten sinken in Richtung der Schwerkraft ab,

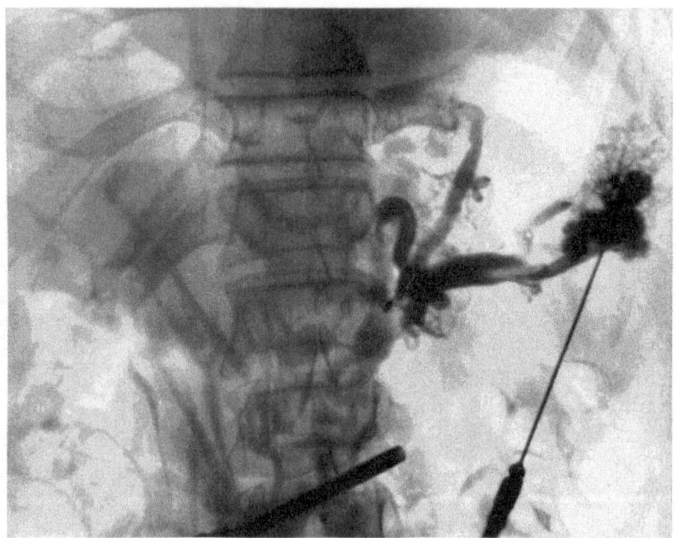

Abb. 5. Derselbe Fall wie auf Abb. 4. Horizontale Rückenlage. 15 ml Urografin. Die etwa fingernagelgroße
Aufhellung im thrombenverdächtigen Milzvenenabschnitt kommt besonders gut zur Darstellung

Fibrin und Leukocyten reichern sich in den Schichten darüber an, die Oberfläche
der Plättchen wird klebrig, und es kommt zur Bildung einer Abscheidungs-
thrombose, an die sich die erstarrte Blutsäule in Form eines Gerinnungsthrombus
ansetzen kann [H. SACHS (50)]. Daß es zu einer solchen Thrombenbildung
besonders leicht bei verminderter Blutbewegung in abgeknickten Gefäßabschnitten oder im strömungsarmen Winkel stromabwärts der Mündungsstelle
eines kleineren Gefäßes mit der hier bekannten Neigung zur Wirbelbildung kommen
kann, ist verständlich. J. CREMER (18) zitiert Befunde, wonach bei pathologisch-
anatomischer Nachuntersuchung die klinische Diagnose einer Milzvenenthrombose
nicht immer bestätigt werden konnte. In der Mehrzahl der Fälle fanden sich an
der Milzvene keinerlei Veränderungen [E. NOBEL, R. WAGNER, HÖRA (18)], und
man war so geneigt, von einer „Pseudo-Milzvenenthrombose" [LICHTENSTEIN u.
PLENGE (18)], einer „venösen Obstruktion der Milz" oder auch von einer „Milzvenenstenose" [WALLGREN (18)] zu sprechen. Auch wir können entsprechende
Operationsbefunde oder anatomisch-pathologische Präparate nicht vorlegen. Folgende Überlegungen scheinen aber für die Richtigkeit unserer Annahme, daß es
sich bei all diesen Fällen eben doch um Thrombenbildungen handelt, zu sprechen.

1. Bei 10 Prothrombinbestimmungen nach QUICK (es handelte sich dabei ausschließlich um hepatitische Cirrhosen mit nachgewiesenem Pfortaderhochdruck) lagen 9 mal die Werte im *Milzblut* höher als in dem gleichzeitig entnommenen peripheren Blut. Dabei war bei thromboseverdächtigem Splenoportogramm die Gerinnungsneigung in einigen Fällen so ausgeprägt, daß eine Blutentnahme aus der Milz bei Verwendung der üblichen Citratlösungsmenge gar nicht möglich war, weil es eben schon während des Saugaktes zur Gerinnselbildung kam. In 3 Fällen waren die Werte mit der Quickschen Methode nicht meßbar, sie bewegten sich schätzungsweise um 140%. Kontrollbestimmungen bei gleichbleibender Untersuchungstechnik ergaben bei ungestörtem Portalkreislauf übereinstimmende Ergebnisse für das Milz- und periphere Blut. Diese Befunde waren um so überraschender, als doch in dem gleichzeitig entnommenen Blut aus der Cubitalvene, übereinstimmend mit den Mitteilungen aus der Literatur [IZARN u. MATHIEU (*33*), GROSS, v. OLDERSHAUSEN u. ALBRECHT (*25*), ALAGILLE, HARTMANN u. FAUVERT (*2*), REMDE (*49*), WITTE (*67*)] die Gerinnungsfähigkeit deutlich herabgesetzt war (Streubreite 65—100%). Einmal allerdings waren die Quick-Werte im Milzblut niedriger als im peripheren Blut (85 und 100%). Es handelte sich dabei um einen bioptisch und histologisch nachgewiesenen mechanischen Ikterus bei Choledochus- und Gallenblasensteinen.

2. Kasuistischer Befund: T. F., 58 J., Splenoportographie vom 10. 2. 1956 (s. auch Abb. 4 und 5). Für 3 angefertigten Röntgenogramme wurden insgesamt verwandt: 50 ml Urografin und 25 ml Tri Abrodil. Ein Tag nach dem Eingriff Temperaturanstieg auf 40°, dabei heftige lanzinierende Schmerzen im li. Oberbauch von ungewöhnlich charakteristischer Querstrahlung, nämlich von li. nach re. mit einem punctum maximum li. der M. rectus-Grenze. Dabei Zunahme der Milzgröße um knapp 2 Querfinger. Da bekannt ist, daß hochprozentig jodierte Kontrastmittel einen Reiz auf die Gefäßwand ausüben [SGALITZER u. DEMEL (*52*), RATSCHOW (*48*), E. P. PICK (*52*) und bei verlangsamten Strömungsverhältnissen noch zusätzlich der verlängerten Kontaktdauer eine potenzierte Wirkung im Sinne einer schädigenden Noxe einzuräumen ist, haben wir einen akut aufgetretenen Totalverschluß des Milzvenenstammes angenommen. Unter stetiger Kontrolle der Gerinnungsvorgänge wurden Heparinpräparate verabreicht. Schlagartig besserte sich das Befinden, die Schmerzen schwanden in 24 Std., die Temperatur normalisierte sich nach einem weiteren Tag. Auch die Milz war nach kurzer Zeit wieder von alter Größe. Wenngleich der Pat. eine Kontroll-Splenoportographie abgelehnt hat, wird man doch wohl auch bei vorsichtiger Beurteilung zumindest eine Wiederherstellung der alten Strömungsverhältnisse im Milz-Venen-Bereich annehmen dürfen.

3. Die in der Lebergefäß-Chirurgie erfahrenen Chirurgen [WANKE (*59*), ZENKER (*28*)] bestätigten die Häufigkeit von Thrombosen im portalen Gefäßsystem bei portaler Hypertension. Das hat in der Praxis dazu geführt, daß kleinkalibrige Shuntoperationen (Anlegung von Anastomosen zwischen der V. lienalis und der V. renalis sin.) zugunsten einer porto-cavalen Gefäßverbindung fast völlig aufgegeben worden sind (HEGEMANN- persönliche Mitteilung). CREMER (*18*) nimmt an, und wir stimmen ihm hierbei vorbehaltlos zu, daß bei der sog. Milzvenenstenose offenbar das entscheidende Moment in einer isolierten Milzvenenstauung zu suchen ist. Nun haben BELL u. ALTON (*8*) 1955 im Milzvenenblut höhere Werte adhäsiver Plättchen gefunden und daraus den Schluß gezogen, daß die Milz einen direkten Einfluß auf die Adhäsionsfähigkeit der Thrombocyten ausübe. Es erscheint wahrscheinlich, daß bei gestörten Strömungsverhältnissen solche Eigenschaften potenziert auftreten können. Die Agglutination der Blutplättchen bildet ja aber bereits nach JÜRGENS (*34*) die eigentliche Voraussetzung für eine

intravitale Thrombenbildung. — Nur erwähnt kann werden, daß die Blutkörperchensenkungsgeschwindigkeit im Milzblut bei Fällen mit erhöhter Gerinnungsbereit-
schaft im Vergleich zum gleichzeitig entnommenen peripheren Blut verlangsamt
sein kann. Die Zahlenu nterschiede sind allerdings gering (Beispiel: Sch. D., 22 J.,
lfd. Nr. 265. BKSG im Milzblut 37/77, im peripheren Blut 50/95 mm n. W.,
Quickzeit: Milzblut 13,5 sec, Venenblut 17 sec = 100%). Heilmeyer (*30*) hat
auf den Effekt einer sog. Senkungsbremsung als erster hingewiesen (*38, 65*).

Wir haben versucht, über portale Kreislaufstörungen zu berichten, wie sie sich uns bei
278 Splenoportographien dargetan haben. Auf die Bedeutung des extra- und intrahepatischen
orthostatischen Effektes ist besonders hingewiesen worden, ebenso auf die Häufigkeit einer
Thrombosenbildung bei portaler Stase. Die Methode der Schirmbildsplenoportographie mit
Lagewechsel bedeutet in der mitgeteilten laparoskopischen Technik einen Fortschritt bei der
Erfassung von Frühschäden der Leber sowie von Störungen im Pfortaderkreislauf. Entsprechende Diapositive werden gezeigt.

Literatur

1. Abeatici, S., e L. Campi: La visua lizzazione radiologica della porta per via splenica
   (Nota preventiva). Minerva med. (Torino) **1951**, 593.
2. Alagille, D., L. Hartmann et R. Fauvert: Etude analytique du temps de Quick au
   cours de l'insuffisance hépatique, par les dosages différentiels de la prothrombine, de la
   proconvertine et de la proaccélérine. Semaine Hôp. **1953**, 3375; ref. im Zbl. inn. Med. **153**,
   186 (1954).
3. Alder, A.: Milz und Lebercirrhose. Bibl. haematol (Basel) **3**, 107 1955).
4. Arafa, M. A.: Recent Studies on Splenomegaly and Portal Hypertension. Bibl. haematol.
   (Basel) **3**, 131—147 (1955).
5. Atkinson, M., and S. Sherlock: Der Milzinnendruck als Index des Pfortadervenen-
   druckes. Lancet **1954 I**, 1325.
6. Becker, V.: Der Blutkreislauf in der Leber. Schweiz. med. Wschr. **1955**, 801.
7. Beckmann, K.: Krankheiten der Leber. In Mohr u. Staehelin: Handbuch der Inneren
   Medizin. Bd. III/2. Berlin: Springer 1953.
8. Bell, W. N., and H. G. Alton: A study of platelet numbers and function in splenic
   arterial and venous blood in hypersplenic syndromes and the normal. Acta haematol.
   (Basel) **13**, 1 (1955); ref. im Zbl. inn. Med. **160**, 85 (1955).
9. Blakemore, A. H., and J. W. Lord jr.: Technic of using vitallium tubes in establishing
   portacaval shunts for portal hypertension. Ann. Surg. **122**, 476 (1945).
10. Blakemore, A. H., et H. F. Fitzpatrick: L'hypertension portale. Rapport au XIV.
    Congr. Soc. internat. Chir., Paris **1951**, 349.
11. Bloudeau, A., Y. Benejam et R. Le Gô: Die transparietale Splenoportographie. J. de
    Radiol. **35**, 197 (1954).
12. Bradley, S. E., P. A. Marks, P. C. Reynell and J. Meltzer: Circulating splanchnic
    blood volume in dog and man. Trans. Assoc. Amer. Physicians **66**, 294 (1953).
13. — Die Messung der Leberdurchblutung am Mensch und Tier. Klin. Wschr. **1956**, 617.
14. Browne, D. C., and G. E. Welch: J. Amer. Med. Assoc. **158**, 106 (1955).
15. Budd, G.: Diseases of the liver. Philadelphia: Lea and Blanchard 1846. (Im gleichen Jahr
    deutsche Übersetzung „Krankheiten der Leber" von Henoch.)
16. Chiari, H.: Über die selbständige Phlebitis obliterans der Hauptstämme der Vena
    hepatica als Todesursache. Zieglers Beitr. **26**, 1 (1899) und Verh. dtsch. path. Ges. 1 (1899).
17. Child, C. G.: The hepatic Circulation and portal Hypertension. Philadelphia and Lon-
    don: W. B. Saunders Comp. 1954.
18 Cremer, J.: Die Erkrankungen der Milz. Stuttgart: Ferdinand Enke 1948.
19. Demling. L., u. F. Martini: Über die unblutige Bestimmung des Portaldrucks. Dtsch.
    med. Wschr. **1955**, 693.
20. — F. Wachsmann u. F. Wolf: Die Bestimmung des Capillardrucks an der Rectum-
    schleimhaut zur Beurteilung des Pfortaderdrucks. Dtsch. med. Wschr. **1956**, 1153.

21. Egeli, E. S., u. F. Reimann: Zur Bestimmung der Zirkulationsgeschwindigkeit und des Druckes im splenoportalen Kreislauf durch Punktion der Milz und transparietale Injektion von Decholin oder Calcium in der Milz. Klin. Wschr. **1955**, 435.
22. — — I. Ulagay u. F. Berker: Zur Messung des Zirkulationsdruckes im Leberparenchym in Verbindung mit der Nadelbiopsie der Leber. Klin. Wschr. **1955**, 1055.
23. Gerlach, W.: Die Kreislaufstörungen der Leber in Henke-Lubarsch, Handbuch der speziellen pathologischen Anatomie und Histologie, Bd. V, 1. Berlin: Julius Springer 1930.
24. Gilbert, A., et M. Villaret: Recherches sur la circulation du lobule hépatique. Arch. Méd. exper. **21** (1909).
25. Gross, R., H. F. von Oldershausen u. H. Albrecht: Über die Wirkung von Leberparenchymschäden auf den Blutgerinnungs- und Blutstillungsmechanismus. Verh. dtsch. Ges. inn. Med. **58**, 596 (1952).
26. Gvozdanović, V., u. E. Hauptmann: Weitere Erfahrungen mit der percutanen lienoportalen Venographie. Acta radiol. (Stockh.) **43**, 177 (1955).
27. — — II. Kongreß der Med.-Wiss. Gesellschaft für Röntgenologie in der DDR, Berlin 1956.
28. Hegemann, G., u. R. Zenker: Die portale Hypertension und ihre chirurgische Behandlung. Med. Klin. **1956**, 493 u. 630.
29. Heilmeyer, L.: Die portale Hypertension. In Mohr u. Staehelin, Handbuch der Inneren Medizin, Bd. II. Berlin: Springer 1951.
30. — Die Chemotherapie der Tuberkulose. Dtsch. med. Wschr. **1949**, 161.
31. Hess, O.: Über die Stellung der Leber im Kreislauf. Klin. Wschr. **1922**, 2409.
32. Hunt, A. H.: L'Hypertension portale. Paris: Masson et Cie. 1954.
33. Izarn, P., et M. Mathieu: L'Hypoprothrombinémie des hépatiques. Rev. internat. d'Hepatol. **2**, 783 (1952); ref. im Zbl. inn. Med. **148**, 169 (1954).
34. Jürgens, R.: Coronarthrombose und Gerinnung. Verh. 21. Tgg. dtsch. Ges. Kreislaufforsch. Bad Nauheim **1955**, 77.
35. Kalk, H., W. Brühl u. W. Sieke: Die gezielte Leberpunktion. Dtsch. med. Wschr. **1943**, 693.
36. — — Leitfaden der Laparoskopie und Gastroskopie. Stuttgart: Georg Thieme 1951.
37. — Cirrhose und Narbenleber. Stuttgart: Ferdinand Enke 1954.
38. Klee, Ph.: Beitr. Klin. Tbk. **102**, 625 (1950).
39. Krook, H.: Nord. med. **47**, 603 (1952).
40. — u. W. Overbeck: Die Beurteilung des Druckes im Portalkreislauf durch Lebervenenkatheterisierung (Malmö, Schweden). Dtsch. med. Wschr. **1955**, 437.
41. Leger, L.: Spléno-portographie. Paris: Masson et Cie. 1955.
42 Markoff, N: Portale Hypertension-Interne Klinik und Therapie. Therapiewoche **1955**, 323.
43. Myers, J. D., and W. J. Taylor: J. Clin. Invest. **6**, 662 (1951).
44. Naegeli, Th.: Thromboembolische Prozesse im Bereich des Abdomens. In Th. Naegeli, P. Matis, R. Gross, H. Runge u. H. Sachs: Die thromboembolischen Erkrankungen und ihre Behandlung. Stuttgart: Friedrich Schattauer 1955.
45. Paton, A., T. B. Reynolds, S. Sherlock: Lancet **1953**, 918.
46. Patrassi, G.: Erfahrungen mit der Splenoportographie. Bibl. haematol. (Basel) **3**, 98—100 (1955).
47. — u. B. d'Agnolo: Verh. 60. Tagg. dtsch. Ges. inn. Med. München **1954**, 658.
48. Ratschow, M.: Fortschr. Röntgenstr. **55**, 253 (1937).
49. Remde, W.: Die Ursache der hämorrhagischen Diathese bei Lebererkrankungen und ihre Behandlung. Wiss. Z. Univ. Jena, Math.- naturwiss. Reihe **4**, 137 (1955).
50. Sachs, H.: Die thromboembolischen Erkrankungen und ihre Behandlung. S. 15; s. u. (44).
51. Saegesser, M.: Der Pfortaderhochdruck. Schweiz. med. Wschr. **1954**, 359.
52. Sgalitzer, M., u. R. Demel: Wien. klin. Wschr. **1937**, 319.
53. Siskin, V. P.: Splenoportographie (experimentelle Untersuchung). Vestn. Rentgenol. **1955**, 79 (russ.); ref. Zbl. inn. Med. (z. Z. im Druck).
54. Sotgiu, G., u. C. Cacciari: Verh. 60. Tagg. dtsch. Ges. inn. Med. München **1954**, 649.
55. Schaffner, A.: Die portale Hypertonie. Chirurg **24**, 78 (1953).
56. Schwiegk, H.: Physiologie und funktionelle Pathologie der Leberdurchblutung in l'Hypertension portale. Paris: Masson et Cie. 1956.
57. — Arch. exper. Path. u. Pharmakol. **168**, 693 (1952).

58. Ungeheuer, E.: Pfortaderhochdruck: Diagnostik, Therapie und Prognose. Medizinische **1956**, 444.
59. Wanke, R., H. Junge, H. Eufinger und einem Beitrag von H. Kalk: Chirurgie der großen Körpervenen. Stuttgart: Georg Thieme 1956.
60. — u. H. Eufinger: Die Chirurgie der portalen Hypertension. Dtsch. med. Wschr. **1955**, 469.
61. Wannagat, L.: Klin. Wschr. **1955**, 750.
62. — Acta hepatologica **3**, 204 (1955).
63. — L'Hypertension portale. p. 518. Paris. Masson et Cie. 1956.
64. — Fortschr. Röntgenstr. **84**, 509 (1956).
65. — Die intralumbale Vaccination. Verh. 58. Tagg. dtsch. Ges. inn. Med. Wiesbaden **1952**, 430.
66. Whipple, A. O.: Ann. Surg. **122**, 449 (1945).
67. Witte, S.: Vergleichende Untersuchungen über den diagnostischen Wert der Gerinnungsfaktoren Prothrombin und Faktor VII sowie der Eiweißlabilitätsreaktionen bei Leberparenchymkrankheiten. Medizinische **1955**, 1072.

Diskussion

H. Demling (Erlangen):

Mit 1 Abbildung

Die von Herrn Wannagat mit instruktiven Bildern erläuterte Methode der Splenoportographie stellt eines der Verfahren zum Nachweis portaler Abflußbehinderungen dar. Ein Verfahren, um portale Stauungszustände mit Pfortaderhochdruck auf unblutigem Wege nachzuweisen, wurde von uns an der Erlanger Klinik (Direktor: Professor Dr. N. Henning) im vergangenen Jahr entwickelt. Bekanntlich ist der Druck in den Capillaren von dem der abführenden Vene abhängig, während der arterielle Druck keinen wesentlichen Einfluß ausübt. Dieses Verhalten wurde von zahlreichen Autoren an den Hautcapillaren studiert. Gelingt es, ein Capillargebiet zu erreichen, das der Pfortader vorgelagert ist, so ist bei Bestimmung des

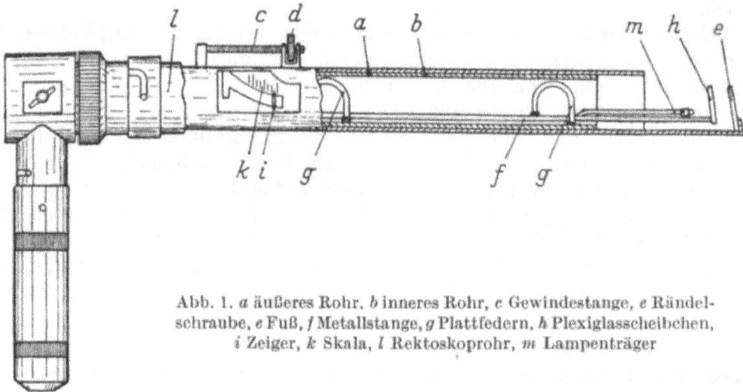

Abb. 1. *a* äußeres Rohr, *b* inneres Rohr, *c* Gewindestange, *e* Rändelschraube, *e* Fuß, *f* Metallstange, *g* Plattfedern, *h* Plexiglasscheibchen, *i* Zeiger, *k* Skala, *l* Rektoskoprohr, *m* Lampenträger

Capillardrucks in dieser Region eine Aussage über die Druckverhältnisse im Pfortaderbereich möglich. Ein solches Capillargebiet ist im oberen Rectum mit Hilfe des Darmrohres der Untersuchung zugänglich. Es wurde von uns ein Gerät konstruiert, das reibungsfrei nach dem Prinzip der Federwaage arbeitet (Abb. 1). Dabei wird eine Plica transversa zwischen eine feste Unterlage und ein federnd gelagertes, kontinuierlich verschiebbares Plexiglasscheibchen gebracht. Die bis zum Auftreten einer fleckförmigen Anämisierung der Rectumschleimhaut nötige Kraft kann in Grammen oder mm H_2O gemessen und an einer Skala abgelesen werden. Je höher der Druck in den Capillaren und in der Pfortader ist, desto größer wird die zur beschriebenen Anämisierung nötige Kraft. Die zur fleckförmigen Anämisierung nötige Kraft ist nicht ohne weiteres mit dem Capillardruck gleichzusetzen. Sie steht jedoch zu ihm in einer festen Beziehung. Vergleichbare Resultate werden auf diese Weise gewonnen. Bisher wurden etwa 180 Untersuchungen vorgenommen. Die Normalwerte lagen zwischen 60 und 120 mm H_2O, im Mittel bei 90 mm H_2O. Die Werte bei Hepatitis lagen etwa um 100, bei Lebercirrhose um 2—300% über dem Normalwert.

Veränderungen der Haut bei Lebererkrankungen

Von

G. A. Martini (Hamburg)

Mit 6 Abbildungen

Auf kaum einem anderen Gebiet der inneren Medizin gibt es so enge Beziehungen zur Haut wie bei Lebererkrankungen. Anhand von einer Reihe von Bildern soll in diesem Vortrag auf die Vielzahl der Hauterscheinungen hingewiesen werden.

1. Akute Lebererkrankungen: Virushepatitis

Im Prodromalstadium der Virushepatitis finden wir in etwa $1-2\,^0/_0$ der Fälle urticarielle oder makulo-papulöse Exantheme, die mit Beginn der Gelbsucht wieder verschwinden. Zuweilen werden diese Exantheme von anderen Allgemeinreaktionen wie Arthralgien oder Purpura begleitet. Es liegt nahe, dabei an eine Allergie zu denken.

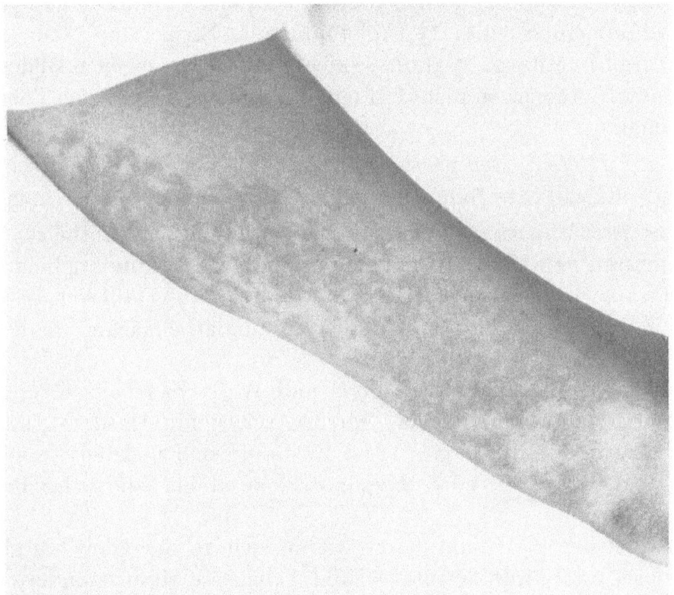

Abb. 1. Toxisches Exanthem bei schwerer akuter Hepatitis

Im Verlaufe der schweren Hepatitis können toxische Exantheme auftreten, die den Arzneimittelexanthemen ähnlich sind. Das klein- bis grobfleckige, leicht erhabene Exanthem beginnt meistens an den Innen- und Außenflächen der Extremitäten und breitet sich später auch über den übrigen Körper aus (Abb. 1). Es kann sich hämorrhagisch verändern und schließlich mit einer groblamellösen Schuppen abheilen. Dieses „toxische" Exanthem findet sich fast ausschließlich bei schweren Krankheitszuständen, denen eine akute oder subakute Leberdystrophie zugrundeliegt. Wir sahen es bei 6 Patienten. Zusammen mit dem hepatischen Foetor ist es ein prognostisch ungünstiges Zeichen. Fast alle Patienten hatten Ödeme und Ascites (Martini, 1956).

Toxische Exantheme kommen auch bei akuter Leberinsuffizienz aus anderen Ursachen vor, wie z. B. bei schwerer Cholangitis mit multiplen Leberabscessen.

2. Chronische Lebererkrankungen

a) Hämorrhagisches Exanthem. Auch bei chronischen Lebererkrankungen haben wir toxische Exantheme beobachtet. Ebenso sind Arzneimittelexantheme bei Kranken mit Lebercirrhose nicht selten. Besonders häufig aber ist eine lokalisierte oder generalisierte Purpura, die auf eine Verminderung der Blutplättchen oder auf eine vermehrte Capillarfragilität zurückzuführen ist. Es besteht ein deutlicher Zusammenhang zwischen vermehrter Capillarfragilität und Verschiebung der Plasmaeiweißkörper (Martini u. Engelkamp).

b) Acne vulgaris. Acne vulgaris-Efflorescenzen können nicht selten bei subchronischen und chronischen Lebererkrankungen gefunden werden. Diese Hauterscheinung ist mit einem gestörten Steroidstoffwechsel in Verbindung gebracht worden. Kunkel hat unlängst ein Syndrom bei jungen Mädchen beschrieben, bei denen die Lebercirrhose mit Hyperglobulinämie, Striae und Acne einhergeht (Bearn, Kunkel u. Mitarb., Waldenström). Es wird an eigenen Bildern gezeigt, daß diese Hautefflorescenzen nicht auf eine bestimmte Gruppe von Leberkranken beschränkt sind.

c) Partieller Ikterus. Der partielle Ikterus ist ein seltener und schwer deutbarer Befund. Es wird das Symptom bei einem 14 Monate alten Jungen gezeigt.

d) Stoffwechselstörungen als Folge von Leberkrankheiten. Xanthelasmen an den Oberlidern müssen den Verdacht auf eine primäre oder sekundäre biliäre Cirrhose lenken. Die Hämochromatose als Eisenstoffwechselstörung läßt sich an der metallgrauen Farbe der Haut und der femininen Sekundärbehaarung dieser Kranken erkennen.

Das gesamte Problem der Elektrolyt- und Wasserhaushaltsstörungen ist an dem gleichzeitigen Vorkommen von Ödem, Ascites und Exsiccose mit Stehenbleiben der Hautfalten abzulesen. Diese Zustände sind meistens terminale Veränderungen und gehen mit einer Hyponatriämie einher, die jeder Behandlung trotzt.

Avitaminosen der B-Gruppe manifestieren sich an der Haut als glatte, rote Zunge, Cheilosis, als Skrotaldermatitis und pellagröse Hautveränderungen. Zuweilen sind sie begleitet von peripheren Nervenstörungen, die sich als Fußbrennen, "burning feet-Syndrom" (Martini u. Kalm) äußern. Diese avitaminotischen Veränderungen sind schwierig zu beeinflussen.

Lichtdermatosen mit oder ohne Störungen des Porphyrinstoffwechsels kommen vor. Wulf fand bei unseren Kranken mit Lebercirrhose einen „Lichtbandstoff" im Harn (Wulf 1953). Die Abbildung stammt von einem Patienten mit Lebercirrhose, der immer im Hochsommer ein hydroaartiges Exanthem bekam.

e) Gefäßveränderungen der Haut bei Leberkrankheiten. Patienten mit chronischen Leberkrankheiten zeigen ein auffällig vascularisiertes Aussehen, ähnlich wie der Seemann oder Landmann. Besonders kennzeichnend jedoch sind die sog. Gefäßspinnen, die allerdings in geringerer Zahl und Ausprägung auch bei Schwangeren und bei etwa 5% der Durchschnittsbevölkerung gefunden werden. Sie sind in den sog. exponierten Hautstellen besonders zahlreich (Abb. 2). Vermutlich ist

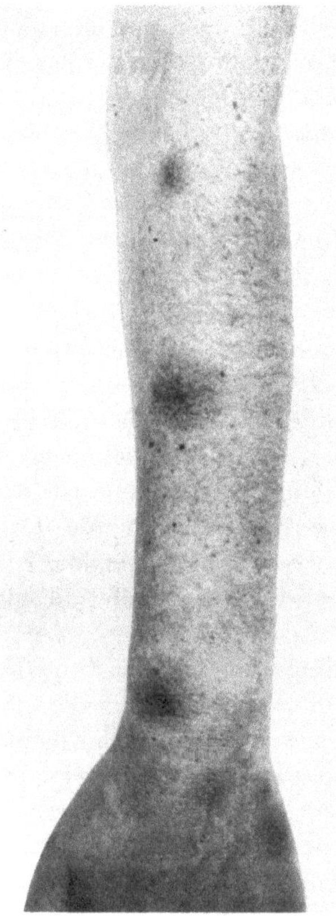

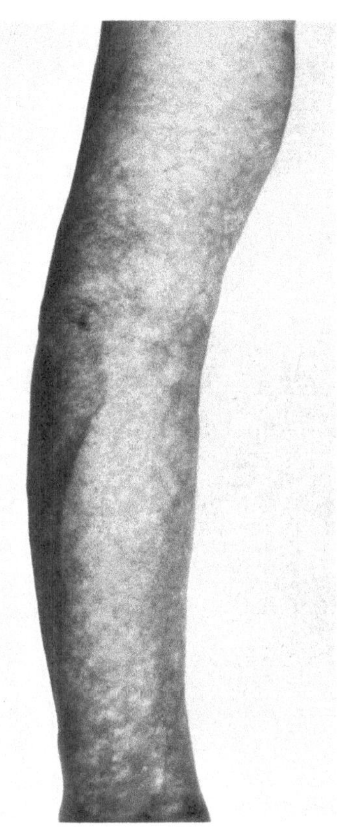

Abb. 2. Gefäßspinnen bei Lebercirrhose   Abb. 3. Weißfleckung bei Lebercirrhose

dies der Grund, daß sie fast nur in der oberen Körperhälfte gefunden werden (MARTINI 1955).

Die Verteilung der Häufigkeit von Gefäßspinnen ist in den einzelnen Altersgruppen unterschiedlich. Das Zentralgefäß der Gefäßspinne ist eine kleine Arterie, deren Muskelwand sich in charakteristischer Weise verändert hat. Auch die sichtbaren Teleangiektasien gehören noch dem präcapillären Stromgebiet an. Es werden Rekonstruktionsbilder und histologische Schnitte gezeigt (MARTINI u. STAUBESAND).

Ein Phänomen, das eng mit diesen Gefäßveränderungen verknüpft ist, stellt die sog. Weißfleckung der Haut dar. Diese Weißfleckung wird besonders deutlich, wenn man die Haut von Leberkranken abkühlt (Abb. 3). Offenbar besteht bei Leberkranken eine besondere Bereitschaft der kleinen Gefäße, auf Kältereize sich intensiv und schnell zu kontrahieren. Dieses Zeichen ist eine einfache diagnostische Hilfe. Es wird die Frage diskutiert, ob sich die Cirrhose bei Menschen mit dieser Reaktionsweise entwickelt, oder ob die Gefäßreaktion Folge der Leberkrankheit ist.

Differentialdiagnose. Die Differentialdiagnose dieser Gefäßveränderungen bei Leberkranken hat sich besonders mit der hereditären hämorrhagischen Teleangiektasie (Oslersche Krankheit) auseinanderzusetzen. Hier sind in den letzten Jahren gleichfalls Zusammenhänge mit Lebererkrankungen gefunden worden. Offenbar fördern die Gefäßveränderungen, wenn sie in der Leber vorkommen, die Entwicklung einer Cirrhose. Die charakteristische Veränderung der Osler-Gefäße liegt im venösen Abschnitt (STAUBESAND, MARTINI u. CONOLLY). Eine Entscheidung darüber, welche Gefäßveränderung vorliegt, ist sicher nur durch Beurteilung von Serienschnitten möglich. Gefäßspinnen zeigen fast immer Pulsation unter leichtem Glasspateldruck, während bei Osler-Teleangiektasien eine solche Pulsation die Ausnahme ist. Osler-Teleangiektasien bevorzugen die Lippen, die Gesichtshaut und die Fingerspitzen; Gefäßspinnen Gesicht, Nacken, Halsausschnitt und Arme.

Altersangiome sind leicht von Gefäßspinnen zu unterscheiden. Auf die seltene Möglichkeit eines generalisierten Angiokeratoms wird hingewiesen (HORNBOSTEL 1952).

f) Palmarerythem. Das Palmarerythem ist eine flächenhafte Rötung der Handinnenflächen und Fingerspitzen, wobei das Gebiet der Palmaraponeurose ausgespart

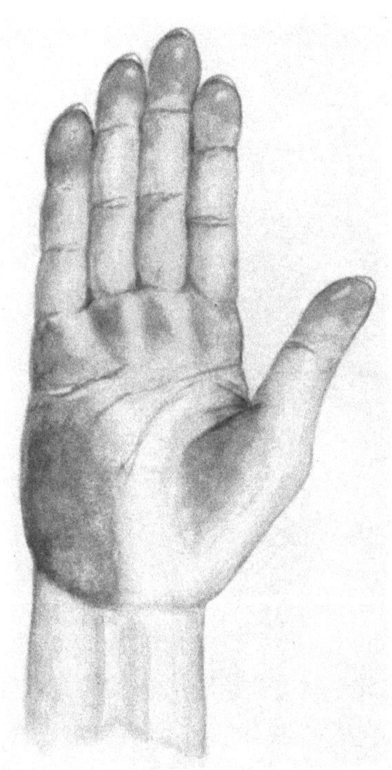

Abb. 4. Palmarerythem bei Lebercirrhose

ist (Abb. 4). Diese Veränderung ist keineswegs auf Leberkranke beschränkt, sondern wird bei vielen chronischen Erkrankungen gefunden, die mit einer Hyperglobulinämie einhergehen, wie z. B. Endocarditis lenta, chronische Lungentuberkulose und chronische Polyarthritis (MARTINI 1955).

g) Trommelschlegelfinger. Leichte Uhrglasnagelbildung und Trommelschlegelfinger finden sich nicht selten bei Kranken mit Lebercirrhose. Sie sind Ausdruck einer vermehrten peripheren Zirkulation, wobei offenbleiben muß, wie diese vermehrte oder hyperdynamische Zirkulation bei Leberkranken zustandekommt (Abb. 5). Auffällig ist das gemeinsame Vorkommen von Gefäßveränderungen, Palmarerythem und vermehrtem peripherem Blutstrom bei so verschiedenen Zuständen wie Lebercirrhose und Schwangerschaft. Es wird die Frage diskutiert, ob die cirrhotische Leber ähnlich wie die Placenta ein Gebiet zahlreicher arteriovenöser Anastomosen darstellt. Möglicherweise ist die veränderte Zirkulation eine Antwort darauf (MARTINI u. HAGEMANN 1956).

h) Nagelveränderungen. Andere Nagelveränderungen sind Flachnägel und Weißnägel. Letztere können Albuminmangel anzeigen. Der Nagel ist dann in sich weiß (Abb. 6). Es kann jedoch auch sein, daß das Gewebe zwischen Nagel und Knochen vermehrt ist und durch Kompression unter dem Nagel die Blässe durch den Nagel hindurch sichtbar wird (MARTINI u. HAGEMANN).

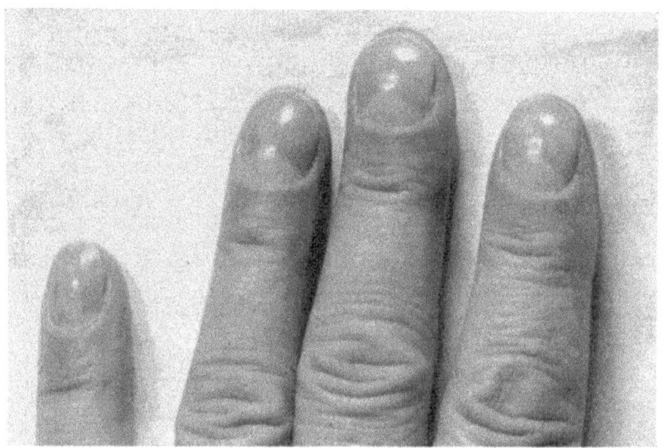

Abb. 5. Uhrglasnägel bei Lebercirrhose

i) Dupuytrensche Kontraktur. Die Dupuytrensche Kontraktur kam im eigenen Krankengut bei 19% aller Kranken mit Lebercirrhose vor. Da die Dupuytrensche Kontraktur in der Durchschnittsbevölkerung nicht selten ist und mit zunehmendem Alter häufiger wird, muß die Frage offen bleiben, ob eine gemeinsame Ursache beiden Erscheinungen zugrunde liegt oder ob die Leberkrankheit ein vorzeitiges Altern anzeigt.

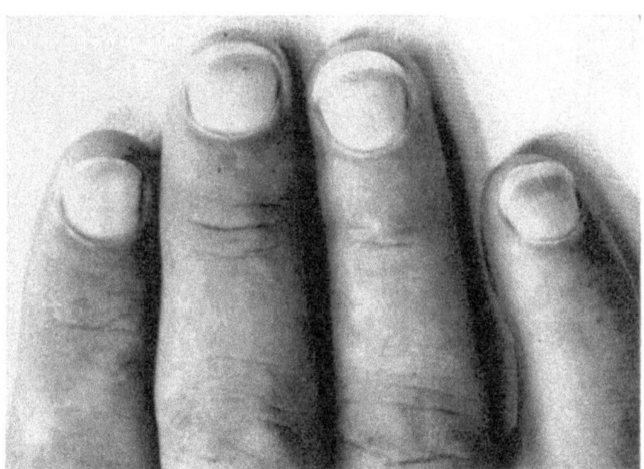

Abb. 6. Weißnägel bei Lebercirrhose

j) Körperbehaarung. Gewöhnlich haben Kranke mit Lebercirrhose eine spärliche Sekundärbehaarung mit femininem Behaarungstyp. Immerhin werden nicht selten Kranke beobachtet, die eine völlig normale Behaarung aufweisen. Die übliche Erklärung, daß ein erhöhter Oestrogenspiegel für die mangelnde Behaarung anzuschuldigen ist, kann nicht befriedigen. Sicher spielen rassische und geographische Verschiedenheiten eine Rolle. Da viele der Kranken mit Sicherheit angeben können, daß nie ein anderer Behaarungstyp bei ihnen vorgelegen hat, muß an das Vorliegen besonderer endokriner Merkmale vor der Lebererkrankung gedacht werden. Hier sind Beobachtungen über große Zeiträume notwendig.

Die zahlreichen Beziehungen zwischen Leber und Haut sind offenkundig. Viele der an der Haut ablesbaren Zeichen sind Ausdruck wesentlicher pathophysiologischer Veränderungen, die noch immer der Aufklärung harren.

Literatur

1. Bearn, A. G., H. G. Kunkel u. R. J. Slater: Amer. J. Med. **21**, 3 (1956).
2. Hornbostel, H.: Helvet. med. Acta **19**, Fasc. 4/5, 388 (1952).
3. Martini, G. A.: Z. klin. Med. **153**, 470 (1955).
4. — In Vorbereitung, 1956.
5. — u. G. Engelkamp: Dtsch. med. Wschr. **1952**, 833.
6. — u. J. Hagemann: Klin. Wschr. **1956**, 25.
7. — u. H. Kalm: Dtsch. Z. Nervenheilk. **166**, 17 (1952).
8. — u. J. Staubesand: Virchows Arch. **324**, 147 (1953).
9. Staubesand, J., G. A. Martini u. H. Conolly: Im Druck.
10. Waldenström, J.: Verh. dtsch. Ges. Verdauungs- u. Stoffwechselkrkh. Kissingen 1950.
11. Wulf, K. Ch.: Arch. of Dermat. **197**, 209 (1954).

Autorenverzeichnis

Die fettgedruckten Seitenzahlen bezeichnen den Beginn der Hauptreferate.